AF472738

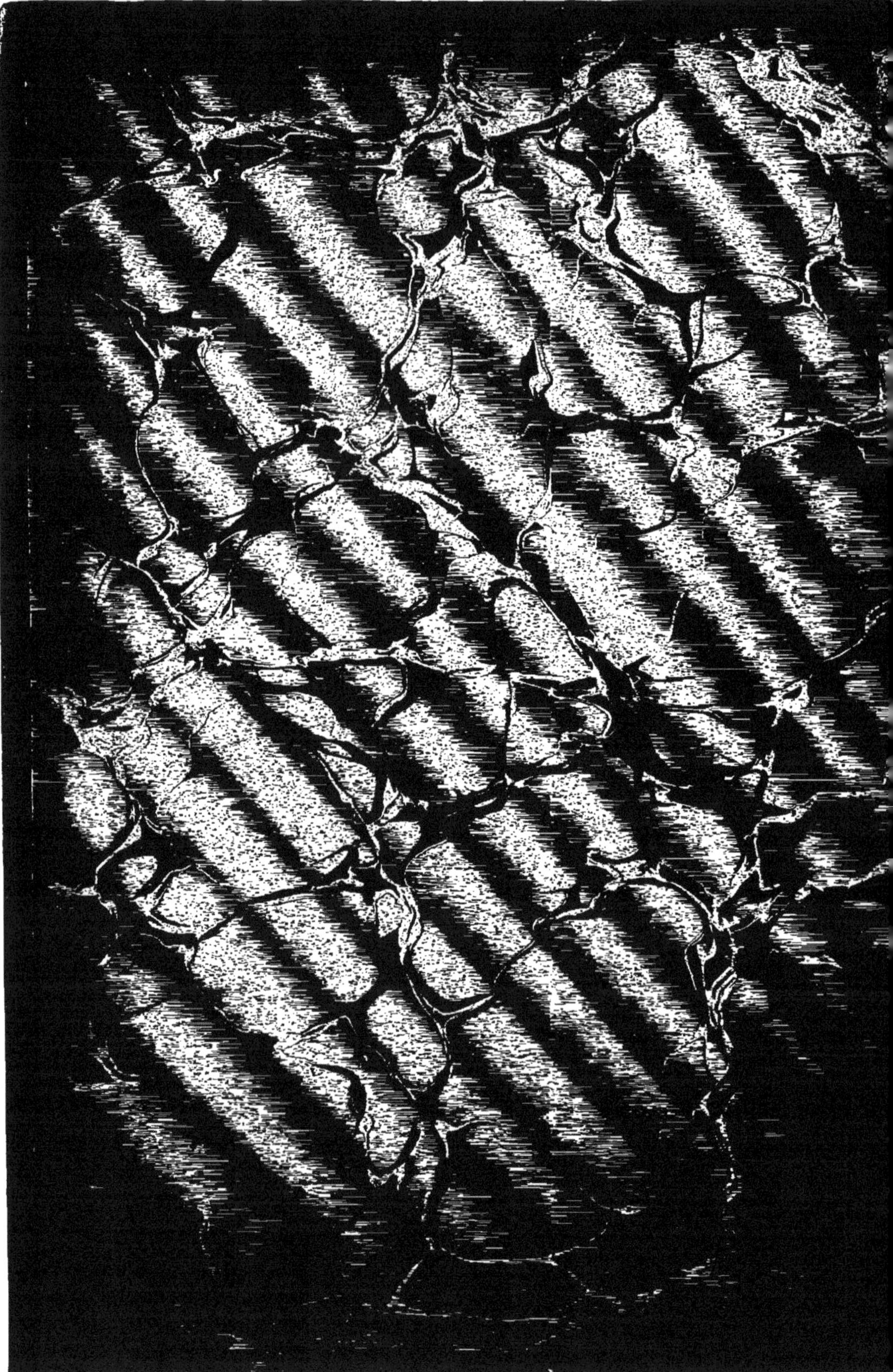

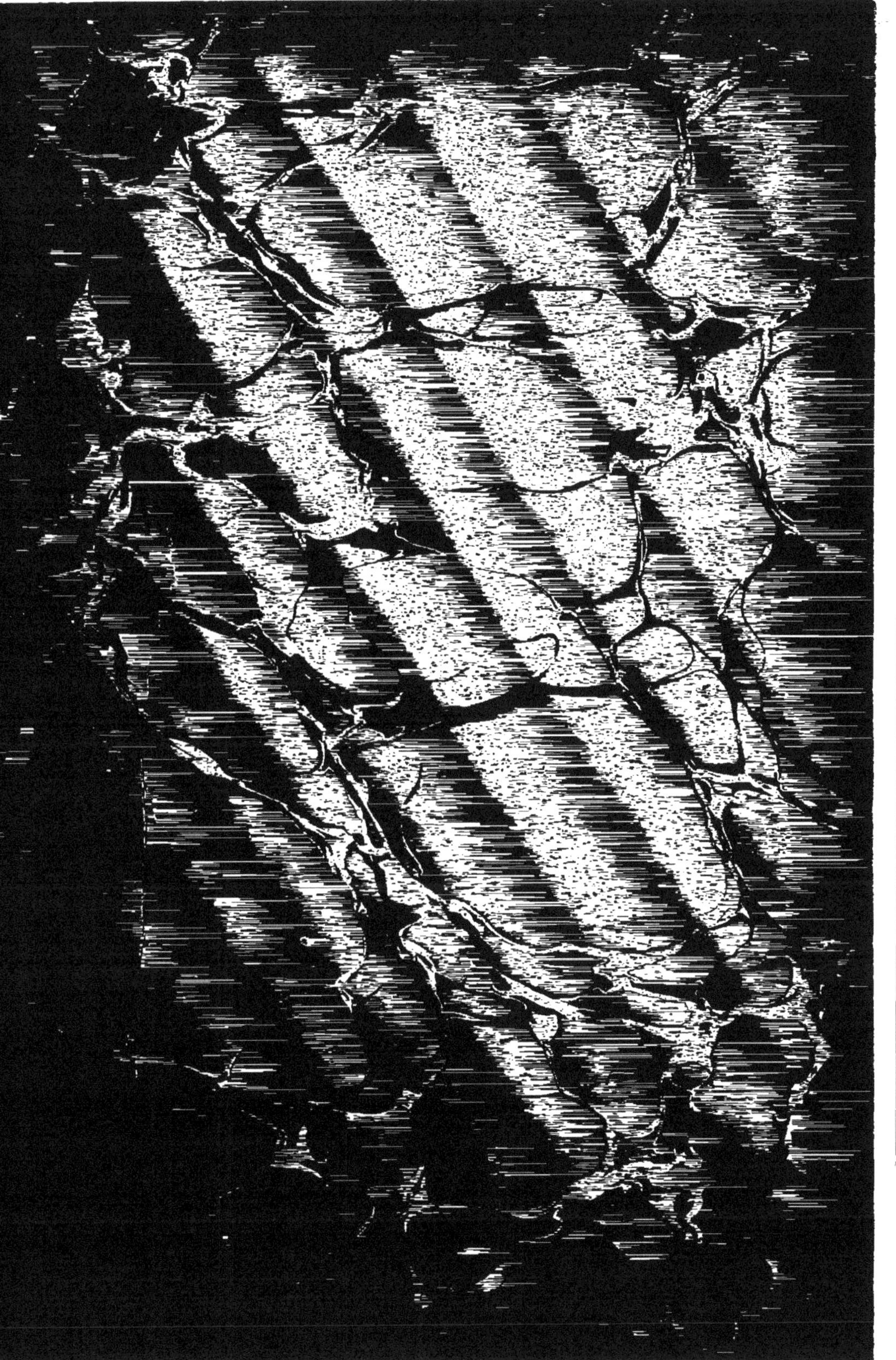

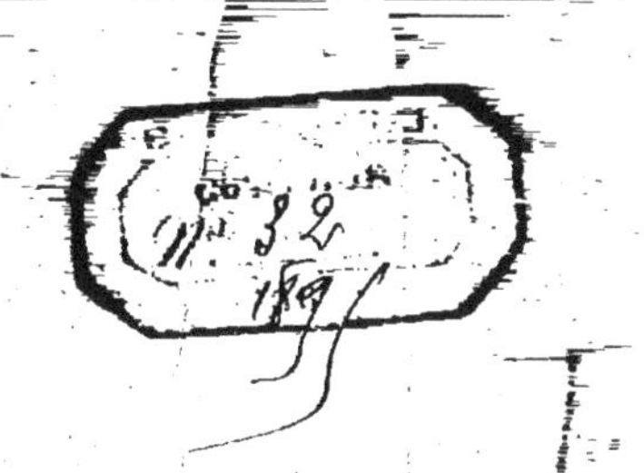

TRAITÉ
D'ANATOMIE HUMAINE

PUBLIÉ SOUS LA DIRECTION DE

PAUL POIRIER

PROFESSEUR AGRÉGÉ A LA FACULTÉ DE MÉDECINE DE PARIS
CHEF DES TRAVAUX ANATOMIQUES, CHIRURGIEN DES HOPITAUX,

PAR MM.

A. CHARPY
Professeur d'anatomie
à la Faculté de Toulouse

A. NICOLAS
Professeur d'anatomie
à la Faculté de Nancy

A. PRENANT
Professeur d'Histologie
à la Faculté de Nancy.

P. POIRIER
Professeur agrégé
Chef des travaux anatomiques
Chirurgien des Hôpitaux

T. JONNESCO
Prosecteur de la Faculté
de Paris.

TOME QUATRIÈME

PREMIER FASCICULE :

TUBE DIGESTIF

Développement : A. PRENANT
(Bouche, Pharynx, Œsophage, Estomac, Intestin, Anus) : T. JONNESCO

---

158 Dessins originaux par **Ed. CUYER** et **A. LEUBA**.

ANCIENNE MAISON DELAHAYE
L. BATTAILLE ET Cie, ÉDITEURS
PLACE DE L'ÉCOLE DE MÉDECINE
PARIS

TRAITÉ
D'ANATOMIE HUMAINE

DIJON, IMPRIMERIE DARANTIERE
65, RUE CHABOT-CHARNY, 65

TRAITÉ
D'ANATOMIE HUMAINE

PUBLIÉ SOUS LA DIRECTION DE

PAUL POIRIER

PROFESSEUR AGRÉGÉ A LA FACULTÉ DE MÉDECINE DE PARIS
CHEF DES TRAVAUX ANATOMIQUES, CHIRURGIEN DES HOPITAUX,

PAR MM.

A. CHARPY
Professeur d'anatomie
à la Faculté de Toulouse

A. NICOLAS
Professeur d'anatomie
à la Faculté de Nancy

A. PRENANT
Professeur d'Histologie
à la Faculté de Nancy.

P. POIRIER
Professeur agrégé
Chef des travaux anatomiques
Chirurgien des Hôpitaux

T. JONNESCO
Prosecteur de la Faculté
de Paris.

TOME QUATRIÈME

PREMIER FASCICULE :

TUBE DIGESTIF

Développement : A. PRENANT
(Bouche, Pharynx, Œsophage, Estomac, Intestin, Anus) : T. JONNESCO

---

158 Dessins originaux par **Ed. CUYER et A. LEUBA.**

ANCIENNE MAISON DELAHAYE
L. BATTAILLE ET Cie, ÉDITEURS
PLACE DE L'ÉCOLE DE MÉDECINE
PARIS

LIVRE PREMIER

CHAPITRE PREMIER

DÉVELOPPEMENT DU TUBE DIGESTIF ET DE L'APPAREIL RESPIRATOIRE

Par A. PRENANT

ARTICLE PREMIER

ESQUISSE GÉNÉRALE DU DÉVELOPPEMENT

Le tube digestif, avant d'avoir la forme tubulaire, n'est qu'une simple gouttière dont la concavité est tournée du côté ventral et qui s'ouvre dans la cavité de l'œuf ou sac vitellin interne, ou encore vésicule ombilicale, remplie ou non par le vitellus (fig. 1). Cette gouttière, largement ouverte au début, tend à se resserrer de plus en plus par l'accroissement des replis qui délimitent l'ébauche embryonnaire et de la sorte à se transformer en un tube (voir tome Ier, p. 33 et suiv., § 9).

Cette transformation s'effectue de bonne heure et rapidement aux extrémités

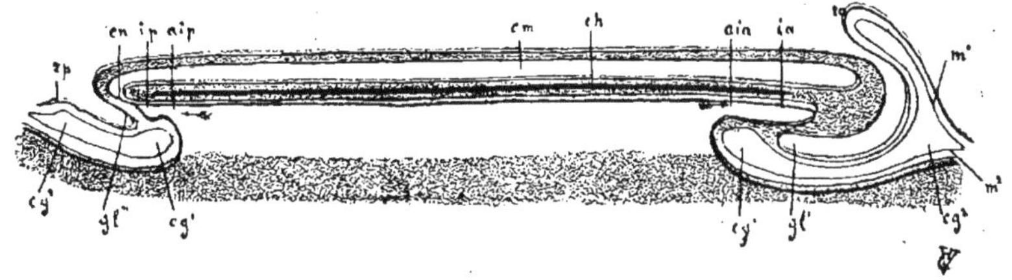

Fig. 1.

Coupe longitudinale schématique d'un embryon de Poulet (d'après O. Hertwig).

cm, canal médullaire. — *ch*, corde dorsale. — *ia*, *ip*, intestins antérieur et postérieur. — *aia*, *aip*, *aditus anterior ad intestinum*, *aditus posterior*. — *gl'*, *gl''*, gouttières limitantes antérieure et postérieure. — *cn*, canal neurentérique. — *cg¹*, *cg²*, parties embryonnaire et extra-embryonnaire de la cavité générale. — *m¹*, *m²*, feuillets somatique et splanchnique du mésoderme. — *ra*, *rp*, replis antérieur et postérieur de l'amnios. Le feuillet externe est en rouge, le feuillet moyen en noir, le feuillet interne en bleu.

antérieure et postérieure de l'embryon, tandis que vers le milieu de la longueur de l'intestin elle ne s'opère que tardivement et d'une façon lente. Par conséquent longtemps la cavité digestive et la vésicule ombilicale communiquent par un pédicule creux, qui devient avec le temps de plus en plus étroit, le *pédicule vitellin* ou *ombilical,* appelé encore *conduit vitellin* ou *omphalo-mésentérique.* Les régions intestinales antérieure et postérieure, seules tubuleuses à cette époque, ont la forme de deux culs-de-sac dont le fond est tourné respectivement en avant et en arrière, et que l'on appelle l'*intestin céphalique* ou *antérieur* (*ia*) et l'*intestin terminal* ou *postérieur* (*ip*). Chaque cul-de-sac débouche dans la région intestinale demeurée à l'état de gouttière par un *aditus* ou *porte ;* on distingue donc l'*aditus anterior* et l'*aditus posterior ad intestinum* (*aia, aip*). La partie intestinale intermédiaire à l'intestin antérieur et à l'intestin postérieur, encore sous forme de gouttière (*gi*), peut être appelée *intestin moyen.*

L'intestin primitif ne communiquait d'abord au dehors que par la bouche primitive ou blastopore (t. Ier, p. 22 et suiv.). D'autres ouvertures s'y ajoutent : la *bouche* ou *bouche définitive,* qui de l'extérieur conduit dans la cavité de l'intestin céphalique ; l'*anus,* qui fait communiquer avec l'extérieur l'extrémité postérieure de l'intestin terminal ; puis les *fentes branchiales* qui sont des perforations linéaires creusées dans les parois latérales de l'intestin céphalique.

L'intestin céphalique se caractérise donc parce qu'il s'ouvre secondairement au dehors par l'orifice buccal. Les fentes branchiales, par lesquelles il communique aussi avec l'extérieur, servent chez les vertébrés inférieurs à la respiration aquatique et persistent toute la vie. Chez les vertébrés supérieurs, elles se transforment en organes adaptés à d'autres fonctions. Tandis qu'elles sont ainsi destituées de leur rôle respiratoire, elles sont remplacées physiologiquement par un organe, le poumon, qui est un diverticule de l'intestin céphalique. Ce dernier, fournissant ainsi deux appareils destinés à la respiration, mérite d'être appelé *intestin respiratoire.* Il sert aussi de tube d'entrée aux aliments, qui seront digérés et absorbés plus loin ; à cet effet il se garnit dans sa portion la plus antérieure de productions dures, servant à la mastication des aliments, les *dents.*

L'intestin moyen et l'intestin postérieur peuvent être opposés ensemble à la région précédente sous le nom d'*intestin digestif,* étant le siège des phénomènes de digestion et d'absorption. Il s'y passe, durant le développement, des processus importants et variés, consistant en des pelotonnements du tube digestif desquels dérivent les anses intestinales, dans des dilatations locales de ce tube telles que la dilatation stomacale, dans des évaginations qui donneront naissance par exemple au foie et au pancréas.

ARTICLE DEUXIÈME

DÉVELOPPEMENT DE LA BOUCHE ET DE L'ANUS

L'épiderme se déprime, à la face inférieure de l'extrémité antérieure et de l'extrémité postérieure de l'embryon, en une fossette, que l'on nomme respectivement la *fossette buccale* ou *stomodæum* et la *fossette anale* ou *proctodæum* (fig. 2, B, *st* et *pr*).

Le fond de chacune des dépressions est formé par une membrane mince, réduite à deux feuillets, l'ectoderme et l'entoderme, didermique par conséquent ; l'une de ces membranes est la *membrane pharyngienne* (*mp*), l'autre la *membrane anale* (*ma*). La présence de ces lames didermiques n'est pas due à un amincissement secondaire du blastoderme ; mais d'emblée et tout à fait primitivement le blastoderme était réduit en ces endroits à deux feuillets, parce que le mésoderme ne s'y était pas formé entre l'ectoderme et l'entoderme. Si l'on suppose en effet un blastoderme très jeune, examiné avant l'incurvation qui doit délimiter l'ébauche embryonnaire, on voit (fig. 2, A) qu'en deux endroits, situés au-devant et en arrière de la région du futur embryon, l'ectoderme et l'entoderme existent seuls ; ce sont ces endroits qui correspondront aux membranes pharyngienne et anale (*mp*, *ma*) (1). Que maintenant l'extrémité céphalique et l'extrémité caudale de l'embryon s'infléchissent du côté ventral tout en s'épaississant, pour constituer la tête et la queue (*mp*, *ma*) (fig. 2, B), alors les membranes pharyngienne et anale se trouveront reportées à la face ventrale de l'intestin, alors aussi se formeront les dépressions buccale et anale (*st*, *pr*), surplombées par la tête (*t*) et par la queue (*c*). En même temps, les extrémités

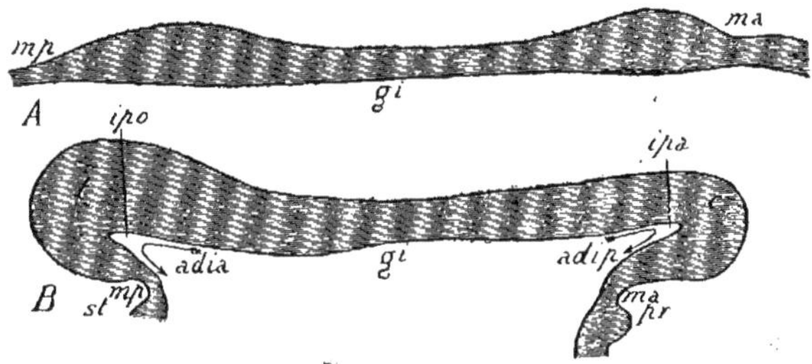

Fig. 2. — Coupes longitudinales et médianes schématiques de deux ébauches embryonnaires de mammifère en deux stades différents.

Pour montrer le mode de formation des membranes pharyngienne et anale, des fossettes buccale et anale, des intestins præoral et postanal.
A est le stade le plus jeune, B, le plus avancé. — *t*, tête, *c*, queue de l'embryon. — *ma*, membrane anale. — *mp*, membrane pharyngienne. — *gi*, gouttière intestinale. — *st*, *stomodæum* ou fossette buccale. — *pr*, *proctodæum* ou fossette anale. — *ipo*, intestin præoral. — *ipa*, intestin postanal. — *ada*, *aditus anterior*. — *adp*, *aditus posterior*. — Les flèches indiquent le sens du reploiement du tube intestinal.

antérieure et postérieure de l'intestin prendront par rapport aux membranes pharyngienne et anale et plus tard par rapport à la bouche et à l'anus des positions différentes : l'une sera située en avant de la bouche (*intestin præoral, ipo*), l'autre en arrière de l'anus (*intestin post-anal, ipa*).

1° Bouche et cavité buccale. — La membrane pharyngienne sépare l'une de l'autre la fossette buccale et l'intestin antérieur. L'une et l'autre se prolongent par deux espèces de diverticules de chaque côté de l'insertion supérieure de la membrane pharyngienne (fig. 3). Le diverticule intestinal n'est autre que l'intestin præoral, appelé aussi « poche de Seessel », dont il vient d'être question.

(1) Rappelons, pour ce qui concerne spécialement la membrane anale, que celle-ci est une portion de la ligne primitive (tome Ier, p. 38).

Le cœcum poussé par la fosse buccale, nommé *poche de Rathke* ou *diverticule hypophysaire* (*ph*), contribue en s'unissant avec un cul-de-sac du plancher du cerveau, appelé infundibulum cérébral (*in*), à la formation de l'organe appelé corps pituitaire » ou « hypophyse » (voir t. III, p. 36). La perforation de la membrane pharyngienne donne lieu à la communication de la fosse buccale avec l'intestin antérieur, bref à la création de l'orifice buccal.

Dès que toute trace de la membrane pharyngienne a disparu, il devient impossible de délimiter la fossette buccale de l'intestin antérieur. En tout cas la *cavité buccale* de l'adulte ne représente pas exactement la fosse buccale embryonnaire agrandie, non plus que le *pharynx* ne correspond à l'extrémité antérieure de l'intestin.

De même, l'*orifice buccal définitif* est autre chose que l'ouverture buccale primitive. Celle-ci, limitée par les débris de la membrane pharyngienne, est incorporée à la cavité du pharynx. C'est l'entrée de la fosse buccale ectodermique qui devient l'orifice de la bouche. Cet orifice est circonscrit par des saillies ou bourgeons qui le limitent de toutes parts (fig. 4). Ces saillies, au nombre de deux de chaque côté, correspondant aux futures mâchoires supérieure et inférieure, sont les « bourgeons maxillaires supérieurs (*m*) » et les « bourgeons maxillaires inférieurs (*mx*) » ; entre le bourgeon supérieur et l'inférieur se trouve une incisure, qui est l'angle buccal. L'orifice buccal, ainsi limité, a donc une forme quadrangulaire. Cette forme est bientôt modifiée par l'apparition d'une saillie impaire et médiane qui limite par en haut et surplombe l'orifice buccal ; cette saillie est le « bourgeon frontal (*bf*). Sa présence transforme l'ouverture buccale en une figure pentagonale. Enfin, la bouche est complétée en bas par la soudure des bourgeons maxillaires inférieurs sur la ligne médiane.

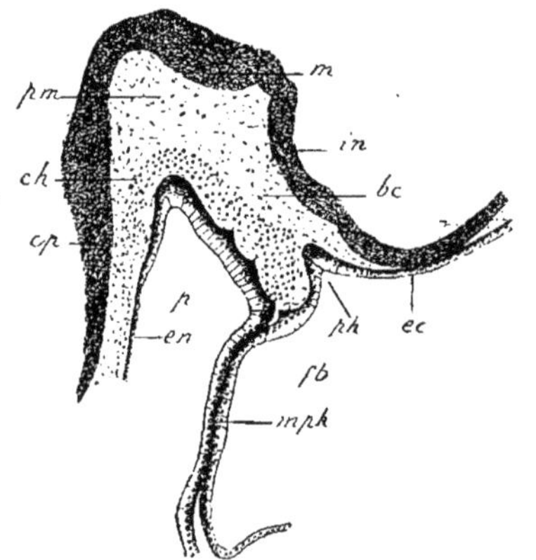

Fig. 3. — Coupe antéro-postérieure et médiane de la tête d'un embryon du lapin du 9e jour, montrant l'infundibulum et le diverticule hypophysaire.

in, infundibulum. — *m*, région mamillaire. — *cp*, paroi du cerveau postérieur (pont de Varole). — *p*, cavité du pharynx. — *fb*, fosse buccale. — *en*, entoderme tapissant le pharynx. — *ec*, ectoderme qui revêt la fosse buccale. — *mph*, membrane pharyngienne. — *ph*, poche hypophysaire ou de Rathke. — *ch*, corde dorsale. — *bc*, tissu conjonctif qui formera la base du crâne. — *pm*, pilier moyen de la base du crâne.

La forme de la fosse buccale ne varie pas moins que celle de l'orifice de la bouche. En effet, grâce à la courbure à angle droit que subit la tête, il arrive que la fosse buccale gagne de plus en plus en hauteur et en profondeur en se prolongeant à la face inférieure de la base du crâne. Plus tard, la cavité buccale se trouve réduite par le développement de deux lames qui partent de la face interne des bourgeons maxillaires supérieurs, les *lames palatines ;* se dirigeant horizontalement de dehors en dedans, elles vont au-devant l'une de l'autre et finissent par se souder par leurs bords libres, formant ainsi une cloison horizontale, le *palais,* qui subdivise la cavité buccale primitive en deux étages supérieur et inférieur, dont le dernier seul représente la cavité buccale définitive (v. tome Ier, fig. 352) (1).

Des bourgeons de l'épithélium qui tapisse la cavité buccale forment l'ébauche des *glandes salivaires* (*parotide, sous-maxillaire* et *sublinguale*). Ces bour-

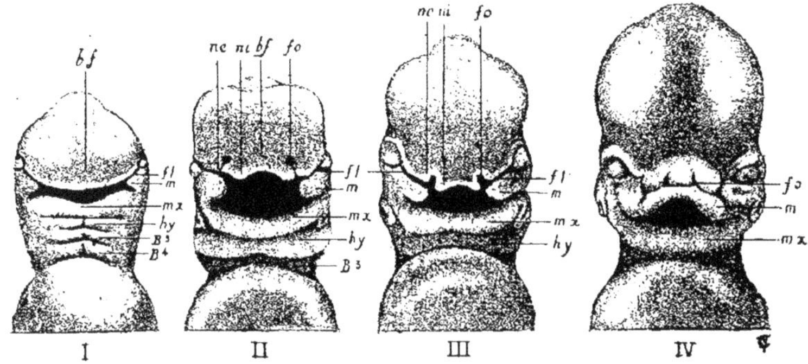

Fig. 4. — Quatre stades différents du développement de la face chez l'embryon humain (d'après Ecker).

I, stade le moins avancé. — IV, dernier stade. — *mx*, arc maxillaire. — *hy*, arc hyoïdien. — B³, B⁴, 3e et 4e arcs branchiaux. — *m*, bourgeon maxillaire supérieur. — *bf*, bourgeon frontal. — *ni*, *ne*, bourgeons nasaux interne et externe. — *fo*, fossette olfactive. — *fl*, fente lacrymale.

geons, en se ramifiant à leur tour par la production de nouveaux bourgeons, donnent lieu à une formation arborescente qui est la glande salivaire.

2° **Anus et cloaque** — Au schéma de la figure 2, qui représente les dispositions existant dans l'extrémité postérieure de l'ébauche embryonnaire, et qui place dans leurs rapports l'intestin post-anal et la membrane anale, il faut ajouter quelque chose. Derrière la membrane anale en effet, l'intestin postérieur (fig. 5, A, *ip*) forme un diverticule (*al*) qui s'enfonce dans la partie postérieure de la ligne primitive et qui, en se réfléchissant en dessous puis en avant, viendra occuper la situation qui lui est donnée en B ; c'est le diverticule allantoïdien (dont il a été question au tome Ier, p. 25). La

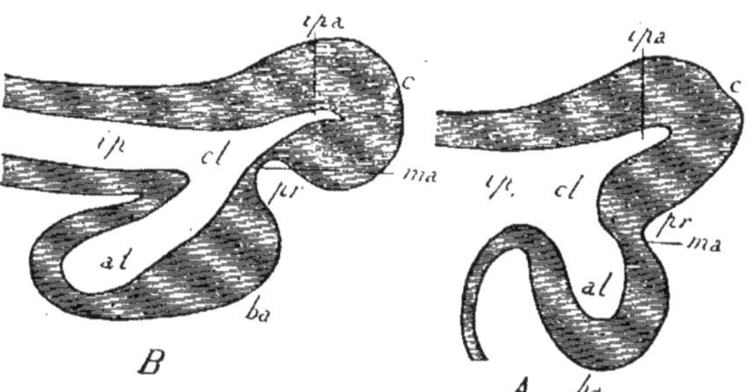

Fig. 5. — Coupes longitudinales schématiques de l'extrémité postérieure d'un embryon de mammifère (pour faire suite à la figure 2).

En A, stade le plus jeune. — *ip*, intestin postérieur (encore à l'état de gouttière en A, devenu un tube en B). — *c*, partie de la ligne primitive destinée à devenir la queue de l'embryon. — *ma*, partie didermique de la ligne primitive (membrane anale ou buccale). — *pr*, *proctodæum* (fossette anale). — *cl*, cloaque. — *al*, diverticule allantoïdien s'enfonçant dans la partie postérieure de la ligne primitive, ou bourgeon allantoïdien *ba*.

(1) On trouvera (t. Ier. p. 369 et suiv.), une description plus complète des parois de l'ouverture et de la cavité buccales.

figure 5 montre que l'intestin postérieur, l'intestin postanal et le diverticule allantoïdien débouchent en commun dans une sorte de carrefour, le *cloaque* (*cl*), qui est séparé de l'extérieur par la membrane anale, aussi appelée par suite « membrane cloacale » et qui s'ouvrira au dehors par la perforation de cette membrane.

Indiquons succinctement à présent ce que deviennent les différentes formations, intestin post-anal, diverticule allantoïdien, cloaque, membrane anale ou cloacale que nous présente la figure 5.

L'intestin post-anal finit par s'atrophier; mais auparavant il s'accroît sous forme d'un canal long et étroit dans l'épaisseur de la protubérance caudale et mérite alors le nom d' « intestin caudal » ; le canal se tronçonne ensuite et les tronçons disparaissent peu à peu.

Le diverticule allantoïdien devient, du moins dans sa portion voisine de

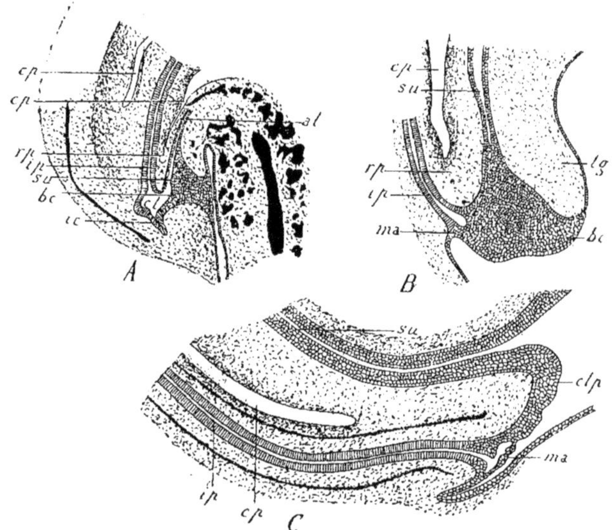

Fig. 6. — Sections antéro-postérieures et médianes de la région postérieure d'embryons de moutons d'âge différent (d'après TOURNEUX).

cl, cloaque. — *bc*, membrane cloacale (ou membrane anale primitive). — *ip*, intestin postérieur. — *al*, pédicule de l'allantoïde. — *su*, sinus uro-génital. — *rp*, repli périnéal moyen. — *ma*, membrane anale définitive. — *ic*, intestin caudal. — *tg*, tubercule génital. — *cp*, cavité péritonéale. — *clp*, cloison périnéale ou périnée.

l'excavation cloacale (pédicule de l'allantoïde), un conduit commun aux voies génitales et urinaires et qu'on nomme pour cette raison le « canal uro-génital », la portion de ce canal qui est la plus proche du cloaque portant le nom spécial de « sinus uro-génital ».

Le cloaque, dans lequel débouchent à la fois le sinus uro-génital et l'intestin postérieur, est divisé en deux cavités dont l'une, postérieure, prolonge l'intestin et se nomme « vestibule anal », tandis que l'autre, antérieure, continue le sinus uro-génital et pourrait être opposée à la précédente sous le nom de « vestibule uro-génital ». Le processus de séparation sera exposé complètement dans le chapitre embryologique des organes génito-urinaires. Mais il convient dès à présent d'indiquer en quoi il peut consister. La figure 6 a été dessinée à cet effet. Dans un premier stade A, le cloaque *cl* est fermé du côté de l'extérieur par la membrane cloacale ou anale, ici fort épaisse et constituant un véritable bouchon cloacal (*bc*) ; l'intestin postérieur est séparé du pédicule de l'allantoïde ou sinus uro-génital par un éperon de tissu, le « repli périnéal moyen » (*rp*). Le repli s'abaissant et se soudant avec la membrane cloacale, l'intestin et le canal uro-génital seront désormais séparés (B). Puis la membrane cloacale s'amincira et se partagera en deux régions, correspondant à l'intestin et au canal uro-génital, qui seront respectivement la membrane anale définitive (C, *ma*) et la membrane uro-génitale. Chacune de ces membranes se perforera plus tard, pour donner lieu à un orifice anal définitif et à un orifice uro-génital.

ARTICLE TROISIÈME

DÉVELOPPEMENT DE L'INTESTIN RESPIRATOIRE APPAREIL BRANCHIAL ET APPAREIL PULMONAIRE

§ 1. — APPAREIL BRANCHIAL

Les fentes branchiales sont l'attribut caractéristique de l'intestin respiratoire. Elles apparaissent, à l'examen extérieur de l'embryon (fig. 7), comme de profondes fissures linéaires qui courent en direction dorso-ventrale le long des faces latérales du cou (*fb*). Ces fissures peuvent être des perforations complètes de la paroi du corps et de la paroi intestinale, mettant par conséquent en communication l'intestin avec l'extérieur. Une telle disposition, qui se présente chez les embryons des vertébrés inférieurs, est en rapport avec le rôle que jouent chez ces vertébrés les fentes branchiales à travers lesquelles l'eau doit passer pour les besoins de la respiration. Chez les embryons de vertébrés supérieurs au contraire, cette disposition n'est plus qu'exceptionnelle, et tombe au rang de vestige d'un état antérieur disparu. Le plus souvent, en effet, la plupart des fentes branchiales ne sont que des sillons de la paroi externe du corps, bref de l'ectoderme, des *sillons branchiaux ectodermiques* ou *cutanés*, auxquels correspondent des sillons internes de la paroi du tube digestif, de l'entoderme, des *sillons branchiaux entodermiques* ou *pharyngiens* (fig. 8). Chaque sillon externe est ainsi adossé à un sillon interne ; l'un est séparé de l'autre par une membrane obturatrice, qui est réduite à l'ectoderme et à l'entoderme accolés (on la voit en coupe sur la figure 8 et sur la figure 9 entre deux arcs branchiaux successifs).

Les sillons ou les fentes branchiales découpent pour ainsi dire dans les parois latérales du cou des bandes de tissu (fig. 7, *br*) qui font saillie à la manière de bourrelets tant à l'extérieur que dans la cavité pharyngienne et qui sur la coupe ont une forme arrondie (fig. 8 et 9) ; ce sont les *arcs branchiaux*, encore appelés *viscéraux* ou *pharyngiens* (*br*). Ces arcs, limités du côté de l'extérieur par l'épiderme, du côté de l'intérieur par l'épithélium intestinal, sont constitués par un axe de tissu conjonctif, renfermant un vaisseau dit « arc aortique », capable de s'ossifier et de prendre ainsi part à la constitution du « squelette branchial » ou «viscéral », qui intervient dans la formation de la face (voir tome I, p. 366).

Le nombre des fentes et par conséquent aussi des arcs branchiaux varie sui-

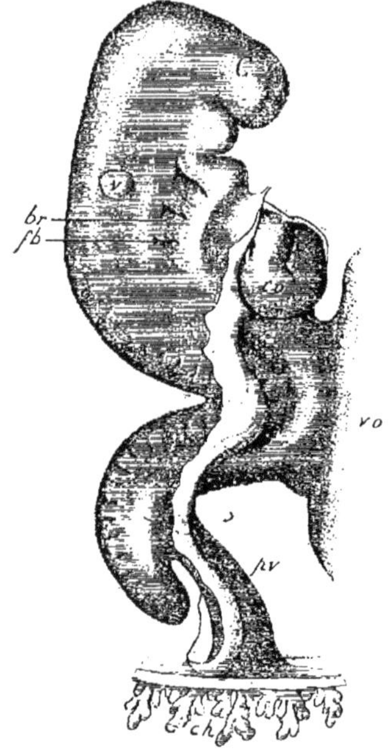

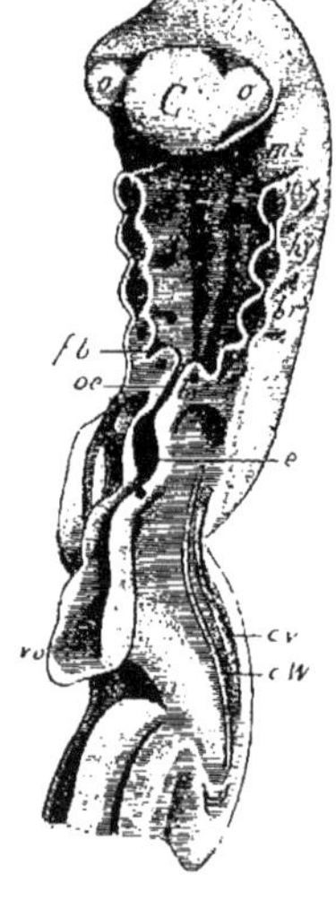

Fig. 7. Fig. 8.

Fig. 7. — Embryon humain de 3 mm. 2 de long (3e semaine), vu de profil (d'après His).

br, *fb*, arcs branchiaux et fentes branchiales. — *C*, cerveau antérieur. — *v*, vésicule auditive. — *co*, cœur. — *pv*, pédicule ventral, — *vo*, vésicule ombilicale. — *ch*, chorion avec ses villosités.

Fig. 8. — Embryon humain de 3 mm. 2 de long (3e semaine) ouvert en avant (d'après His).

m, maxillaire supérieur. — *mx*, maxillaire inférieur (1er arc). — *hy*, arc hyoïdien (2e arc). — br^3, br^4, br^5, troisième, quatrième et cinquième arcs branchiaux (le dernier rudimentaire). — Entre les arcs on voit du côté gauche la série des sillons branchiaux externes, du côté droit celle des sillons branchiaux internes. — *fb*, fosse subbranchiale. — Le pharynx *ph* se prolonge par l'œsophage *oe* puis par l'estomac *e*, suivi d'une courte région intestinale qui se continue elle-même par le pédicule ombilical ouvert dans la vésicule vitelline ou ombilicale *vo*. — *C*, cerveau antérieur avec les deux vésicules oculaires *o*. — *cv*, veine cardinale. — *cW*, canal de Wolff.

vant les vertébrés considérés. Il est le plus grand chez les vertébrés inférieurs, les sélaciens (requins, raies) par exemple. A mesure qu'on s'élève dans la série, les fentes branchiales et les arcs les plus postérieurs disparaissent, de telle sorte que chez les mammifères et chez l'homme il n'en existe plus que quatre paires. Quel que soit le nombre des fentes branchiales, celles-ci offrent toujours un arrangement régulier, par paires, et les arcs branchiaux sont disposés entre elles avec la même régularité. Il existe ainsi une métamérie branchiale, une *branchiomérie,* réduite aujourd'hui à un petit nombre de termes, mais beaucoup plus étendue autrefois, alors que des fentes branchiales nombreuses garnissaient la plus grande partie des faces latérales du corps. Beaucoup de ces fentes ont ensuite disparu en se transformant et donnant lieu à des organes tout à fait différents, par changement de fonction : telles la vésicule auditive, le cristallin de l'œil, etc., qui sont des branchies transformées. L'examen de l'évolution des fentes branchiales chez les embryons des vertébrés supérieurs, des mammifères, par exemple, va nous permettre encore de prendre sur le fait la métamorphose de certaines fentes en organes spéciaux.

La destinée des fentes et des arcs branchiaux doit maintenant nous occuper.

Il y a chez l'homme quatre arcs développés, et un cinquième arc rudimentaire. Le premier, appelé *arc maxillaire* (fig. 9 *mx*), devient essentiellement la *mâchoire inférieure,* ou plutôt le *cartilage de Meckel* qui sert de support et de tige directrice à la mâchoire ; accessoirement il fournit le *marteau* et *l'enclume,* osselets de l'ouïe ; en outre, il émet un prolongement ou bourgeon maxillaire supérieur qui devient la *mâchoire supérieure* (*m*). Ainsi l'arc maxillaire s'ossifie presque en totalité (voir t. Ier, p. 366 et suiv.).

Le deuxième arc, nommé *arc hyoïdien* (fig. 9 *hy*) donne essentiellement : du côté du tégument, l'*appareil hyoïdien,* c'est-à-dire cette chaîne osseuse en totalité, ou osseuse et ligamenteuse, qui relie les apophyses styloïdes du temporal aux petites cornes de l'os hyoïde (voir t. Ier, p. 367) ; du côté interne ou pharyngien, il fournit l'*arc palato-glosse,* ou *piliers antérieurs du palais,* qui demeurent mous et ne s'ossifient pas et dont on fait chez l'adulte la limite de la cavité buccale et du pharynx.

Le troisième arc est considéré généralement comme l'ébauche des *piliers postérieurs du voile du palais* ou *arc pharyngo-glosse,* et aussi comme celle du *corps de l'os hyoïde* et des *grandes cornes* de ce même os. Quant à la quatrième paire d'arcs, elle constituerait l'un des cartilages entrant dans la constitution du larynx, le *cartilage thyroïde.*

Là ne se borne pas l'emploi des arcs branchiaux. Dans le cours du développement, les deuxième, troisième et quatrième arcs de chaque côté se soudent avec leurs congénères du côté opposé et ensemble sur la ligne médiane, pour former le *plancher de la cavité buccale* (fig. 9, I, *pb*). Au point où se croisent les premier et deuxième arcs, le plancher de la bouche se soulève du côté de la cavité pharyngo-buccale en une saillie appelée *tuberculum impar* (*ti*), qui constitue la *pointe* ou *corps de la langue,* c'est-à-dire toute la partie de cet organe qui plonge dans la cavité buccale proprement dite (fig. 9,V, *pl*). En arrière de ce tubercule, les deuxième et troisième arcs fusionnés près de la ligne médiane formeront de chaque côté une proéminence qui constituera l'ébauche paire (droite et gauche) de la *racine* ou *base de la langue,* c'est-à-dire de la portion pharyngienne de cet organe (fig. 9, II-V, *bl*). La langue se constituera définitivement par la coalescence de l'ébauche impaire et antérieure avec les ébauches paires et postérieures préalablement soudées entre elles; la ligne de démarcation de la première avec les autres demeurera néanmoins sous forme d'un sillon ayant la figure d'un V, le V lingual (fig. 9, V), dont le sommet est occupé par un trou, le *foramen cæcum*.

En arrière de l'ébauche de la base de la langue, la paroi antérieure de l'espace pharyngien se soulève en dedans en une saillie oblongue atténuée en arrière, la *furcula* (fig. 9, I-III, *f*). Cette saillie est creusée sur la ligne médiane d'une fente, qui s'efface en avant et qui en arrière conduit dans le tube aérien ou pulmonaire ; c'est *l'orifice du larynx* (*l*). La partie de la *furcula* qui est placée au-devant de l'extrémité antérieure de l'orifice laryngien devient l'*épiglotte* (IV, *e*), un cartilage du larynx, qui plus tard surplombera l'entrée du larynx ; les extrémités inférieures ou postérieures de la *furcula*, légèrement élargies, fournissent

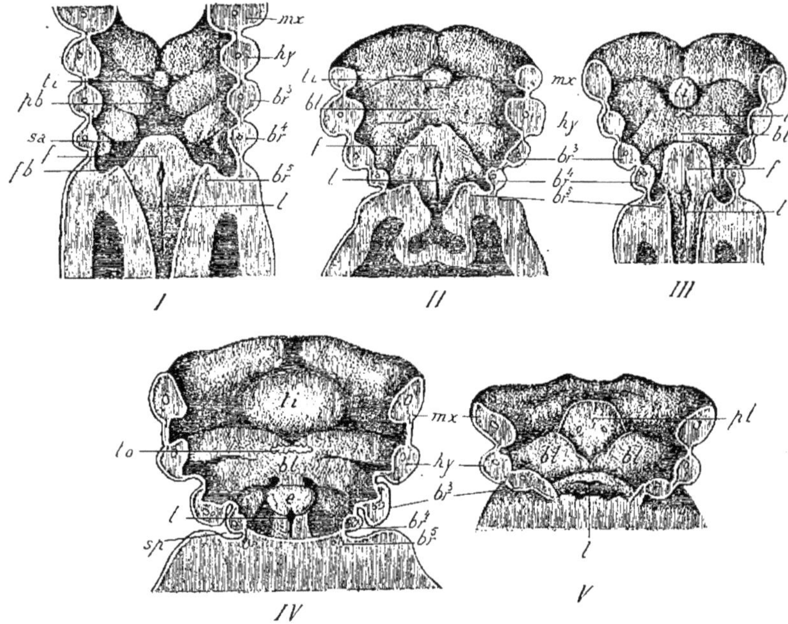

Fig. 9. — Cinq stades successifs du développement de la paroi antérieure de l'espace bucco-pharyngien, montrant la formation de la langue, de la glande thyroïde et de l'épiglotte (d'après His).

mx, arc maxillaire. — *hy*, arc hyoïdien. — br^3, br^4, br^5, les trois derniers arcs branchiaux. — *pb*, plancher buccal. — *ti*, *tuberculum impar*, ébauche de la pointe de la langue. — *bl*, base de la langue fournie par les 2ᵉ et 3ᵉ arcs fusionnés en leur milieu. — *f*, *furcula*, rudiment de l'épiglotte, des cartilages aryténoïdes et des replis ary-épiglottiques. — *e*, épiglotte. — *l*, orifice laryngien. — *sa*, sillon arqué se terminant en bas par la fosse subbranchiale *fb*. — *to*, glande thyroïde s'ouvrant au niveau du *foramen cæcum* derrière la pointe de la langue. — *sp*, sinus præcervical, espace formé entre la paroi du cou et celle du thorax par le fait de l'affaissement des arcs branchiaux.

d'autres pièces cartilagineuses du larynx, les *cartilages aryténoïdes* ; enfin les portions moyennes de la furcula qui bordent les parties latérales de la fente laryngienne, uniront sous le nom de *replis ary-épiglottiques* l'épiglotte et les cartilages aryténoïdes. Ainsi l'orifice du larynx sera entouré par un bourrelet en forme de fer à cheval, épaissi en avant et à ses extrémités postérieures, et fortement saillant dans la cavité pharyngienne. Ce bourrelet est à son tour circonscrit par une rainure arciforme, le *sillon arqué* (fig. 9, I, *sa*) dont les deux extrémités sont plus profondes (fosses subbranchiales, *fb*) ; par le moyen de cette rainure, les bords de la fente laryngée sont dégagés de la paroi antérieure du pharynx.

Nous devons maintenant nous occuper de la destinée des fentes branchiales. Chez les vertébrés supérieurs la plupart des fentes s'oblitèrent ; elles peuvent néanmoins, suivant l'opinion classique, persister chez le nouveau-né et chez l'adulte, en donnant lieu à une *fistule branchiale*. Le processus de régression des deuxième, troisième et quatrième sillons cutanés est assez singulier et assez important pour mériter d'être rapporté ici. Un coup d'œil jeté sur la série de dessins (fig. 9) montre que les arcs branchiaux, dans le cours du développement, s'affaissent les uns sur les autres et tendent à rentrer les uns dans les autres comme les tubes d'une lorgnette. Il en résulte que les quatrième, troisième et même deuxième sillons cutanés se confondent en une poche anfractueuse comprise entre la paroi du cou (arcs branchiaux) et celle du thorax, et appelée *sinus præcervical* (IV, *sp*). Le sinus præcervical se comble plus tard, mais dans des cas très exceptionnels il peut persister comme fistule branchiale ; ce mécanisme paraît être même celui qui le plus habituellement préside à la formation des fistules branchiales.

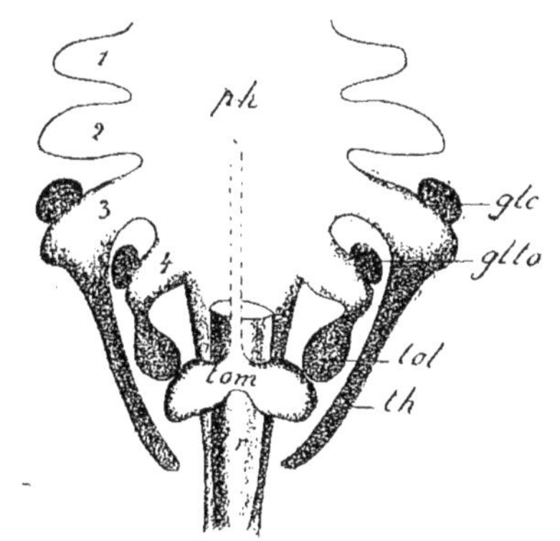

Fig. 10. — Schéma des dérivés des fentes branchiales chez les mammifères.

Ce schéma ne représente que le pharynx et les poches entodermiques branchiales qui en dépendent.

ph, pharynx. — 1-4, les quatre poches entodermiques branchiales. — *th*, diverticule thymique. — *tol*, diverticule thyroïdien latéral. — *glc*, glande carotidienne. — *gllo*, glandule thyroïdienne. — *tom*, thyroïde médiane. — *tr*, trachée.

Les fentes branchiales ne s'oblitèrent pas purement et simplement. Nous avons laissé entendre plus haut que détournées de leur signification primitive et privées de leurs fonctions respiratoires, elles s'adaptent à des usages divers et produisent des organes variés, tels que l'oreille externe et l'oreille moyenne, le thymus, etc. Nous avons à examiner brièvement quel est en particulier le sort de chacune des fentes branchiales.

La première s'emploie intégralement, dans l'opinion classique, à former l'ébauche de l'oreille moyenne et de l'oreille externe (voir à ce sujet le chapitre du développement des organes des sens).

Les autres fentes branchiales produisent des bourgeons pleins ou des diverticules épithéliaux, qui seront les ébauches d'autant d'organes de la région cervicale, le thymus, la glande thyroïde, la glandule carotidienne ou thymique, la glandule thyroïdienne.

Dans toutes ces formations interviennent seules les poches branchiales entodermiques ; les poches ectodermiques n'y prennent aucune part. Pour nous limiter aux mammifères (1), la première ébauche de ces formations naît de la

(1) Le développement de ces divers organes n'est pas encore complètement connu chez l'homme.

façon suivante. La troisième et la quatrième poches entodermiques branchiales donnent chacune un diverticule. Celui qui naît de la troisième poche fournira le *thymus ;* celui qui provient de la quatrième donnera une partie de la glande thyroïde, appelée *ébauche thyroïdienne latérale* (fig. 10 *th* et *tol*). En outre, l'épithélium de la partie initiale de chaque diverticule subira un épaississement localisé qui sera l'ébauche d'une glandule. La glandule issue du cœcum thymique pourra être appelée « glandule thymique » en raison de son lieu d'origine ou encore (ainsi qu'on la nomme généralement) *glande carotidienne* à cause de ses relations avec l'artère carotide primitive (*glc*). Celle qui naît du diverticule thyroïdien latéral s'accole à la glande thyroïde ou lui est incorporée ; c'est la *glandule thyroïdienne* (*glto*).

Plus tard, le thymus prend un grand développement. A cet effet l'épithélium de la troisième poche même et celui qui tapisse le diverticule issu de cette poche bourgeonnent pour donner lieu à un organe volumineux, auquel on peut distinguer deux parties : la *tête* du thymus formée par la troisième poche; la *queue* constituée par le diverticule thymique. C'est cette dernière qui s'accroît le plus ; elle forme un organe allongé, parallèle au paquet vasculo-nerveux du cou, irrégulièrement lobulé, qui s'allonge jusque dans le thorax, où il présente même son maximum de développement. L'organe, qui avait d'abord une constitution épithéliale, prend de bonne heure une structure lymphoïde ou adénoïde, c'est-à-dire se montre composé d'un réticulum cellulaire dont les mailles sont remplies de leucocytes. Le thymus n'existe (chez l'homme) que dans la période fœtale et dans la première enfance; vers la deuxième année il commence à décroître et entre dans une période d'involution ou de régression à la suite de laquelle il ne subsiste plus chez l'adulte que quelques vestiges de l'organe (voir le chapitre anatomique consacré à cet organe pour plus de renseignements).

Quant à l'ébauche thyroïdienne latérale, nous venons de voir qu'elle s'unit à une autre formation, que nous allons maintenant étudier, pour constituer la glande thyroïde définitive.

§ 2. — LES DIVERTICULES DU PHARYNX. GLANDE THYROÏDE. APPAREIL PULMONAIRE

Le pharynx, outre les diverticules qui forment les poches entodermiques des fentes branchiales et dont nous avons suivi l'évolution, émet des bourgeons qui paraissent indépendants de l'appareil branchial et dont l'étude doit à présent nous occuper.

Glande thyroïde. — Les ébauches thyroïdiennes latérales ne prennent qu'une faible part à la constitution de la thyroïde définitive, si même elles y participent. La presque totalité de l'organe provient d'une autre formation que l'on peut opposer aux précédentes sous le nom d'*ébauche thyroïdienne médiane.* Celle-ci naît d'un bourgeon du plancher du pharynx au niveau de la jonction des deuxième et troisième arcs branchiaux, immédiatement en arrière du *tuberculum impar* duquel dérive la pointe de la langue (fig. 9, III, IV *to* et fig. 10, *tom*). Le bourgeon s'enfonce de plus en plus dans l'épaisseur de la paroi ventrale du pharynx, en même temps qu'il se pédiculise et n'est plus relié au pharynx que par un tractus épithélial assez grêle. Il descend ainsi de plus en plus bas, par un mouvement de translation purement passif, qui résulte de la déflexion de la tête de l'embryon et de l'allongement par conséquent de la région cervicale. Dans la règle, le tractus épithélial qui relie la glande thyroïde au pharynx disparaît, et l'organe se trouve désormais isolé. Le lieu d'implantation du pédicule de la glande sur la paroi de la cavité pharyngienne persiste comme une dépression placée entre le tubercule impair et la portion fusionnée des deuxième et troisième arcs, que l'on trouvera par conséquent plus tard sur le dos de la langue, entre la pointe et la base, au sommet du V lingual ; nous connaissons donc maintenant la signification de cette dépression, que nous avons appelée déjà *foramen cœcum*. Le pédicule peut exceptionnellement persister, soit dans sa portion proximale, voisine de la langue (conduit lingual), soit dans sa partie distale unie à la glande thyroïde (conduit thyroïdien). Le bourgeon thyroïdien, du temps qu'il s'isole, se divise en deux *lobes* latéraux, reliés cependant par un *isthme* médian (fig. 10).

Pour former la glande thyroïde, chacune des ébauches thyroïdiennes latérales, qui se présente comme une vésicule épithéliale piriforme, s'unit à l'un des lobes de l'ébauche médiane, dans lequel elle s'enfonce, accompagnée par la glandule thyroïdienne. L'ébauche thyroïdienne latérale disparaît ensuite, sans que l'on puisse décider catégoriquement si elle a pris réellement part avant de disparaître à la formation de la masse du tissu thyroïdien. Ce tissu prend du reste naissance de la façon suivante. Chacun des lobes de la thyroïde bourgeonne et émet des prolongements épithéliaux sinueux. Ceux-ci s'anastomosent vraisemblablement entre eux pour constituer un réseau de cordons épithéliaux, dans les mailles duquel paraissent des capillaires sanguins offrant une disposition également réticulée. Les cordons épithéliaux, d'abord pleins, se creusent ensuite d'une lumière. Çà et là la lumière se dilate ; les cordons s'étranglent, et ainsi prennent naissance des *vésicules thyroïdiennes*, caractéristiques du tissu thyroïdien, indépendantes les unes des autres.

Appareil pulmonaire. — L'appareil pulmonaire est, comme l'ébauche médiane de la glande thyroïde, un diverticule de l'intestin antérieur, qui prend naissance sur la paroi ventrale de celui-ci en arrière de la thyroïde médiane.

Il se forme, aux dépens de cette partie de l'intestin antérieur qui deviendra plus tard le pharynx, une gouttière plus profonde et plus large en arrière, atténuée au contraire en avant. La gouttière pulmonaire (fig. 11 et fig. 13, *p*) se sépare ensuite, par des bourrelets latéraux, du pharynx, cette séparation procédant d'arrière en avant (de la queue vers la tête). Ainsi prend naissance un diverticule sacciforme du pharynx, qui communique d'abord sur toute sa longueur avec le tube intestinal, mais dont la communication s'oblitère ensuite d'arrière en avant et ne persiste qu'à l'extrémité antérieure (fig. 13, *p*). Le diverticule figure alors un tube aveugle, le *tube pulmonaire* ou *cul-de-sac aérien*, appendu à l'intestin antérieur ; ce qui reste de ce dernier, après le départ du tube pulmonaire, deviendra le *pharynx* et l'*œsophage* (*ph*, *oe*).

Le tube pulmonaire pousse ensuite deux cœcums, qui sont l'ébauche des deux *poumons droit* et *gauche* (fig. 11, D, p', p'; fig. 12, p, p). La portion demeurée impaire deviendra le *larynx* avec la *trachée* (tr).

Le larynx et la trachée résultent de l'allongement intercalaire de la portion impaire de l'ébauche pulmonaire, ainsi que de la persistance de l'orifice par lequel cette ébauche s'ouvre dans le pharynx. Nous connaissons déjà (v. p. 10) la plupart des formations embryonnaires qui entrent dans la constitution du larynx : la *furcula,* l'orifice laryngien ; la production de l'épiglotte, des replis ary-épiglottiques, des cartilages aryténoïdes aux dépens de la furcula a déjà été examinée ; le *cartilage thyroïde* du larynx dérive probablement de la quatrième paire d'arcs branchiaux ; quant au *cartilage cricoïde,* il paraît se former aux dépens d'éléments étrangers à l'appareil branchial.

D'autre part, les deux cœcums pulmonaires, qui résultent de la bifurcation de l'ébauche impaire primitive, sont le rudiment des bronches et des deux poumons. A cet effet ils se comportent de la façon suivante. Dans une première période, ils se ramifient et poussent des diverticules creux, qui se rami-

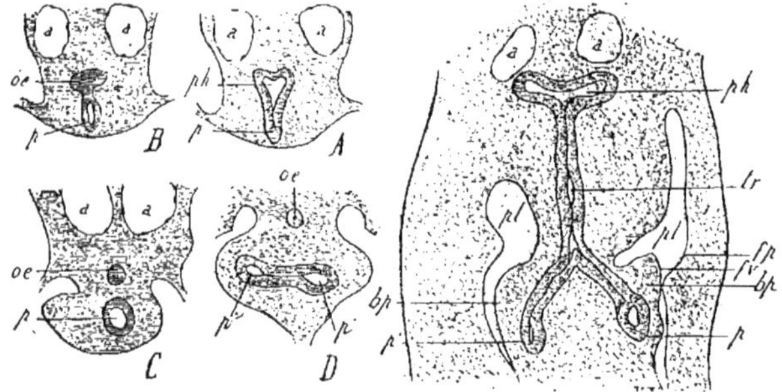

Fig. 11. Fig. 12.

Fig. 11. — Quatre coupes transversales de l'ébauche pulmonaire chez un embryon de lapin de 10 jours.

ph, pharynx. — *oe*, œsophage qui lui fait suite. — *p*, partie impaire de l'appareil pulmonaire (larynx et trachée). — *p'*, *p'*, les deux tubes pulmonaires. — *a*, *a*, aortes.

Fig. 12. — Coupe frontale de l'appareil pulmonaire chez un embryon de lapin de 12 jours.

ph, pharynx. — *tr*, trachée. — *p*, *p*, tubes pulmonaires. — *pl*, *pl*, cavités pleurales. — *fv*, *fp*. feuillets viscéral et pariétal de la plèvre. — *bp*, *bp*, bourgeons ou éminences pulmonaires, logeant les tubes pulmonaires. — *a*, *a*, aortes.

fient à leur tour ; les extrémités des rameaux terminaux se renflent en vésicules ; en un mot, le développement du poumon se fait d'abord à la manière d'une « glande acineuse vraie », l'ensemble de la ramification ayant la figure d'une grappe de raisin. A cette période s'en ajoute une autre, caractéristique du développement du poumon, dans laquelle la glande acineuse pulmonaire primitive prend une disposition en rapport avec la fonction respiratoire.

Dans la première période, chaque cœcum pulmonaire se dilate à son extrémité libre, tandis que sa portion initiale demeure étroite, et forme l'ébauche de l'une des deux *bronches principales*. Puis l'extrémité dilatée bourgeonne ; mais ce bourgeonnement est asymétrique, car du cœcum droit naissent trois bourgeons, tandis que le cœcum gauche n'en fournit que deux. Chacun des bourgeons se comporte ensuite de la même façon que le cœcum principal ; sa portion proximale formera une *bronche secondaire,* sa partie distale se renflera et émettra des bourgeons semblables aux précédents (fig. 14) ; et ainsi de suite, jusqu'à une dernière série de bourgeons dont les dilatations terminales porteront le nom de *vésicules pulmonaires primitives.* Le poumon droit, dans l'ébauche duquel se forment trois bourgeons, renfermera trois lobes ; le poumon gauche, dont le rudiment ne présente que deux bourgeons, contiendra deux lobes seulement.

A la fin de la première période, le poumon se compose donc d'un système ramifié de tuyaux épithéliaux, les bronches (fig. 15, A, *bl*), terminés chacun par une ampoule, la vésicule pulmonaire primitive (*vpp*). Il présente ainsi la constitution d'une glande acineuse type. A partir du sixième mois de la vie intra-utérine, on constate que les vésicules pulmonaires primitives les dernières formées non seulement sont serrées les unes contre les autres, mais encore communiquent partiellement entre elles (fig. 15, B, *vpp'*). Cela tient à ce que dès lors les deux culs-de-sac émis par chaque vésicule pulmonaire ne se séparent plus complètement les uns des autres en se pédiculisant, mais demeurent confondus, ouverts en commun dans une sorte de cavité centrale. Chacune des nouvelles vésicules pulmonaires ainsi faites se couvre alors de diverticules débouchant tous dans une cavité centrale commune, qui n'est autre que la cavité de la vésicule pulmonaire primitive et que l'on appelle *infundibulum* (D, *i*). Les diverticules creux incomplètement séparés que la vésicule pulmonaire a poussés et qui figurent des fossettes de l'infundibulum, sont les *vésicules pulmonaires définitives* ou *alvéoles pulmonaires* (D, *ap*). L'ensemble de l'infundibulum et des alvéoles qui s'y ouvrent, produit de la transformation d'une vésicule pulmonaire primitive, se nomme *lobule primitif.* On donne le nom de *conduits alvéolaires* (*ca*) à ces canaux qui, terminés par les infundibula, représentent les derniers tubes bronchiques auxquels les infundibula sont appendus, et par conséquent les pédicules des dernières vésicules primitives formées ; ces canaux alvéolaires ne deviennent pas lisses, mais se couvrent de petites dépressions appelées « alvéoles pulmonaires latéraux », pour les distinguer des alvéoles terminaux de l'infundibulum.

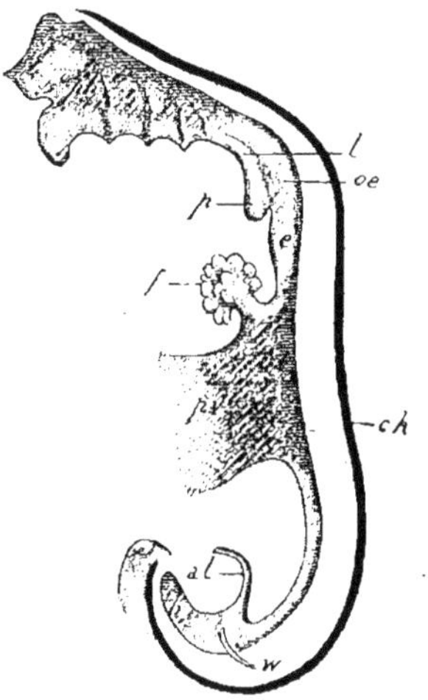

Fig. 13. — Moule du tube intestinal chez un embryon humain de 42 mm. de long (d'après His).

ph, pharynx avec les sillons branchiaux internes. — *l*, partie initiale de la gouttière pulmonaire (futur larynx). — *p*, partie terminale, déjà séparée du tube digestif (futurs poumons). — *oe*, œsophage. — *e*, estomac. — *f*, foie. — *pv*, pédicule vitellin. — *b*, bourse terminale ou intestin post-anal. — *al*, pédicule de l'allantoïde. — *w*, canal de Wolff. — *ch*, corde dorsale.

Dès le quatrième mois, on observe que les vésicules pulmonaires sont réunies par groupes, séparés les uns des autres par du tissu conjonctif ; à l'examen extérieur du poumon, ces groupes se montrent sous l'aspect de lobes polygonaux. Ces polygones correspondent à autant d'unités pulmonaires, de *poumons élémentaires,* indépendants les uns des autres, que l'on appelle les *lobules pulmonaires.* Dans la composition de chaque lobule, il entre : 1° une bronche, la *bronche lobulaire,* à laquelle on peut distinguer une portion sus-lobulaire et une portion intralobulaire ; 2° des ramifications de la bronche lobulaire ; 3° des conduits alvéolaires, qui prolongent ces ramifications, dont ils se distinguent par les alvéoles qui garnissent leurs parois ; 4° les infundibula, qui sont des terminaisons ampullaires des conduits alvéolaires, et servent de carrefour aux alvéoles pulmonaires ; 5° les alvéoles pulmonaires enfin ou vésicules pulmonaires définitives.

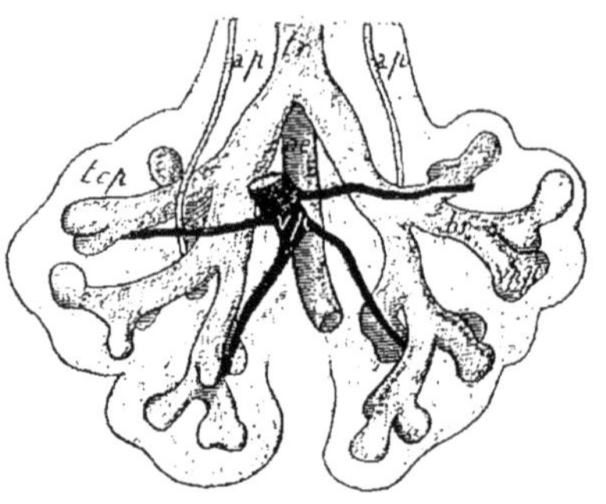

Fig. 14. — Reconstruction de l'arbre pulmonaire chez un embryon humain de 10, 5 cm. de long, à la première période du développement des poumons (d'après His).

tr, trachée. — *br*, tuyaux bronchiques. — *vpp*, vésicules pulmonaires qui se divisent incessamment en deux lobes jusqu'à former en définitive les vésicules pulmonaires primitives. — *tcp*, tissu conjonctif péripulmonaire. — *ap*, *ap*, artères pulmonaires. — *vp*, veines pulmonaires. — *oe*, œsophage.

La marche de l'histogénèse de l'arborisation pulmonaire épithéliale est essentiellement la suivante. Au début, l'épithélium qui tapisse les tubes bronchiques et leurs ampoules terminales, est formé de cellules cylindriques. Au quatrième mois, les cellules des tuyaux bronchiques sont des éléments à cils vibratiles. Dès quatre mois et demi, se manifeste entre les bronches et les vésicules pulmonaires primitives une différence nette : l'épithélium des bronches est stratifié, formé de plusieurs couches de cellules cylindriques ; celui des vésicules pulmonaires est réduit à une assise de cellules cubiques. Ces cellules deviendront ensuite de plus en plus plates, jusqu'à figurer les lamelles endothé-

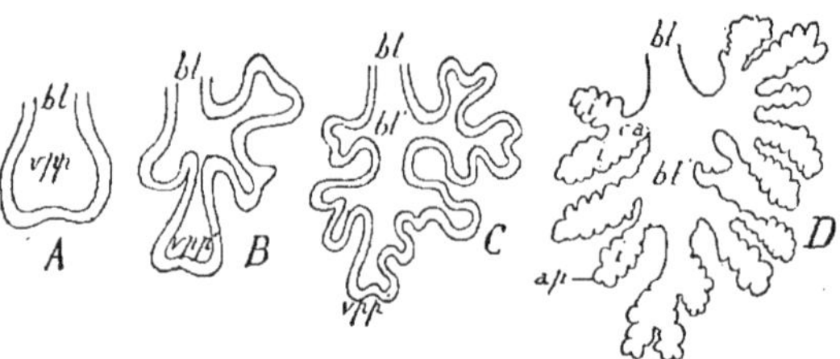

Fig. 15. — Schéma du développement du lobule pulmonaire chez les mammifères (selon Wiedersheim).

A, stade initial. — D, stade terminal.
bl, bronche lobulaire (en D, bronche sus-lobulaire). — *vpp*, vésicule pulmonaire primitive. — *vpp'*, vésicule pulmonaire primitive dernière formée. — *bl'*, bronche intralobulaire. — *ca*, conduit alvéolaire. — *i*, infundibulum. — *ap*, alvéoles pulmonaires ou vésicules pulmonaires définitives.

liales très minces qui tapissent les vésicules pulmonaires de l'adulte. Les auteurs ne sont pas d'accord du reste sur la façon dont se fait cet amincissement : pour quelques-uns, il se ferait progressivement, à partir du sixième mois de la vie fœtale ; pour d'autres, il serait soudain et se produirait à la naissance, à la suite des premières inspirations qui distendent considérablement la paroi de l'alvéole pulmonaire.

Tout le système pulmonaire épithélial que nous venons de voir se former est plongé dans une masse de tissu conjonctif embryonnaire (de mésenchyme), entourée à son tour par la cavité générale ; cette masse est le « bourgeon » ou « éminence pulmonaire » (fig. 12, *bp*, *bp* et fig. 14, *tcp*). La portion de la cavité générale qui loge le poumon épithélial et le tissu conjonctif péripulmonaire, se rendant indépendante du reste du cœlome par un processus que nous examinerons plus loin (p. 31), deviendra plus tard la *cavité pleurale,* dans laquelle le poumon obéira aux mouvements d'inspiration et d'expiration. De même que toute autre partie du cœlome, la cavité pleurale est limitée par deux feuillets épithéliaux représentant le mésoderme, l'un pariétal, l'autre viscéral. Ces deux feuillets, séparés par l'espace pleural, formeront ensemble la *plèvre,* spécialement l'épithélium pleural ; on distinguera naturellement la plèvre pariétale (feuillet pariétal du mésoderme) et la plèvre viscérale (feuillet viscéral du mésoderme). Quant au tissu conjonctif péripulmonaire, que recouvre l'épithélium pleural, il fournira plus tard le tissu conjonctif du poumon et des bronches, ainsi que celui de la plèvre viscérale ; autour des bronches il s'y différenciera des fibres musculaires lisses (« muscles bronchiques ou de Reissessen »).

Pharynx et Œsophage. — Après avoir vu que de la partie antérieure de l'intestin céphalique dérivent les poches branchiales entodermiques et l'appareil pulmonaire, il ne nous reste plus qu'à dire que ce qui subsiste de l'intestin céphalique, après le départ de ces diverses formations, devient le *pharynx.* Quant à l'*œsophage,* il résulte de la division de la région postérieure du pharynx en deux tubes parallèles, dont l'un est le tube pulmonaire, l'autre le canal œsophagien. Celui-ci s'allonge de plus en plus, à mesure que le cou se forme (voy. fig. 11 et 13, *oe*).

L'épithélium qui tapisse la lumière du pharynx et celle de l'œsophage est au début, comme celui qui revêt le tube digestif tout entier, un épithélium simple à cellules cylindriques. A un certain moment du développement, et çà et là, ces cellules apparaissent vibratiles, rappelant ainsi l'état qui existe chez nombre de vertébrés inférieurs. Plus tard l'épithélium pharyngo-œsophagien se stratifie, les cellules superficielles étant soit aplaties, soit cylindriques et ciliées, suivant les endroits.

Outre des invaginations glandulaires de l'épithélium donnant lieu à de véritables glandes, il se produit en plusieurs points des diverticules spéciaux desquels dérivent des formations variées. La paroi postérieure du pharynx se déprime en une fossette médiane, qui s'enfonce en un point correspondant à l'apophyse basilaire de l'occipital, et que l'on appelle la *bourse pharyngienne.* D'autre part, il se forme en deux endroits principaux des culs-de-sac épithéliaux qui pénètrent dans le tissu conjonctif sous-jacent, dans le derme ou chorion de la muqueuse en un mot ; celui-ci de son côté éprouve certaines modifications. Ainsi naissent des organes appelés *amygdales* ou *tonsilles,* que l'on distingue en *amygdale palatine* ou amygdale proprement dite, la plus importante, et *amygdale pharyngienne.*

Le développement de l'amygdale palatine, qui est le plus connu, se fait de la façon suivante. On voit d'abord se former une dépression du pharynx, la « fossette amygdalienne, » située entre l'arc palatin antérieur et l'arc palatin postérieur, entre les deuxième et troisième arcs pharyngiens. Ce cul-de-sac épithélial, d'abord simple, se ramifie et pousse ensuite des bourgeons, qui plus tard se séparent du cœcum initial et forment des îlots épithéliaux indépendants. Pendant ce temps, tout autour du fond des bourgeons et des îlots épithéliaux, paraissent de nombreuses petites cellules qui sont des éléments lymphatiques, formés suivant les uns dans le tissu conjonctif de la muqueuse du pharynx, produits, suivant les autres, par l'épithélium des îlots amygdaliens. Les éléments lymphatiques deviennent de plus en plus abondants et constituent un certain nombre de nodules lymphatiques dont la réunion forme l'amygdale ; les invaginations épithéliales persistent sous forme de diverticules de la cavité pharyngienne appelés « cryptes amygdaliennes. »

ARTICLE QUATRIÈME

APPAREIL DENTAIRE

§ 1. — PREMIÈRE ÉBAUCHE DENTAIRE

Germe dentaire. — Dans le point où une dent doit se former, les tissus mous affectent une disposition particulière. On donne le nom de *germes dentaires* aux parties des tissus mous ainsi modifiées. La majeure part des tissus qui constituent le germe d'une dent se convertit en tissus dentaires par le dépôt de calcaires dans leur propre substance. Dans la constitution de chaque germe dentaire interviennent plusieurs organes embryonnaires distincts qui fourniront les parties dont se compose la dent, savoir *l'émail, l'ivoire* et *le cément ;* il y aura donc un *organe de l'émail,* un *organe de l'ivoire* et même un *organe du cément.* L'organe de l'émail a pour origine une papille épithéliale de la muqueuse buccale. L'organe de l'ivoire et celui du cément ont pour point de départ commun une condensation papilliforme du tissu conjonctif ou derme de la même muqueuse. Il y a donc, au début de la formation dentaire, une *double ébauche, épithéliale* et *connective,* comparable à l'ébauche double qui est le prélude du développement du poil. Le caractère dentaire des deux ébauches, épithéliale et conjonctive, s'affirme ultérieurement par leur calcification, qui de papilles jusque-là banales fait un organe spécial, la dent.

Lame dentaire et organe de l'émail. — La première indication de la formation dentaire consiste en ce que l'épithélium buccal qui recouvre le futur bord alvéolaire des mâchoires est fortement épaissi, saillant d'une part dans l'intérieur de la cavité buccale, sous forme de *bourrelet gingival,* proéminant d'autre part dans l'épaisseur de la future mâchoire sous forme d'une lame épithéliale continue et régnant sur toute la longueur de la mâchoire, que l'on appelle la *lame dentaire* (fig. 16, *ld*). La lame dentaire doit être considérée comme représentant un pli de l'épithélium buccal ; elle comprend pour cette raison une double couche extérieure de cellules cubiques et une masse centrale de cellules polyédriques.

Bientôt la face externe et inférieure de la lame dentaire devient irrégulière et bourgeonnante ; elle produit en effet, de distance en distance, une série de bourgeons épithéliaux offrant la même constitution qu'elle, les *organes de l'émail*. Ceux-ci apparaissent comme une succession de festons de la lame dentaire. Entre ces festons de première génération, il s'en produit ultérieurement une deuxième série intercalée dans la précédente.

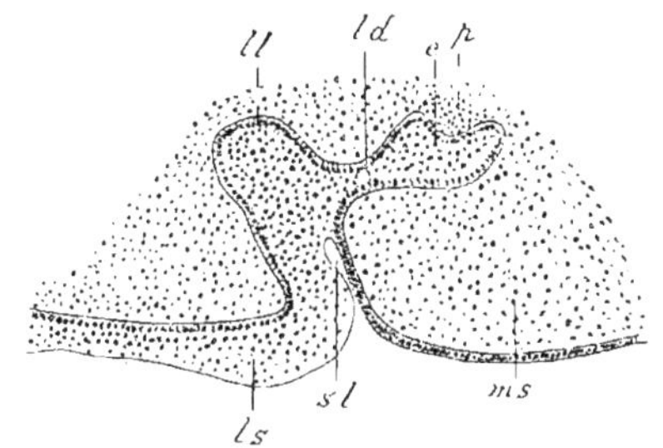

Fig. 16. — Coupe montrant la lame dentaire et le début d'une dent chez un embryon humain de 4 cm de long (d'après Roese).

ms, mâchoire supérieure. — *ls*, lèvre supérieure. — *sl*, sillon labial. — *ll*, lame labiale aux dépens de laquelle la lèvre s'agrandira. — *ld*, lame dentaire. — *e*, organe de l'émail de la dent. — *p*, papille dentaire.

Chaque feston ou bourgeon prend bientôt la forme d'une petite massue, qu'un pédicule, appelé *collet de l'organe de l'émail*, relie à la lame dentaire ; le fond de ce bourgeon claviforme ne tarde pas à se déprimer, à la façon d'un fond de bouteille. La dépression augmentant de plus en plus, l'organe de l'émail prend une figure caliciforme qui s'accentue toujours davantage (fig. 17, A et B). On com-

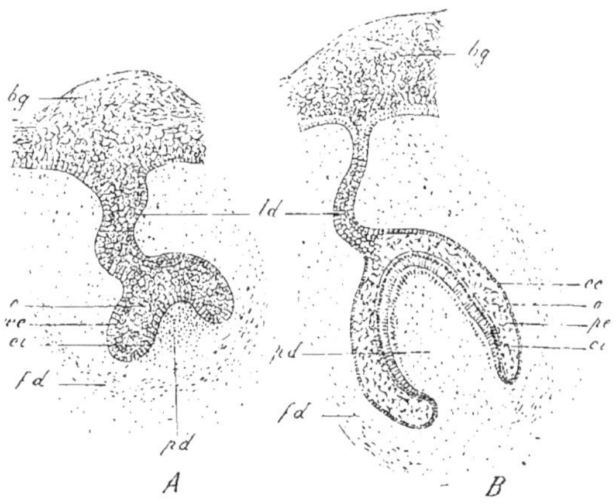

Fig. 17. — Figures demi-schématiques représentant le développement de la dent chez les Mammifères.

A est le stade le moins avancé.
ld, lame dentaire. — *e*, organe de l'émail. — *ce*, *ei*, épithélium externe et interne de l'organe de l'émail. — *pe*, pulpe ou réticulum de l'émail. — *pd*, papille dentaire. — *o*, couche d'ototoblastes à la surface de cette papille. — *fd*, follicule ou sac dentaire.

prend qu'alors la paroi de l'organe adamantin offrira trois zones, une externe (*épithélium externe de l'émail, ce*), une autre interne (*épithélium interne de l'émail, ci*), toutes deux dérivées de l'assise à cellules cubiques des stades antérieurs ; la troisième, interposée aux deux autres, est formée par la masse de cellules polyédriques de la période précédente. Ni l'épithélium externe, ni la zone moyenne n'interviennent dans la production de l'émail. Le premier s'amincit de plus en plus, après avoir cependant formé (fig. 18) quelques végétations qui peuvent être le point de départ de tumeurs; il disparaît finalement d'une façon totale, selon la plupart des auteurs. Quant à la couche moyenne, ses cellules polyédriques se transforment en éléments ramifiés qui sont anastomosés entre eux de façon à former un réseau appelé *réticulum de l'émail* (fig. 17, B et 18, *pe*); dans les mailles de ce réticulum se dépose une substance intercellulaire molle et muqueuse, d'où le nom de *pulpe de l'émail,* qui est encore employé pour désigner la même formation; le réticulum de l'émail n'a d'ailleurs qu'une existence transitoire. C'est à l'épithélium interne de l'organe de l'émail qu'est exclusivement dévolu le rôle formateur de l'émail; aussi l'appelle-t-on *membrane adamantine* ou *de l'émail.* Elle est formée de cellules qui deviennent de bonne heure très longues; à leur extrémité centrale ou profonde ces cellules sont garnies d'un plateau cuticulaire; les plateaux de toutes les cellules sont unis en une membrane cuticulaire continue, appelée *membrane préformative;* le protoplasma de ces cellules renferme des grains que l'on a reconnus pour des particules calcaires. L'organe de l'émail s'isole de la lame dentaire par résorption de son collet (fig. 18); celui-ci, avant de disparaître, émet quelques bourgeons épithéliaux, qui peuvent avoir le sort de ceux que produit l'épithélium externe. Comme le collet de l'organe, la lame dentaire résorbée, trouée de distance en distance, végétante en d'autres endroits, finit par disparaître en laissant pour un temps variable des vestiges épithéliaux (fig. 18, *ld*).

Organe de l'ivoire et sac dentaire. — Du temps que se formait l'organe de l'émail, le tissu conjonctif situé au-dessous de ce dernier se condensait, grâce à une prolifération active de ses éléments, donnant naissance à un amas cellulaire plus ou moins bien limité, la *papille dentaire* ou *organe de l'ivoire.* De bonne heure les cellules conjonctives les plus superficielles de cette papille, immédiatement sous-jacentes à la membrane de l'émail, se différencient en une sorte d'épithélium, la *membrane de l'ivoire,* dont les éléments constituants s'appellent les *odontoblastes* (fig. 18 et 19, *o*), parce qu'ils vont produire l'ivoire ou dentine. Les odontoblastes sont de grosses cellules piriformes anastomosées entre elles par des prolongements latéraux et par un prolongement central avec les cellules sous-jacentes; un ou plusieurs prolongements périphériques très fins, les *fibres de Tomes,* les caractérisent surtout.

Tout autour de la base de la papille dentaire, le tissu conjonctif se condense en une sorte de bourrelet circulaire, qui s'élève de plus en plus vers la surface alvéolaire et arrive bientôt à envelopper complètement les deux organes de l'ivoire et de l'émail dans une sorte de sac ou de follicule, comparable au follicule du poil et nommé *sac* ou *follicule dentaire* (fig. 17, *fd*). Par l'ouverture supérieure du sac sort le collet de l'organe de l'émail; quand ce collet s'est rompu, le sac dentaire se ferme complètement, contenant l'ébauche totale de la dent définitivement isolée de sa matrice épithéliale et connective. Le sac dentaire, d'abord mou, devient ensuite plus résistant, fibreux, et plus tard se calcifie partiellement pour produire le cément.

§ 2. — CALCIFICATION DE L'ÉBAUCHE DENTAIRE

La calcification du germe dentaire comprend : 1° la formation de l'ivoire ; 2° la formation de l'émail ; 3° la formation du cément. En d'autres termes, elle comprend l'étude du fonctionnement de la membrane de l'ivoire, de la membrane de l'émail et celle des transformations du sac dentaire.

Le phénomène de calcification qui préside à la production de l'ivoire et de l'émail peut se comprendre de deux manières. Ou bien, le dépôt de sels se fait au sein même de la substance de l'organe formateur, qui se trouve ainsi trans-

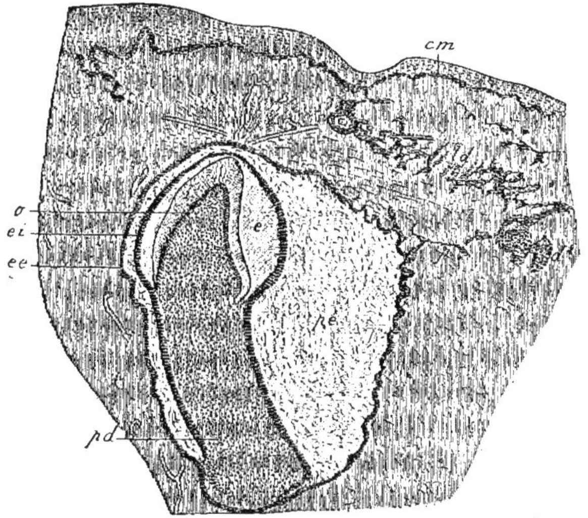

Fig. 18. — Coupe verticale et transversale de l'incisive externe d'un fœtus humain de 30 cm. de long (d'après Rœse).

cm, couche de Malpighi de l'épithélium buccal. — *ld*, lame dentaire issue de cette couche, végétant en certains points, perforée en d'autres endroits et çà et là transformée en perles épithéliales. — *ee*, épithélium externe de l'émail offrant des végétations papilliformes. — *ei*, épithélium interne de l'émail ou couche des adamantoblastes. — *pe*, pulpe de l'émail. — *e*, émail. — *i*, ivoire. — *o*, couche des odontoblastes — *pd*, pulpe dentaire, reste de la papille dentaire. — *p*, pédicule reliant la dent temporaire et spécialement l'épithélium externe de l'émail de cette dent au germe de l'émail de la dent de remplacement correspondante d^2.

formé en tissu calcifié (calcification par substitution) ; ou bien, l'organe formateur rejette à sa surface les matériaux organiques et inorganiques et excrète pour ainsi dire le trou nouveau (calcification par sécrétion ou excrétion). Quant à la calcification qui donne naissance au cément, c'est une véritable ossification. D'une manière générale, la substance protoplasmique qui doit s'imprégner de sels calcaires, passe toujours au préalable par un état chimique où elle est extrêmement résistante vis-à-vis des réactifs et analogue à la chitine (calcoglobuline).

Formation de l'émail. — La première couche d'émail apparaît sur la face interne de la membrane de l'émail (fig. 18, *e*). En dehors d'elle se déposent ensuite d'une façon incessante de nouvelles calottes adamantines. L'émail est le produit soit de la transformation, soit de la sécrétion des cellules de l'émail. Il se compose, à l'état définitif (voir le chapitre histologique) d'un grand nombre de prismes juxtaposés. Chacun de ceux-ci représente soit la partie centrale calcifiée d'une cellule de l'émail, soit un produit exsudé de cette cellule et durci par la calcification.

Formation de l'ivoire. — C'est par la formation de la première couche d'ivoire que débute la calcification du germe dentaire. Cette première couche se montre sur la face externe de la membrane de l'ivoire (fig. 18, *i*). Une fois la première couche constituée, il s'en dépose incessamment de nouvelles à la face interne de celles qui existent déjà. L'ivoire est dû soit à la transformation, soit à la sécrétion des odontoblastes. Les tubes dont se compose l'ivoire adulte (voir le chapitre histologique) se formeraient, dans la théorie de la transformation directe, de la façon suivante. Les prolongements ou fibres de Tomes se modifient à leur périphérie et sur toute leur longueur et se transforment en une substance protoplasmique extrêmement résistante, qui leur forme une sorte de gaine, la gaine de l'ivoire ou de Neumann ; la zone périphérique de cette dernière en se calcifiant devient le tube de l'ivoire. A mesure que se déposent les strates d'ivoire, le volume de la papille dentaire diminue ; ce qui en reste forme la *pulpe dentaire* (fig. 18, *pd*). Celle-ci se trouve renfermée dans une cavité close, la cavité dentaire, limitée par une coque d'ivoire. La coque et la papille qui y est logée prennent bientôt nettement la forme de la couronne de la dent future, conique pour les canines, aplatie et légèrement trifoliée pour les incisives, bi- ou multicuspidée pour les molaires. D'autre part, en se prolongeant profondément, elles donnent lieu à la *racine* de la dent, qui est simple, bi- ou trifurquée.

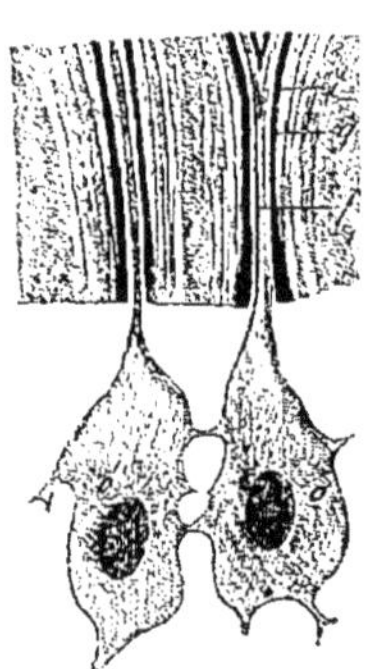

Fig. 19. — Figure demi-schématique représentant le développement, histologique de l'ivoire.

o, *o*, odontoblastes. — *f*, fibre de Tomes. — *g*, gaine de l'ivoire. — *t*, tube de l'ivoire — *i*, ivoire déjà formé.

Formation du cément. — C'est une véritable ossification qui a pour siège les parties les plus internes du sac dentaire et qui ne diffère en rien des autres cas de formation de l'os aux dépens du tissu fibreux. Il y a deux sortes de cément ; l'un est *coronaire ;* l'autre est *radiculaire.* Ce dernier, qui existe seul chez l'homme, recouvre l'ivoire dans toute l'étendue de la racine.

§ 3. — DENTS TEMPORAIRES ET DENTS PERMANENTES

Chacun sait que chez l'homme et la majorité des mammifères la plupart des dents sont remplacées une fois. Il se fait, dans une *première dentition,* une série de *dents temporaires* ou *de lait,* qui tombent pour faire place dans une *deuxième dentition* à des *dents permanentes* ou *de remplacement.* Certaines dents font exception et ne se montrent qu'une fois ; telles, chez l'homme, les grosses molaires, qui ne paraissent que dans la deuxième dentition. Le remplacement dentaire dont les causes et les origines dans l'histoire des espèces sont encore mal déterminées, paraît une modification et une réduction de celui qui s'effectue sans interruption dans les mâchoires des vertébrés inférieurs. On sait que par exemple chez les sélaciens (requins), les dents tombent incessamment et sont sans cesse remplacées par des ébauches dentaires nouvelles.

On dit d'une dent qu'elle est *monophysaire* si elle est à un seul terme, c'est-à-dire s'il ne s'en produit qu'une dans toute la vie de l'animal; qu'elle est *diphysaire* s'il y a deux termes, savoir une dent de lait et une dent de remplacement; enfin qu'elle est *polyphysaire* ou à plusieurs termes. Les molaires de l'homme sont monophysaires; ses incisives, canines et prémolaires sont diphysaires; les dents des requins sont polyphysaires.

On dira de même qu'un animal est *polyphyodonte, diphyodonte, monophyodonte,* suivant qu'il possédera des dents poly- di- ou monophysaires. L'homme est à la fois di- et monophyodonte. On admet généralement que les états monophyodonte et diphyodonte dérivent par réduction de l'état polyphyodonte (1).

Nous avons à distinguer le développement des dents temporaires et celui des dents permanentes.

La description donnée dans le paragraphe précédent s'applique aux dents temporaires. Il nous suffira, pour la compléter, d'ajouter quelques détails relativement aux rapports et aux moyens de fixation de ces dents. A l'époque où ils sont déjà bien formés, les germes dentaires sont situés dans une gouttière osseuse, la *gouttière alvéolaire* du maxillaire, qui n'est fermée du côté de la cavité buccale que par la muqueuse buccale. A la naissance, la gouttière alvéolaire se montre subdivisée par des cloisons osseuses transversales en un certain nombre de loges indépendantes, dont chacune renferme une dent et porte le nom d'*alvéole dentaire*. Toute la masse du tissu connectif du sac dentaire, qui est emprisonnée dans l'alvéole, entre la dent et ce dernier, forme le *périoste alvéolo-dentaire,* lequel sert à la fois d'organe nutritif pour l'os et pour la dent, et de moyen de fixation de l'une à l'autre.

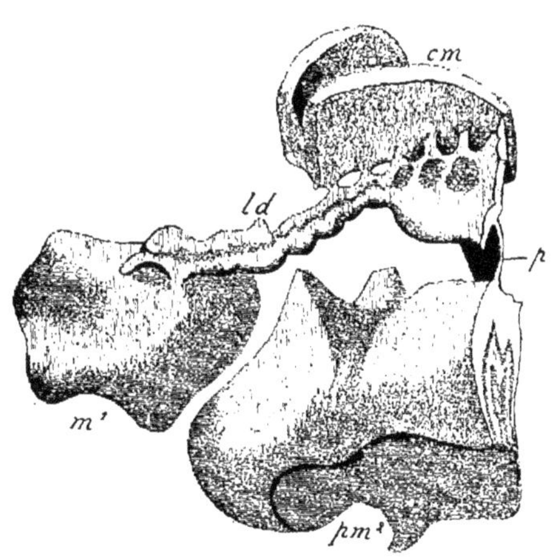

Fig. 20. — Moule représentant la forme et les rapports de la deuxième prémolaire et la première molaire vraie chez un nouveau-né (d'après Rœse).

pm^2, deuxième prémolaire. — m^1, première molaire vraie. — *ld*, lame dentaire à l'extrémité de laquelle le germe de l'émail de la molaire s'est formé et demeure appendu. — *p*, pédicule de l'émail reliant le germe adamantin de la prémolaire à la lame dentaire.— *cm*, couche de Malpighi de l'épithélium buccal de laquelle procède la lame dentaire au moyen de plusieurs ponts d'union.

(1) Il est possible que l'homme ait été au moins triphyodonte. En effet, il apparaît chez lui, dans des cas anormaux, des rudiments dentaires sans émail, que l'on croit pouvoir attribuer à une troisième dentition qui aurait précédé la dentition de lait.

Les processus odontogéniques décrits plus haut ne s'appliquent aux dents permanentes que pour ce qui concerne un développement déjà avancé, mais point pour les premiers stades de l'évolution de ces dents. Les premiers développements des dents permanentes sont d'ailleurs différents suivant que celles-ci sont précédées ou non de dents de lait.

Pour ce qui est des dents de remplacement (incisives, canines et prémolaires), et spécialement de leurs organes de l'émail, la plupart des auteurs sont aujourd'hui d'accord pour admettre qu'ils proviennent de festons de la lame dentaire situés entre les pédicules ou collets des dents de lait, et ne sont pas des bourgeons émanés des organes adamantins des dents de lait elles-mêmes, comme on le pensait autrefois.

Pour ce qui est des molaires vraies, non précédées de dents temporaires, elles sont formées à l'extrémité postérieure de la lame dentaire, qui s'accroît continuellement d'avant en arrière sans contracter de connexions avec l'épithélium buccal. Ainsi la première grosse molaire naît sous forme d'un épaississement de la partie terminale de la lame dentaire (fig. 20, m^1).

Les sacs dentaires des dents permanentes adhèrent à ceux des dents de lait correspondantes, dont ils sont un prolongement ; ils sont placés en arrière et en dedans d'eux, à l'intérieur du même alvéole osseux. Plus tard, il se fait une cloison osseuse qui sépare l'alvéole commun en deux loges, l'une pour la dent temporaire, l'autre pour la dent permanente. Cette dernière est ainsi enfermée dans une coque osseuse propre, complète de toutes parts, sauf inférieurement où elle est perforée pour laisser passer les nerfs et les vaisseaux de la dent, et supérieurement où il existe un orifice osseux, appelé *iter dentis*. Cet orifice donne passage au cordon épithélial de l'organe adamantin de la dent permanente, entouré par une gaine de tissu fibreux appelée le *gubernaculum dentis*, qui est un prolongement du sac dentaire.

§ 4. — ÉRUPTION DENTAIRE

Les dents sont d'abord constituées uniquement par la couronne. Ce n'est qu'ensuite que, la dent continuant de s'accroître, se forme la racine qui s'allonge peu à peu et finit par atteindre le fond de l'alvéole. La couronne de la dent, soulevée par la poussée de la racine, commence alors à presser contre la paroi supérieure du sac dentaire et contre la partie correspondante de la muqueuse buccale (*gencive* ou *muqueuse gingivale*) qui adhère à ce dernier. Elle se fait jour peu à peu à travers ces parties, qui subissent en même temps une atrophie complète. La partie de la muqueuse gingivale, qui demeure à la façon d'un anneau autour du collet de la couronne, est la *sertissure*. La portion du sac dentaire qui n'a pas été perforée et détruite devient le *périoste alvéolo-dentaire*.

D'ailleurs, le mécanisme par lequel les dents, et particulièrement les dents temporaires, sont poussées au dehors, le mécanisme de l'éruption, en un mot, n'est pas encore pleinement élucidé.

Quand se fait le remplacement des dents et par conséquent l'éruption des dents permanentes, on voit les cloisons osseuses qui séparent les alvéoles des dents permanentes de ceux des temps temporaires se résorber. Les racines des dents de lait s'atrophient par résorption de la dentine. Plusieurs facteurs paraissent intervenir simultanément dans l'éruption de la dent permanente : entre autres, la chute de la dent de lait qui laisse le champ libre à sa remplaçante ; la poussée de la dent permanente elle-même.

Voici maintenant ci-dessous, d'après Magitot, un tableau donnant les époques de l'apparition des follicules dentaires et de l'éruption des dents. De nombreuses variantes sont d'ailleurs possibles :

ORDRE DE SUCCESSION	ÉPOQUE D'APPARITION DU FOLLICULE	ÉPOQUE D'ÉRUPTION
	Dents temporaires	
Incisives centrales. . . . inf. .	65e jour, vie fœtale	7e mois.
— — . . . . . sup .	70e jour, —	10e —
Incisives latérales. . . . . inf. .	80e jour, —	16e —
— — . . . . . sup .	85e jour, —	20e —
Prémolaires antérieures. . inf. .	du 85e au 100e jour	24e —
— — . . sup .	id.	26e —
Prémolaires postérieures . inf. .	id.	28e —
— — . sup .	id.	30e —
Canines. . . . . inf. .	id.	Du 30e au 33e m.
— . . . . sup .	id.	—
	Dents permanentes	
Premières molaires. . . . inf. .	90e jour, vie fœtale	De 5 à 6 ans.
— — . . . . sup .	100e jour, —	id.
Incisives centrales . . . . inf. .	Du 110e au 120e jour	7e année.
— — . . . . sup .	id.	id.
Incisives latérales. . . . . inf. .	id.	8 ans 1/2.
— — . . . . . sup .	id.	id.
Prémolaires antérieures. . inf. .	id.	De 9 à 12 ans.
— — . . sup .	id.	id.
Prémolaires postérieures . inf. .	id.	11e année.
— — . sup .	id.	id.
Canines. . . . . inf. .	id.	11 à 12 ans.
— . . . . sup .	id.	id.
Deuxièmes molaires.	Vers le 3e mois	12 à 13 ans.
Troisièmes molaires (dents de sagesse).	A la 3e année	19 à 25 ans.

La lecture de ce tableau permet de dégager les lois suivantes. Les follicules dentaires, et par conséquent les germes dentaires qu'ils renferment, se forment sans interruption de la fin du deuxième mois à la fin du quatrième mois de la vie fœtale ; les deuxièmes et troisièmes molaires sont seules réellement retardataires. Les dents de même espèce apparaissent par paires. L'éruption des dents de la mâchoire inférieure précède celle des dents de la mâchoire supérieure.

ARTICLE CINQUIÈME

DÉVELOPPEMENT DE L'INTESTIN DIGESTIF

Le développement de l'intestin digestif est si intimement lié à celui de la cavité générale du corps ou cœlome, que les deux doivent être étudiés parallèlement.

§ 1. — ÉVOLUTION GÉNÉRALE DU CŒLOME, FORMATION DES CAVITÉS SÉREUSES

On a vu, dans le tome Ier de cet ouvrage, et on retrouve dans la figure 21, A, que la cavité générale de l'embryon se développe sous la forme de deux espaces pairs et symétriques, les sacs cœlomiques (*c*), dont chacun est limité par une paroi interne ou mésoderme viscéral *m* et par une paroi externe ou mésoderme pariétal *m'*. Dans la coupe figurée (21), on voit que les sacs du cœlome embryonnaire *c* se continuent en dehors par le cœlome extra-embryonnaire *c'*, de chaque côté de l'orifice par lequel l'intestin, encore à l'état de gouttière *i*, communique avec la vésicule vitelline ou ombilicale *vo*, bref de chaque côté du pédicule vitellin, et par conséquent tout autour de ce pédicule, si nous considérons non plus une coupe de l'embryon mais celui-ci tout entier. La communication s'efface à mesure que l'embryon s'isole du reste du blastoderme, à mesure donc que la gouttière intestinale se ferme et devient un tube intestinal. On obtient alors sur une coupe transversale une image telle que celle de la figure 21, B. Finalement, dans les endroits où l'intestin est complètement séparé de la vésicule ombilicale, les dispositions sont celles de la figure

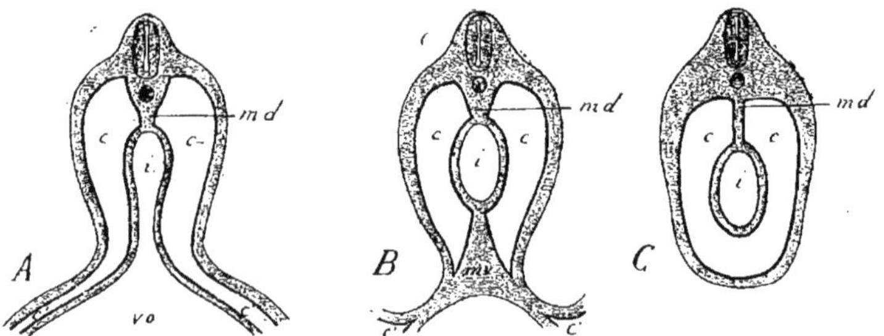

Fig. 21. — Coupes transversales schématiques pour le développement du cœlome.

A. — Coupe passant par la partie de l'intestin demeurée à l'état de gouttière. — B. — Coupe menée à travers la région du mésentère ventral, en avant de la précédente, intéressant une partie de l'intestin qui est déjà tubuleuse. — C. — Coupe passant à un niveau postérieur à A, à travers la partie postérieure déjà tubuleuse de l'intestin.

c, c, cœlome ; spécialement : en B, la région pariétale du cœlome ; en C, la région pariétale; en A, le conduit communiquant. — *c', c'*, cœlome extra-embryonnaire, non séparé en A, séparé en B du cœlome embryonnaire *c, c*, non figuré en C. — *i*, gouttière intestinale en A, tube intestinal en B et C. — *vo*, vésicule vitelline ou ombilicale. — ***md***, mésentère dorsal. — ***mv***, mésentère ventral.

C, où la mince cloison *mv*, qui du côté ventral de l'intestin séparait encore les deux sacs cœlomiques, a disparu, et où par suite les deux sacs du cœlome communiquent. Le cœlome devient en ces points une cavité unique, dans laquelle l'intestin est suspendu.

Ainsi trois états différents se présentent quant au cœlome. Le premier (figure A) caractérise la région du pédicule vitellin, correspondant à la partie moyenne, non encore fermée, de l'intestin. Le second (figure B) s'observe dans la partie antérieure de l'intestin, juste au-devant de la communication intestino-vitelline. Le troisième (figure C) est réalisé en arrière de cette dernière, dans toute l'étendue, de bonne heure fermée, de la région postérieure de l'intestin.

Au niveau de la seconde région, les sacs cœlomiques s'adossent l'un à l'autre à la fois au-dessus et au-dessous du tube digestif. Dans les deux autres, ils ne s'appliquent l'un contre l'autre qu'au-dessous de ce tube.

On donne le nom générique de *méso* à la cloison qui résulte de l'adossement des deux feuillets viscéraux du mésoderme et de l'accolement des deux sacs cœlomiques. Ce méso est constitué par un axe de tissu mésenchymateux de remplissage, revêtu sur ses deux faces, droite et gauche, par l'épithélium mésodermique. Ce méso est un *mésentère,* parce que l'intestin est situé pour ainsi dire dans son intérieur et qu'il se dédouble pour le loger, parce qu'aussi il rattache cet intestin aux parois du corps. Dans les coupes A et C, il ne le

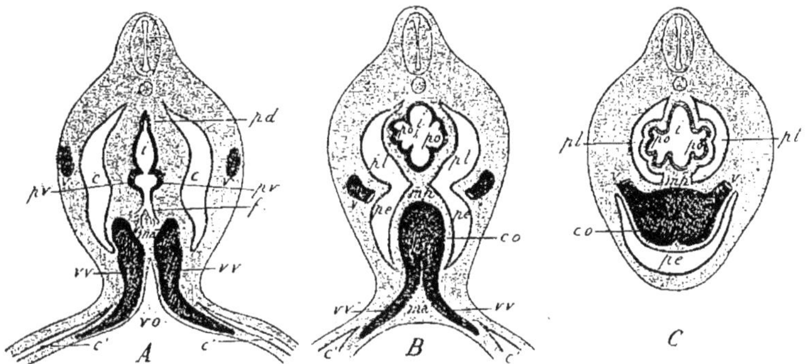

Fig. 22. — Coupes transversales schématiques pour le développement de la région pariétale du cœlome.

A. — Coupe passant juste au-devant de l'*aditus anterior ad intestinum*, c'est-à-dire du point où la gouttière intestinale et le tube intestinal communiquent. — *c*, *c*, cœlome embryonnaire (région pariétale). — *c'*, *c'*, cœlome extra-embryonnaire. — *vo*, vésicule ombilicale ou vitelline. — *i*, intestin avec ses diverses dépendances (*f*, le divercule hépatique déjà ramifié. — *pd*, le pancréas dorsal. — *pv*, *pv*, les deux pancréas ventraux). — *vv*, *vv*, veines vitellines ou omphalo-mésentériques, s'enfonçant dans le mésentère ventral *ma*, qui loge d'autre part le diverticule hépatique. — *v*, *v*, veines des parois du corps (par ex. conduits de Cuvier).

B. — Le cœlome tend à se diviser, grâce à un éperon de tissu qui contient la veine *v*, en deux cavités : l'une pleurale *pl* ; l'autre péricardique *pe*. — Les deux veines vitellines se sont fusionnées en une masse impaire, l'ébauche du cœur *co* ou sinus veineux. Le cœur est situé dans le mésentère ventral *ma* de la figure précédente qu'il distend et qu'il divise en deux parties ou mésocardes, l'un antérieur *ma*, l'autre postérieur *mp*. — L'intestin *i* a produit les deux diverticules pulmonaires *po*, *po*.

C. — Coupe antérieure à la précédente. La séparation des cavités pleurales *pl* et de la cavité péricardique *pc* à présent impaire est effectuée par un pont de tissu qui permet à la veine *v* de se jeter dans le cœur. Les poumons *po* font saillie dans la cavité pleurale. Le cœur *co* est aux trois quarts entouré par la cavité péricardique qu'il distend.

relie qu'à la paroi dorsale du corps ; il se comporte donc comme une sorte de ligament suspenseur de l'intestin, qui peut être appelé *mésentère dorsal.* Dans la coupe B, il le fixe en outre à la paroi ventrale du corps et figure un *mésentère ventral.* Il existe donc un mésentère dorsal, situé au-dessus de l'intestin, et il peut exister en outre un mésentère ventral placé au-dessous. Tandis que le mésentère dorsal règne sur toute la longueur du tube digestif (A, B, C), c'est seulement dans la région de la figure B qu'on trouve le mésentère ventral.

Le cœlome, considéré en tant que cavité, peut être divisé en deux grandes régions, placées l'une derrière l'autre dans le sens longitudinal. La limite de ces deux régions, ou, si l'on veut, la communication de l'une à l'autre correspond à la figure A ; on l'appelle *conduit communiquant*. La région antérieure (B), correspondant à l'intestin antérieur qu'elle entoure, est la *cavité pariétale*. La région postérieure (C), qui enveloppe l'intestin postérieur sur toute sa longueur, est la *cavité péritonéale*. Tandis que la cavité péritonéale est unique, par fusion des deux sacs cœlomiques, la cavité pariétale, où les sacs sont demeurés jusqu'à présent séparés, est double et paire. La cavité péritonéale ne subira plus aucune modification essentielle. La cavité pariétale se modifiera au contraire considérablement.

On doit encore considérer dans chaque moitié, droite ou gauche, du cœlome, deux parties, une dorsale, l'autre ventrale. Dans la région péritonéale du cœlome, ces deux parties se comporteront de la même façon. Elles auront au contraire dans la région pariétale, ainsi que dans la région de communication, une évolution différente.

Les transformations qu'éprouve la cavité pariétale sont dues au développement du cœur et des gros vaisseaux.

Les premiers gros vaisseaux, veines vitellines ou omphalo-mésentériques, au nombre de deux (une de chaque côté), rampent sur les parois de la vésicule vitelline et de là gagnent l'embryon en cheminant le long du pédicule vitellin. Dans ce trajet elles sont situées au-dessous du feuillet viscéral du mésoderme, entre ce dernier et l'entoderme. Elles se dirigent en avant et en dedans, le long du pourtour antérieur du pédicule vitellin, ou ce qui revient au même le long du bord postérieur du proamnios, et convergent l'une vers l'autre jusqu'à se réunir. De leur réunion résulte la première ébauche du *cœur, sinus veineux* ou *sinus reuniens*. L'inspection de la figure 22 montre clairement que, dans ces conditions, le cœur (*co*) ne pourra se placer que dans le mésentère ventral (*ma*), qu'il distendra en proportion de son développement, repoussant le cœlome devant lui. La portion de la cavité pariétale qui loge le cœur porte le nom de *cavité péricardique* (*pe*). La paroi de la cavité péricardique est empruntée au mésentère ventral ; mais tout le mésentère ventral n'a pas disparu pour la fournir ; il en reste les parties par lesquelles ce mésentère s'attachait à l'intestin d'une part et se fixait d'autre part sur la paroi du corps. Sous le nom de *mésocardes*, ces parties du mésentère ventral forment des sortes de ligaments d'attache très courts du péricarde et par suite du cœur ; on distinguera nécessairement le mésocarde antérieur *ma* et le mésocarde postérieur *mp* (fig. 22, B et 23).

Jusqu'ici nous avons supposé que la portion de la cavité pariétale qui devient la cavité péricardique demeurait paire, formée de deux espaces entièrement séparés l'un de l'autre. Cet état persiste temporairement dans toute l'étendue que les veines vitellines parcourent avant de se réunir (fig. 22, A et B). Mais dès que les veines se fusionnent en un *sinus veineux*, les sacs péricardiques se confondent en une cavité unique ; et comme la fusion des veines vitellines se fait d'avant en arrière sur une longueur de plus en plus grande de ces veines, on comprend que l'étendue de la partie impaire de la cavité péricardique augmente sans cesse aux dépens des deux sacs pairs qui finissent par disparaître ; la cavité péricardique est dès lors définitivement constituée (C).

Il nous faut maintenant nous occuper du cloisonnement horizontal de la cavité pariétale, grâce auquel la partie ventrale de celle-ci, c'est-à-dire la cavité péricardique, se rend indépendante de la partie dorsale.

Supposons une veine (*v*) venue des parois du corps, telle par exemple que le tronc veineux appelé « conduit de Cuvier. » Cette veine, qui doit se jeter dans le cœur, ne pourra y parvenir qu'à travers un pont de tissu jeté sur le cœlome. Or

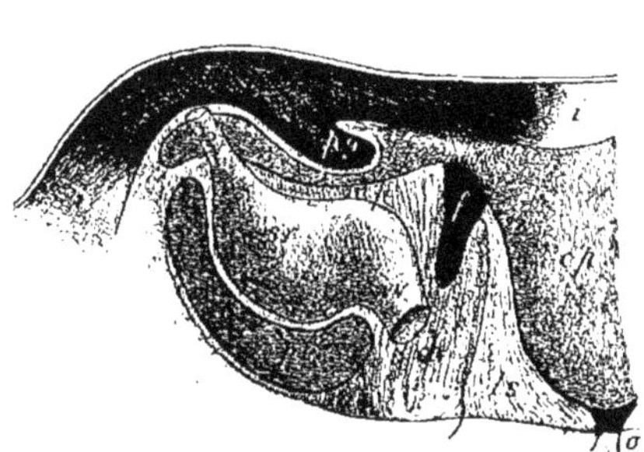

Fig. 23. — Figure schématique représentant la coupe sagittale du corps d'un embryon, pour faire voir les cavités dérivées du cœlome et le mésentère ventral.

dv, diaphragme ventral, dont la partie antérieure *ma* correspond au mésocarde antérieur; la partie postérieure *ls*, séparée du reste par un trait représente la partie surajoutée du diaphragme ventral, ou futur ligament suspenseur du foie. Le trait en question marque la limite ancienne du diaphragme ventral, alors que le pédicule ombilical, maintenant réduit à *o*, était beaucoup plus considérable et que la région intestinale ouverte en gouttière dans la vésicule ombilicale était beaucoup plus étendue. — *cp*, cavité péritonéale communiquant avec la cavité pleurale *pl*, mais séparée de la cavité péricardique *pe*. — *i*, intestin avec le diverticule pulmonaire *po* saillant dans la cavité pleurale et avec le diverticule hépatique *f* s'enfonçant dans le diaphragme ventral ; le conduit de communication entre *cp* et *pl* masque en partie ce diverticule. — *vv*, veine vitelline venue du dehors pénétrant dans le mésentère ventral et se réunissant en *sr* à sa congénère du côté opposé. — *sr*, *sinus reuniens*. — *mp*, mésocarde postérieur. — *v*, veine des parois du corps assurant la séparation de *pl* et de *pe*.

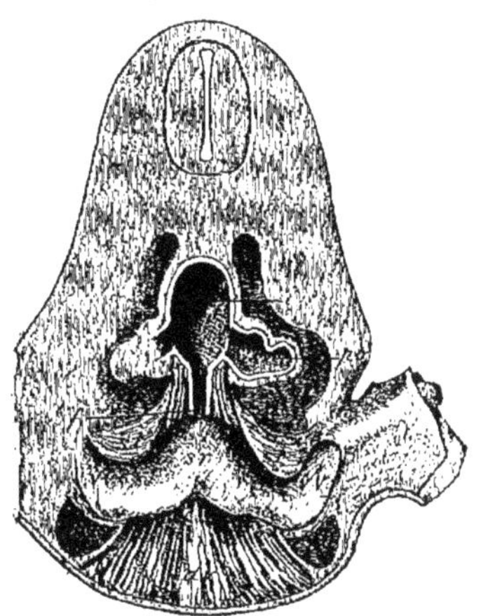

Fig. 24. — Figure schématique représentant une coupe transversale du corps d'un embryon vue d'en avant, pour montrer le mésentère ventral et ses dépendances ainsi que la division de la cavité pariétale en deux loges.

dv, diaphragme ventral, partie médiane du mésentère ventral, formant le fond de la cavité pariétale. — *st*, *septum transversum* proprement dit, complétant le diaphragme ventral sur les côtés et effectuant la séparation de la cavité pariétale en deux loges, l'une supérieure ou cavité pleurale *pl*, l'autre inférieure ou cavité péricardique *pe*; on ne voit de cette dernière que le fond se terminant à droite et à gauche en deux culs-de-sac ou recessus pariétaux ventraux. — *vv*, *vv*, veines vitellines ou omphalo-mésenteriques pénétrant dans la cavité pariétale en traversant le *septum transversum*, et se réunissant pour former le *sinus reuniens*. A droite de la figure, la veine vitelline est représentée au moment où elle aborde le tronc de l'embryon, venue de la vésicule vitelline ou ombilicale ; elle est située là entre deux feuillets, le feuillet superficiel correspondant à l'ectoderme, et au mésoderme, le feuillet profond à l'entoderme seul. — *i*, intestin fournissant : *po* le poumon, qui fait saillie dans la cavité pleurale ; *f*, le foie qui s'enfonce dans le diaphragme ventral derrière le sinus de réunion.

ce pont divisera chacune des moitiés du cœlome en deux compartiments, supérieur ou dorsal et inférieur ou ventral. Dans la figure C, la séparation est effectuée par le passage de la veine (*v*) des parois du corps dans le cœur. La coupe C est pratiquée à un niveau où c'est l'intestin respiratoire (*i*) qui se présente en section. De chaque côté de lui, nous devrons donc trouver un diverticule lobé, le poumon (*po*), qui repoussera devant lui la partie dorsale du cœlome et se coiffera du feuillet viscéral du mésoderme. Cette portion du cœlome et plus spécialement de la cavité pariétale, qui loge le poumon, s'appelle la *cavité pleurale*. Tandis qu'il n'y a qu'une cavité péricardique, il existe deux cavités pleurales, droite et gauche. Les ponts de tissu qui séparent les cavités pleurales de la cavité péricardique forment ensemble une cloison horizontale, la « membrane pleuro-péricardique. »

Aux dépens de la région pariétale du cœlome se sont ainsi constituées trois cavités : deux dorsales, paires et symétriques, logeant les poumons ; une ventrale, impaire, contenant le cœur.

Nous avons parlé plus haut d'une segmentation longitudinale du cœlome, séparant l'espace pariétal de l'espace péritonéal, la poitrine de l'abdomen. Une cloison verticale, ou à peu près, réalisera cette segmentation, cloison qui sera appelée plus tard le *diaphragme*. Au début la séparation de la partie antérieure et de la partie postérieure du cœlome ne s'effectue que dans la moitié ventrale de celui-ci, isolant la cavité péricardique de l'espace péritonéal. Les parties dorsales de la région antérieure du cœlome, les plèvres, en un mot, communiqueront donc encore pour un certain temps avec la cavité péritonéale et ne s'en sépareront qu'ultérieurement.

Sur la ligne médiane, la séparation est due à la présence du mésentère ventral. Celui-ci persiste, en effet, en arrière du cœur et de la cavité péricardique, en avant du pédicule vitellin, sous la forme d'une lame dirigée verticalement et étendue transversalement, que l'on a appelée *cloison transverse* (*septum transversum*) ou *diaphragme primaire*. Nous savons qu'en avant et en arrière de cet endroit le mésentère ventral a disparu : en avant, absorbé pour ainsi dire par le cœur et la cavité péricardique ; en arrière, effacé par le développement de la cavité péritonéale. Dans cette masse de tissu l'intestin pousse un diverticule, qui, nous le verrons bientôt, n'est autre que l'ébauche du foie, laquelle par son puissant développement et son abondante ramification, augmentera encore l'épaisseur de la cloison. Le diaphragme primaire constituera : d'abord la plus grande partie de la lame qui sépare définitivement l'abdomen et la poitrine, du diaphragme définitif en un mot ; en outre, le tissu conjonctif du foie dans l'intérieur duquel se ramifiera l'ébauche épithéliale de cet organe venue de l'intestin. Un coup d'œil jeté sur la figure 23, qui représente une coupe longitudinale et médiane du corps d'un embryon de mammifère, fait comprendre qu'à mesure que l'intestin se fermera davantage, la gouttière intestinale diminuant de plus en plus de longueur et le pédicule vitellin se rétrécissant, le diaphragme primaire s'étendra plus loin en arrière jusqu'à l'ombilic définitif *o*, tandis que sa limite antérieure reculera incessamment dans la même proportion par suite du développement du cœur et de l'expansion de la cavité péricardique. Ainsi le fond de la cavité péricardique est formé par le diaphragme primaire, lequel constitue d'autre part la paroi antérieure de la cavité péritonéale.

Mais le diaphragme primaire ne règne que sur la ligne médiane. La cloison séparatrice de la cavité pariétale et de la cavité péritonéale manque encore sur les côtés. Sur les côtés en effet, en dehors du diaphragme primaire ou mésentère ventral, les deux cavités s'ouvrent l'une dans l'autre par la région rétrécie du cœlome que nous avons appelée conduit communiquant. Ce conduit communiquant est parcouru suivant toute sa longueur et dans une direction oblique en avant et en dedans par la veine vitelline, qui le suit pour arriver dans la cavité pariétale et y former le cœur. Dans ce trajet, elle occupe la paroi interne du conduit, qu'elle soulève jusqu'à la réunir à la paroi externe opposée. Ainsi se réalise le pont de tissu, agent de la séparation des parties dorsale et ventrale de la cavité pariétale, dont nous avons déjà parlé, et qui permet aux veines de la paroi du corps de se jeter dans la veine vitelline, par conséquent dans le *sinus reuniens* et dans le cœur. Ce pont qui a reçu divers noms (« *septum transversum* proprement dit », « pont de coalescence », « mésocarde latéral »), en même temps qu'il divise en deux étages le conduit communiquant, complète en partie sur les côtés le diaphragme primaire dont il forme les parties latérales droite et gauche.

Au-dessus et au-dessous de lui, les deux étages du conduit communiquant se comporteront d'une façon différente. L'étage inférieur, appelé « recessus pariétal ventral », se fermera en arrière et disparaîtra peu à peu, incorporé à la cavité péricardique, à mesure que le diaphragme primaire aux deux côtés duquel se trouvent les recessus reculera. L'étage supérieur ou « recessus pariétal dorsal » deviendra de la façon indiquée ci-dessus la cavité pleurale, dont nous connaissons le mode de séparation du côté de la cavité péricardique ; la cavité pleurale, au début ouverte dans la cavité péritonéale, se rendra indépendante de cette dernière, par un bourrelet qui rétrécira de plus en plus et supprimera enfin l'ouverture de communication ; la cloison ainsi formée complètera le diaphragme définitif en haut et sur les côtés.

En résumé, quatre cavités se sont formées aux dépens du cœlome : une impaire et postérieure, la cavité péritonéale ; une impaire et antérieure, la cavité péricardique ; deux paires et symétriques, les cavités pleurales. Chacune de ces cavités correspond à un organe viscéral : la cavité péritonéale à l'intestin digestif et à ses annexes ; la cavité péricardique au cœur ; les cavités pleurales aux poumons. Chacune a deux parois : une interne ou viscérale (*feuillet viscéral*), appliquée directement sur le viscère correspondant ; l'autre externe ou pariétale (*feuillet pariétal*). Ces deux parois forment ensemble une *membrane séreuse*. Le *péritoine*, le *péricarde*, les *plèvres* sont les membranes séreuses correspondant aux cavités cœlomiques énumérées ci-dessus. Elles sont formées d'un épithélium, d'origine mésodermique, reposant sur une couche de tissu mésenchymateux. Les rapports de ces séreuses avec les viscères correspondants sont tels que ces viscères sont entourés par la séreuse comme par un sac à double paroi, mais sont en dehors de la cavité de ce sac.

Nous avons vu que les portions de la paroi du cœlome non employées à la formation des séreuses donnent lieu par accolement des parois des cavités cœlomiques droite et gauche à des cloisons qui jouent par rapport aux viscères le rôle de moyens de fixation et que nous avons appelées des méso. Nous avons distingué déjà pour l'intestin le *mésentère dorsal* et le *mésentère ventral*. Nous avons vu ce dernier, par l'interposition du cœur, se diviser en *mésocardes postérieur* et *antérieur*. Enfin le mésentère dorsal dans la région de l'intestin respiratoire et des poumons, porte le nom de *médiastin postérieur* ou brièvement de *médiastin* (1).

(1) La description qui vient d'être donnée du processus de cloisonnement du cœlome et

§ 2. — ORGANOGENÈSE DE L'INTESTIN DIGESTIF

Les processus organogénétiques qui se déroulent ici consistent dans des changements de forme d'une part, dans des déplacements d'autre part.

Changements de forme. — Il y a de bonne heure à distinguer, dans le tractus digestif de l'intestin, quatre régions de forme différente : le *renflement stomacal*, l'*anse duodénale*, l'*anse intestinale* et l'*intestin terminal*. Il faut y ajouter la portion cloacale (plus tard anale) de l'intestin et la partie post-anale ou caudale déjà examinées antérieurement (fig. 5).

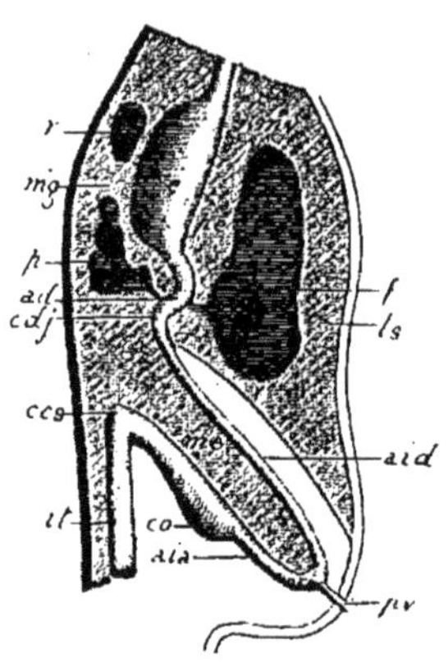

Fig. 25. — Coupe antéro-postérieure schématique du tronc d'un embryon de mammifère, montrant les dispositions primitives de l'intestin digestif (selon O. Hertwig).

e, estomac. — *ad*, anse duodénale. — *adj*, courbure duodéno-jéjunale. — *aid*, *aia*, branches descendante et ascendante de l'anse intestinale primitive. — *pv*, pédicule vitellin. — *co*, cœcum. — *ccs*, courbure côlico-splénique. — *it*, intestin terminal. — *mv*, mésentère ventral contenant le foie *f* et divisé par la présence de cet organe en deux segments, le petit épiploon *pe*, et le ligament suspenseur du foie *ls*. — *p*, pancréas et *r*, rate, situés dans l'épaisseur du mésogastre *mg*.

Le renflement stomacal (futur *estomac*) est une dilatation fusiforme de l'intestin, déjà reconnaissable chez l'embryon humain de la troisième semaine ; cette dilatation n'est pas absolument régulière ; elle est plus marquée pour le bord postérieur du renflement que pour le bord antérieur, de telle sorte que le bord postérieur, tourné vers la colonne vertébrale, est fortement bombé, tandis que le bord antérieur est à peu près rectiligne, de telle façon aussi que la ligne qui unit le cardia et le pylore, c'est-à-dire les orifices d'entrée et de sortie de l'estomac, est plus longue en arrière qu'en avant ; le bord postérieur, convexe en arrière, sera la *grande courbure* de l'estomac ; le bord antérieur, droit, puis concave en avant, deviendra la *petite courbure* (fig. 25, *e*). C'est à la grande courbure que s'insère le mésentère dorsal de l'estomac, le *mésentère stomacal* ou *mésogastre* (*mg*).

L'anse duodénale (*ad*) s'unit à l'estomac par le pylore et se continue avec le reste de l'intestin par la région de passage coudée plus tard à angle aigu et appelée pour cette raison *courbure duodéno-jéjunale* (*cdj*). L'anse duodénale devient le *duodénum*, sans presque éprouver de changements de forme. Mais elle subit d'importantes modifications de rapports et fournit des organes glandulaires volumineux, le foie et le pancréas, dont le développement sera examiné plus loin. L'anse du duodénum est pourvue d'un mésentère duodénal qui s'attache à son bord concave.

L'anse intestinale (*aid, aia*) est destinée à former la plus grande partie de l'intestin digestif, savoir tout l'*intestin grêle* proprement dit (*jejunum* et *iléon*)

de la formation des grandes cavités séreuses est simplifiée et doit par conséquent être considérée comme quelque peu schématique.

et une portion du *gros intestin* (*cœcum* et *colons ascendant et transverse*). Elle commence à la courbure duodéno-jéjunale et à son autre extrémité se continue avec l'intestin terminal ou gros intestin proprement dit par une partie coudée, la *courbure côlico-splénique* (*ccs*). A son sommet se trouve l'insertion du pédicule vitellin (*pv*), qui s'est rétréci de plus en plus à mesure que la gouttière intestinale se transformait en tube sur une étendue toujours plus considérable. Dans certains cas anormaux, le pédicule vitellin persiste sous la forme d'un cul-de-sac appendu à l'intestin, dont il figure un diverticule en doigt de gant appelé *diverticule de Meckel.* L'anse intestinale se compose de deux branches : l'une descendante (*aid*), l'autre ascendante (*aia*). Bien que la branche descen-

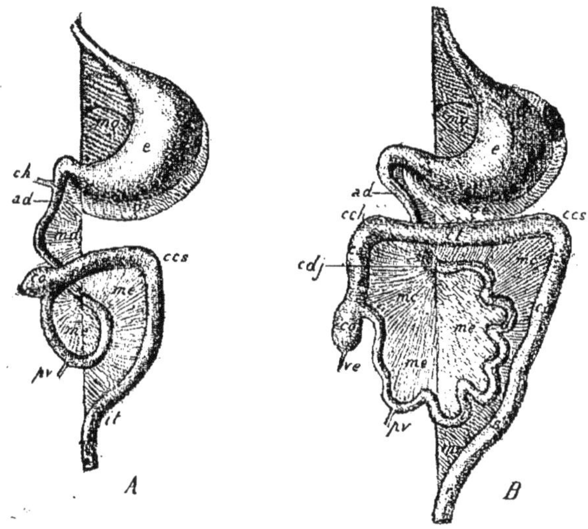

Fig. 26. — Diagrammes des modifications qui se produisent dans la forme et les rapports des divers segments de l'intestin digestif (selon O. HERTWIG).

A est le stade le moins avancé. — *e*, estomac suspendu au mésogastre *mg* : celui-ci se prolonge derrière l'estomac par le grand épiploon *ge* attaché à la grande courbure de l'estomac. — *r*, rate située dans l'épaisseur du grand épiploon. — *ad*, anse duodénale avec *ch*. le canal excréteur du foie qui y débouche, rattachée au péritoine pariétal par le mésentère duodénal *md*. — *cdj*, courbure duodéno-jéjunale. — *me* (en A), mésentère commun aux diverses parties de l'anse intestinale primitive. — *co*, cœcum. — *pv*, pédicule vitellin. — *ccs*, courbure côlico-splénique. — *it*, intestin terminal. — *ve*, appendice vermiculaire du cœcum. — *j*, jéjunum. — *i*, iléon. — *ca*, côlon ascendant. — *ct*, côlon transverse. — *cd*, côlon descendant. — *s*, *S* iliaque. — *r*, rectum. — *cch*, courbure hépatique du côlon. — *me* (en B) mésentère de l'intestin grêle ou mésentère proprement dit. — *mc*, mésocœcum et mésocôlons. — *mr*, mésorectum.

dante soit d'un calibre plus fort que la branche ascendante, c'est elle néanmoins qui constituera, jointe au sommet même de l'anse et à la partie initiale de la branche ascendante, l'intestin grêle. Le reste, c'est-à-dire la majeure partie de la branche ascendante, formera le cœcum et les colons ascendant et transverse. L'anse intestinale possède un long mésentère, le *mésentère* au sens étroit, anatomo-descriptif du mot, commun aux branches ascendante et descendante *mesenterium commune* (A, *me*). L'anse intestinale s'allonge de plus en plus, trouvant pendant quelque temps la place nécessaire à cet allongement, grâce à l'accroissement du diamètre antéro-postérieur (dorso-ventral) du corps de l'embryon. Mais dès que l'accroissement de l'anse intestinale fait des progrès plus rapides que celui de la capacité du corps, alors commencent une série de déplacements et de changements de forme des deux branches de l'axe.

Les changements de forme, qui nous occuperont seuls pour l'instant, consistent du côté de la branche descendante en inflexions déterminant la formation d'un grand nombre d'anses secondaires, les *anses intestinales*. La production de ces anses reconnaît deux facteurs ; l'allongement très rapide et très considérable dont l'intestin iléo-jéjunal est le siège, et l'impossibilité où se trouve le mésentère de suivre cet allongement. Du côté de la branche ascendante, c'est surtout une augmentation de calibre, variable et inégale suivant les endroits, que l'on constate. Il se fait avant tout, à peu de distance du sommet de l'anse intestinale, un renflement de la branche ascendante, qui est l'ébauche du *cœcum* (*co*) ; ce qui est en deçà de ce renflement, du côté du sommet de l'anse, appartiendra à l'iléon ; ce qui est au delà, du côté de l'intestin terminal, constituera le côlon ascendant et le côlon transverse. Le renflement cœcal de l'intestin s'isole de plus en plus du reste avec les progrès de l'âge ; sa partie distale ou terminale, son fond en d'autres termes, subit de bonne heure un arrêt de développement tel que le diamètre de cette partie demeure inférieur à celui de la partie qui débouche dans l'intestin ; cette partie terminale, rétrécie, figure dès lors un appendice de la partie dilatée ou cœcum proprement dit, nommé *appendice iléo-cœcal* ou *vermiculaire* (fig. 26, B, *ve*).

L'intestin terminal (*it*), ou gros intestin proprement dit, est d'abord dirigé verticalement et descend droit jusqu'à l'anus. Il se partage ensuite en trois régions définitives, le *côlon descendant* (B, *cd*), l'*S iliaque* (*s*), le *rectum* (*r*). Le côlon descendant se continue avec le côlon transverse au niveau de la courbure côlicosplénique. L'S iliaque offre deux anses, dont l'inférieure très développée et à très grand rayon, mérite le nom de « côlon pelvien », car elle descend dans le pelvis après la naissance. Quant au rectum, il ne mérite qu'au début son nom, alors qu'il descend droit jusqu'à l'anus ; mais vers le 7e mois de la vie fœtale il s'incurve en arrière (courbure périnéale), de telle sorte que son orifice, l'anus, est reporté en arrière et se rapproche du coccyx.

Déplacements. — Non seulement l'intestin digestif éprouve des changements de forme importants au cours du développement embryonnaire, mais encore ses diverses régions subissent des déplacements considérables qu'il nous faut maintenant étudier.

Quatre facteurs principaux entrent ici en jeu : 1° L'accroissement soit en longueur, soit en diamètre de ces régions ; 2° l'accroissement le plus souvent moindre des régions correspondantes du mésentère, d'où résulte que l'intestin, bridé çà et là par son mésentère, demeure appliqué en ces endroits contre la paroi postérieure du tronc ou bien s'enroule sur lui-même ; 3° le défaut de place que l'intestin trouve dans la cavité abdominale, rétrécie par d'autres organes ; 4° interviennent surtout ici des processus de soudure entre le mésentère et le péritoine pariétal, la fixation du mésentère entraînant à son tour celle de la région intestinale correspondante (fig. 29, A) ; 5° enfin il convient d'admettre dans quelques cas que la fixation, au lieu d'être due à un phénomène de soudure, tient à l'absorption du mésentère par le feuillet pariétal du péritoine, obligé de s'étendre pour suivre la dilatation du ventre (fig. 29, B).

Chez un embryon humain de la 6e semaine, les dispositions sont celles que nous avons indiquées plus haut et qu'illustre la figure 25.

A partir de cette époque, on observe les déplacements suivants.

L'estomac subit un double mouvement : de rotation autour de son axe longitudinal, de bascule autour d'un axe antéro-postérieur passant par le pylore. Le premier mouvement, qui fait tourner l'estomac de 90 degrés, amène le bord postérieur ou grande courbure à gauche, tandis que le bord antérieur ou petite courbure se dirige à droite. Grâce au second mouvement, la grande courbure, bord gauche de l'estomac, s'abaisse et devient un bord inférieur ; la petite courbure,

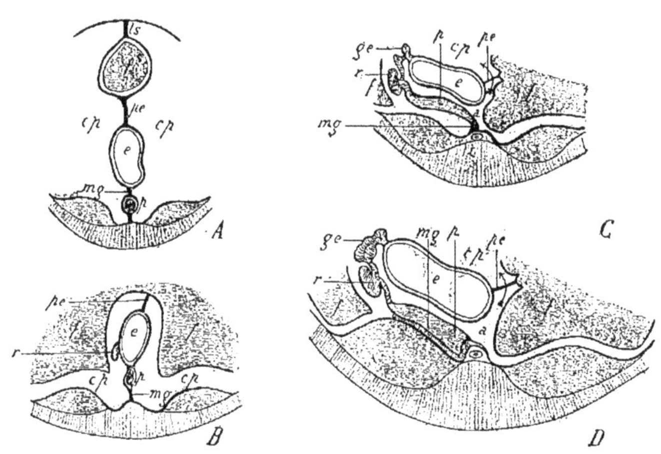

Fig. 27. — Coupes transversales schématiques d'embryons humains pratiquées dans la région du mésogastre (C et D, d'après Toldt).

A. Embryon très jeune. — B. Embryon de la 6e semaine. — C. Embryon du début du 3e mois. — D. Embryon de la fin du 3e mois.

En A : *e*, estomac relié à la paroi de l'abdomen par le mésogastre *mg* contenant le pancréas *p*. — Le mésentère ventral, contenant le foie *f*, se décompose en *ls*, le ligament suspenseur du foie et *pe*, le petit épiploon ou ligament gastro-hépatique. — *cp*, cavité péritonéale. — En B : le foie, très volumineux déjà, n'a été représenté qu'en partie. A gauche de l'estomac, *r*, l'ébauche de la rate. La rotation de l'estomac est déjà indiquée par une légère déviation de son bord antérieur vers la droite. — *cp*, cavité péritonéale.

En C : l'estomac a pris une position transversale, Le mésentère stomacal s'est allongé et a formé le grand épiploon *ge*. Le pancréas est devenu plus considérable. Un espace *a*, diverticule de la cavité péritonéale *cp*, avec laquelle il communique suivant la direction de la flèche, s'est formé ; c'est l'antichambre de la cavité épiploïque.

En D : les dispositions sont essentiellement les mêmes ; le mésogastre cependant s'est en partie soudé au péritoine pariétal ; le pancréas a été ainsi fixé contre la paroi abdominale.

bord droit de l'estomac, devient un bord supérieur ; d'où résulte une direction horizontale ou tout au moins fortement oblique de l'axe longitudinal de l'estomac (fig. 26, A ; comp. fig. 27, A, B, C.).

On comprend que, si le bord postérieur de l'estomac se tourne à gauche puis en bas, le mésogastre qui s'y insère devra nécessairement suivre ce mouvement de rotation et d'abaissement, et qu'il ne le pourra qu'en s'allongeant notablement. Il en résultera qu'entre la face postérieure de l'estomac et la face antérieure du mésogastre se formera un espace (fig. 27, C et D, *a*) ouvert dans la cavité péritonéale (*cp*) (dont il ne sera qu'un diverticule) tout le long de la ligne médiane du corps suivant l'insertion du mésogastre au péritoine pariétal et par suite à la paroi abdominable postérieure, fermé au contraire tout le long de l'insertion du mésogastre à l'estomac (voir aussi fig. 26 A et B).

La rotation de l'estomac produit,par une sorte de contre-coup, dans la région duodénale, une rotation en sens inverse de la ligne médiane vers la droite, de telle sorte que la convexité de l'anse duodénale, jusqu'à présent tournée en avant, se dirige à présent vers la droite (fig. 26 A et B).

Le mésogastre, continuant à s'allonger, ne pourra augmenter de longueur qu'en se réfléchissant le long de son bord d'insertion à la grande courbure de l'estomac. Il en résulte que le cul-de-sac péritonéal que nous avons vu se produire au-devant du mésogastre et en arrière de l'estomac, se trouvera allongé d'une portion qui débordera la grande courbure par en bas (fig. 30, A, *ep*). Tandis que la partie initiale du diverticule péritonéal avait pour limites en avant la face postérieure de l'estomac, en arrière le mésogastre, la portion surajoutée sera comprise entre le feuillet postérieur ou direct du mésogastre et le feuillet antérieur ou réfléchi de ce mésentère. On appelle *grand épiploon* (fig. 26 et fig. 30, *ge*) la portion du mésogastre, de plus en plus étendue avec l'âge, qui dépasse inférieurement la grande courbure de l'estomac; on nomme *cavité épiploïque* (fig. 30, *ep*) l'espace limité par les deux feuillets du grand épiploon. Par abus de langage, on applique aussi la même dénomination à l'espace dont la cavité épiploïque proprement dite n'est qu'un prolongement, c'est-à-dire à l'espace compris entre l'estomac en avant et le mésogastre en arrière.

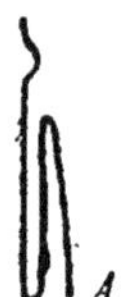

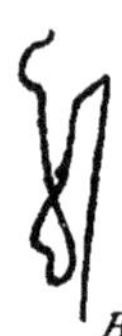

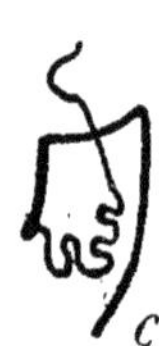

Fig. 28. — Diagramme de la torsion de l'anse intestinale.

A. Stade initial, avant toute torsion. — C. Stade le plus avancé.

Tandis que le mésogastre s'allonge de plus en plus pour former le grand épiploon, le mésentère duodénal demeure stationnaire; de plus, corrélativement à la rotation du duodénum, il s'applique à présent par sa face droite, devenue postérieure, contre le péritoine pariétal qui revêt la paroi abdominale.

Pendant que se passaient ces phénomènes du côté de l'estomac et du duodénum, ainsi que de leurs mésentères, l'anse intestinale ne demeurait pas immobile. Sa branche descendante, qui était d'abord placée en avant et au-dessus de la branche ascendante, se déjette à droite, la seconde prenant place à gauche. Cette rotation de l'anse intestinale autour de son axe, par laquelle les deux branches se déplacent de 90°, est le prélude d'une torsion complète de l'une sur l'autre (fig. 28). Cette torsion est indiquée de bonne heure en ce que, la branche descendante demeurant en place du côté droit, la branche ascendante se porte un peu au-dessus et en avant de la branche descendante, et la croise non loin du sommet de l'anse (B). Quand maintenant la branche descendante, le sommet et la partie de la branche ascendante voisine du sommet s'allongeront pour donner lieu aux anses définitives de l'intestin grêle, celles-ci, ayant besoin de place, repousseront en haut et au-devant d'elles le cœcum et le reste de la branche ascendante, gros-intestinale.

La branche descendante ou intestin grêle futur s'étant déplacée dans le flanc droit, la partie du mésentère commun qui s'y attache, suivant ce mouvement, s'est orientée vers la droite. La portion jéjunale (voisine du duodénum) de l'intestin grêle, étant la plus proche de la racine du mésentère fixée à la paroi abdominale, est peu mobile; l'iléon au contraire, plus éloigné du point de fixation du mésentère et doué par conséquent d'une plus grande mobilité, viendra se loger entièrement dans le flanc droit. Le cœcum, et avec lui tout le reste de la branche ascendante, reliés à l'intestin grêle par le mésentère commun, suivront naturellement l'iléon et descendant au-devant de l'intestin grêle et spécialement de l'iléon, prendront place dans la partie droite de la cavité abdominale (C). Ainsi s'est effectuée la *torsion* du gros intestin sur l'intestin grêle ; elle est le résultat non pas d'une migration active du gros intestin, ainsi qu'on le pensait autrefois, mais seulement du déplacement de l'iléon consécutif d'ailleurs à l'allongement de ce dernier.

L'intestin grêle s'allonge ensuite et se pelotonne de plus en plus (fig. 26, B) et son mésentère se développe proportionnellement. Le cœcum (*co*) descend toujours plus bas dans le flanc droit jusqu'à occuper au huitième mois la fosse iliaque. Sa descente est le résultat de l'allongement de la partie d'intestin qui lui fait suite et qui devient le *côlon ascendant* (*ca*). Ce dernier, en s'allongeant, s'infléchit à angle droit sur la partie intestinale suivante, laquelle prend une direction à peu près transversale et mérite dès lors d'être distinguée du côlon ascendant sous le nom de *côlon transverse* (*ct*) ; le coude par lequel l'un se continue avec l'autre s'appelle *courbure hépatique* du côlon (*cch*). La courbure splénique (*ccs*), qui unit le côlon transverse avec la partie initiale de l'intestin terminal, c'est-à-dire avec le côlon descendant, se redresse par suite de la direction transversale prise par le côlon transverse, qui était primitivement ascendant ; l'angle aigu de cette courbure devient un angle à peu près droit.

Jusque vers le troisième mois de la vie fœtale, les diverses régions du mésentère sont toutes libres, sans adhérence avec le péritoine pariétal. A partir de ce moment, des phénomènes de soudure se produisent, grâce auxquels certaines parties du mésentère se fixent au péritoine qui revêt la paroi de l'abdomen.

Le mésogastre le premier et particulièrement son feuillet direct ou postérieur s'accole au péritoine pariétal et se confond avec lui (voy. le schéma, fig. 29, A et la fig. 27, D); la soudure s'étend de plus en plus vers la gauche du corps, si bien que l'insertion de la portion du mésogastre demeurée libre paraît se déplacer toujours davantage de ce côté. La paroi postérieure de la cavité épiploïque est finalement fusionnée tout entière avec le péritoine pariétal, sauf dans la partie qui déborde en bas l'estomac (grand épiploon) ; cette partie contracte des adhérences avec une autre portion du péritoine, ainsi que nous allons le voir tout à l'heure.

Le mésoduodénum partage la destinée du feuillet postérieur du mésogastre qu'il continue directement ; il s'applique en effet contre le péritoine pariétal, avec lequel il se confond, fixant ainsi le duodénum à la paroi de l'abdomen. Ou bien, ce qui est une autre façon de se représenter les phénomènes, aboutissant du reste au même résultat, l'accolement du duodénum et de son méso est dû à ce que le péritoine de ce mésentère est absorbé par le péritoine pariétal pour servir au revêtement d'autres organes abdominaux (voy. le schéma fig. 29, B).

De même le gros intestin et son méso, appelé mesocœcum, mésocôlon suivant les régions, se soudent à la paroi de l'abdomen. La soudure débute dans cette région coudée que nous avons appelée courbure hépatique et qui marque le passage du côlon ascendant au côlon transverse. La courbure hépatique et son méso se fixent à la face antérieure du duodénum, déjà immobilisé par son accolement à la paroi du tronc. La soudure se continue de là, vers le bas et à droite, où elle atteint le côlon ascendant et le cœcum avec leurs méso. Le mésocœcum et le mésocôlon ascendant se fixent au péritoine pariétal sur toute leur étendue, de sorte que le cœcum et le côlon ascendant perdent complètement leur mobilité (dans les cas habituels). La limite de l'adhérence pariétale du mésocôlon et du mésocœcum est donnée en dedans (vers la ligne médiane) par une ligne qui part de la courbure duodéno-jéjunale, et se dirige jusqu'à la jonction de l'intestin grêle et du gros intestin, jusqu'à l'angle iléo-cœcal. Cette ligne d'adhérence coïncide nécessairement avec la ligne d'insertion du mésentère de l'intestin grêle ou mésentère proprement dit, lequel est formé par le reste, non soudé et demeuré libre, du mésentère commun de l'anse intestinale primitive (voir la fig. 26, B pour se rendre compte de ces dispositions).

Le cœcum et le côlon ascendant une fois fixés au tronc, c'est le tour du côlon descendant et de son méso. L'accolement et la soudure débutent ici aussi par cette région infléchie que nous avons nommée courbure splénique et qui cor-

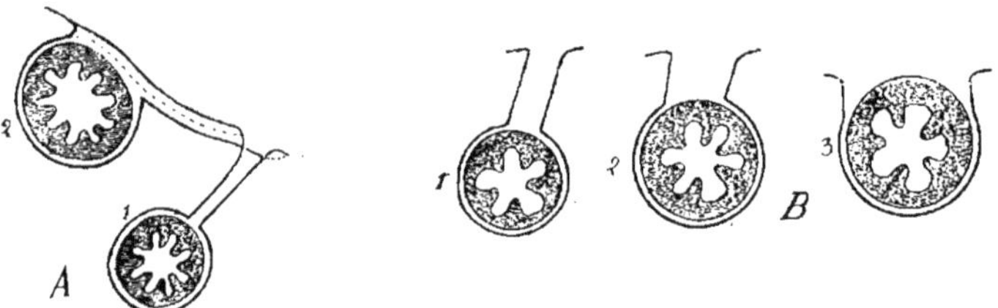

Fig. 29. — Schéma du mode de fixation d'un intestin et de son mésentère.
A. Fixation par soudure du mésentère au péritoine pariétal. — B. Fixation par absorption du mésentère par le péritoine pariétal.

respond au point de jonction du côlon transverse avec le côlon descendant. De là elle progresse vers le bas et vers la ligne médiane.

Jusqu'ici nous n'avons vu les processus de soudure se faire qu'entre mésentères et péritoine pariétal. Il s'en effectue aussi entre mésentères appartenant à des régions intestinales différentes.

Ainsi le mésocôlon transverse et spécialement son feuillet supérieur se soude au feuillet inférieur (ou postérieur) du mésogastre, de telle sorte que le mésocôlon transverse chez l'adulte est constitué par deux plaques mésentériques fusionnées, savoir le mésocôlon primitif et le feuillet postérieur du mésogastre (fig. 30, B); il en résulte aussi que le grand épiploon paraît être le prolongement du mésocôlon transverse. La coalescence du mésocôlon et du mésogastre se poursuit du côté droit jusqu'à la courbure hépatique, c'est-à-dire jusqu'à atteindre le mésocôlon ascendant, du côté gauche jusqu'à la courbure splénique, c'est-à-dire de façon à intéresser le mésocôlon descendant. Comme du côté gauche, le mésocôlon descendant est déjà soudé au péritoine pariétal, le mésogastre et particulièrement la partie de celui-ci qui contient la rate et qu'on appelle pour cette raison *épiploon gastro-splénique* se fixe ainsi indirectement à la paroi abdominale, par l'intermédiaire du mésocôlon descendant; il se forme là une sorte de ligament péritonéal qu'on nomme *ligament pleuro-côlique*. De même à droite, puisque le mésocôlon ascendant est déjà soudé au mésentère duodénal, fixé lui-même au péritoine pariétal, la partie du mésogastre qui s'étend vers la droite et qu'on appelle *épiploon gastro-côlique* sera attachée à la paroi de l'abdomen ; il se produit là un autre ligament péritonéal qui a reçu le nom d'*hépato-côlique*, parce que, comme nous le verrons plus loin, il a des connexions avec le foie. Ainsi, à ses deux extrémités supérieures, droite et gauche, le mésogastre ou grand épiploon est fixé aux méso des courbures hépatique et splénique du côlon et par l'intermédiaire de ces méso au péritoine de la paroi.

Enfin, dans la première année de la vie, les deux lames antérieure et posté-

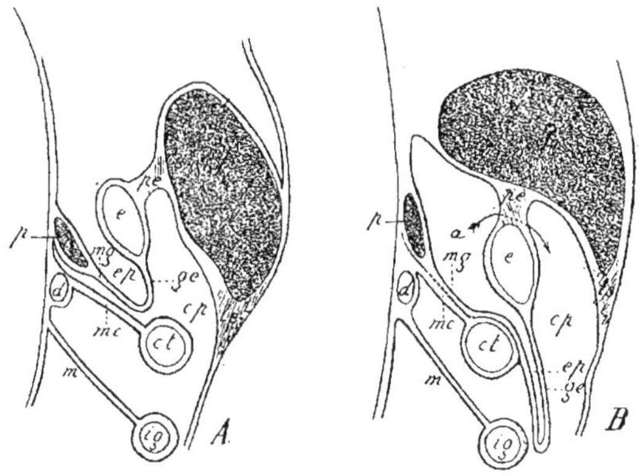

Fig 30. — Deux coupes longitudinales et antéro-postérieures de l'abdomen du fœtus humain en deux stades différents.

A est le stade le plus jeune.
e, estomac. — *ct*, côlon transverse. — *d*, duodénum. — *ig*, intestin grêle. — *p*, pancréas. — *f*, foie. — *pe*, petit épiploon. — *ls*, ligament suspenseur du foie. — *mg*, mésogastre. — *ge*, grand épiploon. — *mc*, mésocôlon transverse (soudé en B au mésogastre). — *m*, mésentère proprement dit. — *cp*, cavité péritonéale. — *cp*, cavité épiploïque. — *a*, antichambre de la cavité épiploïque communiquant suivant la flèche avec la cavité péritonéale.

rieure du grand épiploon se confondent dans toute l'étendue qui déborde la grande courbure de l'estomac, ce qui a pour résultat l'oblitération de la cavité épiploïque.

Les changements de forme, déplacements et processus de soudure qui viennent d'être décrits, peuvent ne pas se faire, par arrêt du développement normal. Il en résulte des malformations intestinales plus ou moins profondes et plus ou moins étendues qui seront indiquées plus loin.

§ 3. — HISTOGÉNÈSE DE L'INTESTIN DIGESTIF ET DE SON MÉSENTÈRE

Histogénèse de l'intestin digestif. — Sur tout son parcours, l'intestin digestif de l'embryon très jeune est tapissé intérieurement par un *épithélium* de cellules cubiques ou cylindriques, qui çà et là peuvent présenter une garniture ciliée. Cet épithélium prend ensuite soit directement, soit en passant par des états intermédiaires, la constitution qu'il offrira définitivement.

L'épithélium produit des diverticules, desquels résultent les *glandes* annexées à l'intestin digestif. Deux de ces glandes, le foie et le pancréas, sont très volumineuses ; par leur développement complexe et par leur importance elles méritent d'être étudiées à part. Les autres, beaucoup plus réduites, *glandes gastriques, glandes de Brünner* et surtout *glandes de Lieberkühn,* garnissent en nombre immense l'estomac et l'intestin. Le mécanisme de la formation de ces glandes varie suivant les auteurs, et deux opinions principales ont été soutenues à cet égard. Pour les uns, elles sont le résultat d'une évagination active de la muqueuse stomaco-intestinale et particulièrement de son épithélium. Pour d'autres, ce sont de simples cryptes produites par la formation d'élevures de la surface de la muqueuse ; en comprend en effet que si cette surface se plisse et se soulève, elle laissera entre ces plis et ces soulèvements des enfoncements qui seront les glandes. La première opinion est la plus accréditée. Les glandes de l'estomac se forment chez l'embryon humain au quatrième mois. Les glandes de l'intestin grêle paraissent vers la même époque.

D'autre part l'épithélium et au-dessous de lui le tissu conjonctif propre de la muqueuse s'accroissent du côté de la lumière du tube intestinal pour former des *crêtes* allongées ou *plis,* et des *papilles* ou *villosités,* de forme typiquement conique. Les villosités intestinales qui hérissent la surface intérieure de l'intestin apparaissent chez l'homme au troisième mois de la vie fœtale.

Au sixième mois, se montrent, dans l'épaisseur de la muqueuse de l'intestin et même de l'estomac, des amas cellulaires denses, essentiellement formés de cellules lymphatiques, qui ont reçu le nom de *follicules clos,* ou celui, plus convenable, de *glandes lymphatiques.* Le mode de formation des glandes lymphatiques n'est pas encore parfaitement élucidé. Pour les uns, ces glandes naissent par immigration de cellules lymphatiques (globules blancs) dans le tissu de la muqueuse. Pour les autres, les glandes lymphatiques ont pour origine des invaginations de l'épithélium ; puis les cellules épithéliales invaginées produisent par division les éléments lymphoïdes qui constituent la partie essentielle des glandes lymphatiques.

Le *tissu conjonctif propre de la muqueuse* ou *chorion* a pour point de départ la lame mésenchymateuse interposée entre l'épithélium et le feuillet viscéral du péritoine ou mésoderme viscéral. On peut admettre que cette lame mésenchymateuse provient à son tour du mésoderme viscéral, dont les cellules constituantes, ici comme partout ailleurs, auraient la propriété de fournir par division des éléments mésenchymateux.

En dehors de la muqueuse paraît de bonne heure une couche *musculaire,* formée d'abord de fibres circulaires, auxquelles s'ajoutent ensuite des fibres longitudinales plus externes ; le mode de formation de cette tunique musculaire n'est pas encore déterminé.

Nous obtenons donc en définitive, comme parois constitutives de l'intestin digestif, trois tuniques principales : une muqueuse, interne, comprenant l'épithélium et le chorion ; une musculaire, moyenne, formée de fibres circulaires et longitudinales; une séreuse, externe, constituée par le mésoderme viscéral.

Histogénèse du mésentère et développement de la rate. — Le mésentère est constitué au début par une lame d'éléments mésenchymateux fusiformes, tapissée de chaque côté par une couche d'épithélium cubique qui représente le mésoderme viscéral. Plus tard la lame mésenchymateuse se partage elle-même en une bande axiale, vasculaire, et deux couches sous-épithéliales. Plus tard aussi l'épithélium s'aplatit et prend l'aspect de l'épithélium péritonéal définitif, composé de cellules lamelliformes.

Certaines régions du mésentère, comme le grand épiploon, se perforent de trous, dont le mécanisme formateur n'est pas encore tranché.

Le développement histogénétique du mésentère est surtout intéressant, parce qu'il donne lieu à une formation caractéristique des vertébrés, la *rate*.

La rate est le produit d'une différenciation localisée du mésentère stomaco-duodénal, caractérisée par une condensation de cellules; la masse cellulaire ainsi formée se creuse ultérieurement de lacunes qui se mettent en relation avec les vaisseaux sanguins.

Mais quelle est la matrice première des éléments qui constituent le rudiment splénique? L'opinion la plus ancienne est que la rate a pour origine un blastème mésenchymateux interposé à l'épithélium péritonéal du mésentère et à l'épithélium intestinal. D'autres ont soutenu que c'est l'épithélium péritonéal qui est la source des éléments spléniques. D'autres enfin invoquent comme origine des cellules de la rate l'épithélium intestinal.

Quoi qu'il en soit de l'origine première de la rate, cet organe se montre assez tardivement dans l'épaisseur du mésogastre, à gauche de l'estomac (fig. 27). Il se compose alors d'un réseau de cellules anastomosées, dans les mailles duquel se trouvent des éléments arrondis, « cellules libres de la pulpe splénique ». Les mailles du réseau splénique se transforment ensuite en logettes à parois incomplètes « les espaces spléniques », qui communiquent entre elles et forment ainsi dans leur ensemble un système de cavités irrégulières, lacunaires; les lacunes débouchent d'autre part dans les veines du voisinage. Par suite, plasma et globules sanguins pénètrent dans ces lacunes, tandis que les éléments de la pulpe splénique peuvent tomber dans le courant sanguin. Les lacunes ensuite se transforment en veinules, en se régularisant et gagnant une paroi endothéliale continue. La rate n'est donc chez l'embryon qu'un diverticule veineux, en forme de sinus cloisonné, réticulé. Et comme ce sont les dispositions parues les premières qui sont le plus essentielles, il s'ensuit que chez l'adulte la rate présente essentiellement la constitution que l'on vient de voir.

§ 4. — DÉVELOPPEMENT DU FOIE ET DU PANCRÉAS

Ébauche de ces organes. — Les rudiments du foie et du pancréas consistent dans des diverticules de la cavité intestinale tapissés par l'épithélium de l'intestin évaginé. Ces diverticules se produisent à l'endroit où la portion antérieure, déjà transformée en tube, de l'intestin digestif, se continue avec la partie demeurée à l'état de gouttière ; cette région intestinale de transition correspond au futur duodénum.

Le diverticule hépatique s'enfonce, en se dirigeant obliquement en avant et du côté ventral, dans cette masse de tissu, que nous avons appelée ci-dessus (v. p. 30) diaphragme primaire, cloison transverse, et qui a reçu aussi, en raison de ses connexions avec l'ébauche du foie, les noms de « bourrelet hépatique » et d' « avant-foie ». Nous savons que cette masse est le résultat de la persistance du mésentère ventral à ce niveau. L'ébauche du foie se produit donc au côté ventral de l'intestin. L'ébauche principale du pancréas est au contraire dorsale (voir fig. 25, *p* et *f*).

Chez les vertébrés inférieurs il n'y a qu'un diverticule hépatique ; chez les vertébrés supérieurs il s'en produit deux de très bonne heure. Quant au pancréas, il doit son origine, d'après de nombreuses recherches portant sur toute la série des vertébrés, à trois ébauches, dont une principale est dorsale, tandis que deux autres plus accessoires sont ventrales. Voici en effet le schéma général, applicable à presque tous les vertébrés, que l'on peut donner du développement du pancréas (fig. 31). Une coupe transversale de la région intestinale qui produit le foie et le pancréas, c'est-à-dire de la région duodénale, offre les détails suivants. Elle se montre partagée en trois canaux superposés : un moyen, qui est le duodénum définitif (*d*) ; un dorsal (*pd*), qui représente l'ébauche principale du pancréas, ou *pancréas dorsal* avec son canal excréteur, le conduit de Santorini ou canal excréteur accessoire du pancréas ; un ventral (*ch*) ou canal cholédoque primitif (future *ampoule de Vater*) qui est le conduit excréteur primitif commun au foie et au pancréas, et aux dépens duquel se produira le canal excréteur du foie ou *canal cholédoque* avec les divisions qui en naissent (*canal hépatique*, d'une part, *canal cystique* et *vésicule biliaire*, d'autre part). De plus, entre le duodénum définitif et le conduit excréteur commun du foie et du pancréas, apparaissent deux bourrelets de la paroi, formant ensemble le *pancréas ventral* (*pv*, *pv*), limitant un segment de la lumière du duodénum qui deviendra la partie terminale du *canal de Wirsung*, ou canal excréteur principal du pancréas (1).

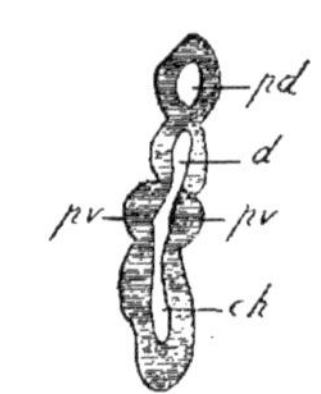

Fig. 31. — Coupe transversale de la région du duodénum primitif et des ébauches pancréatiques chez un embryon de mouton (d'après Stoss).

pd, pancréas dorsal. — *d*, duodénum définitif. — *pv*, *pv*, pancréas ventraux. — *ch*, canal cholédoque primitif.

Développement ultérieur du pancréas. — Les deux ébauches ventrales et l'ébauche dorsale du pancréas se confondent pour former cet organe. La lumière comprise entre les ébauches ventrales et celle de l'ébauche dorsale représentent les voies excrétrices (canal de Wirsung ou principal et canal pancréatique accessoire ou de Santorini). Ces canaux se ramifient, et les ramifications ainsi for-

(1) La description que nous donnons ici est schématique ; car elle est un compromis entre les données obtenues chez l'homme et celles beaucoup plus complètes que nous possédons sur les autres vertébrés. Contrairement à ce qui se passe chez les autres vertébrés, il semble que chez l'homme ce soient les pancréas ventraux qui forment la masse principale de l'organe.

mées se transforment chacune à son extrémité en un grain glandulaire. Le pancréas devient ainsi ce qu'on est convenu d'appeler une glande acineuse ou en grappe.

Puisque le pancréas se produit au niveau du duodénum, il sera nécessairement situé dans le méso de cet intestin (fig. 25 et fig. 27, *p*). Avec la rotation du duodénum et de son mésentère, il se tournera à droite, et par l'accolement du mésoduodénum à la paroi postérieure de l'abdomen, il s'appliqnera aussi contre cette paroi (fig. 27, C). Par suite de la soudure du mésentère en question au péritoine pariétal, il perdra son revêtement péritonéal postérieur et ne conservera que celui qu'il possède sur sa face antérieure. De là ces diverses conséquences : que le pancréas sera orienté transversalement, qu'il sera privé de mésentère et immobilisé contre la paroi du tronc, qu'il se trouvera placé en dehors de la cavité péritonéale et tapissé par le péritoine au niveau de sa face antérieure seule (voy. fig. 27, D).

Développement ultérieur du foie. — Deux parties d'origine différente, l'une épithéliale, l'autre vasculo-conjonctive, concourent à former le foie, et pour cela entrent dans des rapports tellement intimes que l'une des parties est le moule de l'autre.

Les deux diverticules épithéliaux primitifs bourgeonnent et se ramifient. Cette ramification offre une particularité caractéristique du foie ; c'est la formation d'anastomoses entre les extrémités ou les parties latérales des dernières branches de ramification primitivement indépendantes. De cette façon prend naissance un *réseau* serré de canalicules glandulaires. Parvenue à ce point de son évolution, la portion épithéliale du foie représente une glande en tube ramifiée et réticulée, la future *glande biliaire*. Chacune des travées du réseau offre une lumière nette, le futur *canalicule sécréteur* ou *capillaire biliaire*, bordée par trois ou quatre cellules polyédriques. A côté de ces trabécules canaliculées, on trouve, dans le voisinage des canaux hépatiques et du canal cholédoque, des conduits beaucoup plus larges tapissés par un épithélium cylindrique qui fourniront les *canaux excréteurs biliaires*. Dès ce moment donc est effectuée la différenciation des canaux sécréteurs et des tubes excréteurs de la glande hépatique.

Vers la naissance, la glande tubuleuse ramifiée que nous venons de décrire perd chez l'homme ses caractères ; les tubes se transforment en rangées cellulaires, telles qu'on les connaît dans le foie adulte, formées souvent d'une seule file de cellules, entre les faces contiguës desquelles se trouve une lumière glandulaire minime. Le mécanisme de cette transformation est encore obscur ; ce qui paraît le plus vraisemblable, c'est que les tubes se divisent longitudinalement, et que les rangées cellulaires définitives résultent de cette scission longitudinale.

L'ébauche vasculo-conjonctive du foie a pour origine le bourrelet hépatique avec les vaisseaux qui y sont contenus. Ces vaisseaux sont tout d'abord les deux veines vitellines ou omphalo-mésentériques que nous avons vues ci-dessus se fusionner pour donner lieu au sinus réunissant. Le bourrelet, dans lequel nous savons que la partie épithéliale du foie s'enfonce, est partagé en deux moitiés, en deux sortes de lobes, droit et gauche, dont chacun est occupé par une veine omphalo-mésentérique. Chacune de ces veines reçoit et émet des vaisseaux anastomosés situés dans les mailles du réseau hépatique épithélial. Les vaisseaux sanguins avec le tissu conjonctif qui les enveloppe immédiatement forment ainsi un réseau conjonctivo-vasculaire enchevêtré avec le réseau épithélial. Parmi les vaisseaux, les uns communiquent avec la veine omphalo-mésentérique assez loin du sinus veineux, les autres beaucoup plus près de ce dernier. Les premiers peuvent se comporter comme des vaisseaux afférents (*af*) qui amèneront le sang au foie ; les autres, que des anastomoses précoces uniront au précédent joueront le rôle de vaisseaux efférents (*ef*) et remporteront le sang du foie. Les premiers sont les futures *veines portes,* les seconds les futures *veines sus-hépatiques*. Telle est la première circulation du foie, dont le caractère persistera dans la suite, bien que de nouvelles veines participent à cette circulation. Ce caractère consiste essentiellement en ce que le sang est à la fois amené et emmené par des vaisseaux veineux ; c'est ce qu'on appelle un *système porte*.

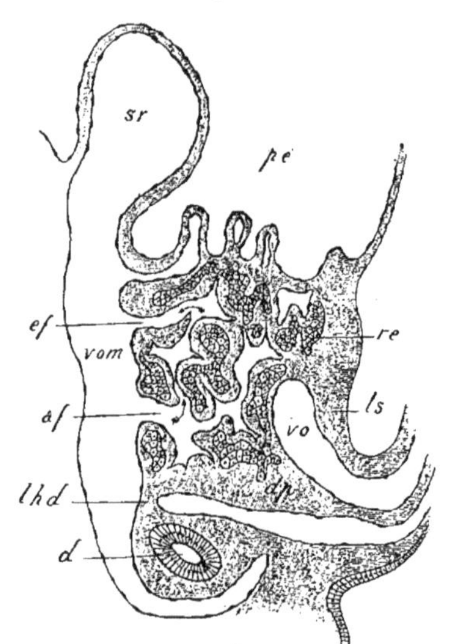

Fig. 32. — Coupe antéro-postérieure un peu schématisée de la région hépatique chez un embryon de lapin du 11e jour.

En *dp*, diaphragme primaire, partagé par la présence du foie en deux parties, le ligament suspenseur du foie *ls* et le ligament hépato-duodénal (portion du petit épiploon) *lhd*. — *d*, duodénum. — *vom*, veine omphalo-mésentérique débouchant dans le sinus réunissant ou veineux *sr*, qui plonge dans la cavité péricardique *pe*. — *af*, rameaux hépatiques afférents. — *ef*, rameaux hépatiques afférents. — *vo*, veine ombilicale. — *re*, réseau épithélial du foie.

Chacune des moitiés du foie se partage ensuite, vers le 3e-4e mois, en territoires plus petits appelés *lobules*. Dans leur incessant allongement et leur continuelle ramification, les veines afférentes (portes) et les veines efférentes (sus-hépatiques) vont à la rencontre les unes des autres, de telle sorte que la ramification sus-hépatique se fait à l'intérieur, vers le centre d'un territoire hépatique donné, tandis que la périphérie de ce territoire est envahie par la ramification porte. Les territoires lobulaires sont ainsi orientés autour d'une veine sus-hépatique centrale et délimités par des veines portes périphériques. Ces lobules en se divisant et subdivisant un certain nombre de fois, suivant le même principe, se résolvent en champs plus petits qui sont les lobules hépatiques définitifs.

Le lobule hépatique est ainsi un territoire vasculaire, qui a pour centre un vaisseau, la veine sus-hépatique, et pour écorce un certain nombre de vaisseaux veineux portes. De nombreux vaisseaux capillaires irradiés autour de la veine sus-hépatique se dirigent vers les veines portes et y débouchent, continuant ainsi à réaliser les anastomoses entre les vaisseaux afférents et efférents du foie que nous avons vues déjà exister en un stade plus jeune et qui sont nécessaires pour la circulation du sang dans l'organe. Ces capillaires forment des réseaux à travées allongées radiairement, dont les mailles sont occupées par les travées du réseau épithélial du foie, elles aussi radiairement dirigées dans le lobule hépatique. Le réseau capillaire sanguin est donc intertrabéculaire par rapport au réseau épithélial. Ce réseau sanguin intertrabéculaire ne paraît pas devoir constituer le système capillaire définitif du lobule. A un stade plus avancé, il apparaît en effet à l'intérieur des travées épithéliales un nouveau réseau (qui est donc intratrabéculaire) de capillaires secondaires. Ce dernier venu persiste vraisemblablement pour former la plus grande partie des capillaires définitifs ; ces capillaires secondaires sont pendant un certain temps le siège d'une formation active de globules sanguins; ils sont donc hématopoïétiques (fig. 33,*a*).

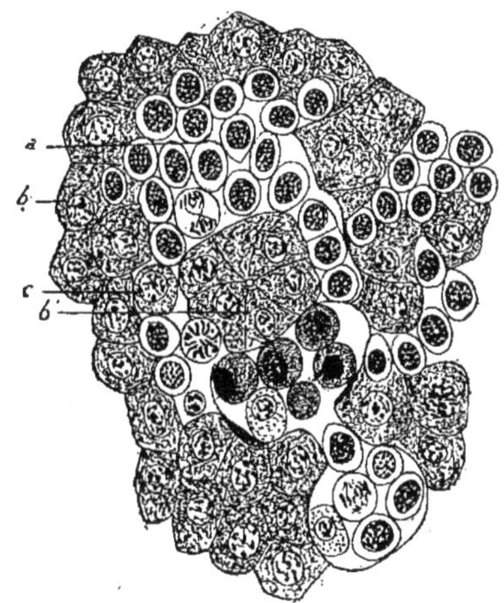

Fig. 33. — Foie d'un embryon de bœuf de 3 cm. de long (d'après V. DER STRICHT).

a, ébauche d'un capillaire secondaire ou hématopoiétique. — *b*, *b'*, parenchyme hépatique; en *b'* encore à l'état tubuleux (tube coupé en travers) ; en *b*, déjà à l'état trabéculaire. — *c*, leucoblaste (jeune globule blanc).

Le lobule hépatique, territoire vasculaire du foie, est d'apparition assez tardive, comme on l'a vu plus haut. Pour cette raison il ne doit avoir, au point de vue morphologique pur, qu'une valeur secondaire. Le véritable lobule du foie, ainsi que cela résulte de recherches qui seront exposées plus loin, est non pas vasculaire, mais glandulaire, dans le foie comme dans toute autre glande. Il se compose d'un canal excréteur biliaire qui forme le centre ou pédicule du lobule glandulaire, et d'un système de branches qui sont les canalicules sécréteurs biliaires ; c'est donc un *lobule biliaire*. On verra ci-dessous comment on doit superposer un foie décomposé en lobules hépatiques à un foie divisé en lobules biliaires.

Jusqu'ici nous n'avons tenu compte que des vaisseaux, dans l'ébauche vasculo-conjonctive du foie. Il nous faut à présent parler de la partie conjonctive de cet organe.

On comprend que, par l'accroissement des travées épithéliales et des vaisseaux du foie, la masse conjonctive, qui est le substratum de ces formations, se réduira notablement. Elle persistera notamment à la surface de l'organe, où elle forme l'enveloppe du foie ou *capsule de Glisson,* à la périphérie des lobules (« tissu conjonctif porte » ou « périlobulaire »), dans l'intérieur de ces lobules entre les rangées de cellules hépatiques et les capillaires (« tissu conjonctif intra-lobulaire »).

Quelque puissante que soit l'augmentation du foie en volume, cet organe n'arrive pas cependant à envahir la totalité du bourrelet hépatique ou diaphragme primitif (mésentère ventral). Il en respecte certaines régions. L'ébauche épithéliale du foie en effet, en pénétrant dans le mésentère ventral, n'en occupe que la partie moyenne qui, amincie, devient l'enveloppe péritonéale du foie (voy. fig. 25 et fig. 30). Elle laisse libre une partie ventrale ou antérieure de ce mésentère, comprise entre la paroi abdominale et le foie, et une partie dorsale ou postérieure, située entre le foie d'une part, l'intestin (estomac et duodénum) d'autre part (fig. 30). La première s'amincit et s'étale en formant une lame sagittale ou antéro-postérieure, qui va jusqu'à l'ombilic; c'est le *ligament suspenseur du foie* (*ls*). La seconde, qui devient très mince aussi, forme une membrane, le *petit épiploon* (*pe*), qui relie le foie à l'intestin, spécialement à l'estomac (*ligament gastro-hépatique*) et au duodénum (*ligament hépato-duodénal*). Ce petit épiploon contiendra naturellement les vaisseaux et le canal cholédoque (conduit excréteur du foie) qui de l'intestin se rendent au foie.

Le petit épiploon, tout comme le ligament suspenseur du foie, a primitivement une direction sagittale (antéro-postérieure) (fig. 27, A et B). Mais en conçoit que le petit épiploon, qui est relié à l'estomac et au duodénum, devra suivre les déplacements de ces organes. Lors donc que le bord antérieur de l'estomac, par les mouvements de rotation et de bascule décrits plus haut, sera devenu droit puis supérieur, le petit épiploon qui s'insère sur ce bord aura changé d'orientation ; il forme maintenant une lame transversalement dirigée attachée d'une part à la petite courbure de l'estomac (ancien bord antérieur), d'autre part à la face inférieure du foie (ancienne face postérieure de cet organe) (fig. 27, C et D). Les déplacements du duodénum produisent dans la partie du petit épiploon qui s'attache au duodénum (ligament hépato-duodénal) les mêmes effets.

Le petit épiploon forme dès lors la limite antérieure d'un espace (fig. 27, *a*), qui n'est qu'une partie de la cavité péritonéale, en forme de diverticule ; cet espace est séparé seulement du reste de cette cavité dans toute l'étendue du petit épiploon; mais il communique librement avec elle, là où cesse l'épiploon (au-dessous par conséquent du bord libre de ce dernier) par un orifice, l'*hiatus de Winslow,* qui se rétrécit de plus en plus avec l'âge. Il suffit de jeter maintenant un coup d'œil sur la figure pour comprendre que cet espace communiquera d'autre part avec la cavité épiploïque, située derrière l'estomac ; c'est par son intermédiaire que la cavité épiploïque débouchera dans la cavité péritonéale, d'où il mérite le nom d'*antichambre de la cavité épiploïque* ou encore *d'arrière cavité des épiploons (a)*.

Le foie présente de très bonne heure un volume considérable, et forme chez l'embryon une masse arrondie énorme qui distend la cavité abdominale. Il doit ce volume surtout à son abondante vascularisation ; car il est traversé par une grande partie du sang qui du placenta revient au cœur. Dans la seconde moitié de la grossesse, l'accroissement du foie se ralentit. A la naissance, il est cependant encore le double de ce qu'il est chez l'adulte, proportionnellement à la masse générale du corps, et descend jusqu'à l'ombilic. Après la naissance, le foie diminue relativement d'une manière rapide, parce que l'établissement de la respiration pulmonaire détourne du foie une bonne partie de la masse sanguine qui le traversait pendant la période fœtale. Cette diminution porte surtout sur la moitié gauche du foie ; de là résulte que cet organe devient asymétrique, divisé en deux lobes inégaux, le gauche plus petit que le droit. L'amoindrissement du foie n'est d'ailleurs pas seulement relatif, dû à un ralentissement de son accroissement, mais encore absolu, tenant à l'atrophie de parties primitivement existantes. On voit en effet s'atrophier des étendues considérables de parenchyme hépatique, dont il ne subsiste que les canaux excréteurs, constituant ces formations singulières que l'on a appelées *vasa aberrantia*.

LIVRE DEUXIÈME

APPAREIL DIGESTIF

PAR T. JONNESCO

L'appareil digestif de l'homme est formé d'un long conduit musculo-membraneux étendu de l'orifice externe de la cavité buccale à l'orifice anal : le tube digestif; et d'un ensemble d'organes annexes situés autour de lui et développés à ses dépens : les dents et les glandes.

Le tube digestif traverse successivement la face, le cou, le thorax, l'abdomen et la cavité pelvienne, il est formé des segments suivants : la bouche, le pharynx, l'œsophage, l'estomac, l'intestin grêle et gros, et l'anus. Les organes annexes sont rattachés les uns à la bouche : les dents et les glandes salivaires extra-pariétales (sub.-linguales, rétro-molaires, sous-maxillaires, parotides); — d'autres à l'estomac : la rate; — d'autres enfin à la portion initiale de l'intestin grêle, le duodénum : le foie et le pancréas.

Nous étudierons successivement le tube digestif et les annexes.

L'appareil digestif le plus simple apparaît sous la forme d'un cul-de-sac dans lequel les aliments sont introduits puis digérés et absorbés par les parois (certains protozoaires); — à un deuxième degré la cavité digestive se complique, augmente de dimensions, perce le corps d'outre en outre et constitue un tube ouvert aux deux extrémités (infusoires) ; — dans un troisième degré le tube se dilate en son milieu pour former l'estomac qui est précédé d'une partie buccale ou œsophage, et suivi d'une partie anale ou intestin.

D'abord cet appareil digestif est confondu avec l'appareil circulatoire formant avec lui la cavité gastro-vasculaire (Cœlentérées); bientôt l'appareil digestif se sépare du circulatoire et est maintenu dans la cavité viscérale par un mésentère (échinodermes). La division de l'intestin en deux parties, l'une antérieure, longue, contournée, de petit calibre : l'intestin grêle, — l'autre postérieure, plus courte, rectiligne ou courbée : gros intestin, est le dernier perfectionnement du tube digestif. Il se compose alors de trois parties : l'une d'introduction des aliments : de l'orifice buccal à l'estomac ; une autre de digestion : estomac et intestin grêle ; une troisième d'expulsion : gros intestin.

A mesure que le tube se complique apparaissent les organes annexes : les uns destinés à la préhension et division des aliments : cils vibratiles, tentacules, mâchoires, lèvres, dents, etc. ; d'autres à leur transport : cils vibratiles, muscles digestifs; d'autres destinés à sécréter des sucs nécessaires à la digestion : les glandes. D'abord simples dépressions sécrétantes creusées dans les parois du tube digestif, les glandes augmentent bientôt en surface ; les plus importantes s'isolent de la cavité alimentaire, et présentent souvent sur le trajet de leurs conduits excréteurs des réservoirs destinés à retenir pendant un certain temps leur produit de sécrétion : glandes salivaires, foie, pancréas. D'autres organes enfin sont destinés à augmenter la surface absorbante du tube digestif; valvules conniventes, villosités.

PREMIÈRE PARTIE

TUBE DIGESTIF

CHAPITRE PREMIER

BOUCHE

La bouche est la cavité initiale du tube digestif, située dans la face, entre les fosses nasales en haut et le cou en bas. Une voûte osseuse, la voûte palatine, formée par la réunion des apophyses palatines des maxillaires supérieurs et des lames horizontales des os palatins, la sépare des fosses nasales; un plancher musculaire, formé par le muscle mylo-hyoïdien, véritable diaphragme céphalo-cervical, tendu entre les deux moitiés du maxillaire inférieur d'une part, entre celui-ci et l'os hyoïde d'autre part, la sépare du cou. — Latéralement et en avant, la bouche est limitée par la face interne des arcades alvéolo-dentaires des deux mâchoires et, quand celles-ci s'écartent, par un repli musculo-cutané qui passe d'une mâchoire sur l'autre : les joues. Elle présente une large fente en avant : la fente ou orifice buccal, limité par deux bourrelets ou replis : les lèvres. — En arrière la cavité buccale communique largement avec la cavité pharyngienne par un orifice circonscrit par le voile du palais et ses piliers antérieurs, et par la base de la langue : l'isthme du gosier ou isthme bucco-pharyngé.

Ainsi limitée la bouche présente deux portions : l'une circonscrite par les arcades alvéolo-dentaires des mâchoires : c'est la cavité buccale proprement dite; l'autre située entre ces arcades d'une part, les joues et les lèvres, d'autre part : c'est le vestibule de la bouche. La première, beaucoup plus vaste, existe seule chez les vertébrés inférieurs; la seconde, simple espace en fer à cheval, apparaît chez les mammifères : elle est le résultat d'un perfectionnement dû à la formation des replis musculo-cutanés qui passent d'une mâchoire sur l'autre. Les deux cavités communiquent largement quand les mâchoires s'écartent l'une de l'autre; quand les mâchoires se rapprochent et que les arcades dentaires arrivent en contact, cette communication diminue. La cavité vestibulaire communique avec l'extérieur par l'intermédiaire d'un orifice : orifice vestibulaire ou fente buccale.

VESTIBULE DE LA BOUCHE

Le vestibule de la bouche est une cavité en forme de fer à cheval à concavité postérieure embrassant la convexité des arcades alvéolo-dentaires. Aplatie dans le sens sagittal à sa partie antérieure, dans le sens frontal sur les côtés, la cavité vestibulaire, virtuelle à l'état de repos, est susceptible d'acquérir des dimensions assez grandes par l'écartement de sa paroi externe. Le vestibule présente deux parois : une interne dure, osseuse, l'autre externe, molle et contractile : la première est formée par la portion alvéolo-dentaire des deux mâchoires; la seconde par les joues et les lèvres. Au point où les deux parois se rencontrent, la muqueuse du vestibule se réfléchit de l'une sur l'autre et forme le fond des sillons ou gouttières vestibulaires.

Cavité du vestibule. — Chaque *sillon* ou *gouttière horizontale* (sillon alvéolo-buccal de Luschka) présente sur la ligne médiane, en avant, un repli muqueux saillant, le frein des lèvres. De chaque côté du frein, la gouttière, profonde à ce niveau, diminue progressivement de profondeur, vers son extrémité postérieure ; cette diminution est plus accentuée pour la gouttière inférieure. Le fond du sillon se trouverait à l'état de repos à mi-hauteur des racines dentaires d'après Merkel ; il dépasserait en haut et en bas le sommet des alvéoles, de sorte que les racines des dents et une partie du plancher du sinus maxillaire répondraient au vestibule buccal d'après Zukerkandl. Nos recherches nous ont prouvé que le fond du sillon supérieur reste au-dessous du plancher du sinus maxillaire. En incisant la voûte muqueuse de la gouttière supérieure, on peut se créer une voie commode pour ouvrir la paroi antérieure du sinus maxillaire, ou pour atteindre le nerf sous-orbitaire et ses branches à leur sortie du trou sous-orbitaire ; en incisant le plancher muqueux de la gouttière inférieure on atteint facilement le nerf mentonnier, à sa sortie du trou mentonnier, et l'artère faciale. Le *fond* de la cavité vestibulaire présente des dispositions variables suivant qu'on l'étudie les mâchoires simplement rapprochées, fortement serrées, ou au contraire largement écartées. En poussant le doigt au fond de la cavité vestibulaire, les mâchoires étant simplement rapprochées, on constate : une saillie verticale dure et légèrement tranchante commençant au niveau de la dernière molaire supérieure : c'est le bord antérieur de l'apophyse coronoïde du maxillaire inférieur. En dehors de cette saillie

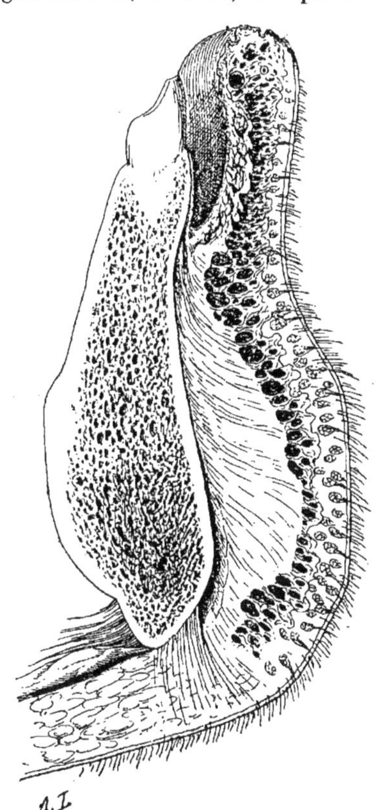

Fig. 34. — Coupe antéro-postérieure comprenant le maxillaire inférieur, la lèvre inférieure et le menton (grossi 2 fois).

la paroi vestibulaire est dépressible ; en dedans une fente sépare la saillie coronoïdienne de l'arcade alvéolo-dentaire supérieure. — Au fond de cette fente on trouve la saillie du bord antérieur du muscle ptérygoïdien interne tapissé par la muqueuse vestibulaire. — Si on vient à serrer fortement les mâchoires, on sent le bord antérieur et une partie de la face interne du muscle masseter qui viennent faire saillie dans la cavité vestibulaire, en dehors de la saillie coronoïdienne. Si on ouvre largement la bouche en écartant fortement les mâchoires, on constate, en dedans de la saillie coronoïdienne tangible, un pli vertical tendu entre les dernières molaires supérieure et inférieure : le pli ptérygo-maxillaire (Henle) dur et résistant au toucher, formé par la muqueuse soulevée par le ligament ptérygo-maxillaire, tendu du crochet de l'aile interne de l'apophyse ptérygoïde à l'extrémité postérieure de la ligne mylo-hyoïdienne du maxillaire inférieur. Le bourrelet coronoïdien et le pli ptérygo-maxillaire se touchent presque derrière la dernière molaire inférieure, ils divergent en haut, pour passer l'un en dehors, l'autre en dedans de la partie postérieure de l'arcade alvéolo-dentaire supérieure ; entre les deux la muqueuse vestibulaire vient tapisser une dépression triangulaire à base supérieure : la *gouttière vestibulaire verticale* ou postérieure. Cette dernière n'existe à proprement parler que lorsqu'on examine la cavité vestibulaire les mâchoires fortement écartées.

Dans le vestibule vient s'ouvrir, sur la paroi externe, le canal de Sténon. L'orifice du canal se trouve au niveau de la deuxième grosse molaire supérieure. Quelques auteurs le placent : au niveau de la deuxième petite molaire, de la première grosse molaire (Krause), ou entre celle-ci et la deuxième grosse molaire (Cruveilhier). Généralement ovalaire, il siège quelquefois sur une saillie papillaire de la muqueuse de la joue (Luschka).

Parois du vestibule. — La paroi *interne* est formée par la face externe, convexe des deux arcades alvéolo-dentaires des mâchoires, recouvertes en partie par la muqueuse vestibulaire rouge plus ou moins foncée. Quand les mâchoires s'écartent, les arcades dentaires circonscrivent une fente horizontale par laquelle la cavité buccale proprement dite communique largement avec son vestibule. Quand les arcades dentaires sont en contact, la communication des deux cavités se fait : par des espaces ou incisures interdentaires plus ou moins larges, quelquefois nulles ; et par une fente plus grande située de chaque côté entre la dernière molaire en avant et le bord antérieur de l'apophyse coronoïde en arrière. Cet orifice (espace maxillaire, Zukerkandl) est assez grand pour admettre l'introduction d'une sonde, d'un calibre de 4 à 6 millim. (Sappey), quand les mâchoires sont simplement rapprochées ; il diminue beaucoup quand ces dernières sont fortement serrées, à cause de la saillie prononcée du bord antérieur du masseter.

La *paroi externe* molle, mobile et très dépressible, présente à considérer trois parties : deux latérales et une antérieure. Les portions latérales forment les *joues ;* la portion antérieure présente une fente horizontale plus ou moins large, *orifice vestibulaire* ou *fente buccale,* circonscrite par deux replis, l'un supérieur, l'autre inférieur, s'unissant par leurs extrémités : les *lèvres.* Ces dernières se continuent sans ligne de démarcation nette avec les joues ; il est d'usage pourtant de les décrire séparément ; aussi étudierons-nous successivement les lèvres et les joues.

LES LÈVRES

Les lèvres sont deux replis musculo-membraneux qui recouvrent la portion antérieure convexe des arcades alvéolo-dentaires et limitent, par leurs bords libres, l'orifice vestibulaire ou fente buccale. Elles présentent une *direction* générale curviligne transversalement, à concavité postérieure s'appliquant sur la convexité des maxillaires. Presque verticales, elles offrent, chez le nègre, une certaine obliquité.

Leurs *dimensions* dans les deux sens, vertical (*hauteur*) et transversal (*longueur*) présentent de nombreuses variations individuelles. Ordinairement les deux lèvres ont une hauteur égale qui correspond à celle des arcades alvéolo-dentaires qu'elles doivent couvrir. Il n'est pas rare pourtant de voir une lèvre supérieure peu haute découvrant facilement, dans certains mouvements de la paroi vestibulaire, l'arcade dentaire supérieure ; d'autres fois la lèvre inférieure est trop haute et présente une tendance assez prononcée au renversement en avant. Quand les deux lèvres sont également développées, et les arcades dentaires en contact, leurs bords libres se touchent par leur moitié postérieure. Transversalement les lèvres présentent des dimensions très variables ; en général leur longueur est telle que leurs extrémités, qui s'unissent dans les commissures, répondent de chaque côté aux premières molaires (Merkel) ou aux dents canines (Zukerkandl). L'*épaisseur* des lèvres présente aussi de grandes variations : individuelles, et suivant l'âge et le sexe. Chez certaines personnes (les scrofuleux) les deux lèvres, mais surtout la supérieure, peuvent atteindre une épaisseur considérable. Les lèvres de l'homme sont en général plus fortes que celles de la femme (Merkel). — Chez le nouveau-né les lèvres paraissent trop grandes ; ceci est dû à l'absence des dents ; — le même fait s'observe chez le vieillard, dont les lèvres, trop hautes, sont repoussées en dedans vers la cavité vestibulaire, au lieu d'être renversées en dehors, comme chez le nouveau-né. — Chez ce dernier, les lèvres sont relativement plus épaisses ; conformation favorable à l'acte de la succion.

Chaque lèvre présente à étudier : une face externe ou cutanée ; une face interne muqueuse ; un bord libre, limitant l'orifice vestibulaire, cutanéo-muqueux ; un bord adhérent se fixant au maxillaire correspondant ; et deux extrémités qui forment, en se continuant dans l'extrémité correspondante de l'autre lèvre, *les commissures labiales*.

La *face antérieure* ou *cutanée* présente des caractères différents sur les deux lèvres. La lèvre supérieure présente sur sa partie médiane une gouttière verticale, sillon sous-nasal, gouttière labiale ou philtrum, partant de la sous-cloison nasale et se terminant au tubercule médian du bord libre. Triangulaire, à sommet supérieur, à base inférieure, le sillon sous-nasal est limité sur les côtés par deux bourrelets latéraux légèrement obliques en bas et en dehors, dont le développement est proportionné à la profondeur du sillon.

On a beaucoup discuté sur l'origine et la formation de la gouttière labiale. Bichat attribuait sa formation à l'adhérence du muscle à la peau qui le recouvre. — D'après Cruveilhier elle serait due à la saillie que forme de chaque côté la terminaison labiale du releveur profond. — Meckel, His, Merkel l'expliquent par le mode de développement de la lèvre supérieure : la ligne de soudure des bourgeons incisifs constitue le philtrum ; quant aux bourrelets latéraux, ils marqueraient chez l'adulte le point de suture chez l'embryon des bourgeons frontal et maxillaire supérieur (Merkel). — D'après Roy, les bourrelets qui bordent la gouttière seraient dus à la saillie que forme la superposition sur trois plans, de chaque côté de la ligne médiane, du muscle incisif, du faisceau nasal de l'orbiculaire avec les vaisseaux de la sous-cloison, et du faisceau cutané de l'orbiculaire.

De chaque côté du sillon et au delà du bourrelet latéral, la lèvre présente une surface légèrement convexe, triangulaire à base interne, à sommet externe, recouvert d'un simple duvet chez l'enfant et chez la femme, de poils constituant la moustache chez l'homme adulte. La face cutanée de la lèvre *inférieure,* légèrement concave dans le sens vertical, présente à son milieu une dépression peu marquée, et de chaque côté une surface légèrement concave. Chez l'homme adulte elle est recouverte des poils de la barbe, abondants sur la dépression médiane (mouche), rares sur les surfaces latérales.

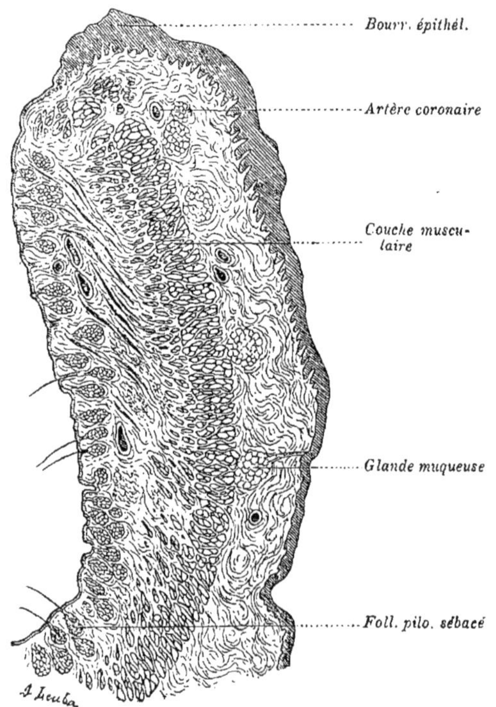

Fig. 35. — Coupe de la lèvre inférieure.

La face *postérieure* ou *muqueuse,* appliquée à la face antérieure convexe des arcades alvéolo-dentaires, est lisse, humide, et présente de nombreuses saillies, dues aux reliefs des glandes annexes labiales qui doublent et soulèvent la muqueuse.

Le *bord adhérent* des lèvres est limité : *en avant,* pour la lèvre supérieure, par la sous-cloison, et de chaque côté par : le bord inférieur de la narine, l'aile du nez et un sillon curviligne, à concavité interne, qui va de l'aile du nez vers la commissure labiale correspondante, le sillon *naso-génio-labial.* Le bord adhérent de la lèvre inférieure est limité en avant par un sillon transversal, curviligne à convexité supérieure : *sillon labio-mentonnier.* Il embrasse dans sa concavité la saillie du menton, qu'il sépare de la lèvre.

En *arrière*, du côté de la surface muqueuse, le bord adhérent des lèvres est marqué par le point de réflexion de la muqueuse labiale sur la muqueuse gingivale. — En se réfléchissant sur la gencive, la muqueuse labiale est soulevée sur la ligne médiane en un pli muqueux, triangulaire, à bord libre concave, mince et tranchant : *freins* ou *filets* des lèvres, plus prononcé sur la lèvre supérieure que sur l'inférieure. De chaque côté du frein, la muqueuse labiale, passant sur la gencive correspondante, forme le fond des gouttières vestibulaires déjà décrites.

Le *bord libre* est rouge ou rosé ; — convexe dans le sens sagittal, il présente dans le sens frontal une disposition différente sur chaque lèvre. Sur la supérieure il présente : un tubercule médian, trace du bourgeon frontal médian qui forme avec les deux bourgeons incisifs latéraux la lèvre supérieure, et de chaque côté une surface légèrement déprimée. Sur la lèvre inférieure, une dépression médiane répond au tubercule, et de chaque côté une surface légèrement convexe s'adapte à la dépression de la lèvre supérieure. Sur les deux lèvres la muqueuse du bord libre présente en outre des petits plis sagittaux produits par la contraction du sphincter labial sous-jacent. L'épaisseur du bord libre présente des variations individuelles nombreuses et suivant les races ; en général elle est de 8 à 10 mm. (Sappey), sur la partie médiane et diminue vers les extrémités.

Luschka (Zeitsch. f. r. med., Bd. 18, 1863) a minutieusement étudié les caractères du bord libre des lèvres chez le nouveau-né. Le bord libre du nouveau-né relativement plus épais, plus mou, violacé d'abord, devient rouge quelques jours après la naissance. Il présente deux zones : une *externe* correspond au liseré rouge normal, haute de 2 millim. au maximum, lisse, régulière ; l'autre *interne*, haute de 4 millim. pour la lèvre supérieure, de 3 pour l'inférieure, molle, irrégulièrement bosselée et souvent finement frangée. — Le tubercule médian de la lèvre supérieure est très développé et séparé des deux côtés par un sillon superficiel de la région voisine, il appartient à la zone interne. Après la mort la zone interne se dessèche très rapidement, devient dure et brunâtre. — Avec les progrès de l'âge, la zone externe s'étend progressivement aux dépens de la zone interne jusqu'à ce que cette dernière disparaisse complètement. Cette transformation peut demander un temps assez long, et on peut rencontrer chez des enfants âgés de plusieurs années les deux zones encore parfaitement distinctes (Merkel).

Les *extrémités* des lèvres se continuent sans limite appréciable dans les joues ; à leur niveau les bords libres des lèvres s'unissent en passant l'un dans l'autre, et constituent de chaque côté l'angle ou commissure labiale.

Les bords libres des lèvres et les commissures circonscrivent l'*orifice* du *vestibule buccal* ou fente buccale. Très dilatable cet orifice présente de telles variations de dimensions que toute appréciation en chiffre nous paraît inutile, aussi faut-il se contenter de dire qu'on en considère trois types : grand, moyen et petit. Simple fente transversale à l'état de repos, l'orifice vestibulaire peut prendre les formes les plus variées par la contraction des muscles de la face qui pénètrent dans l'épaisseur des lèvres et de leurs commissures, et du sphincter labial. La contraction de ce dernier muscle peut rétrécir l'orifice ; la contraction de l'appareil musculaire radié peut l'élargir ou simplement étirer une de ces deux commissures, en arrière, et augmenter l'étendue de la fente d'un côté ou des deux à la fois. — L'écartement des mâchoires ne peut atteindre un certain degré sans amener avec lui l'ouverture plus ou moins large de l'orifice vestibulaire séparant les bords libres des lèvres, et mettant ainsi la cavité buccale proprement dite en communication avec l'extérieur.

Structure. — Les lèvres sont formées d'une charpente musculaire et d'une couverture cutanéo-muqueuse. Nous étudierons successivement la charpente et sa couverture, les glandes et l'appareil vasculo-nerveux.

La **charpente musculaire** est formée de deux ordres de fibres, les unes curvilignes forment autour de l'orifice du vestibule un véritable sphincter : le muscle orbiculaire des lèvres ; les autres radiées viennent des divers points de la face, convergent vers l'orifice buccal, et forment dans leur ensemble l'appareil musculaire dilatateur de l'orifice buccal. Le muscle *orbiculaire* est situé le long du bord libre des lèvres, près de la face muqueuse ; l'*appareil dilatateur* occupe la plus grande partie de la hauteur des lèvres et leur bord adhérent. Les muscles dilatateurs entrent en connexion intime avec la peau qui recouvre la face antérieure des lèvres, leurs fibres traversent la graisse sous-cutanée et vont s'implanter sur la face profonde du derme en passant entre les glandes sébacées et les follicules pileux. L'appareil dilatateur est formé par dix-huit muscles, neuf de chaque côté de la ligne médiane ; les uns se rendent à la lèvre supérieure : élévateurs communs superficiels, élévateurs communs profonds, et petits zygomatiques, les autres vont à la lèvre inférieure : carrés du menton ; d'autres enfin vont aux commissures labiales : buccinateurs, risorii de Santorini, grands zygomatiques, triangulaires, canins, et les quatre muscles incisifs qui s'insèrent sur l'alvéole de chaque incisive externe.

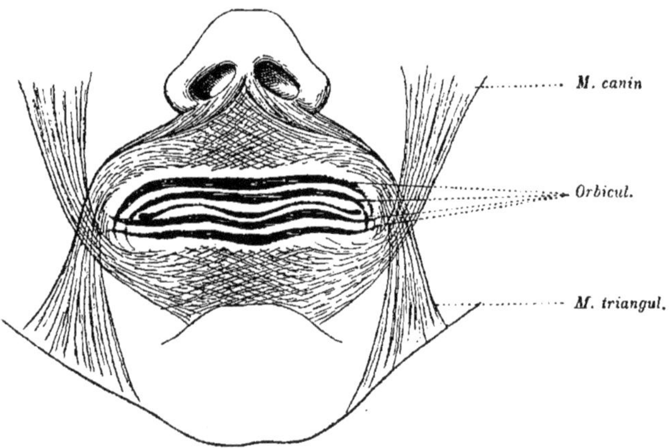

Fig. 36. — Schéma de la musculature des lèvres (d'après Roy).

La constitution de l'orbiculaire des lèvres et ses connexions avec les muscles de l'appareil dilatateur sont diversement comprises par les auteurs. Les uns lui refusent toute individualité, il ne serait qu'une continuation des muscles buccinateurs, des buccinateurs triangulaires et canins ; d'autres le décrivent comme un muscle indépendant, ayant une individualité propre (Winslow, Sappey). Roy, dans un excellent travail (Thèse de Bordeaux, 1889-1890) est arrivé aux conclusions suivantes : l'appareil musculaire des lèvres est constitué par la juxtaposition et la pénétration de deux systèmes différents de muscles peauciers : le système radié et le système circulaire. Au système radié appartiennent le risorius, le grand zygomatique, le releveur propre, les carrés, les triangulaires, les incisifs et le buccinateur. Ce système est ou dilatateur de l'orifice buccal, ou rétracteur des commissures, ou protracteur de la fente labiale. Le système circulaire, complètement indépendant du système radié, est constitué par un muscle propre, qui est l'orbiculaire proprement dit ou sphincter des lèvres. Celui-ci est formé de deux faisceaux, un pour chaque lèvre, croisés au niveau des commissures et à terminaison cutanée. Chaque lèvre comprend : une portion non sphinctérienne et une portion sphinctérienne. Toute la portion excentrique des lèvres, comprenant environ les deux tiers de sa hauteur, est non-sphinctérienne, elle appartient aux muscles radiés. Le sphincter des lèvres occupe la portion concentrique ou marginale, la bordure de la fente buccale ; il est bilatéral, c'est-à-dire étendu sans interruption de droite à gauche, mais non pas en anneau, puisque ses deux moitiés supérieure et inférieure finissent en se croisant dans la peau des commissures.

Les fibres musculaires radiées destinées à la peau des lèvres, partiellement décussées à la base des follicules pileux, peuvent être suivies, d'après Stricker, sur les côtés des follicules jusqu'auprès du réseau muqueux. D'après Podwyssozki (Arch. f. mikr. Anat., 1887, p. 327) les fibres musculaires arrivées au voisinage de l'épithélium se décomposent en fibrilles disposées en faisceau. Chaque fibrille aboutit à une fibrille tendineuse. Ces fibrilles tendineuses s'entrecroisent en réseau ; leur terminaison se fait ainsi : quelques fibrilles se confondent avec la membrane basale du derme, formée elle-même par un réseau fibrillaire ; les autres se perdent dans les espaces intercellulaires de l'épithélium en se fixant probablement au cément. Ainsi disposées ces fibres musculaires péripapillaires auraient une certaine influence sur les réseaux capillaires des papilles et régleraient leur calibre.

Luschka d'abord (1863), Klein (1869) et Aeby (1879) ensuite, ont décrit chez le nouveau-né un muscle spécial formé de fibres antéro-postérieures, situées dans l'épaisseur des lèvres près du bord libre, et se fixant à la peau et à la muqueuse. — Luschka désigne ce muscle sous le nom de *muscle de la succion;* Klein l'appelle *compressor labii.*

Enveloppe cutanéo-muqueuse. — La *peau* des lèvres est épaisse et résistante, très adhérente aux muscles sous-jacents, dont les fibres viennent s'insérer sur son derme, elle renferme de nombreux et volumineux follicules pilo-sébacés, dont la plupart sont logés dans le tissu graisseux, dur et résistant qui la double à ce niveau et à travers lequel s'engagent les faisceaux musculaires. Aussi la dissection de cette peau est-elle très difficile.

La *muqueuse* qui tapisse la face postérieure des lèvres présente une coloration blanc grisâtre ; mince et peu adhérente au muscle orbiculaire dont la sépare une couche glandulaire, elle présente par place un aspect bosselé, inégal ; ces bosselures sont dues à la saillie que forment les glandes sous-jacentes. D'après Merkel ces bosselures seraient dues aux orifices des canaux excréteurs des glandes qui se trouvent sur des caroncules surélevées, plutôt qu'aux saillies glandulaires mêmes. — La muqueuse des lèvres se continue avec la muqueuse gingivale, au niveau du sillon gingivo-labial, avec celle de la joue au niveau des commissures et avec celle du bord libre des lèvres. Dermo-papillaire elle est formée d'un épithélium pavimenteux stratifié ; d'un derme formé par des faisceaux de tissu conjonctif entremêlés de fibres élastiques qui s'entrecroisent dans tous les sens. Les faisceaux près de la surface du derme sont très fins et forment un feutrage serré, paraissant presque homogène. Les papilles, assez nombreuses, sont le plus souvent simples, coniques.

Cutanéo-muqueuse du *bord libre*. Klein (1869), Wertheimer (Arch. génér. de Méd., 1883, I, p. 399-408) divisent le bord libre des lèvres en trois portions ou zones distinctes : 1° zone cutanée ; 2° zone de transition ; 3° zone muqueuse. La première zone s'arrête au point où les téguments changent de coloration ; la deuxième comprend la partie rose des lèvres, visible quand celles-ci sont en contact ; au delà commence la muqueuse, c'est-à-dire à partir du sommet de la convexité décrite par le bord libre.

Dans la *zone cutanée*, la peau se prolonge avec ses follicules pileux et ses glandes sébacées. La *zone de transition* ou *intermédiaire*, zone cutanée lisse de Robin et Cadiat, plus large sur la ligne médiane où elle mesure 5 à 6 millim. que vers les commissures, présente l'ensemble des caractères de la peau, mais elle s'en distingue par la disparition des follicules pileux, une épaisseur plus grande et une transparence plus marquée de sa couche épithéliale. Un tissu conjonctif dense, serré, riche en fibres élastiques interposé entre l'orbiculaire et l'épiderme, renfermant dans son épaisseur des fibres musculaires isolées, remplace la couche sous-cutanée ; il ne contient pas les vésicules graisseuses, si abondantes sur les deux versants des lèvres vers la peau et vers la muqueuse. Le chorion est pourvu de papilles d'autant plus longues qu'on s'avance plus près de la muqueuse. Les vaisseaux sont plus nombreux que dans la peau, d'où la coloration rosée de cette zone. Les glandes sébacées, niées par Klein chez le nouveau-né, inconstantes et plus rares à la lèvre inférieure qu'à la lèvre supérieure d'après Kœlliker, manqueraient chez les deux tiers des sujets d'après Wertheimer. D'après ce dernier, ces glandes sont rudimentaires, réduites souvent à un simple utricule ; elles commencent à 1 ou 5 millim. des derniers poils et s'arrêtent là où commence la muqueuse ; absentes à la naissance elles ne se forment qu'à l'âge adulte. — La *zone muqueuse* mesure 5 à 6 millim. chez le nouveau-né ; d'après Luschka et Klein l'épithélium très épais est soulevé en forme de renflement ; les premières rangées de papilles longues de 1 millim. donnent un aspect particulier à cette portion de muqueuse (pars villosa, Luschka) ; là aboutit aussi le muscle de la succion de Luschka, compressor labii de Klein. — Wertheimer a étudié les modifications subies par cette zone avec l'âge : à 18 mois, les papilles diminuent, l'aspect villeux n'existe plus, l'épithélium se tasse ; à l'âge moyen de la vie, les papilles sont encore plus longues que sur le reste de la muqueuse ; le muscle de la succion s'atrophie et disparaît chez l'adulte ; de 45 à 50 ans, au point où commence la muqueuse on trouve un épaississement épithélial plus marqué, tantôt limité aux deux ou trois premières rangées de papilles, tantôt occupant une étendue de 5 à 6 millim. Quand l'épaississement est circonscrit il prend l'aspect d'un mamelon qui sur la coupe se détache en relief sur la face profonde de l'épithélium. (Voy. fig. 35). En somme, là où la muqueuse se continue avec la peau, elle semble jouir d'une vitalité plus active qui se traduit par une prolifération épithéliale ; à un âge avancé il se forme des renflements cellulaires circonscrits qui peuvent aboutir à la formation des globes épidermiques.

Glandes. — Les lèvres possèdent deux ordres de *glandes :* les glandes sébacées dont nous avons déjà parlé et les glandes muqueuses labiales, qui forment par leur réunion une masse glandulaire assez épaisse interposée entre l'orbiculaire et la muqueuse qu'elles soulèvent : c'est la *couche glandulaire* des lèvres. Plus nombreuses sur les parties latérales qu'au milieu et au niveau des commissures, ces glandes sont logées dans l'épaisseur du tissu conjonctif sous-muqueux, et entourées de tissu adipeux ; quelques-unes pénètrent même dans l'épaisseur de l'orbiculaire. Ce sont les glandes acineuses, pourvues d'un conduit excréteur principal, élargi à son extrémité inférieure venant s'ouvrir à la surface de la muqueuse dans la cavité vestibulaire. Ce conduit est tapissé dans la plus grande partie de sa longueur par un épithélium pavimenteux stratifié ; les ramifications qui en partent ont les unes, les plus grosses, un épithélium cylindrique stratifié, les autres, les plus fines, un épithélium cylindrique simple. Souvent le conduit excréteur principal reçoit les conduits excréteurs des petites glandes muqueuses accessoires (Sthœr). La structure de l'acinus est semblable à celle des glandes linguales (Voir langue).

Vaisseaux et nerfs.— Artères. — Les lèvres reçoivent deux ordres *d'artères :* les principales, branches de l'artère faciale, portent le nom d'artères *coronaires* ou *labiales ;* les accessoires sont des rameaux de plusieurs branches des artères maxillaire-interne, temporale et faciale. Les *artères coronaires* naissent de la faciale au niveau de chaque commissure labiale, tantôt par un seul tronc qui se bifurque bientôt pour donner une branche à chaque lèvre, tantôt isolément. L'existence de deux branches coronaires serait plus fréquente pour la lèvre inférieure (Dubreuil). D'un calibre de 2 millim. environ (Merkel) l'artère coronaire pénètre dans la lèvre correspondante, traverse la portion convergente (radiée) de la charpente musculaire, se dirige, légèrement flexueuse, vers la muqueuse en se plaçant un peu au-dessous du bord libre, s'engage dans le tissu sous-muqueux, entre les couches musculaire et glandulaire, chemine dans le tissu conjonctif de cette dernière, et va sur la ligne médiane s'anastomoser à plein canal avec sa congénère du côté opposé. De cette façon est formé, autour de l'orifice vestibulaire, un cercle artériel, situé à quelques millimètres du bord libre des lèvres; on peut en sentir les battements en pinçant ce bord entre deux doigts. De ce cercle naissent des vaisseaux en grand nombre, les uns s'arrêtent autour des glandes, d'autres abordent la couche papillaire de la muqueuse, et se terminent dans les papilles abondantes surtout au niveau du bord libre, tantôt par des anses simples, tantôt par un véritable réseau. A côté de cette arcade sous-muqueuse, on en trouve une seconde moins volumineuse, profonde, intra-musculaire, formée par des branches anastomosées des artères coronaires.

Les *artères accessoires* des lèvres viennent : pour la lèvre supérieure : des artères *buccales, sous-orbitaires, alvéolaires,* branches de la maxillaire interne; *transverse de la face,* branche de la temporale ; pour la lèvre inférieure des artères : *mentonnières,* branches de la maxillaire interne et *sous-mentales,* branches de la faciale.

Les **veines** des lèvres ont été bien étudiées par Chabbert (de Toulouse) en 1876. Les veines *labiales supérieures* naissent d'un plexus à mailles serrées occupant tout le pourtour de l'orifice buccal : le *plexus labial supérieur,* les veines qui le constituent sont situées dans l'épaisseur du muscle orbiculaire. Ce plexus a trois ordres d'origines : 1° les veines du derme cutané et du tissu conjonctif unissant la peau aux muscles; 2° les veines contenues dans l'épaisseur de la charpente musculaire, très grêles ; 3° les veines de la muqueuse, plus importantes. — Du plexus naissent les troncs collecteurs allant déverser leur contenu dans la veine faciale : — *a*) de chaque côté du lobule médian, des veines volumineuses anastomosées entre elles forment cinq à six mailles d'où naissent trois troncs principaux se dirigeant obliquement en haut et en dehors pour atteindre la veine faciale au niveau du bord interne du muscle grand zygomatique. — *b*) Des mêmes mailles partent deux autres troncs qui se dirigent obliquement en haut et en dedans, constituent les veines de la sous-cloison, et, arrivés au lobule du nez, s'anastomosent avec les veines dorsales du nez et avec le plexus veineux myrtiforme. — Les *veines labiales inférieures* présentent les mêmes dispositions que les supérieures, mais le *plexus labial inférieur* est plus difficile à injecter. De ce plexus naissent des veines dont la réunion constitue la veine labiale inférieure qui se jette dans la veine faciale au moment où celle-ci s'ouvre dans la jugulaire interne. A cette description de Chabbert nous ajouterons : 1° Le réseau veineux sous-cutané des lèvres est plus prononcé au niveau du bord libre et contribue à sa turgescence semi-érectile : ce qui explique la fréquence des angiômes ou tumeurs érectiles sur le contour de l'orifice buccal des enfants (Bouisson 1834) ; 2° Si les veines labiales ne suivent pas en général le trajet des artères coronaires, et sont moins profondément situées que ces dernières, il n'existe pas moins autour des artères des plexus veineux très fins (Zukerkandl) ; 3° Tandis que les veines labiales supérieures se rendent en totalité dans la veine faciale (faciale antérieure des Allemands) ; les veines labiales inférieures se rendent : en partie dans la veine faciale, en partie dans les veines sous-mentales (Sappey), en partie directement dans la veine jugulaire (Sesemann) ; 4° Les veines labiales sont munies de nombreuses valvules difficilement franchies par l'injection (Sappey).

Les **lymphatiques** des lèvres, difficiles à injecter, ont été bien décrits par Sappey. Ils forment sur le bord libre des lèvres un réseau d'une extrême ténuité. Du réseau de la muqueuse naissent cinq troncs. Les deux troncs de la lèvre supérieure, l'un droit, l'autre gauche, se dirigent en dehors et en bas, suivent l'artère faciale et vont se terminer dans les ganglions sous-maxillaires qui entourent l'artère faciale dans la loge sous-maxillaire au-dessous et derrière le bord du maxillaire inférieur. Des trois troncs de la lèvre inférieure, les deux latéraux se rendent comme les précédents aux ganglions sous-maxillaires ; le médian aux ganglions sus-hyoïdiens, situés sur le muscle mylohyoïdien à égale distance du maxillaire et de l'os hyoïde.

Les **nerfs** *moteurs* des lèvres viennent des ramifications du facial. Les nerfs *sensitifs* viennent du trijumeau : par les rameaux descendants du nerf sous-orbitaire pour la lèvre supérieure ; par les filets ascendants du nerf mentonnier, branche du dentaire inférieur, pour la lèvre inférieure ; et par les filets du nerf buccal pour les commissures. — Les dernières ramifications de ces branches du trijumeau se perdent les unes dans les glandes, d'autres dans la peau et dans la muqueuse des lèvres. Pourvus de myéline ils forment dans la tunique sous-muqueuse un réseau à larges mailles ; de ce réseau partent de nombreuses ramifications qui pénètrent dans la muqueuse où ils se terminent dans des corpuscules spéciaux ; corpuscules de Krause (Krause) et corpuscules du tact (Gerlach) ; quelques-unes perdent leur gaine de myéline, pénètrent dans l'épithélium, se ramifient à nouveau et se terminent par des extrémités libres (Stœhr).

DES JOUES

Nous décrirons sous ce nom les parties latérales de la paroi externe du vestibule buccal. Musculo-membraneuse, molle, dépressive et mobile, la joue est loin de présenter l'étendue que lui donnent les auteurs classiques.

Cruveilhier, Sappey, etc., décrivent sous le nom de joue toute la région latérale de la face. Ils la limitent extérieurement : en dedans par le sillon naso-labial qui la sépare des lèvres ; en dehors, par le bord postérieur de la mâchoire ; en haut par la base de l'orbite (Cruveilhier), ou par un plan qui passerait au-devant du plancher orbitaire en rasant le bord correspondant de l'arcade zygomatique (Sappey) ; en bas, par la base de la mâchoire inférieure. Appliquée sur le maxillaire supérieur et l'os malaire d'une part, sur le corps et la branche du maxillaire inférieur, d'autre part, la joue ainsi limitée comprend trois régions bien distinctes : la région malaire, la région massétérine et la région buccale proprement dite (Cruveilhier) ; fixe partout ailleurs elle reste flottante dans sa partie moyenne qui répond aux arcades alvéolaires et dentaires (Sappey). Intérieurement, du côté de la cavité buccale, la joue serait limitée par la réflexion de la muqueuse sur les os maxillaires (Cruveilhier). — Pour nous le terme de joue ne doit être appliqué qu'à cette région buccale de Cruveilhier, à la partie flottante de Sappey ; la véritable joue de Merkel. Ayant les limites du muscle qui en forme la charpente, (le buccinateur) ; les régions massétérines et molaires ne doivent pas être comprises dans la joue. En se basant du reste sur les limites internes du vestibule de la bouche, on peut se convaincre facilement qu'en haut la gouttière vestibulaire s'arrête au-dessous de la région malaire ; car cette gouttière, profonde en avant au niveau de la région labiale, l'est moins en arrière ; le fond du vestibule dépasse de bien peu le bord coronoïdien, de façon qu'une faible partie de la face interne de la branche verticale du maxillaire inférieur contribue à former la paroi latérale du vestibule, la plus grande partie de cette branche répondant à la paroi latérale du vestibule buccopharyngé et du pharynx.

Extérieurement la joue est limitée : en avant par le sillon naso génio-labial ; en arrière par le bord antérieur de la branche verticale du maxillaire inférieur, et du muscle masseter qui le double ; en bas, par la ligne oblique externe du corps du maxillaire inférieur ; en haut par un plan horizontal rasant la limite inférieure de la pommette. Intérieurement les limites de la joue sont marquées par la réflexion de la muqueuse du vestibule de la paroi interne osseuse sur l'externe molle.

Ainsi délimitée la joue est un repli musculo-membraneux, quadrilatère et présente à étudier une face externe ou cutanée, une face interne muqueuse et quatre bords. La *face externe,* convexe, lisse et unie chez les enfants et les adultes qui ont de l'embonpoint, à peu près plane chez l'adulte, concave chez les personnes maigres, ridée chez le vieillard, est surmontée par la saillie de la pommette, dont on la distingue d'autant plus facilement qu'elle est plus déprimée. — La *face interne muqueuse* rouge plus ou moins foncée, s'applique sur les parties latérales des arcades alvéolo-dentaires ; leur contact est quelquefois si intime qu'on peut trouver sur cette face l'empreinte des dents, ou des petites éraillures dues au pincement de la muqueuse entre les deux arcades dentaires pendant les mouvements de la mastication. Vers son angle postéro-supérieur on trouve l'orifice d'abouchement du canal de Sténon. Les limites de cette face sont marquées par les points où la muqueuse vestibulaire se réfléchit de la paroi interne sur l'externe. En avant elle se continue sans aucune démarcation nette avec la face interne des lèvres ; en arrière elle passe au delà du pli ptérygo-maxillaire dans la paroi latérale de la cavité buccale ; en haut et en bas, les gouttières vestibulaires lui servent de limite.

Les *quatre bords* sont adhérents : le supérieur adhère au massif maxillaire supérieur, au niveau de la limite profonde des cavités alvéolaires. L'inférieur adhère à la ligne oblique interne du maxillaire inférieur ; l'antérieur se continue sans ligne de démarcation nette, surtout en dedans, avec les lèvres ; le postérieur épais, est dédoublé par la saillie du bord de la branche verticale et de l'apophyse coronoïde du maxillaire inférieur doublée du muscle masséter ; les couches superficielles (peau, tissu cellulaire) passent en dehors de ce dernier muscle, les couches profondes (muscle) en dedans de la branche verticale du maxillaire pour atteindre le ligament ptérygo-maxillaire où elles se terminent.

Structure. — La joue comme les lèvres qui en dépendent est formée d'une charpente musculaire doublée par la peau en dehors, par la muqueuse en dedans. Entre la couverture cutanée et le muscle existe en arrière une masse graisseuse ; entre ce dernier et la muqueuse est intercalée une couche glanduleuse.

La **charpente musculaire** est formée par un seul muscle, le buccinateur, qui

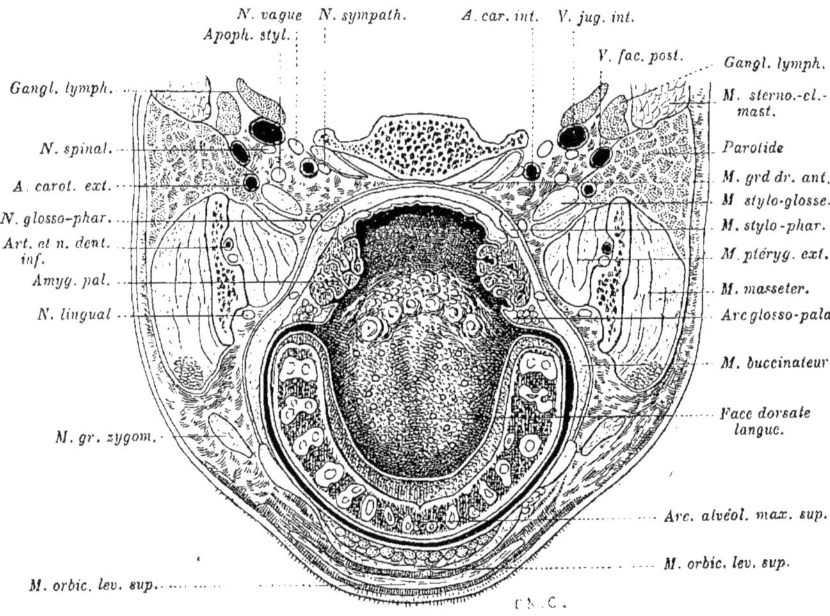

Fig. 37. — Coupe horizontale de la face passant par l'arcade alvéolo-dentaire du maxillaire supérieur (d'après Luschka).

s'étend du ligament ptérygo-maxillaire jusqu'à la commissure labiale dans le sens sagittal, entre les deux mâchoires verticalement. Aplati de dehors en dedans, le buccinateur se continue en arrière avec le constricteur supérieur du pharynx, en avant avec la musculature des lèvres.

La **peau** fine, très vasculaire pouvant se colorer ou pâlir avec une grande rapidité dans certains cas (émotions), est recouverte des poils de la barbe en grande partie ou même en totalité chez l'homme adulte. Elle est remarquable aussi par la présence d'une grande quantité de glandes sébacées et sudoripares. Absolument adhérente au muscle sous-jacent en avant, elle en est séparée en arrière par une masse adipeuse.

La **couche adipeuse**, interposée entre la peau et le muscle buccinateur, est traversée par les muscles de la face qui se rendent aux commissures labiales. Ces derniers sont pour ainsi dire noyés dans le tissu graisseux et la dissection en est rendue difficile. Plus ou moins abondante dans les deux tiers antérieurs de la joue, suivant l'âge et le degré d'embonpoint, cette couche est très épaisse dans le tiers postérieur. Là, le buccinateur se dirige profondément vers le ligament ptérygo-maxillaire, en passant en dedans de la branche verticale du maxillaire inférieur, tandis que la peau passe en dehors de celle ci pour se continuer avec celle qui recouvre le muscle masseter ; de cette divergence des deux couches en arrière résulte un espace triangulaire limité sur une coupe horizontale de la joue : en dehors par la face profonde de la peau, en dedans par la face externe du muscle buccinateur; le sommet tourné en avant répond au point d'accolement de ces deux couches, et la base à l'espace qui sépare le bord antérieur du masseter en dehors du muscle buccinateur en dedans. Cet espace est comblé par un amas graisseux : la boule graisseuse de la joue ou de Bichat. Entre cette boule graisseuse et le reste du tissu adipeux de la joue il y a des différences absolues. Aussi faut-il les décrire séparément. Le *tissu adipeux* de la joue, très abondant chez l'enfant et chez l'adulte doué d'embonpoint, peut disparaître presque totalement chez les gens amaigris par la maladie ou la vieillesse. Bien développé, il est cloisonné dans tous les sens par des tractus ou cloisons cellulaires, lâches, unies à la face profonde de la peau d'une part, à la face externe du muscle d'autre part ; par la dissection on peut énucléer les pelotons graisseux contenus dans les mailles du tissu cellulaire. Chez les personnes amaigries, la graisse disparaît, les cloisons cellulaires restent, et dans certains cas pathologiques elles peuvent renfermer une grande quantité de liquide.

La *boule graisseuse* de Bichat (bouchon graisseux des auteurs allemands) n'appartient que par une faible partie à la région de la joue ; elle se prolonge vers la fosse temporale. — Peu adhérente à la peau et au buccinateur, de même qu'aux parois de la fosse temporale elle peut être facilement chassée de la joue vers la fosse, par les contractions du buccinateur, et réciproquement de la fosse vers la joue par les contractions du temporal. — Voici quelles sont la situation exacte et les connexions de cette masse graisseuse. — Après avoir enlevé la peau de la partie postérieure de la joue, on tombe immédiatement sur la masse graisseuse, placée entre le masseter en dehors, le buccinateur en dedans, et, se prolongeant plus ou moins dans l'épaisseur de la joue devant le bord antérieur du masseter. — Le canal de Stenon passe en décrivant une crosse à convexité antérieure, sur la masse graisseuse, et s'y creuse souvent une gouttière avant de pénétrer dans la paroi buccale. — Si on cherche à enlever cette masse graisseuse, on constate son peu d'adhérence aux tissus voisins, elle se prolonge loin dans la fosse temporale sous le muscle temporal, en passant entre la branche verticale du maxillaire inférieur en dehors, la tubérosité du maxillaire supérieur en dedans, s'étend entre les muscles ptérygoïdiens interne et externe.

La portion génienne, constante chez l'adulte, même très amaigri, présente des variations importantes suivant l'âge. — Les variations et le rôle présumé de cet organe ont été bien étudiés par Wilfrid Gehewe (thèse de Dorpat, 1853), par Ranke (Virchow's, Arch. 1884, p 527) et par Villar (Bull. Soc. anatom., 1886). Chez le nouveau-né la boule graisseuse, surtout la portion de la joue, est très bien développée ; — chez l'enfant elle est constante et d'après Ranke lorsqu'il y a un grand amaigrissement et surtout lorsque l'enfant crie, la boule graisseuse se montre comme une tumeur très marquée. Chez l'adulte la boule graisseuse existe toujours bien développée, même chez les sujets très maigres.

Gehewe d'abord, Ranke ensuite ont émis l'opinion que la boule graisseuse, relativement plus développée chez le nouveau-né, avait une grande importance dans l'acte de succion et était destinée à renforcer le m. buccinateur encore très faible à cette époque de la vie. Merkel pense qu'il ne faut voir dans cette boule graisseuse qu'un tissu de remplissage.

Entre la couche adipeuse et la surface externe du muscle buccinateur existe un mince tissu cellulaire difficile à séparer et peu résistant dans les deux tiers antérieurs de la joue, plus dense, plus résistant et séparable dans le tiers postérieur. On le décrit comme un plan aponévrotique : l'*aponévrose buccinatrice*. Niée par Merkel, cette aponévrose existe réellement mais seulement dans le tiers postérieur de la joue; elle se continue au niveau du ligament ptérygo-maxillaire avec l'aponévrose latérale externe du pharynx et leur ensemble constitue : l'aponévrose buccinato-pharyngienne (voir pharynx).

La **muqueuse** de la joue double la face interne du muscle buccinateur, auquel elle adhère très intimement. Entre la muqueuse et le buccinateur, il n'y a ni tissu cellulaire lâche, ni graisse; des fibres du buccinateur se dirigent vers la face profonde de la muqueuse et s'y terminent (Merkel). Lisse et unie la muqueuse de la joue présente une *structure* identique à celle des lèvres et d'une façon générale à celle de toute la muqueuse vestibulaire et buccale : l'épithélium pavimenteux stratifié forme une couche épaisse, surtout dans les espaces interpapillaires; le derme formé par un réseau de faisceaux de tissu conjonctif entrecroisés, est très riche en fibres élastiques; au contact avec la couche épithéliale le derme se condense et forme la couche limitante, homogène et transparente; les papilles très nombreuses, hautes de 2 à 5 mm., sont abondantes surtout au niveau de la muqueuse des gencives; la sous-muqueuse, formée par un tissu conjonctif serré, adhère entièrement au muscle sous-jacent; dans les gencives, elle forme une masse fibreuse ferme (Frey).

Les **glandes** des joues ne forment pas comme les glandes labiales une couche continue sous-muqueuse. Certains auteurs décrivent sous le nom de *glandes buccales* de très petites glandes situées entre le buccinateur et la muqueuse, dont le conduit excréteur s'ouvre isolément à la surface de la muqueuse. Si elles existent, ces glandes sous-muqueuses doivent être bien petites et bien rares car la dissection la plus attentive ne les décèle pas, pourtant j'ai souvent trouvé près des extrémités des lèvres, des *glandes labiales adhérentes* se prolongeant plus ou moins dans les joues. Là où le canal de Stenon s'engage à travers le buccinateur on trouve autour de lui et l'accompagnant jusqu'à son embouchure dans la muqueuse de la joue, un groupe glandulaire dont les acini occupent les interstices du muscle, ou même sont situés en dehors de ce dernier dans l'aponévrose buccinatrice (Sappey). Les canaux excréteurs traversent le buccinateur et s'ouvrent isolément sur la muqueuse de la joue, aux environs et autour de l'orifice du conduit de Stenon, en face de la deuxième grosse molaire : ce sont les *glandes molaires*. Toutes les glandes de la muqueuse du vestibule, sous-muqueuses ou intra-musculaires, sauf les quelques glandes sébacées du bord libre des lèvres, sont des glandes en grappe, et leur produit de sécrétion contribue à la formation des principes de la salive, d'où le nom de *petites glandes salivaires buccales*.

Vaisseaux et nerfs. — Les **artères** de la joue viennent de trois branches de la carotide externe : la faciale, la temporale et la maxillaire interne. L'artère *faciale* (maxillaire externe des allemands) monte vers le bord du maxillaire inférieur, en passant en dedans du digastrique et du stylo-hyoïdien qu'elle croise, puis dans un sillon, souvent très profond de la glande sous-maxillaire; elle se creuse ensuite une gouttière sur le bord inférieur du maxillaire, en avant du bord antérieur du masseter; là, elle affecte des rapports assez immédiats avec la gouttière vestibulaire inférieure dont nous avons déjà parlé. Arrivée dans la joue, elle se dirige vers la commissure labiale, puis, après avoir donné les artères coronaires, monte vers l'aile du nez d'abord et l'angle interne de l'orbite, en passant entre la couche musculaire superficielle de la face : muscles peauciers, et la couche profonde, buccinateur. Sinueuse, elle décrit dans son trajet plusieurs anses. De nombreuses branches naissent sur le bord postérieur de l'artère et pénètrent dans les couches superficielles et profondes de la joue.— L'artère temporale contribue à l'irrigation de la joue par sa branche *transverse de la face*. — La maxillaire interne donne à la joue l'artère *buccale* ou buccinatrice, qui suit le bord supérieur du muscle buccinateur, et des branches moins importantes : *sous-orbitaire, alvéolaire* et *dentaire inférieure*.

Les **veines** de la joue ont été bien décrites par Foucher (Thèse de Paris 1854). Elles sont tributaires à la fois des plexus massétérins et ptérygoïdiens, et de la veine faciale ou maxillaire externe. Foucher décrit deux veines buccales : l'une la veine *buccale inférieure* longe le bord antérieur du muscle masseter et concourt à la formation du plexus massèterin ; elle est formée par deux rameaux : l'un *superficiel* vient du muscle buccinateur, près du canal de Stenon, l'autre *profond* s'anastomose avec la veine maxillaire interne au niveau du muscle ptérygoïdien interne, reçoit des vaisseaux des deux muscles ptérygoïdiens et concourt à la formation du plexus ptérygoïdien, puis passe au-dessous du muscle masseter, au-devant des fibres du buccinateur où il se réunit au superficiel pour former le tronc buccal inférieur qui se rend dans la veine faciale, près de la base du maxillaire inférieur. La veine *buccale supérieure* née des rameaux venant du buccinateur et du réseau veineux qui engaine le canal de Sténon où elle s'anastomose avec les origines de la veine buccale inférieure, se rend dans la faciale au-dessus de la première. — Ainsi les veines de la joue se rendent dans les plexus masséterin et ptérygoïdien d'une part, dans le tronc de la veine faciale d'autre part ; par les premiers elles se jettent dans les veines faciale postérieure et maxillaire interne, par la dernière dans la veine jugulaire interne. — La veine faciale née de la veine angulaire, au niveau de l'angle interne de l'orbite, croise la joue et se dirige par un chemin direct vers l'extrémité inférieure du bord antérieur du masseter ; située derrière l'artère faciale et très écartée d'elle à son origine et dans tout son trajet, la veine rejoint l'artère au niveau de la base de la mâchoire, où le tronc veineux recouvre le tronc artériel. Toujours superficielle, cette veine longe le bord antérieur du masséter, est recouverte par les deux muscles zygomatiques, et chemine dans l'épaisseur de la couche adipeuse de la joue. La veine faciale est rectiligne, ce qui contraste avec les nombreuses sinuosités que décrit l'artère. — Signalons aussi le riche *plexus alvéolaire* tributaire des veines maxillaire interne et externe (Foucher), dans lequel se jettent les veines de la muqueuse gencivale supérieure.

Les **lymphatiques** de la joue naissent de la peau et de la muqueuse par des réseaux très déliés ; du réseau cutané naissent deux ordres de troncs : les uns, postérieurs, se rendent aux ganglions parotidiens, les autres inférieurs vont aux ganglions sous-maxillaires. Ces derniers ganglions reçoivent aussi les lymphatiques de la muqueuse (Sappey).

Les **nerfs** sont moteurs et sensitifs. Les moteurs viennent du facial, les sensitifs de la troisième branche du trijumeau : le maxillaire inférieur. Le *facial* donne par ses deux branches : temporo-faciale et cervico-faciale, des *rameaux buccaux*, à direction horizontale, se rendant dans le muscle buccinateur. Le maxillaire inférieur donne le *nerf buccal* ou buccinateur : après avoir traversé le muscle ptérygoïdien externe, ce nerf se dirige en avant et en bas vers la joue, passe entre le buccinateur et le maxillaire supérieur en dedans, le bord antérieur de l'apophyse coronoïde en dehors; apparaît sur la face externe du buccinateur, sous la boule graisseuse de Bichat, se dirige vers la commissure labiale et donne : des branches *superficielles* qui traversent l'épaisse couche adipeuse de la joue pour se rendre à la peau ; des branches *profondes*, qui passent entre les faisceaux du buccinateur pour se rendre à la muqueuse, et des branches *anastomotiques* qui s'unissent avec les rameaux buccaux du facial.

Les rameaux *alvéolaires* des nerfs dentaire supérieur et sous-orbitaire branches du maxillaire supérieur, et du dentaire inférieur, branche du maxillaire inférieur, innervent la muqueuse de la paroi interne du vestibule : les gencives. Les rameaux terminaux du sous-orbitaire donnent quelques filets à la gouttière vestibulaire supérieure, ceux du dentaire inférieur à la gouttière inférieure. Dans la muqueuse de la joue les nerfs, après avoir formé des réseaux sous-muqueux, pénètrent dans le derme de la muqueuse et s'y terminent par des corpuscules spéciaux (Krause), d'autres perdent leur gaine de myéline et pénètrent dans la couche épithéliale pour s'y terminer par des extrémités libres (Stohr).

CAVITÉ BUCCALE

La cavité buccale proprement dite représente une boîte ovalaire limitée en haut par le massif maxillaire supérieur, en bas par le maxillaire inférieur, l'os hyoïde et le diaphragme musculaire qui les réunit. — Ses parois sont formées : en avant et latéralement par la face interne, concave, des arcades alvéolo-dentaires ; en haut par la voûte palatine ; en bas par le plancher musculaire et membraneux, tendu entre la concavité du maxillaire inférieur et la convexité de l'os hyoïde ; en arrière par la face antérieure du voile du palais et ses piliers antérieurs. — Ces derniers circonscrivent avec le plancher buccal et le voile, un orifice, l'isthme du gosier par lequel la cavité buccale communique largement avec la cavité pharyngienne. La paroi postérieure, incomplète, n'existe qu'autant que le voile du palais est au repos. Quand le voile se contracte, il se soulève, devient presque horizontal, pénètre entièrement dans le pharynx, et la paroi postérieure de la cavité buccale n'existe plus ; à sa place, on ne trouve qu'un large orifice bucco-pharyngé, formé par l'isthme du gosier agrandi.

Ainsi délimité l'ovoïde buccal présente la pointe en avant derrière les dents incisives, l'extrémité arrondie en arrière vers les dernières molaires.

Cruveilhier, Sappey et les auteurs qui s'en sont inspirés, placent la pointe de l'ovoïde en arrière et la base en avant ; ce qui s'explique par le fait que ces auteurs comprennent la cavité vestibulaire dans la description de la cavité buccale.

La *capacité* de la cavité buccale est assez grande. Son diamètre sagittal est en moyenne de 8 centimètres; le frontal, plus étroit en avant qu'en arrière, atteint son maximum entre les dernières molaires, où il est de 8 centimètres; le vertical, entre la voûte palatine et le plancher est de 7 centimètres. — Mais cette cavité est remplie presque entièrement par un organe musculaire, très mobile qui se détache du plancher buccal où il se fixe et proémine dans la bouche: la *langue*. — Appliquée contre les arcades alvéolo-dentaires, par sa pointe et ses bords latéraux; contre la voûte palatine, par son dos, la langue transforme la cavité buccale en une simple fente : *la fente inter-staphylo-glossique*. — La capacité de la cavité buccale peut être considérablement augmentée par l'écartement des arcades alvéolo-dentaires : alors son plancher s'abaisse, la voûte immobile restant en place, le diamètre vertical de la cavité se trouve agrandi, d'autant plus que la mâchoire inférieure s'abaisse davantage. Cette augmentation ne porte pas également sur tous les points de la cavité buccale; le plancher ne s'abaissant pas en totalité, mais seulement dans ses parties antérieures, il en résulte un écartement considérable entre la voûte et le plancher en avant, presque nul en arrière. Ajoutons enfin que la langue, très mobile et dépressible, peut prendre des positions multiples et variées, de façon à donner à la cavité buccale, presque virtuelle à l'état de repos de la langue, une capacité réelle au moment de sa contraction.

L'axe de la cavité buccale, horizontal chez l'homme, est oblique en bas et en avant chez les quadrupèdes.

La cavité buccale présente à étudier quatre parois : — une *antéro-latérale* formée par les arcades alvéolo-dentaires; — une *supérieure,* ou voûte, formée par la voûte palatine; — une *inférieure* ou plancher, constituée par le muscle mylo-hyoïdien et la langue; — une *postérieure,* incomplète, formée par le voile et ses piliers antérieurs, et percée d'un large orifice : l'isthme du gosier.

La **paroi antéro-latérale** en forme de fer à cheval, à concavité postérieure, peut être divisée en deux zones : la première formée par la face interne ou postérieure des deux arcades dentaires, *zone dentaire,* présente des petites solutions de continuité, espaces ou fissures inter-dentaires, et en arrière et de chaque côté un espace plus grand, entre les dernières molaires en avant, l'apophyse coronoïde du maxillaire et le pli ptérygo-maxillaire en arrière : *espace rétro-molaire;* la face interne des arcades alvéolaires des maxillaires, tapissées par la muqueuse buccale, forme la deuxième zone : *zone gingivale* ou *gencives.* La première zone sera décrite ailleurs (voir dents).

Les **gencives** sont formées par un substratum osseux, les arcades alvéolaires, une couverture muqueuse, des vaisseaux et des nerfs. — La *muqueuse gingivale* est un prolongement de la muqueuse buccale dont elle diffère par certains caractères particuliers. Après avoir recouvert la face interne des arcades alvéolaires, la muqueuse arrive au niveau du bord libre ou base des alvéoles dentaires; là elle se divise en deux lames : une pénètre dans l'alvéole et y forme le périoste alvéolo-dentaire qui sera décrit ailleurs; l'autre monte sur la dent, tapisse la portion de la racine qui déborde l'alvéole et arrive jusqu'au collet formant ainsi pour chaque dent un anneau ou cylindre muqueux haut de 2 ou 3 millimètres, la *gaine radiculaire.* Dans son ensemble la muqueuse gingivale décrit donc au niveau des collets des dents une ligne dentelée ou festonnée, dont les arçades concaves embrassent les dents, et dont les dentelures passent dans les espaces inter-dentaires pour s'unir avec la muqueuse gingivale externe. Derrière la dernière grosse molaire la muqueuse gingivale passe directement de la cavité buccale dans la cavité vestibulaire en tapissant les bords supérieur, inférieur et postérieur de l'espace rétro-molaire déjà décrit. De couleur rosée ou blanchâtre, elle se distingue du reste de la muqueuse buccale : par sa grande épaisseur surtout au niveau de la gaine radiculaire où elle devient presque fibro-cartilagineuse ; par son adhérence intime au périoste des arcades alvéolaires, et au collet dentaire, mais moindre sur la racine des dents. Sa *structure* diffère de celle du reste de la muqueuse buccale : par l'abondance du tissu conjonctif et l'absence presque complète des réseaux élastiques ; par l'absence de glandes, et la présence de nombreuses et volumineuses *papilles,* ce qui explique la facilité avec laquelle les gencives saignent. L'épithélium est pavimenteux stratifié.

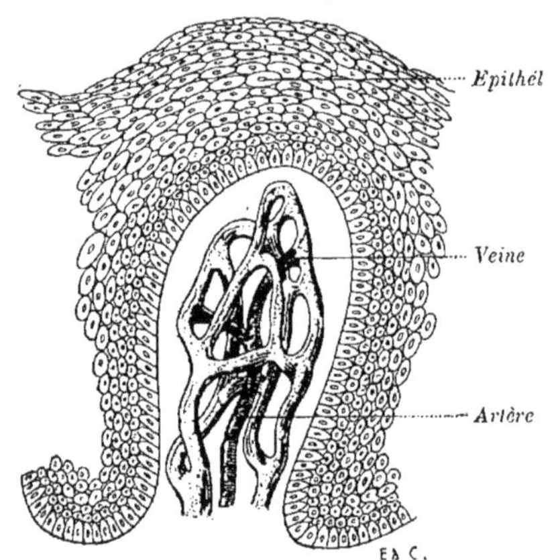

Fig. 38. — Papille gingivale d'un enfant, avec son réseau capillaire et son revêtement épithélial (d'après FREY).

Chez le nouveau-né, avant l'apparition des dents, la muqueuse gingivale recouvre tout le bord libre des arcades alvéolaires, et forme ainsi une gaine muqueuse embrassant l'arcade alvéolaire sur ses deux faces et sur son bord libre ; la même disposition se retrouve chez le vieillard, après la chute des dents, ou même chez l'adulte, au niveau des alvéoles dont les dents sont tombées ou arrachées. Dans ces cas la muqueuse gingivale, au niveau du bord libre des arcades alvéolaires, devient un tissu dur, fibro-cartilagineux ; transformation produite par la pression qu'elle subit dans l'acte de la mastication.

Les *artères* des gencives formées par des vaisseaux grêles mais très nombreux viennent : de la maxillaire interne, par les artères sous-orbitaire, alvéolaire, palatine descendante ou supérieure, et de la sphéno-palatine pour la gencive supérieure ; de la maxillaire interne, par la dentaire inférieure ; de la faciale par la sous-mentale, et de la linguale par la sub-linguale, pour la gencive inférieure. Toutes ces branches forment entre la muqueuse et le périoste un riche réseau artériel, dont les rameaux pénètrent dans la muqueuse et se rendent dans les nombreuses papilles qu'elle présente. — Les *veines* très nombreuses forment des plexus sur chacune des faces des gencives : les *plexus alvéolaires* (Foucher). Elles sont abondantes surtout à l'extrémité postérieure de la gencive supérieure, où elles forment un vaste plexus s'anastomosant avec le plexus ptérygoïdien. Le plexus alvéolaire établit une anastomose entre la veine maxillaire interne et la faciale ou maxillaire externe (Foucher). — Les *Lymphatiques,* difficiles à injecter (Sappey), se rendent isolément ou en compagnie de ceux de la muqueuse palatine aux ganglions carotidiens. — Les *nerfs* viennent des nerfs alvéolaires, filets des dentaires supérieurs, branches du maxillaire supérieur, et des dentaires inférieurs, branches du maxillaire inférieur.

La **paroi postérieure** est incomplète. En arrière, la cavité buccale n'est fermée qu'en partie par le voile du palais et ses piliers antérieurs, à ce niveau se trouve en effet l'orifice qui la fait communiquer d'une façon permanente avec la cavité pharyngienne : l'isthme du gosier.— Le voile du palais faisant partie du pharynx, nous l'étudierons, ainsi que l'isthme du gosier qu'il contribue à limiter, avec cet organe.

La **paroi supérieure** est formée par la voûte palatine.

VOUTE PALATINE

La voûte palatine, concave dans les sens sagittal et frontal,est limitée en avant

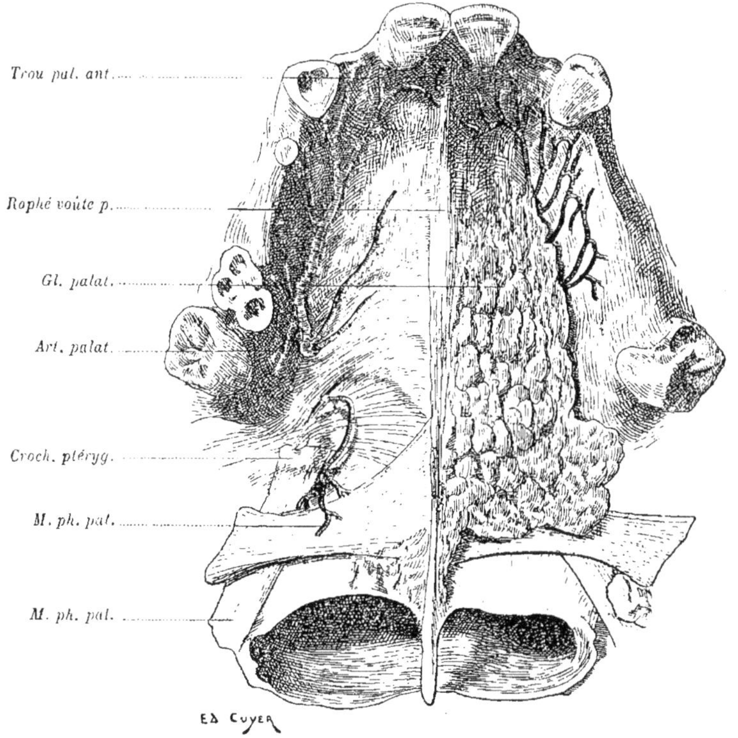

Fig. 39. — Voûte palatine : A droite la muqueuse seule a été enlevée; à gauche on a enlevé la muqueuse et la couche glandulaire.

et latéralement, par la concavité de l'arcade alvéolo-dentaire supérieure; en arrière elle se continue avec le voile du palais. — La limite entre la voûte et le voile est indiquée de chaque côté de la ligne médiane par une arcade à concavité postérieure légèrement saillante, tangible et souvent visible, due à la différence d'épaisseur et surtout de consistance que présentent à ce niveau le bord postérieur de la voûte, et le bord antérieur du voile. — Sur la ligne médiane la voûte présente un relief, quelquefois peu marqué, le plus souvent très saillant, formant une crête sagittale : le *raphé* de la voûte, se continuant en arrière avec celui du voile. Cette crête indique la ligne de soudure des deux bourgeons palatins ; elle présente de très nombreuses variétés individuelles, en dehors de tout état pathologique.

A l'extrémité antérieure du raphé, derrière l'espace qui sépare les deux incisives médianes, il existe une petite saillie, souvent piriforme, à petite extrémité effilée tournée en avant entre les deux incisives, à grosse extrémité tournée en arrière : on pourrait l'appeler *tubercule palatin* ou *rétro-incisif* (papilla palatina ou incisiva) ; il répond profondément à l'orifice inférieur du canal palatin antérieur. — De chaque côté du tubercule palatin on voit une petite dépression ou sillon, vestige du canal incisif embryonnaire (Merkel). — Derrière les dents incisives et le tubercule palatin, de chaque côté du raphé, la voûte palatine présente une série de saillies, bourrelets ou véritables crêtes : *crêtes palatines*, séparés par des sillons plus ou moins profonds. Les unes sont transversales, d'autres plus ou moins obliques en arrière et en dehors ; lisses ou rugueuses ; rectilignes, arciformes ou légèrement ondulées ; plus ou moins nombreuses, trois ou quatre (Sappey), cinq à sept (Merkel) ; on peut n'en trouver qu'une seule de chaque côté.

D'après Gegenbaur (Morphol. Jahrbuch. Bd IV, 1878, p. 579), pendant la vie embryonnaire et après la soudure complète de la voûte, la muqueuse palatine se soulève en cinq ou sept reliefs obliques, crêtes palatines, disposés régulièrement. Vers la fin de la vie fœtale leur disposition devient irrégulière, quelques plis postérieurs disparaissent. Plus tard, ces reliefs tendent à disparaître et la surface de la voûte palatine s'aplanit progressivement ; chez le vieillard elle peut devenir absolument plane.

Le tubercule palatin est creusé, quelquefois, d'un canalicule se terminant en cul-de-sac ; il représente le vestige du canal naso-palatin (canal incisif) qui existe chez les mammifères, où il traverse toute l'épaisseur de la voûte palatine. Chez les mammifères, les ruminants surtout, ce canal, *canal de Stenson*, est bifurqué dans sa partie supérieure ; ses branches de bifurcation s'ouvrent dans les fosses nasales où elles se mettent en rapport avec un organe de sens, situé de chaque côté de la cloison nasale, l'organe de Jacobson, qui est mis de cette façon en relation avec la cavité buccale (Gegenbaur). Ces canaux sont des restes de la communication primitive de la cavité nasale avec la cavité buccale ; l'occlusion de cette communication, généralement accomplie dès le début de la vie extra-utérine, se fait du côté de la voûte palatine comme le prouve la présence, assez fréquente chez l'adulte, d'une évagination plus ou moins profonde venant de la cavité buccale (Leboucq, Arch. de biolog. 1881, p. 386). — Merkel a trouvé, une fois sur dix cas, un sac épithélial impair s'étendant du tubercule palatin, vers l'orifice inférieur du canal palatin. — Le même auteur a remarqué que le tubercule palatin présentait souvent un squelette formé par un corpuscule cartilagineux du volume d'une lentille ; hyalin ou fibro-cartilagineux ordinairement, il est quelquefois formé de tissu conjonctif lâche ; souvent il manque.

Dans toute son étendue la voûte palatine présente des saillies papillaires, visibles surtout après la destruction des couches épithéliales superficielles ; petites, peu marquées en avant, elles sont surtout prononcées vers sa limite postérieure. Entre ces saillies il existe des dépressions ; petites et isolées par place, elles sont plus larges et plus profondes ailleurs ; elles répondent à l'orifice des canaux excréteurs des glandes palatines. Il en existe surtout deux plus prononcées, une de chaque côté de l'extrémité postérieure du raphé ; à la loupe, après la chute des couches superficielles de l'épithélium, on voit qu'elles sont criblées de petits orifices formés par la réunion de plusieurs conduits glandulaires excréteurs.

Structure. — La voûte palatine est formée d'une charpente osseuse, recouverte par la muqueuse buccale, et entre les deux une épaisse couche glandulaire, des vaisseaux et des nerfs.

La **charpente osseuse** est formée par le massif maxillaire supérieur. La réunion des apophyses palatines des maxillaires supérieurs, des lames horizontales des os palatins, et des deux os inter-maxillaires constitue cette charpente osseuse. Au point d'union des os inter-maxillaires et des lames palatines des maxillaires, derrière l'espace qui sépare les incives médianes on trouve l'orifice inférieur du canal palatin antérieur (canal naso-palatin ou incisif). — Au niveau des angles postéro-latéraux de la voûte, on trouve l'orifice inférieur (foramen palatinum major) des canaux palatins postérieurs, qui débouchent contre l'apophyse alvéolaire du maxillaire, au niveau de l'alvéole de la dent de sagesse. Parmi les nombreuses aspérités que présente la voûte osseuse, nous mentionnerons celles qu'on trouve de chaque côté de la ligne médiane devant l'orifice du canal palatin postérieur. Au nombre de deux en général, ce sont de petites lamelles osseuses limitant un sillon dans lequel passent les vaisseaux et nerfs qui arrivent dans le palais par ce canal. Derrière cet orifice, entre lui et l'orifice des conduits palatins accessoires (foramina palatina minora) on trouve une saillie osseuse plus prononcée encore, arciforme, dirigée transversalement de dehors en dedans. — Très épaisse en avant, la voûte osseuse l'est moins en arrière, où elle est soutenue par la cloison osseuse du nez.

Le périoste adhère intimement au niveau des soudures des pièces qui forment la voûte, et au niveau de l'arcade alvéolaire; mais entre celles-ci et la ligne médiane, et entre les sutures, l'adhérence est bien moindre; son détachement y est assez facile.

Parfois le sinus maxillaire s'étend jusque dans la voûte osseuse, ce qui l'amincit considérablement, surtout vers les parties latérales. — Chez le vieillard la charpente osseuse du palais s'amincit de plus en plus et se détruit même par place, de sorte qu'il y a des points où le palais n'est séparé du plancher des fosses nasales que par des parties molles (Merkel).

La **muqueuse** palatine, plus épaisse en avant qu'en arrière, est blanchâtre ou rosée. — Très *adhérente* au périoste sur les côtés le long des arcades alvéolaires et sur le raphé médian, elle l'est moins dans le tiers antérieur de l'espace qui sépare le bord alvéolaire du raphé, et l'adhérence devient nulle dans les deux tiers postérieurs; à ce niveau, l'on trouve en effet l'épaisse couche glandulaire sous-muqueuse. — Sa *structure* est la même que celle de la muqueuse gingivale et de la muqueuse buccale en général.

La **couche glandulaire** est interposée entre la muqueuse et le périoste; peu épaisse ou nulle en avant, elle s'épaissit de plus en plus en se rapprochant du bord postérieur de la voûte. A ce niveau, elle se continue sans limite appréciable avec la couche glandulaire antérieure du voile palatin. — Elle forme deux masses allongées, disposées de chaque côté du raphé médian, qui les sépare. Cette couche est formée par une grande quantité de glandes acineuses disposées en plans superposés ; les conduits excréteurs viennent s'ouvrir isolément à la surface de la muqueuse par des orifices visibles à l'œil nu ; ces glandes salivaires palatines sont de même nature que toutes les glandes buccales.

Vaisseaux et nerfs. — Les **artères** de la voûte sont fournies par des branches de la maxillaire interne, les *artères palatines supérieures ou descendantes.* L'artère palatine supérieure, née dans la fosse ptérygo-maxillaire, s'engage dans le canal palatin postérieur avec le nerf palatin antérieur et, arrivée à l'orifice inférieur du canal, elle se divise en deux ordres de branches : les unes se dirigent en arrière vers le voile : artère palatine postérieure ; les autres vont en avant vers la voûte palatine, *artère palatine antérieure.* Celle-ci, située immédiatement contre l'os, se loge dans une gouttière assez profonde limitée en dedans et surtout en dehors par les lamelles osseuses saillantes que nous avons déjà indiquées. Elle se dirige en avant et donne des branches par ses deux côtés, mais surtout par son côté interne. — Les branches externes se rendent sur les arcades alvéolaires ; les branches internes se rendent dans l'os, dans l'épaisse couche glanduleuse et dans la muqueuse. — En avant, au niveau du trou palatin antérieur, les branches terminales des artères des deux côtés s'anastomosent et envoient un petit rameau qui pénètre dans le canal palatin antérieur ou incisif, où il s'anastomose avec l'artère sphéno-palatine.

Les **veines**, peu nombreuses, se jettent en partie dans les veines du voile du palais ; d'autres pénètrent dans les canaux palatins postérieurs, arrivent dans la fosse ptérygo-maxillaire et se jettent dans les plexus ptérygoïdiens tributaires de la veine maxillaire interne. En avant, les veines plus volumineuses traversent le conduit palatin antérieur, s'unissent aux veines des fosses nasales, et par leur intermédiaire se jettent dans la veine faciale.

Les **lymphatiques** très déliés et difficiles à injecter (Sappey) recouvrent d'un réseau toute la surface de la voûte, et se continuent avec ceux de la muqueuse gingivale et de la face antérieure du voile. Ce réseau est bien plus développé en arrière vers le voile qu'en avant ; il se résume en plusieurs troncs : deux ou trois longitudinaux et médians, se portent vers la luette, au niveau de sa base ils se dévient en dehors, passent entre l'amygdale et le pilier postérieur et aboutissent aux ganglions situés sur les côtés de la membrane thyro-hyoïdienne ; plusieurs troncs latéraux se dirigent vers le pôle supérieur de l'amygdale, puis descendent sur sa face externe et se terminent dans les mêmes ganglions que les précédents (Sappey).

Les **nerfs** viennent du maxillaire supérieur par deux branches efférentes du ganglion de Meckel : le nerf palatin antérieur et le nerf sphéno-palatin interne ou naso-palatin de Scarpa. — Le *nerf palatin antérieur* ou grand nerf palatin, né dans la fosse ptérygo-maxillaire, s'engage dans le canal palatin postérieur, accompagné de l'artère palatine supérieure, donne en route plusieurs petits filets (n. nasal postérieur, filets du sinus maxillaire), sort du canal par son orifice inférieur et se divise en deux branches : l'une interne se divise en ramuscules destinées aux glandes et à la muqueuse de la voûte ; l'autre externe, longe les arcades alvéolaires et innerve la gencive. Ces deux branches unies à l'artère palatine antérieure au niveau du trou palatin postérieur sont situées plus profondément que l'artère dans le reste de leur trajet.

Le *nerf sphéno-palatin interne* ou *naso-palatin* naît de la bifurcation du nerf sphéno-palatin, branche efférente antérieure du ganglion de Meckel ; il traverse le trou sphéno-palatin et se divise dans la fosse nasale en ses deux rameaux : externe et interne. Le rameau interne passe au-devant du sinus sphénoïdal, atteint la cloison nasale, se dirige en bas et en avant, pénètre dans le canal palatin antérieur (canal incisif, ou naso-palatin), s'adosse à celui du côté opposé et débouche sur la voûte palatine par le trou palatin antérieur ; ses filets se ramifient dans la muqueuse de la voûte qui se trouve immédiatement derrière les dents incisives.

PAROI INFÉRIEURE OU PLANCHER

La paroi inférieure ou plancher de la cavité buccale est constituée par des parties molles encadrées par deux os : le maxillaire inférieur et l'os hyoïde. — Le cadre osseux est formé : en avant par la concavité du fer à cheval que décrit le corps du maxillaire inférieur ; en arrière par la convexité du fer à cheval décrit par le corps et les grandes cornes de l'os hyoïde. Ces deux arcs osseux sont concentriques : l'arc maxillaire, plus large, embrasse par sa concavité la convexité antérieure de l'arc hyoïdien, de telle façon que ce dernier est caché par le premier quand la tête est dans l'attitude du repos, c'est-à-dire à angle droit sur la colonne vertébrale, les deux arcs osseux se trouvant alors sur le même plan horizontal. — Quand la tête est renversée en arrière, l'arc maxillaire s'élève plus que l'arc hyoïdien ; celui-ci se dégage de la concavité du maxillaire, le dépasse par le bas, devient tangible et l'espace qui sépare les deux os, c'est-à-dire le plancher buccal se tend. — Quand la tête se fléchit et s'abaisse, l'arc maxillaire s'abaisse plus que l'arc hyoïdien, qui se trouve complètement caché, enfoui derrière le maxillaire.

Les parties molles qui remplissent ce cadre osseux constituent le plancher buccal ; elles sont formées : d'une charpente musculaire médiane, doublée sur sa face supérieure de la muqueuse buccale, sur l'inférieure de la peau. Entre ces couvertures et le muscle passent de nombreux organes.

On limite en général le plancher buccal à la face supérieure de la charpente musculaire (m. mylo-hyoïdien). Très bonne pour le chirurgien, cette limite nous paraît absolument arbitraire au point de vue anatomique pur. — Le plancher buccal est formé par toutes les parties molles comprises entre la muqueuse buccale et la peau, encadrées par les os maxillaire et hyoïde, de même que la paroi externe molle du vestibule buccal, la joue, est formée par toutes les couches allant de la peau à la muqueuse inclusivement. Comme pour celle-ci on ne s'arrête pas au muscle buccinateur, de même pour la paroi inférieure molle de la bouche, il faut ne pas s'arrêter au muscle mylo-hyoïdien.

La **charpente musculaire** est constituée par le muscle mylo-hyoïdien doublé des ventres antérieurs des digastriques et des génio-hyoïdiens. — Le mylo-hyoïdien ou transverse de la mâchoire inférieure est formé de deux moitiés latérales se réunissant sur la ligne médiaire du plancher buccal. Chacune de ses moitiés forme un plan triangulaire, incliné en bas et en dedans ; son côté externe et supérieur est fixé sur la face interne du corps du maxillaire, à la ligne mylo-hyoïdienne entre les apophyses geni et la dernière grosse molaire ;

le côté interne et inférieur se fusionne sur la ligne médiane avec celui de la moitié opposée; le sommet répond aux apophyses geni ; le côté postérieur ou base est librement tendu entre l'extrémité postérieure de la ligne mylo-hyoïdienne du maxillaire et le corps de l'os hyoïde, où il s'insère. — Le mylo-hyoïdien, formé par l'union de ces deux plans, représente dans son ensemble la moitié antérieure d'une carène de vaisseau ou un demi-cône creux à concavité supérieure, dont le sommet antérieur répond à la symphyse du menton, et dont la base postérieure adhère par sa partie moyenne au corps de l'os hyoïde, et est libre sur les côtés. — Dans la rainure, que limitent en haut les deux plans inclinés du mylo-hyoïdien, glissent les deux muscles génio-hyoïdiens, tendus entre les apophyses géni-inférieures et le corps de l'os hyoïde. — Sur la face inférieure du mylo-hyoïdien, de chaque côté de la crête médiane, glissent les ventres antérieurs des muscles digastriques, allant de la symphyse du menton

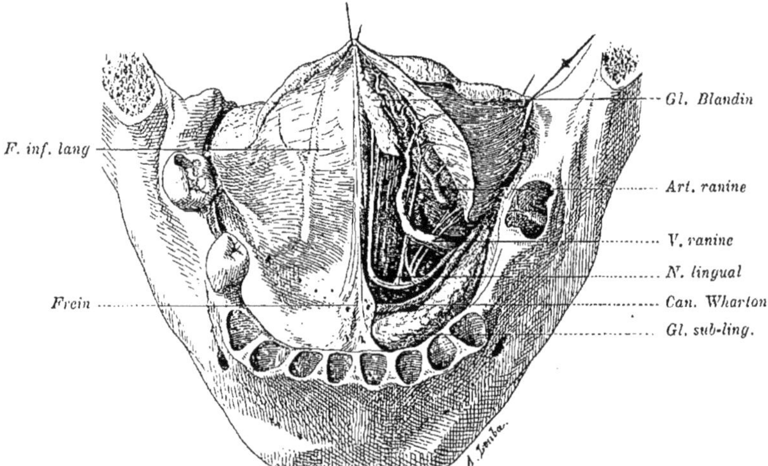

Fig. 40. — Face inférieure de la langue. — A droite la muqueuse est enlevée, et les muscles disséqués et reclinés pour montrer la glande de Blandin et ses rapports avec les vaisseaux et nerfs.

aux grandes cornes de l'os hyoïde. — Dans son ensemble cette couche musculaire constitue un véritable diaphragme bucco-cervical, tendu de la concavité du maxillaire à la convexité de l'os hyoïde. — Complet sur la ligne médiane, où il s'étend de la symphyse du menton au corps de l'os hyoïde, et sur les côtés, ce diaphragme bucco-cervical finit brusquement en arrière, par un bord libre, autour duquel les organes du cou pénètrent dans l'épaisseur du plancher buccal. — Cette charpente musculaire sépare le plancher buccal en deux étages : l'un inférieur limité par la peau; l'autre supérieur limité en haut par la muqueuse buccale.

L'*étage inférieur* externe ou cutané, répond à la partie moyenne de la région dite sus-hyoïdienne. Ses limites sont formées par la concavité du maxillaire en avant et sur les côtés, par la face antérieure convexe de l'os hyoïde en arrière. Cet étage présente à étudier les couches suivantes : la *peau* fine et glabre chez la femme et l'enfant, recouverte des poils de la barbe chez l'homme adulte, présente de nombreux follicules pileux, des glandes sébacées et sudoripares ; — les muscles *peauciers du cou* doublant la peau de chaque côté de la ligne médiane ; — un *tissu cellulaire sous-cutané* plus ou moins abondant suivant le degré d'embonpoint, traversé par les veines sous-mentales, origines des veines jugulaires antérieures, et par des filets du nerf facial et du plexus cervical superficiel ; sur la ligne médiane, à égale distance entre le menton et l'os hyoïde on trouve dans cette couche un ou deux ganglions lymphatiques : ganglions sous-mentaux. — Plus loin doublant la face externe du plancher musculaire on trouve une *aponévrose,* dépendance de l'aponévrose cervicale superficielle. Elle adhère au muscle mylo-hyoïdien sur la ligne médiane ; de chaque côté, elle se dédouble pour engainer le ventre antérieur du digastrique ; en dehors de celui-ci elle se dédouble de nouveau ; une lame suit le muscle mylo-hyoïdien jusqu'à son insertion sur le maxillaire ; l'autre saute de la face externe du muscle sur le bord inférieur du maxillaire ménageant ainsi une loge ostéo-fibreuse dans laquelle sont logés un prolongement de la glande sous-maxillaire, quelques ganglions lymphatiques, l'artère sous-mentale et une ou deux veines qui l'accompagnent.

L'*étage supérieur.* — Examiné par la cavité buccale, le plancher est formé par un bourrelet médian saillant : la *langue* et par un sillon curviligne en fer à cheval embrassant dans sa concavité la saillie médiane : *sillon alvéolo-lingual* (Luschka).

Le **sillon ou gouttière alvéolo-linguale** est limité en avant et latéralement par l'arcade alvéolaire tapissée par la muqueuse gingivale ; en dedans par la racine de la langue ; en arrière et de chaque côté par le pilier antérieur du voile du palais ; son fond est formé par la muqueuse qui après avoir tapissé la langue se réfléchit sur l'arcade alvéolaire et sur le pilier antérieur du voile. — En soulevant la pointe de la langue on voit sur la ligne médiane, entre cette dernière et le fond du sillon, un pli muqueux plus ou moins saillant : le *frein de la langue.* Celui-ci s'insère sur la face inférieure de la langue d'une part, sur la surface muqueuse du plancher buccal d'autre part ; il n'atteint pas le maxillaire inférieur, mais souvent il existe un petit bourrelet qui le prolonge jusqu'au maxillaire (Merkel). — A droite et à gauche du frein commence une petite saillie de la muqueuse, qui se prolonge dans la partie latérale du sillon : *repli, crête* ou *bourrelet sub-lingual,* déterminé par le relief de la glande sub-linguale qui soulève la muqueuse ; ce repli est plus marqué chez le nouveau-né et se prolonge en avant par une saillie libre (Gegenbaur). En avant, sur le frein de la langue même, le repli sub-lingual se continue dans un tubercule ou mamelon : la *caroncule sub-linguale* ou *salivaire ;* chaque caroncule présente à son sommet un orifice, visible à l'œil nu : l'*ostium ombilicale,* orifice du canal de Wharton. Les deux caroncules ne sont pas symétriquement disposées, l'une étant toujours située plus haut que l'autre. — La crête sub-linguale présente aussi deux séries longitudinales de petits orifices, moins visibles cependant que le précédent, répondant à l'ouverture des canaux excréteurs des glandes sub-linguales (canaux de Rivinus).

A l'extrémité postérieure du sillon la muqueuse qui le tapisse passe, au niveau de la racine du pilier antérieur du voile, en dedans sur la base de la langue, en dehors derrière la dernière grosse molaire au niveau de l'espace retro-molaire dans la muqueuse de la gouttière inférieure du vestibule de la bouche. — La *muqueuse* est mince et peu adhérente. D'après Suzanne (Arch. de physiol. 1887, p. 141) en avant, de chaque côté du frein de la langue, la muqueuse du plancher serait doublée d'une couche musculaire à fibres sagittales, venant des muscles genio-glosses. Sa structure est identique à celle du reste de la muqueuse buccale.

Si on incise la muqueuse tout le long du sillon alvéolo-lingual on tombe dans une gouttière assez profonde limitée : en dedans par la racine de la langue formée par les muscles genio-glosses et hyo-glosses, en dehors par la face interne ou profonde du mylo-hyoïdien. Cette gouttière ou rainure est transformée par la muqueuse en une loge, la *loge sublinguale* qui, par sa base ouverte tournée en arrière, communique largement avec la loge sous-maxillaire. Elle contient la glande sub-linguale, le prolongement sub-lingual de la glande sous-maxillaire, le canal de Wharton, le canal de Bartholin, les nerfs lingual et grand hypoglosse, l'artère sub-linguale, des veines, et du tissu cellulaire lâche.

La *glande sub-linguale,* qui sera décrite plus loin avec les glandes salivaires, se prolonge en arrière jusqu'au delà de la dernière molaire où elle touche presque la glande rétro-molaire; en avant elle atteint le frein de la langue. Très souvent elle se prolonge par dessous celui-ci, entre lui et les extrémités antérieures des genio-glosses, et atteint l'extrémité antérieure de la glande sub-linguale du côté opposé. — Suzanne (loc. cit.) décrit un groupe glandulaire spécial, situé sur les côtés du frein en arrière de la face postérieure du maxillaire, au-dessus des apophyses geni-supérieures, distinct de la glande sub-linguale : *groupe glandulaire du frein.* — Merkel décrit, sous le nom de *glandula incisiva,* un petit groupe glandulaire constant, situé devant les caroncules salivaires, immédiatement sur le périoste du maxillaire inférieur, un peu au-dessous du collet des dents incisives moyennes.

La *glande sous-maxillaire* étant à cheval sur le bord postérieur du muscle mylo-hyoïdien, une portion de cette glande se trouve dans la loge sub-linguale; de plus, la glande envoie un prolongement qui accompagne le canal de Wharton, et passe, comme celui-ci, sur la face supérieure du muscle mylo-hyoïdien dans la loge sub-linguale. — Le *canal de Wharton* se dégage de la glande sous-maxillaire au niveau du bord postérieur du mylo-hyoïdien, passe sur le muscle, se dirige en avant entre les muscles hyo-glosse et genio-glosse en dedans, la glande sub-linguale en dehors; il longe enfin cette dernière jusqu'au frein de la langue où il s'ouvre au sommet de la caroncule. — Le *canal de Bartholin* se dégage de la partie postérieure de la glande sub-linguale, suit la face interne de la glande et s'ouvre soit dans le canal de Wharton, soit isolément dans la caroncule salivaire à côté du précédent.

L'*artère sub-linguale,* grosse de 2 mm. (Krause) naît de l'extrémité antérieure de l'artère linguale dont elle est une des branches de bifurcation ; elle continue la direction du tronc artériel, passe sous la glande sub-linguale, en dehors du muscle génio-glosse, au-dessus des génio et mylo-hyoïdien, en dedans et au-dessous du canal de Warthon, qu'elle croise obliquement. Elle donne des branches à toutes les parties qui constituent le plancher buccal surtout à la muqueuse, jusqu'au frein de la langue ; une de ses branches traverse le mylo-hyoïdien et va s'anastomoser avec l'artère sous-mentale. Arrivées au niveau du frein les deux artères sub-linguales s'anastomosent par un rameau arciforme ou par un rameau situé à la hauteur de l'extrémité antérieure de la glande sub-linguale. A ce niveau aussi, derrière la symphise du menton, l'artère sub-linguale envoie des rameaux qui traversent les insertions antérieures du mylo-hyoïdien et vont se rendre dans le réseau artériel que forment les deux artères sous-mentales en s'anastomosant ensemble sous la symphyse. Enfin, elle donne des rameaux à la muqueuse qui recouvre les alvéoles des dents incisives inférieures, rameaux qui pénètrent parfois dans l'os.

Le *nerf hypoglosse* situé très profondément passe dans le sinus ouvert en haut entre le mylo-hyoïdien en dehors, et le hyo-glosse et le génio-glosse en dedans, et se ramifie bientôt. Son trajet dans la loge sub-linguale est relativement court. — Le *nerf lingual* occupe au contraire la région superficielle de la loge ; il y pénètre au niveau de la dernière grosse molaire où il est situé immédiatement sous la muqueuse doublée de la glande rétro-molaire ; puis il se dirige en bas et en avant, passe d'abord sur le muscle hyo-glosse et atteint le canal de Wharton sur la face interne de la glande sub-linguale ; situé d'abord en dehors et au-dessus de ce canal, le nerf passe au-dessous, le contourne et le prend dans une anse à concavité supérieure ; arrivé sur le côté interne du canal le nerf lingual passe sur l'artère sub-linguale, monte sur la langue et se dirige vers la pointe de celle-ci en abandonnant en route les nombreux filets destinés à la glande sub-linguale, à la muqueuse du plancher buccal et à la langue. En somme, le nerf lingual et le canal de Wharton s'entrecroisent sur la face interne de la glande sublinguale : le nerf est situé successivement en haut et en dehors du canal, puis au-dessous de lui et enfin en haut et en dedans.

De nombreuses *veines* accompagnent tous ces organes ; ce sont : les veines satellites du nerf hypoglosse, du nerf lingual, du canal de Wharton. La veine sub-linguale passe sur la face interne de la glande sub-linguale et au-dessous du canal de Wharton, c'est elle qui charrie la plus grande partie du sang veineux du plancher buccal ; elle se jette dans la veine faciale, dans la loge sous-maxillaire.

Tous les organes dont nous venons de préciser le siège et les rapports dans le lobe sub-lingual sont noyés dans du *tissu cellulo-graisseux*. — F. L. Fleischmann (Nürenberg, 1841) décrit deux *bourses séreuses*, une de chaque côté du frein de la langue au niveau des extrémités antérieures des muscles génio-glosses. L'existence de ces glandes, admises par certains auteurs (Tillaux), est contestée par la plupart.

Alezais (Journ. d'Anat. 1884) a étudié spécialement le tissu cellulaire du plancher buccal. — Dans la *région antérieure*, il n'a trouvé dans les 4/5 des cas que du tissu conjonctif plus ou moins lâche, formant derrière la symphise du menton, entre les extrémités internes des glandes sub-linguales qui surplombent les apophyses geni-supérieures, un tissu caverneux, dont l'insufflation montre les lamelles blanches et brillantes ; latéralement ce tissu devenait plus mince. Dans plusieurs cas il a rencontré près de la racine de la langue, de chaque côté du frein, se prolongeant jusqu'à la glande sub-linguale le tissu cellulaire rétro-symphysien transformé en une *bourse séreuse* plus ou moins vaste, cloisonnée et prédominant du côté gauche. — Dans la *région postérieure ou molaire*, au niveau des dernières grosses molaires, il a trouvé quelquefois une *cavité séreuse* au niveau de la deuxième grosse molaire, arrondie ou ovalaire, allongée d'avant et arrière, longue de 2 centimètres, et répondant à la première et à la troisième grosse molaire. — A. dit avoir souvent rencontré, dans cette même région, une seconde bourse plus petite, située entre la glande sub-linguale en dedans, la muqueuse en haut, l'arcade alvéolaire en dehors. — En somme, d'après les recherches de cet auteur il y aurait plusieurs bourses séreuses sub-linguales dues à la mobilité de la langue et ses frottements contre la ceinture osseuse qui l'entoure : les unes rétro-symphysiennes, répondant aux bourses de Fleischmann, les autres molaires.

Je dois dire que j'ai en vain cherché ces bourses séreuses. Le tissu cellulaire du plancher buccal, plus ou moins lâche, s'infiltre entre les organes qui le traversent, mais nulle part on ne trouve des cavités séreuses bien limitées. C'est du reste l'avis de la plupart des auteurs (Suzanne, Merkel, etc.)

LANGUE

La langue est un organe musculo-membraneux qui proémine sur la partie médiane du plancher buccal. Uniquement musculaire à sa racine, implantée sur les deux arcs osseux qui encadrent le plancher buccal, la langue soulève la muqueuse, s'en coiffe et devient musculo-membraneuse dans sa portion libre. — Physiologiquement la langue est un organe à double fonction : musculaire et mobile elle intervient activement dans la préhension des aliments, leur mastication, la formation du bol alimentaire, sa propulsion dans le pharynx, et dans la phonation ; par sa muqueuse, munie d'organes nerveux spéciaux, c'est un organe tactile et un organe de sens spécial, destiné à percevoir les saveurs. Elle agit donc dans les phénomènes mécaniques de la digestion et comme organe de la gustation ; c'est pourquoi certains auteurs décrivent séparément le muscle lingual organe de la digestion, et la muqueuse linguale organe de sens. Cette séparation nous semble inutile et arbitraire, aussi allons-nous décrire ici toutes les parties constituantes de la langue.

Configuration et Rapports. — La langue présente deux portions : l'une recouverte par la muqueuse buccale, proéminant librement dans les cavités buccale et pharyngienne : c'est la *portion libre* ou *bucco-pharyngienne ;* l'autre, située dans l'épaisseur du plancher buccal, au-dessous du point où la muqueuse buccale se réfléchit de la langue sur les gencives : c'est la *racine* de la langue, uniquement musculaire.

La **portion libre** de la langue remplit par ses deux tiers antérieurs l'espace circonscrit par l'arcade alvéolo-dentaire du maxillaire inférieur, et proémine par son tiers postérieur, au delà des piliers antérieurs du voile du palais dans la cavité pharyngienne.

La portion antérieure ou *buccale* est horizontale, la postérieure ou *pharyngienne* est verticale. — Dans sa totalité, la portion libre de la langue peut être comparée à un ovoïde légèrement aplati de haut en bas, dont l'extrémité pointue ou sommet est tournée en avant et répond aux dents incisives ; mince et aplatie de haut en bas, elle constitue la *pointe* de la langue ; la grosse extrémité ou base, tournée en arrière, fait un relief à peu près rectangulaire sur la paroi antérieure du pharynx : elle forme la *base* de la langue.

La langue présente une double racine : hyoïdienne et mandibulaire, appartenant chacune à un segment distinct de l'organe ; séparées à l'origine elles se fusionnent ensuite ; la première, hyoïdienne, appartient au tiers postérieur ou pharyngien ; la seconde, maxillaire, aux deux tiers antérieurs ou portion buccale. Il faut réserver le terme de base de la langue au segment pharyngien de sa portion libre, et donner le nom de racine de la langue à la portion profonde, uniquement musculaire, implantée à la fois sur le maxillaire et sur l'appareil hyoïdien.

La **partie buccale** présente à étudier deux faces, deux bords latéraux et un sommet ou pointe.

La *face supérieure, dorsale* ou *palatine,* convexe d'avant en arrière, est légèrement concave transversalement, grâce à un sillon médian et sagittal qui s'étend de la pointe à l'extrémité postérieure (Voy. fig. 44). — A l'état de repos de la langue, cette face est en contact avec la voûte palatine, en avant, avec le voile du palais en arrière. Ce dernier, en se contractant, se relève et se détache complètement de la face dorsale de la langue. — Hérissée de saillies papillaires plus ou moins développées dans toute son étendue, cette face présente, à son extrémité postérieure, une dépression médiane très ou peu accentuée : le *trou borgne* ou *foramen cœcum* de Morgagni, et de chaque côté une série de grosses papilles (papilles caliciformes) disposée sur une ligne oblique en avant et en dehors. Le foramen cœcum et les lignes papillaires décrivent ensemble un V ouvert en avant ayant pour sommet le foramen : c'est le V lingual, qui marque la limite entre les parties buccale et pharyngienne de la langue.

La *face inférieure* est moitié moins étendue que la supérieure, le tiers antérieur seul de la face inférieure de la langue étant recouvert par la muqueuse, et par conséquent libre ; le reste de cette face est enfoncé dans l'épaisseur du plancher buccal et est formé par les muscles qui pénètrent dans la langue et en constituent la racine. — La face inférieure, lisse et unie, présente sur la ligne médiane : un *sillon* longitudinal, plus profond en arrière qu'en avant ; au-dessous de celui-ci, un repli muqueux triangulaire placé de champ entre la muqueuse du plancher buccal et la langue : le *frein* ou *filet* de la langue, dont le bord antérieur et les deux faces latérales sont libres, et dont le bord supérieur adhère à la langue et l'inférieur au plancher. Quelquefois il atteint la pointe de la langue et il peut gêner ses mouvements et la succion chez le nouveau-né ; d'où la nécessité de le sectionner. Latéralement, sur les côtés du sillon, on voit deux *saillies* oblongues, antéro-postérieures, reliefs des muscles sous-jacents, recouvertes par une mince muqueuse qui laisse voir par transparence les veines ranines. Sur cette saillie on trouve de petits appendices muqueux, des *franges* lamelliformes longues de 2 à 3 millimètres.

Ces franges représentent chez l'adulte les stades d'atrophie du *repli frangé* (plica fimbriata) du nouveau-né et de l'enfant. Chez ces derniers, la muqueuse linguale forme à une certaine distance du point où elle se réfléchit dans la muqueuse buccale, à droite et à gauche, un repli. Les deux replis convergent en avant l'un vers l'autre, et présentent un bord délicatement frangé ou dentelé, d'où le nom de repli frangé. Ce repli serait l'homologue de la langue accessoire inférieure des singes, rudiment d'une langue plus ancienne, qui n'était pas encore musculaire (Gegenbaur, Morphol. Jahrb., t. IX, 1886).

Les *bords*, minces et aplatis en avant, s'épaississent en arrière ; ils touchent les arcades dentaires et présentent souvent de légers sillons verticaux séparés par des saillies, dus aux empreintes des dents. De nombreuses saillies papillaires rangées en séries verticales et parallèles hérissent leur moitié supérieure répondant aux parties latérales de la gouttière alvéolo-linguale.

Le *sommet* ou *pointe* touche la face postérieure des incisives supérieures et inférieures. Mince et aplatie, la pointe est creusée d'un sillon médian et vertical, souvent assez profond, unissant les extrémités antérieures des sillons longitudinaux des faces inférieure et supérieure. — Sur les côtés du sillon, la pointe de la langue est formée par deux tubercules hérissés de papilles.

La **partie pharyngienne** constitue la base de la langue. Verticale et rectangulaire elle présente une face et quatre bords.

La *face, face pharyngienne* de la langue, regarde en arrière ; elle est en contact en haut avec la luette, qui s'en détache quand le voile se redresse, et en bas avec la face antérieure de l'épiglotte. — Tomenteuse et inégale, elle est semée de saillies ou mamelons percés à leur sommet d'un orifice visible à l'œil nu : ce sont les *follicules* de la langue. Entre ces follicules les dépressions qui les limitent se disposent en rigoles, parallèles, légèrement obliques en bas et en dedans, et convergeant vers l'extrémité inférieure d'une rigole plus profonde, médiane et verticale. Cette dernière, large en haut où elle embrasse le foramen cœcum, se rétrécit en bas ; souvent peu prononcée ou nulle, quand elle est bien marquée, elle divise cette face en deux moitiés latérales en forme de bourrelets saillants. — L'ensemble des mamelons et des rigoles donnent à la face pharyngienne ou base de la langue un aspect particulier, comparable à celui d'une amygdale, surtout l'amygdale pharyngienne : c'est l'amygdale linguale.

Le *bord supérieur* répond au V lingual, où la face pharyngienne se continue, sous un angle presque droit, avec la face dorsale de la portion buccale de la langue. — Ce bord forme le plancher de l'orifice de communication des cavités buccale et pharyngienne : l'isthme du gosier.

Le *bord inférieur* se présente sous la forme d'un bourrelet transversal, saillant, compris entre le corps de l'os hyoïde en avant, la base de l'épiglotte en arrière. De son milieu et de ses deux extrémités latérales se détachent trois replis muqueux qui vont se perdre sur la face antérieure et sur les bords latéraux de l'épiglotte : *replis glosso-épiglottiques* médian et latéraux. — Le repli médian, plus saillant, est tendu sagittalement entre la langue et l'épiglotte, son bord supérieur est concave et libre ; — les replis latéraux moins prononcés sont curvilignes à concavité tournée en dedans, ils forment la limite inférieure de la fosse amygdalienne, et au niveau de leur insertion sur le bord de l'épiglotte, ils s'entrecroisent et se fusionnent avec l'extrémité épiglottique des replis pharyngo-épiglottiques. — Ces trois replis sont formés par une charpente élastique : les *ligaments glosso-épiglottiques*, et par quelques faisceaux musculaires dépendant des muscles de la langue, le tout recouvert de la muqueuse. — De chaque côté du repli médian, entre lui et le repli latéral, on trouve une dépression ou fosse assez prononcée : la *fosse glosso-épiglottique*. Ovalaire allongée dans le sens frontal, cette fosse est tapissée par la muqueuse pharyngienne qui se réfléchit de la base de la langue sur l'épiglotte, et par un substratum élastique glosso-épiglottique. A ce niveau la muqueuse présente le même aspect tomenteux, irrégulier, les mêmes saillies que la muqueuse de la base de la langue et celle de la fosse amygdalienne.

Les *bords latéraux,* verticaux, épais en haut, s'amincissent vers leur extrémité inférieure. — Chacun a la forme d'une petite surface triangulaire à base supérieure, limitée en avant par l'insertion du pilier antérieur du voile du palais sur la langue. Le bord latéral limite avec la face postérieure du pilier du voile un sillon, gouttière ou rigole verticale, à concavité postérieure, longeant de chaque côté la base de la langue. Ce sillon est tapissé par la mu-

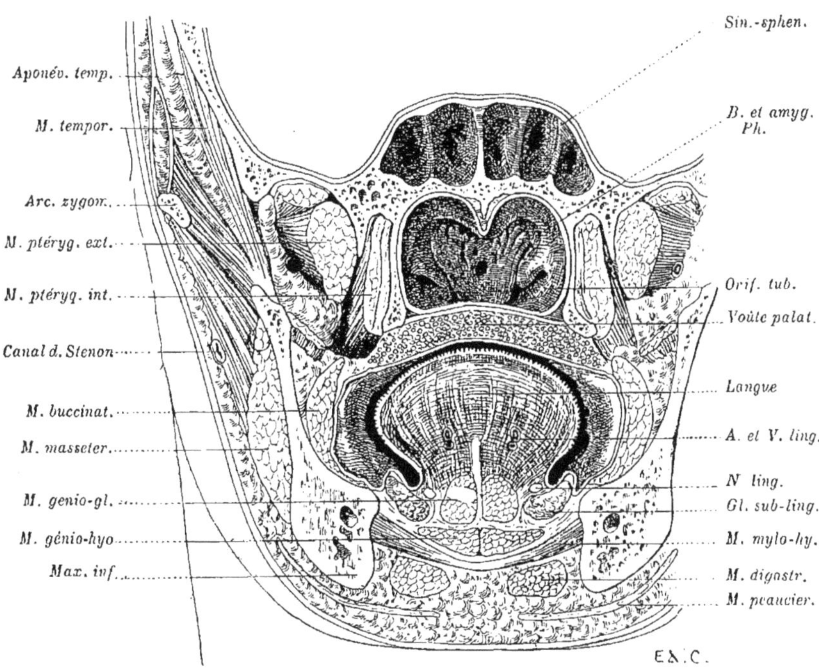

Fig. 41. — Coupe frontale de la base du crâne et de la face passant immédiatement derrière le bord postérieur de la cloison nasale (d'après Luschka).

queuse pharyngienne qui se réfléchit de la fosse amygdalienne sur la base de la langue. — Le bord latéral et le sillon qu'il limite appartiennent à la fosse amygdalienne.

La **racine** de la langue est située dans l'épaisseur de l'étage supérieur du plancher buccal, au-dessus des muscles mylo et génio-hyoïdiens. — Uniquement musculaire, elle est formée par les muscles qui s'implantent sur le maxillaire et sur l'os hyoïde et montent à travers le plancher buccal, pour pénétrer dans l'épaisseur de la langue en l'abordant par sa face inférieure. Ce sont principalement les génio-glosses, doublés d'une portion des hyoglosses (basio-glosses) et des linguaux inférieurs. — Ainsi constituée la racine ou pédicule de la langue est allongée d'avant en arrière aplatie transversalement et plus large en arrière qu'en avant. Dans une coupe frontale intéressant toute la langue, la racine apparaît comme le pétiole supportant une feuille que représente assez bien la coupe de la portion libre. — Nous lui considérerons deux faces latérales et quatre bords. — Les *faces latérales* formées par les faces externes des génio-glosses en avant, des basio-glosses en arrière, constituent la paroi interne des loges sub-linguales. Le *bord antérieur* libre, vertical, curviligne, à concavité antérieure, est formé par le tiers inférieur du bord antérieur des deux muscles génio-glosses accolés. Ce bord présente : une fente médiane qui sépare les deux muscles génio-glosses et deux bourrelets latéraux. Entre ce bord, en arrière, le maxillaire en avant, et la muqueuse du sillon alvéolo-lingual en haut, il existe un petit espace ou cavité triangulaire, cloisonné par une lamelle celluleuse médiane allant de la muqueuse et du maxillaire sur la racine de la langue. — Le *bord inférieur,* sagittal, horizontal et rectiligne, plus épais en arrière qu'en avant, répond aux bords inférieurs accolés des deux muscles génio-glosses; ceux-ci forment une sangle tendue du maxillaire à l'os hyoïde. Ce bord repose sur les muscles génio-hyoïdiens.

Les *bords postérieur* et *supérieur* sont adhérents. Le premier vertical très large est formé par les bords postérieurs des deux muscles génio-glosses accolés, doublés sur leurs faces externes de chaque côté par le lingual inférieur et le basio-glosse. Confondu avec la charpente musculaire de la langue dans laquelle il pénètre, ce bord est nettement limité extérieurement par l'interstice qui sépare de chaque côté le basio du cérato-glosse. Ce dernier muscle étant extra-lingual, du moins dans la portion initiale de son trajet, ne fait pas partie de la racine de la langue telle que nous l'avons définie. — Le bord supérieur, horizontal est formé par le muscle génio-glosse, il est limité par la ligne de réflexion de la muqueuse linguale dans celle du sillon alvéolo-lingual.

Moyens de fixité. — La langue est fixée aux organes qui l'entourent par des liens musculaires, élastiques, fibreux et muqueux. — Ses deux principaux points d'attache sont le maxillaire inférieur et l'os hyoïde. Ses deux tiers antérieurs sont rattachés au maxillaire par les muscles génio-glosses et par la muqueuse qui se réfléchit de sa face inférieure et de ses bords latéraux sur la concavité de l'arcade alvéolaire ; la langue suit le maxillaire dans ses déplacements. A l'os hyoïde ou mieux à l'appareil hyoïdien elle est fixée par : 1° son squelette fibreux ; 2° un groupe musculaire se donnant rendez-vous sur le corps et les cornes de l'os hyoïde ; 3° deux muscles qui divergent vers les extrémités terminales et supérieures de l'appareil hyoïdien, les apophyses styloïdes. Quoiqu'ils se prolongent jusqu'à l'extrémité antérieure de la langue, ces liens rattachent à l'appareil hyoïdien surtout son tiers postérieur ou base. La base de la langue est ainsi fortement fixée à l'os hyoïde qui l'entraîne avec lui.

La langue est encore rattachée aux organes voisins par des expansions musculaires, élastiques et muqueuses : au voile par les muscles glosso-palatins et la muqueuse qui les recouvre ; à la paroi pharyngienne, par la muqueuse d'une part, par des faisceaux musculaires (m. glosso-pharyngés) d'autre part ; à l'épiglotte, par les ligaments musculaires, élastiques et muqueux (replis ou ligaments glosso-épiglotiques).

Squelette et Muscles de la langue. — Les muscles de la langue sont de deux ordres, les uns s'insèrent sur le cadre osseux qui entoure la langue, d'autres viennent des diverses parties constituantes du pharynx : le voile du palais, l'amygdale et la musculature propre de la paroi pharyngienne. Quelle que soit leur origine tous ses muscles convergent vers un squelette fibreux situé dans l'épaisseur de la langue.

Le **cadre osseux** nous est déjà connu : Notons seulement qu'il n'est pas exact de dire que le squelette osseux de la langue est formé uniquement par l'appareil hyoïdien. Cela est vrai pour la base de la langue, qui forme à elle seule l'organe de certains animaux chez lesquels elle apparaît sous la forme d'un bourgeon ostéo-fibreux (poissons) ou musculaire (batraciens) dont la charpente est formée par une apophyse osseuse (os lingual) à sommet libre antérieur, à base implantée sur la partie médiane de l'arc hyoïdien antérieur ; mais, chez les mammifères et chez l'homme, à cette partie postérieure hyoïdienne peu mobile vient s'ajouter une partie antérieure, plus mobile, qui tient au maxillaire inférieur plus qu'à l'appareil hyoïdien.

Le **squelette fibreux** est formé par deux membranes qui naissent du corps de l'os hyoïde et se prolongent dans l'épaisseur de la langue : la membrane hyo-glossienne, et le septum médian.

La *membrane hyo-glossienne,* transversale, naît de la lèvre postérieure du corps de l'os hyoïde, dans l'intervalle compris entre les deux petites cornes ; de là, elle monte en haut et en avant, décrit une légère courbe à concavité inféro-antérieure par-dessus le bord postéro-supérieur du muscle génio-glosse, et après un trajet de 6 à 8 mm., se perd dans l'épaisseur de la langue. Sa face postéro-supérieure convexe est séparée de la muqueuse de la base de la langue, par des glandes, des veines et les fibres élastiques et musculaires du ligament glosso-épiglottique médian.

Le *septum médian* ou *septum lingual* est une lame fibreuse médiane en forme de faux, placée de champ dans l'épaisseur de la langue, entre les deux muscles génio-glosses ; sa base s'insère sur le milieu de la face inférieure de la membrane hyo-glossienne, son sommet mince et effilé se perd au milieu des muscles de la pointe de la langue ; le bord supérieur, convexe, est séparé de la muqueuse de la face dorsale par un intervalle de 3 à 4 mm. ; le bord inférieur, concave, est tantôt libre, tantôt recouvert par les fibres des deux génio-glosses qui s'entrecroisent au-dessous de lui ; les faces latérales, planes, donnent insertion aux fibres musculaires transversales de la langue. — Blanc jaunâtre, épais en arrière, aminci en avant, le septum est formé de tissu fibreux. Blandin, qui l'a le premier bien décrit, lui donnait une structure fibro-cartilagineuse. Le fibro-cartilage décrit par Baur sur la ligne médiane de la face inférieure de la langue de certains animaux (loup, chien) est indépendant du septum médian.

MUSCLES. — La langue est abordée par dix-sept muscles, huit pairs et un impair. Les uns viennent des divers points du cadre osseux : ce sont les génio-glosses, hyo-glosses, stylo-glosses, linguaux inférieurs, lingual supérieur et les transverses de la langue ; d'autres émanent de la musculature des diverses parties du pharynx : les pharyngo-glosses, palato-glosses et amygdalo-glosses. Les six derniers seront étudiés ailleurs (voir : pharynx), nous ne décrirons ici que les onze premiers. Parmi ceux-ci, les plus puissants, ceux qui forment la plus grande partie de la charpente musculaire de la langue, sur lesquels viennent s'appliquer les autres, sont les génio-glosses; c'est par leur description que nous commencerons.

1° **Génio-glosse.** — Le plus volumineux des muscles de la langue, le génio-glosse naît de l'apophyse géni supérieure, immédiatement au-dessus du génio-hyoïdien, en partie par des fibres tendineuses, en partie par des fibres musculaires. Les premières forment un tendon triangulaire à base antérieure, fixée sur l'apophyse géni, à sommet postérieur enfoncé dans l'épaisseur du muscle.

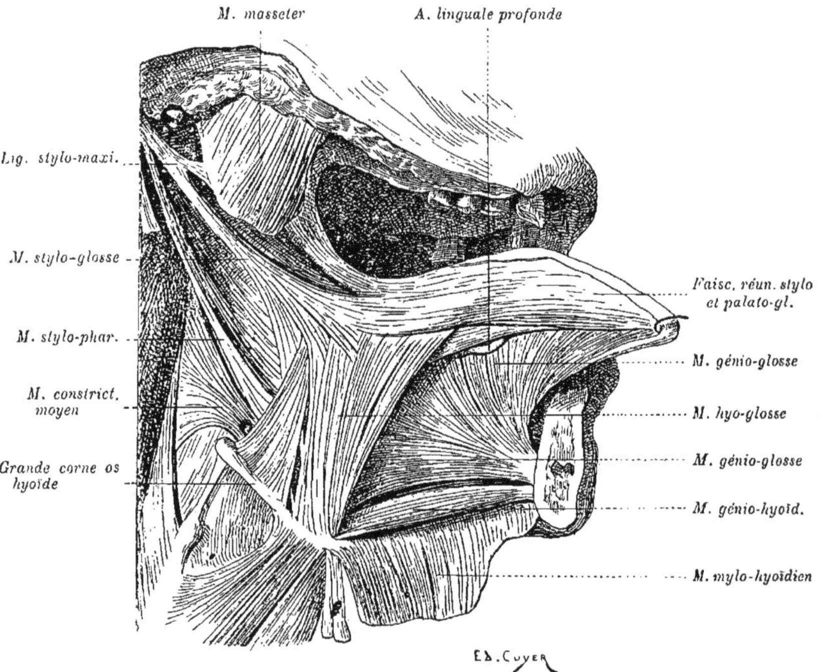

Fig. 42. — Vue latérale de la langue, destinée à montrer la disposition des muscles de la couche superficielle. — La moitié droite du maxillaire inférieur a été enlevée, le muscle mylo-hyoïdien désinséré de la mâchoire et rabattu. Les muscles stylo-hyoïdien et le ventre postérieur du digastrique sectionnés et rabattus.

Les fibres musculaires naissent des bords, du sommet et des faces latérales de ce tendon. — Parties de cette origine, les fibres musculaires rayonnent comme les lames d'un éventail largement ouvert : les plus antérieures se recourbent en avant et se dirigent vers la pointe de la langue; les moyennes verticales, montent directement vers la face dorsale et se perdent sur la membrane hyo-glossienne et sur la face profonde de la muqueuse; les postérieures presque horizontales se portent en arrière vers l'os hyoïde où elles s'insèrent à la partie médiane de son bord supérieur (m. génio-hyoïdien supérieur de Ferrein).

Aplati transversalement, allongé d'avant en arrière, le génio-glosse s'accole par sa face interne à celui du côté opposé; il en est séparé en haut par le septum lingual, sous le bord inférieur duquel quelques fibres passent d'un muscle dans l'autre, et en bas par un interstice rempli de tissu cellulaire et quelques troncs lymphatiques (Sappey). — Sa face externe forme la paroi interne de la loge sub-linguale; son bord inférieur horizontal est couché sur le m. génio-hyoïdien ; son bord antérieur concave, libre dans son tiers inférieur où il répond à l'étage supérieur du plancher buccal, est recouvert plus haut par la muqueuse de la face inférieure de la langue; son bord supéro-postérieur, convexe, répond à la face inféro-antérieure de la membrane hyo-glossienne en arrière, à la face profonde de la muqueuse linguale dans le reste de son étendue.

Variétés. — Très souvent le génio-glosse envoie un petit faisceau à la face antérieure de la base de l'épiglotte, où il se fixe par du tissu élastique : muscle élévateur de l'épiglotte *(levator epiglottidis)* de Morgagni, *glosso-epiglotticus* de Albinus et Heister). — Quelques fibres de ce muscle se continuent et se fusionnent en arrière avec celles du constricteur supérieur du pharynx: m. *génio-pharyngien* de Winslow. — Theile décrit des fibres du génio-glosse qui montent en arcade entre l'amygdale et le m. stylo glosse, pour aller s'insérer sur le ligament ptérygo-maxillaire, près de l'insertion du buccinateur. — Bochdalek junior (1868) décrit sous le nom de m. *longitudinalis linguæ inferior medius* s. *azygos linguæ,* un faisceau presque constant, situé entre les deux génio-glosses, naissant de l'apophyse géni et allant se perdre dans la pointe de la langue entre les deux génio-glosses. Henle dit l'avoir trouvé dans la langue d'un embryon. Luschka (1868) a vu au même endroit un petit muscle pair : m. *génio-glossus accessorius.* — Theile a trouvé dans un cas, du côté gauche seulement, la portion du muscle génio-glosse qui s'insère à l'os hyoïde absolument distincte dans les deux tiers antérieurs de sa longueur. — Henle signale quelques fibres du génio-glosse qui s'accolent à l'hyo-glosse et vont s'insérer à la base de la petite corne de l'os hyoïde.

Action. — Le point fixe du génio-glosse est son insertion sur le maxillaire; en se contractant il agit sur l'os hyoïde et sur la langue ; son action est variable suivant qu'il se contracte dans sa totalité ou seulement par un groupe de ses fibres; les faisceaux antérieurs ramènent la pointe de la langue dans la cavité buccale, et la dépriment en bas; les moyens tirent en avant la base de la langue, et produisent la propulsion de l'organe hors de la cavité buccale; les inférieurs et postérieurs élèvent l'os hyoïde et le portent en avant; la contraction simultanée de toutes ses fibres ramasse la langue sur elle-même, la pelotonne et l'applique fortement contre le plancher buccal.

2° **Lingual inférieur.** Syn : m. lingual, Douglas; m. longitudinalis inferior, Arnold, Theile. — Quoique décrit depuis longtemps par Colombo, Spigel, etc., ce muscle est en général mal compris et surtout mal représenté; certains auteurs (Theile, Henle) le font dériver uniquement de l'épaisseur même de la langue où il se continuerait avec des muscles voisins; d'autres (Sappey) lui accordent aussi des insertions osseuses sur la petite corne de l'os hyoïde, mais sans les représenter. — Voici comment je l'ai vu dans mes dissections : Immédiatement accolé à la face externe du m. génio-glosse, le lingual inférieur est un faisceau musculaire arciforme à concavité antérieure, aplati transversalement, allant de la petite corne de l'os hyoïde dont il embrasse le contour par ses fibres d'origine, à la pointe de la langue; situé entre l'hyo-glosse et le génio-glosse d'abord, entre le stylo-glosse et ce dernier plus haut, il abandonne par son bord convexe postérieur des fibres qui se dirigent en arrière et en bas et s'entrecroisent avec des fibres à directions opposées, obliques en bas et en avant, du muscle stylo-glosse. Entre son bord antérieur libre et le génio-glosse chemine l'artère linguale profonde.

Action. — Il raccourcit le diamètre sagittal de la langue, et abaisse en l'attirant en bas et en arrière la pointe.

3° **Hyo-glosse**. Syn : basio-cérato-chondro-glosse. — C'est une lame musculaire quadrilatère, aplatie transversalement, plus haute que large, qui part de l'os hyoïde et se porte sur la face latérale de la langue ; il s'insère sur le bord supérieur de l'os hyoïde depuis l'extrémité externe du corps jusque près du sommet de la grande corne. Cette insertion est souvent ininterrompue, mais souvent aussi, la partie qui s'insère sur le corps est séparée de celle qui naît de la grande corne par un interstice triangulaire, à base inférieure, à sommet supérieur, à travers lequel on voit l'artère linguale. Cette disposition explique la division de ce muscle en deux parties : la première née du corps et de la base de la grande corne : le *basio-glosse ;* la seconde née de la grande corne : le *cerato-glosse.* Nées de cette façon les deux portions du muscle montent sur la face latérale de la langue ; pénètrent entre les faisceaux du stylo-glosse en arrière, entre le stylo-glosse et le lingual inférieur en avant, et s'étalent en un large éventail, dont les fibres pénètrent dans l'épaisseur de la langue, les postérieures transversalement, les antérieures longitudinalement, les moyennes plus ou moins obliquement. A son origine sur l'os hyoïde l'hyo-glosse répond en avant au génio-hyoïdien, et en arrière au constricteur moyen du pharynx : la plupart des fibres du génio-hyoïdien passent en dehors, et une faible partie en dedans du bord antérieur de l'hyo-glosse pour s'insérer sur l'os hyoïde ; le constricteur moyen au contraire ne présente que quelques rares fibres sur la face externe du bord postérieur de l'hyo-glosse, la plupart passant en dedans de ce dernier. Recouvert de haut en bas par les ventres du digastrique, par les anses nerveuses du grand hypoglosse et du lingual, par la glande sous-maxillaire, et par la sangle que forme le muscle stylo-glosse, il recouvre : l'artère linguale, qui glisse sur sa face interne ou profonde en la traversant souvent en seton, la petite corne de l'os hyoïde, le muscle lingual supérieur et le génio-glosse. Les bords antérieur et postérieur sont libres, presque verticaux et concaves.

Action. — Il abaisse la langue, la rapproche de l'os hyoïde et la ramène en arrière dans la cavité buccale, quand elle a été propulsée par les génio-glosses.

Variétés. — Verdheyen, Haller, Zaglas, Henle, décrivent sous le nom de *chondro-glosse* un petit muscle plat, distinct de l'hyo-glosse, s'insérant sur le bord interne de la base de la petite corne et sur la partie avoisinante du corps de l'os hyoïde ; séparé à son origine de l'hyo-glosse par l'artère linguale, il monte en haut et en avant sur le dos de la langue, où il s'étale en fibres sagittales, entre le lingual inférieur et le hyo-glosse. Sappey conteste l'existence indépendante de ce muscle qui ne serait qu'une partie des m. linguaux inférieur et supérieur. Je crois aussi qu'il s'agit tout simplement du muscle lingual inférieur si mal vu en général et que j'ai décrit plus haut. Sappey décrit, sous le nom de *cérato-glosse accessoire,* un faisceau musculaire inconstant, mais fréquent, qui naît du sommet de la grande corne de l'os hyoïde, et même du constricteur moyen du pharynx, se porte en haut et en avant en passant sur le cérato-glosse, et se coude à angle obtus pour se joindre à la portion horizontale du stylo-glosse. Il abaisse les bords de la langue, et incline de son côté sa face dorsale. Malgré l'opinion de Sappey je ne crois pas à la fréquence de ce faisceau, ne l'ayant rencontré qu'exceptionnellement. — Bochdalek (1866) décrit, sous le nom de *tritico-glosses,* des fibres musculaires qui naissent du cartilage contenu dans l'épaisseur du ligament hyo-thyroïdien latéral et se rendent dans l'hyo-glosse ; il les a trouvées huit fois sur vingt-deux cas. — J'ai vu très souvent, alors que les cérato et basio-glosses étaient séparés par un interstice bien marqué, un échange de fibres entre les deux muscles ; passant d'un muscle à l'autre en grillageant pour ainsi dire l'espace celluleux qui les sépare.

4° **Stylo-glosse.** — Long, cylindrique à son origine, aplati et étalé en éventail sur la face latérale de la langue, le muscle stylo-glosse s'insère sur l'extrémité supérieure de l'appareil hyoïdien, sur l'apophyse styloïde et le ligament stylo-maxillaire. Cette insertion se fait par des faisceaux, en partie tendineux, en partie musculaires, à la base et à la face antérieure de l'apophyse et s'étend plus ou moins sur le ligament. De là le muscle se dirige en bas, en avant et légèrement en dedans, de cylindrique il devient aplati, et se contourne sur lui-même de façon que son bord externe devient postérieur et sa face antérieure devient externe. Il aborde la langue au niveau et au-dessous du pilier antérieur du voile du palais, sur le bord latéral de la base. Là il s'épanouit en un éventail musculaire, aplati transversalement, dont les fibres se divisent en supérieures,

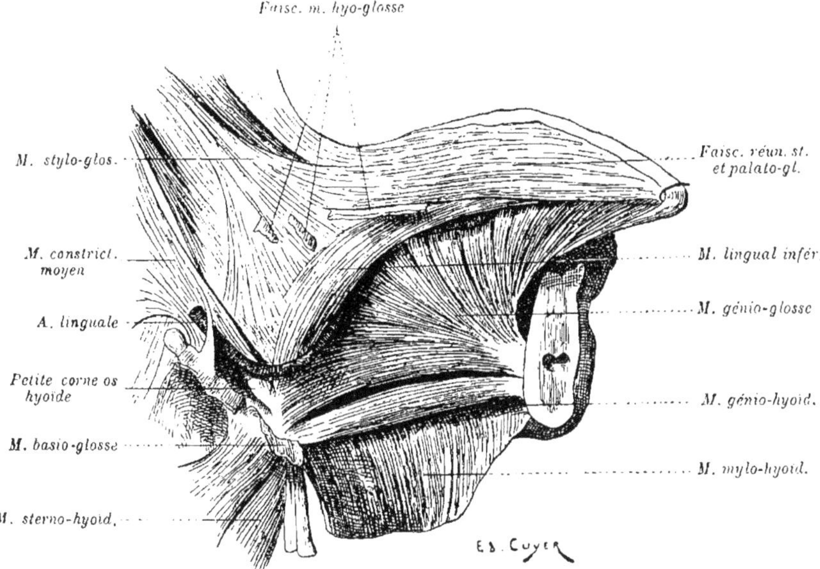

Fig. 43. — Vue latérale de la langue, destinée à montrer la disposition des muscles de la couche profonde. Sur la pièce qui avait servi à la figure précédente, on a incisé le muscle hyo-glosse, on en a enlevé une partie et laissé les extrémités hyoïdiennes rabattues, et les faisceaux qui pénètrent dans l'épaisseur de la langue.

moyennes, et inférieures. Des *supérieures*, les plus courtes pénètrent immédiatement dans l'épaisseur de la langue, se dirigent transversalement en dedans et se mêlent aux fibres du palato-glosse, d'autres, *longues*, se dirigent directement en avant, forment un faisceau épais, longitudinal, qui longe le bord de la langue, en passant d'abord sur l'hyo-glosse, puis sur le lingual inférieur, et, arrivé à la pointe, s'unit à celui-ci du côté opposé. Les fibres *moyennes* se dirigent obliquement en bas et en avant, se divisent en deux ou trois faisceaux distincts qui passent à travers les fibres du cerato-glosse ou entre ce muscle et le basio-glosse ; elles s'entrecroisent avec les expansions du muscle lingual inférieur, et pénètrent ensuite dans l'épaisseur de la langue, les unes transversalement, d'autres longitudinalement. Les fibres *inférieures* et postérieures passent derrière le bord postérieur du cerato-glosse, se dirigent presque verticalement vers la grande corne de l'os hyoïde, et s'insèrent en grande partie sur la lèvre interne du bord supérieur de cette corne en dedans du constricteur moyen du pharynx ; quelques-unes s'arrêtent sur le ligament stylo-hyoïdien. Telle est la disposition que j'ai trouvée dans de nombreuses dissections de ce muscle; elle diffère notablement des descriptions classiques.

Dans sa portion extra-linguale le stylo-glosse est en rapport en dehors avec le parotide dont le sépare l'aponévrose, et avec la face interne du ptérygoïdien interne dont il est séparé par un plan aponévrotique et par de la graisse ; en dedans, accolé d'abord au stylo-pharyngien, il s'en éloigne et en est bientôt séparé par l'artère palatine ascendante ; puis il passe sur la face externe du constricteur supérieur dont le sépare l'aponévrose pharyngienne latérale externe, et sur la paroi latérale de la loge amygdalienne. Le nerf glosso-pharyngien est accolé au muscle dans une grande partie de son trajet. Dans la portion linguale le stylo-glosse recouvre l'hyo-glosse et le lingual inférieur.

Action. — L'action du stylo-glosse est multiple : par le faisceau longitudinal qui atteint la pointe de la langue, il rétracte et porte en haut cette dernière ; par les fibres supérieures courtes et les moyennes il forme avec celui du côté opposé une sangle musculaire fixée par ses deux extrémités aux apophyses styloïdes : cette sangle élève la base et la partie postérieure des bords de la langue, la face dorsale se creuse alors en une gouttière longitudinale ; par ses fibres inférieures enfin il peut élever l'os hyoïde.

Variétés. — On a signalé l'absence du muscle d'un côté (Albinus) ou des deux (Boehmer). — On l'a vu naître de l'apophyse styloïde, par un second faisceau tendineux. — Il peut étendre son insertion jusqu'au maxillaire inférieur; naître entièrement de l'angle de la mâchoire et de l'insertion du ptérygoïdien interne sur la mâchoire (Moser) ; ou s'insérer par un chef sur l'apophyse styloïde et par un second chef (muscle myloglosse) sur l'angle de la mâchoire (Wood). — Il peut recevoir un faisceau accessoire, tendineux ou musculaire venant du conduit auditif osseux ou cartilagineux. Le chef qui provient du conduit cartilagineux (caput articulare, Gruber) peut rester indépendant ou se relier à l'apophyse styloïde, et former un muscle tendu de l'apophyse au conduit auditif cartilagineux (m. depressor auriculare, Lauth ; m. stylo-auricularis, Hyrtl). Du conduit auditif cartilagineux, le faisceau musculaire peut se rendre directement dans la langue sans s'unir au stylo-glosse (Duverney, 1749, Lauth, Hyrtl, Gruber). — Sandifort (1753), a vu le muscle divisé en deux faisceaux, dont l'un avait l'insertion habituelle, tandis que l'autre allait sur le pharynx. — Macalister (1871) a réuni plusieurs cas de dédoublement complet du muscle. — Henle a vu une fois un faisceau étroit du stylo-glosse, passer sur le tronc du nerf grand hypoglosse, et gagner l'origine du muscle génio-glosse, unissant l'apophyse styloïde et l'apophyse géni-supérieure.

3° **Lingual supérieur.** — Syn. : m. notoglossus, Zaglas ; m. superficiel de la langue, Arnold ; m. longitudinal supérieur, Theile. — Impair et médian, le lingual supérieur forme une lame à fibres longitudinales, unique en avant, divisée en trois faisceaux en arrière, tendue de la base de la langue à sa pointe immédiatement sous la muqueuse. Il naît par trois chefs : un médian s'insère sur la face antérieure de l'épiglotte et sur le ligament glosso-épiglotique médian ; deux latéraux partent des petites cornes de l'os hyoïde. Les trois faisceaux se réunissent bientôt pour former une lame unique qui se prolonge en avant jusqu'à la pointe de la langue. Ces trois faisceaux d'origine ont été décrits par Gerdy comme entièrement indépendants sous le nom de *faisceaux hyo-glosso-*

épiglottiques. — En s'unissant sur les bords de la langue avec des fibres longitudinales des muscles stylo-glosses et palato-glosses (Sappey), le lingual supérieur constitue une coque musculaire à concavité inférieure moulée sur la face dorsale de la langue de la base à la pointe et d'un bord à l'autre. — Recouvert par la muqueuse, il recouvre le muscle transverse. — Dans les interstices que limitent ses faisceaux d'origine sont logées les glandes de la base de la langue. — D'après Theile, les fibres du lingual supérieur ne seraient pas continues d'un bout à l'autre de la langue, elles s'arrêteraient de distance en distance sur la muqueuse, d'où naîtraient de nouvelles fibres qui prolongeraient ainsi le muscle jusqu'à la pointe.

Action. — Il raccourcit la langue, et ramène sa pointe en haut et en arrière.

6° **Transverse.** — La charpente musculaire de la langue est formée par un très grand nombre de fibres à direction transversale. — Pour se rendre un compte exact de la disposition de ces fibres, de leur origine et de leur mode de terminaison, il faut débiter la langue en une série de coupes frontales, depuis la pointe jusqu'à la base. En examinant les surfaces de section de ces coupes on voit que la plus grande partie de la langue est composée de fibres musculaires transversales réunies en faisceaux ou lamelles aplaties d'avant en arrière. — Toutes ces fibres naissent de chaque côté de la ligne médiane de la langue, sur les faces latérales du septum médian, et se dirigent en dehors, vers les bords où elles se terminent d'une façon différente dans les deux tiers antérieurs et dans le tiers postérieur de la langue. Dans les deux tiers antérieurs, les faisceaux musculaires transversaux, arrivés sur le bord, s'épanouissent en trois ordres de fibres : supérieures, moyennes et inférieures. Les supérieures se recourbent légèrement en haut vers la face dorsale ; les moyennes se dirigent directement en dehors vers la convexité du bord ; les inférieures se recourbent en bas, vers la face inférieure. Toutes s'insèrent sur la face profonde de la muqueuse du bord. — Dans le tiers postérieur de la langue, les fibres musculaires transversales se dirigent en dehors, passent entre les faisceaux du génio-glosse, arrivent au bord latéral de la base où elles prennent des directions différentes, les profondes se portent en bas, s'insèrent sur la face interne de la petite corne de l'os hyoïde et sur l'extrémité inférieure du ligament stylo-hyoïdien ; quelques-unes se continuent avec les fibres du constricteur moyen du pharynx (Henle); les fibres superficielles, réunies en plusieurs faisceaux, se dirigent en haut et en arrière, traversent les faisceaux des muscles hyo et stylo-glosses, et prennent trois directions différentes : les unes vont directement en haut dans le pilier antérieur du voile (m. glosso-palatin) ; d'autres en haut et légèrement en arrière sur la paroi latérale de l'amygdale palatine (m. glosso-amygdalien de Broca) ; un dernier groupe, enfin, est formé de fibres à direction très oblique en haut et en arrière qui s'entrecroisent et se mêlent avec les fibres du constricteur supérieur du pharynx (m. glosso-pharyngien). — En somme, le muscle transverse est formé de deux ordres de fibres : les unes, courtes, se perdent dans l'épaisseur même de la langue, fibres intrinsèques ; les autres longues dépassent la langue et vont se perdre sur l'os hyoïde d'une part, sur le voile du palais, la paroi latérale de la fosse amygdalienne, et la paroi pharyngienne latérale d'autre part ; ces dernières sont des fibres extrinsèques.

Je dois ajouter que les fibres transversales que montre la surface de section des coupes frontales de la langue n'appartiennent pas toutes au muscle transverse. Un certain nombre sont des fibres terminales des muscles hyo et stylo-glosses. — Le muscle transverse est recouvert en haut par les fibres du lingual supérieur qui le séparent de la muqueuse du dos; latéralement par des faisceaux longitudinaux des muscles : stylo-glosse, palato-glosse et lingual inférieur.

Action. — Il diminue le diamètre transversal de la langue, l'arrondit, la rend plus pointue et l'allonge.

Examinée dans son ensemble, la charpente musculaire de la langue est formée par trois ordres de fibres : longitudinales, verticales et transversales. Beaucoup d'auteurs distinguent avec raison des fibres *intrinsèques* et *extrinsèques* de la langue : les premières naissent et se terminent dans l'épaisseur de l'organe, les secondes naissent sur les os ou les organes voisins et viennent se terminer dans l'épaisseur de la langue. Les *fibres verticales* occupent les unes le centre de la langue (fibres des génio-glosses), les autres les bords et la base de la langue (fibres des hyoglosses). Gerdy, Cruveilhier, Hyde-Salter, Braun, décrivent des fibres verticales intrinsèques ; elles n'existent pas. Les fibres *longitudinales* occupent la périphérie de l'organe : sur la face dorsale elles sont fournies par le lingual supérieur, sur la face inférieure par les linguaux inférieurs et les faisceaux horizontaux des génio-glosses ; sur les bords, par les stylo-glosses, les palato-glosses et les pharyngo-glosses. Les fibres *transversales,* très abondantes, sont situées dans l'épaisseur même de l'organe, elles naissent toutes du septum lingual et décrivent de chaque côté des arcades qui traversent les fibres verticales et longitudinales pour aboutir sur les bords de la langue : là les unes courtes, s'insèrent sur la muqueuse des bords et appartiennent aux fibres intrinsèques du muscle transverse ; les autres longues, plus nombreuses, se rendent vers l'os hyoïde, le voile, l'amygdale et le pharynx ; ce sont les fibres extrinsèques du m. transverse. Quelques-unes des fibres transversales appartiennent aux hyo-glosses et au stylo-glosses.

La terminaison des fibres musculaires de la langue se fait sur le septum médian et sur la face profonde de la muqueuse. D'après Henle, les faisceaux verticaux ou obliques, dans l'étendue où la muqueuse est papillaire (deux tiers antérieurs) traversent les faisceaux longitudinaux, s'élargissent, se divisent en fourches ou en pinceaux et se terminent par une extrémité conique à la base des papilles et dans leur intervalle ; elles sont séparées par un millimètre d'épaisseur de la surface libre de la muqueuse. Dans la partie postérieure pourvue de glandes, la plupart des fibres musculaires se terminent dans une couche de tissu cellulaire dense située au-dessous de la couche glandulaire, et lâchement unie à la muqueuse. Quelques faisceaux isolés montent entre les glandes. Des travées cellulaires fines, parties de la muqueuse et du septum médian, remplissent les intervalles intermusculaires. Des amas de tissu cellulaire lâche remplis de graisse entourent les glandes de la pointe de la langue, et pénètrent dans l'interstice qui sépare les deux muscles génio-glosses.

Muqueuse linguale. — La langue est recouverte dans une grande étendue d'un étui muqueux, dépendant de la muqueuse bucco-pharyngée.

Sa *coloration* est variable avec les régions : blanche rosée plus ou moins pâle sur le dos de la langue, elle est plus rouge sur les bords et rose sur la face infé-

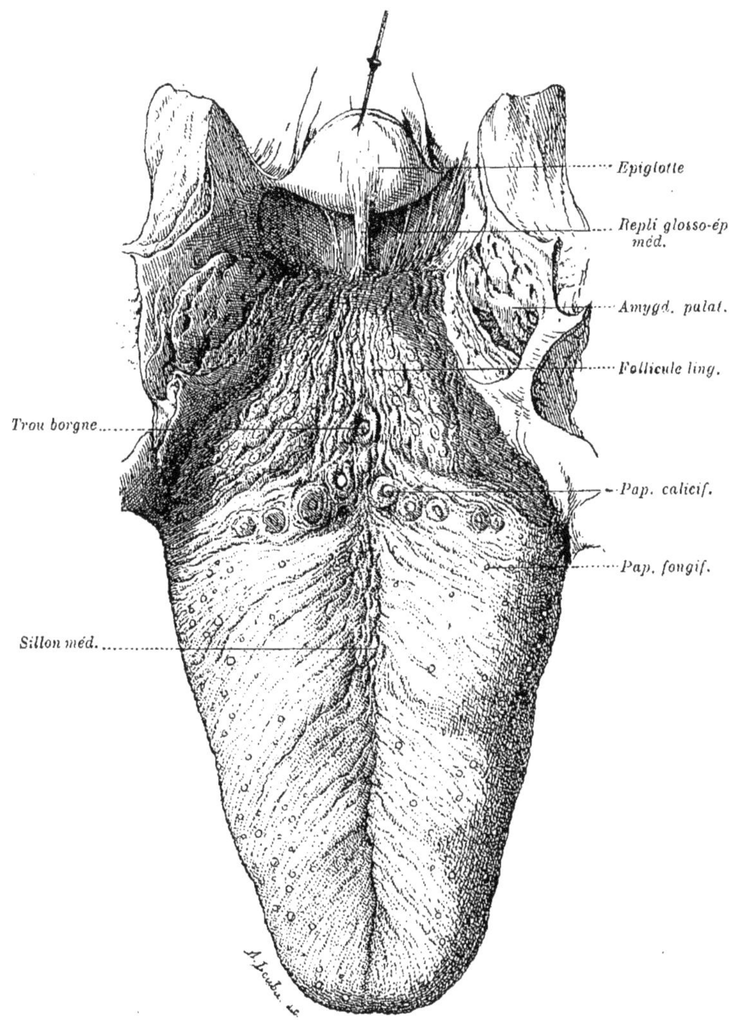

Fig. 44. — Face dorsale de la langue étalée.

rieure. On connaît les nombreuses variations de couleurs que peut présenter cette muqueuse surtout sur le dos de la langue, dans l'état de santé avant ou après le repas, et dans l'état de maladie.

L'*épaisseur* est très variable : sur la face dorsale elle est épaisse sur la ligne médiane et diminue progressivement sur les parties latérales. Epaisse encore sur les bords, elle l'est beaucoup moins sur la face inférieure. Là, elle est mince et transparente, et laisse apercevoir les veines ranines sous-jacentes.

Sa *consistance,* très marquée au milieu de la face dorsale, est très faible sur les bords, la pointe et la base où elle se laisse facilement déchirer. Sur la face inférieure la muqueuse est assez consistante.

L'*adhérence* aux muscles sous-jacents est surtout marquée à la face dorsale. Là, les fibres musculaires vont s'insérer directement sur un épaississement fibreux blanchâtre, qui double la muqueuse et qu'on a décrit a tort comme une membrane particulière (fascia linguæ, Zaglas). Assez adhérente sur les bords, elle l'est beaucoup moins à la base et surtout à la face inférieure, où un tissu cellulaire assez abondant la sépare des muscles sous-jacents.

Configuration. — La *surface libre* de la muqueuse présente un aspect différent sur les deux tiers antérieurs, portion buccale, et sur le tiers postérieur, portion pharyngienne ou base. La première est hérissée de nombreuses papilles et constitue la *région papillaire* de la muqueuse ; la seconde présente des saillies et dépressions dues à l'infiltration lymphoïde de la muqueuse et constitue l'*amygdale linguale.*

Les **papilles** de la langue ont été divisées depuis longtemps d'après leur volume en grandes, moyennes, petites et très petites (Albinus, 1754) ; cette division répond à quelque chose de réel. La muqueuse linguale présente en effet des papilles de toutes dimensions.

Les plus petites sont enfouies dans l'épaisseur de l'épithélium, qu'elles ne dépassent guère ; comparables en tous points aux papilles de la peau et du reste de la muqueuse buccale, on les désigne sous le nom de papilles **hémisphériques** ou **simples**. Ordinairement simples, quelquefois elles sont divisées en plusieurs crêtes à leur extrémité libre. Leur forme est variable, elles sont coniques, hémisphériques, ou filiformes ; leur hauteur moyenne est de 0,05 mm. Les papilles hémisphériques sont disséminées sur toute l'étendue de la muqueuse linguale, aussi bien sur la face dorsale et les bords entre les papilles plus volumineuses, que sur la face inférieure où elles existent seules.

Les papilles plus volumineuses, formées par la réunion sur une base commune d'un nombre plus ou moins grand de papilles simples peuvent être divisées d'après leur volume et leur forme en : *petites* ou *filiformes, moyennes* ou *fongiformes*, et *grosses* ou *caliciformes.* Les papilles filiformes, presque uniformément répandues sur la face dorsale de la langue, lui donnent un aspect velouté particulier ; entre elles on trouve par place les papilles fongiformes, tantôt enfouies au milieu des papilles filiformes très hautes, tantôt dépassant ces dernières et faisant saillie à la surface de la muqueuse.

a) Les **papilles filiformes** (petites, villosæ, arcuatæ, coniques, cylindriques, corolliformes, etc.), hautes de 0,75 à 3 millim., larges de 0,2 à 0,5 millim. (Kœlliker), peuvent présenter des formes diverses. On peut leur distinguer deux portions : un *corps,* qui est conique, cylindrique, pyramidal, ou prismatique, et une *extrémité libre.* Exceptionnellement unie, la surface de l'extrémité libre est presque toujours hérissée d'un nombre plus ou moins grand de prolongements filiformes, formés par un bouquet ou pinceau de papilles secondaires simples. Ces dernières de hauteur variable (0,02 à 0,03 millim.) sont recouvertes à leur tour d'une couche épithéliale dont les cellules superficielles sont disposées de façon à compliquer encore l'aspect de la papille. Plates et allongées, à grand diamètre parallèle au grand axe de la papille simple, les cellules épithéliales se recouvrent comme les tuiles d'un toit, et sont pourvues de prolongements pointus, allongés en forme de crosse, hauts de 0,5 millim., ou en longs cheveux pouvant atteindre 1,5 millim. Ces prolongements épithéliaux hérissent la papille secondaire, surtout son extrémité libre, de pinceaux libres et flottants, qui augmentent de plus du double la hauteur de la papille. Tantôt tous les prolongements épithéliaux d'une papille secondaire sont d'une hauteur égale ; tantôt les prolongements centraux plus longs dépassent les périphériques ; tantôt enfin les prolongements périphériques, plus longs, dépassent les centraux et donnent à la papille un aspect cratériforme ou en entonnoir, d'une fleur (papilles corolliformes) que Sappey a comparé à la corolle. Les papilles filiformes les plus grosses munies des plus longs prolongements se trouvent au milieu du dos de la langue, en avant des papilles caliciformes ; à partir de ce point elles diminuent de volume vers les bords et la pointe, et surtout vers la base de la langue. Au niveau des lignes décrites par les rangées de papilles caliciformes, les filiformes sont situées sur des replis muqueux étroits dirigés parallèlement au V lingual (Henle). Sur les bords de la langue elles forment des trainées verticales, régulières ou légèrement tortueuses se dirigeant du dos vers la face inférieure de l'organe. Ailleurs, sur la face dorsale de la langue, la disposition des papilles filiformes est absolument irrégulière, elles forment des groupes séparés par des sillons ou crevasses dans lesquels on voit apparaître les papilles fongiformes.

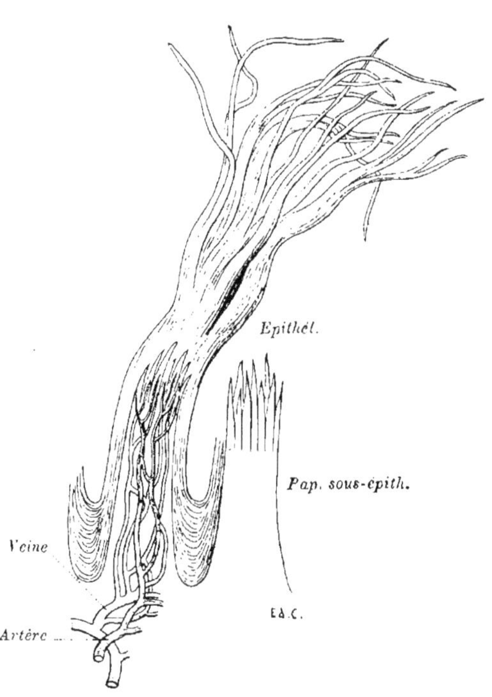

Fig. 45. — Deux papilles filiformes de l'homme ; celle de gauche recouverte de la couche épithéliale avec ses prolongements en forme de pinceau ; celle de droite dépourvue d'épithélium et recouverte de ses papilles secondaires (d'après Todd et Bowmann).

La **papille fongiforme** se présente en général sous la forme d'un champignon ou d'une massue, renflée au sommet, rétrécie à la base ; enfouie au milieu des papilles filiformes ou les dépassant et formant une saillie appréciable à la surface de la muqueuse. Haute de 0,7 à 1 mm. 8, large de 0,8 à 1 millim.; la papille fongiforme est constituée d'un corps hérissé de nombreuses saillies formées par des papilles secondaires simples ou hémisphériques. Ces saillies, visibles à la loupe, donnent à la papille des aspects très variables ; tantôt les papilles secondaires montent les unes sur les autres en forme d'échelons, tantôt elles divergent en forme de rayons. Souvent ces pointes ou rayons sont masqués par l'épithélium de la papille, dont les couches profondes recouvrent et enveloppent séparément chacune des papilles secondaires, et remplissent les espaces interpapillaires, tandis que les cellules des couches superficielles passent sur toutes les papilles secondaires et forment sur l'ensemble de la papille fongiforme un revêtement lisse, épais de 0,05 millim. environ. On trouve aussi des papilles fongiformes dont les papilles secondaires ou pointes sont plus saillantes, et donnent à la surface bombée de la papille l'aspect d'une massue armée de pointes en fer, ou celui d'une étoile (Henle), ou encore, si ces saillies sont moins pointues, la forme d'une mûre (papilles mûriformes) ou d'une framboise.

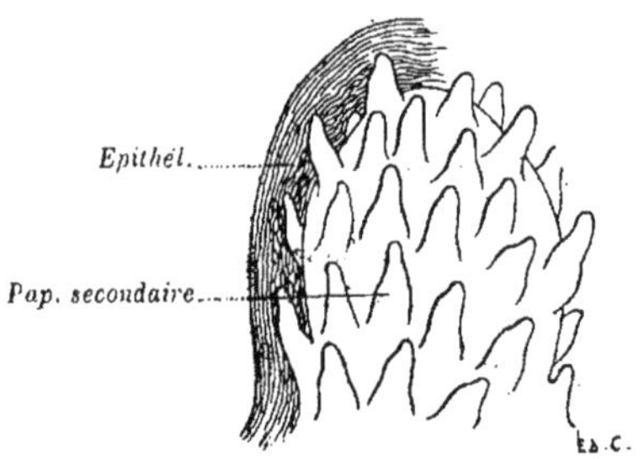

Fig. 46. — Papille fongiforme de l'homme avec son revêtement épithélial à gauche, et couverte de petites papilles secondaires à droite (d'après TODD et BOWMANN).

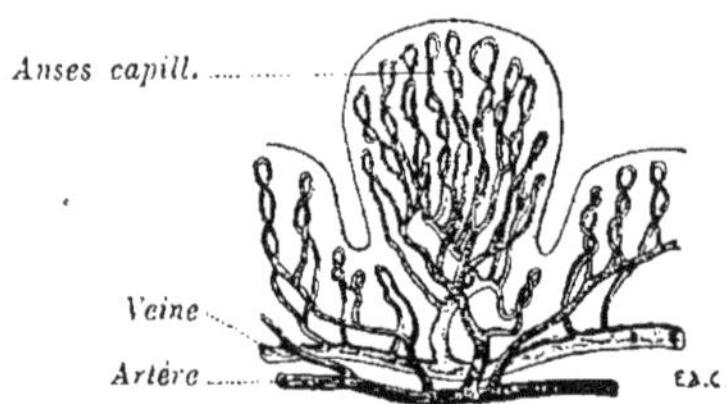

Fig. 47. — Papille fongiforme flanquée de chaque côté de papilles simples, la première présente un système vasculaire complexe, les secondes des rares anses capillaires (d'après TODD et BOWMANN).

Henle a vu des papilles fongiformes dont une moitié était lisse, l'autre moité hérissée de papilles. Le même auteur signale des papilles à pédicule mince et à extrémité étalée en un chapeau large, bombé, à bord tranchant et hérissé de papilles, bombé à la périphérie et déprimé au centre. Enfin il en existe en forme de tubercules plats à base large circulaire (papillæ degenerantes) (Albinus).

Au nombre de 150 à 200 (Sappey) les papilles fongiformes sont relativement rares sur la ligne médiane du dos de la langue devant le V lingual, mais leur nombre augmente vers les bords. Entre la ligne médiane et le bord latéral elles sont semées à des intervalles à peu près réguliers. Nombreuses sur les bords de la langue, où elles sont disposées en séries verticales, elles sont tantôt très nombreuses sur la pointe et étouffent les papilles filiformes ; tantôt au contraire elles y sont très rares. Sur la base de la langue on en trouve quelques-unes près et derrière le V lingual. Exceptionnellement on peut en trouver sur la face inférieure et même sur le plancher de la cavité buccale près de la langue (Henle).

Ajoutons qu'il est souvent difficile, même à la loupe, de distinguer les papilles fongiformes parmi les filiformes ; les premières pouvant se présenter avec l'aspect particulier des secondes. Mais quand les papilles fongiformes sont relativement lisses et bien saillantes, elles tranchent sur les filiformes par leur forme, et, sur le vivant, par leur coloration rougeâtre, faisant tache sur le feutrage blanchâtre des papilles filiformes.

c) Les **papilles caliciformes** (vallatæ S. circumvallatæ; truncatæ, Haller; boutonnées ou à tête, Royer; caliciformes, Cuvier), occupent un siège spécial, le V lingual, et se trouvent sur les confins du dos de la langue et de sa portion pharyngienne. Au sommet du V on trouve la dépression plus ou moins profonde, trou borgne ou foramen cœcum de Morgagni. Les papilles caliciformes sont au nombre de neuf en général ; Haller en a compté jusqu'à vingt.

Examinée à la loupe, la papille caliciforme se présente sous l'aspect d'une papille fongiforme volumineuse, entourée d'un sillon plus ou moins profond, limité en dehors par un bourrelet quelquefois très saillant, le calice. On doit donc lui considérer : une papille centrale, mamelon ou cône ; un sillon circulaire plus ou moins profond, fossé ou vallée, et un bourrelet périphérique, calice ou rempart.

La *papille centrale* ou mamelon, haut de 1 à 1,5 millimètre, ressemble, avons-nous dit, à une papille fongiforme ; comme celle-ci, elle a la forme d'une

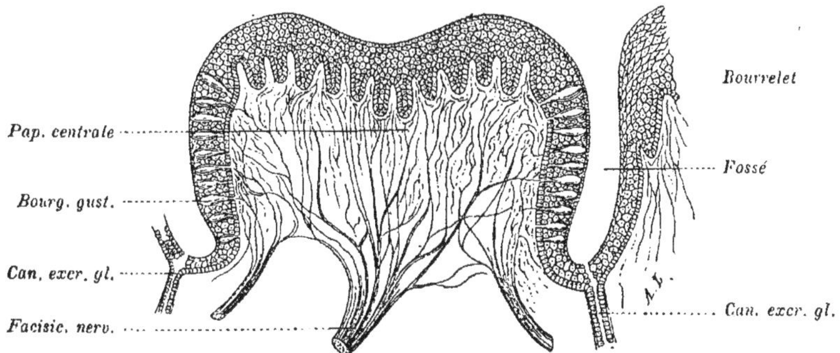

Fig. 48. — Coupe frontale d'une papille caliciforme (d'après SCHWALBE).

massue ou champignon, à grosse extrémité tournée en haut, et à pédicule rétréci, allant s'implanter au fond de la vallée. La surface libre de l'extrémité renflée du mamelon, large de 1 à 2 millimètres, est hérissée de papilles secondaires, tantôt enfoncées dans l'épithélium qui les recouvre, tantôt au contraire saillantes. Le milieu de la surface libre du mamelon central est légèrement déprimé, en une fossette ou cupule, d'autant plus accentuée que la papille est plus volumineuse; sur les petites papilles en effet, cette dépression manque, et la massue est uniformément bombée. Ordinairement unique le mamelon peut se dédoubler ou même se diviser en trois ou plusieurs papilles, par des échancrures profondes, et donner l'illusion de plusieurs mamelons indépendants implantés au fond d'une vallée unique et entourés d'un bourrelet commun.

Le *sillon, fossé* ou *fente* circulaire, profond de 2 mm. (Schwalbe) entoure la papille centrale ; sa paroi interne est formée par le pédicule du mamelon, tandis que la paroi externe légèrement inclinée en pente en bas et en dedans est formée par le bourrelet ou rempart. Au fond du sillon se trouvent les orifices des canaux excréteurs des glandes séreuses sous-jacentes de la papille. Les deux parois qui limitent le fossé sont lisses, et dépourvues de papilles secondaires.

Le *bourrelet* périphérique, *rempart* ou *calice*, est plus ou moins saillant. Ordinairement il se trouve au même niveau que la surface libre de la papille centrale ; quelquefois il est très saillant, et masque le mamelon. C'est le cas du foramen cœcum, au fond duquel, après avoir écarté le bourrelet qui la recouvre, on trouve une papille généralement volumineuse. Le foramen n'est en somme qu'une grande papille caliciforme avec un profond sillon et un bourrelet très saillant. Souvent le bourrelet est très peu saillant, ou même incomplet, la papille centrale est largement découverte, et ressemble à une grosse papille fongiforme. Lisse et uni, sur sa surface interne où il limite le sillon, le bourrelet présente sur son bord libre superficiel des saillies comparables à celles qui recouvrent la massue de la papille centrale, formées par des papilles secondaires plus ou moins cachées dans l'épithélium. Sur les deux versants du fossé on trouve, dans l'épaisseur de l'épithélium qui les recouvre, des organes spéciaux, les bourgeons du goût, que nous décrirons plus loin.

Les **papilles foliées** (papilles linguales foliées ou interloculaires, organes foliés J.-F.-C. Mayer ; organes latéraux du goût ; plis gustatifs, fentes gustatives, Elsaesser) constituent un organe spécial situé sur les côtés de la base de la langue, pas ou très peu marqué chez l'homme, mais prenant un grand développement et une importance de premier ordre chez certains animaux (lapin, lièvre). Chacun de ces organes forme une plaque ovale, plate ou légèrement saillante, coupée par dix ou quatorze plis parallèles et verticaux, séparés par des profonds sillons, au fond desquels s'ouvrent des glandes acineuses.

Gmelin (de Tubingen) dans un travail récent (1892) sur la morphologie des papilles caliciformes et foliées arrive aux conclusions suivantes : — Les papilles caliciformes ne dérivent pas des papilles fongiformes ; les papilles foliées ne dérivent pas des caliciformes. Toutes ces papilles sont indépendantes dès leur origine ; il n'y a pas de formes de transition entre elles ; chacune garde son type défini. — Le fossé est la partie caractéristique de la papille caliciforme, il est l'homologue de la cavité du follicule de la base de la langue, et des anfractuosités de l'amygdale-palatine. Le fossé, la cavité folliculaire et les cavités tonsillaires représentent à l'origine des canaux excréteurs communs de plusieurs glandes muqueuses de la base de la langue.

Canal de Bochdaleck. — Sous le nom de *Canal excréteur de la langue (C. excretorius linguæ)*, Bochdaleck a décrit en 1866 un cul-de-sac de la muqueuse linguale qui part du fond du foramen cœcum et s'enfonce dans l'épaisseur de la langue en se dirigeant en arrière et en bas — Dans les douze cas (sur cinquante langues) que Bochdaleck décrit, le canal avait une longueur variant de 23 à 34 mm. et se terminait en cul-de-sac en se rétrécissant, ou en s'élargissant ; dans un cas il se divisait en forme de fourche en deux canaux qui se perdaient des deux côtés de la racine du repli glosso-épiglottique médian. Les parois du canal présentaient des trous répondant aux orifices des canaux excréteurs des glandes muqueuses qui entourent le canal en lui formant une gaine glandulaire épaisse de 12 mm. — Dans deux cas le canal se continuait par un petit appendice jusqu'à l'os hyoïde. — En injectant le canal, Bochdaleck constata que sur le canal principal se branchaient des canaux secondaires : au nombre de un ou deux, longs de 11 à 12 mm., et assez larges, ils se détachaient du canal principal et se dirigeaient obliquement en bas, en avant et latéralement. Dans ces canaux secondaires s'ouvraient deux autres canaux longs de 9 mm. enfoncés dans la masse de la portion postérieure du muscle génio-glosse, et terminés en cul-de-sac comme les autres. — Tous ces canaux ou culs-de-sac sont revêtus par un épithélium cylindrique vibratile, et leur cavité est remplie par des mucus. — Bochdaleck a trouvé dans le revêtement épithélial du foramen cœcum parmi les cellules cylindriques et prismatiques quelques cellules cylindriques vibratiles. Il a constaté enfin des dilatations pathologiques de ce canal et même la production de kystes inclus dans l'épaisseur de la langue et dus à l'oblitération et à la dilatation des canaux secondaires qui abondent dans le principal. — En somme, le canal de Bochdaleck n'est qu'une exagération du foramen cœcum qui envoie des diverticules dans l'épaisseur de la langue (Bochdalek, Prager Vierteljahr, 1866, II, p. 137 — Arch. f. Anat. Physiol., 1867, p. 775).

Canal de His. — His (Anatom. Mensch. Embryon. 1885, p. 97-102), Island Sutton, Raymond Johnson (Lancet. 10 mai 1890), G. F. Marshall (Journ. of. Anat. a. Phys., 1892, t. XXVI, p. 94) décrivent sous le nom de *canal thyréo-glosse* (His) ou *canal de His*, une formation analogue au canal de Bochdalek — Parti du foramen cœcum avec lequel il se continue, le canal thyréo-glosse plonge dans l'épaisseur de la langue et se dirige vers la face postérieure du corps de l'os hyoïde. — Le plus souvent le canal cesse d'être perméable avant d'atteindre l'os hyoïde (à un pouce au-dessus, Marshall) et se continue au delà par un cordon fibreux. Celui-ci passe au-devant du larynx, se met en connexion intime avec l'isthme de corps thyroïde et la pyramide de Lalouette; il s'y arrête ou se continue, redevient creux et vient s'ouvrir à la peau du cou après s'être dilaté en un sac sous-cutané (Marshall). Ce canal est donc formé d'une portion muqueuse oblitérée, réduite à l'état d'un cordon fibreux et de deux extrémités perméables dont l'une débouche dans le foramen cœcum de la langue, l'autre sur la peau. — Certains auteurs le considèrent comme une fistule médiane du cou due à la fermeture incomplète du sinus cervical (Kostanecki et Miélecki, Virchow's Arch., t. 120-121, 1891; Kanthack, Journ. of. Anat. 1891) ; d'autres avec His comme une persistance du conduit thyréo-glosse de l'embryon aux dépens duquel se forme le lobe moyen du corps thyroïde. His décrit dans ce conduit deux segments : l'un supérieur allant du foramen cœcum à l'os hyoïde, *conduit lingual;* l'autre inférieur s'étendant de l'os hyoïde à l'isthme du corps thyroïde, *conduit thyroïdien* Ces conduits perméables d'abord s'oblitèrent en général plus tard, mais ils peuvent garder leur lumière dans une certaine partie de leur trajet et constituer après la naissance le conduit anormal thyréo-glosse que nous venons de décrire (Voy. Embry.).

Structure. — La muqueuse présente une structure différente sur les deux tiers antérieurs de l'organe : portion buccale ; et sur le tiers postérieur, base ou portion pharyngienne.

Sur la *portion buccale,* nous avons à considérer : l'épithélium, le derme avec ses papilles et la couche sous-muqueuse.

L'*épithélium* est pavimenteux stratifié du type ectodermique ; il présente trois couches distinctes : une *profonde,* formée de cellules à dentelure marginale ; une *moyenne,* à cellules polyédriques légèrement aplaties, dépourvues de dentelures ; et une *superficielle,* à cellules lamellaires dont le corps est légèrement aplati.

La couche superficielle diffère de la couche cornée de l'épiderme par ses cellules nucléées : de plus elle n'est pas infiltrée de *graisse* de la même manière que cette dernière. D'après Ranvier, les cellules profondes et les cellules moyennes du revêtement épithélial, élaborent la graisse qui se montre dans leur intérieur sous forme de granulations ou de gouttes distinctes, puis devient diffuse dans la couche lamellaire, tandis que tout à fait à la surface elle est dissoute par les liquides alcalins de la bouche.

Dans l'épithélium lingual, il n'existe pas de stratum granulosum analogue à celui de l'épiderme. En général les cellules polyédriques de la couche moyenne ne contiennent ni goutte ni grains d'*éléidine ;* pourtant, chez l'homme sur certaines papilles moyennes, au voisinage du V. lingual, les cellules polyédriques contiennent des grosses gouttes d'éléidine ; il y existe aussi un stratum lucidum formé par des cellules soudées ensemble ; mais la couche cornée proprement dite manque (Ranvier).

L'épithélium recouvre les saillies papillaires et s'y comporte de diverses manières, comme nous l'avons dit plus haut (Voy. papilles).

Dans la couche épithéliale des papilles caliciformes, foliées et fongiformes on trouve les organes nerveux spéciaux ; dans l'épaisseur du reste de l'épithélium lingual on trouve aussi des terminaisons nerveuses.

On sait que l'épithélium lingual regresse, se détruit et se développe avec une rare activité, il est le siège d'une mue continuelle. Drasch (1886) a étudié spécialement ce processus ; il a remarqué que dans la couche profonde de l'épithélium, au niveau surtout des bourgeons du goût, il existe des figures kariokinétiques nombreuses, qui permettent de qualifier cette assise profonde, formée de cellules à pied, de *zone génératrice.*

Le *derme* de la muqueuse ou *chorion* est formé d'un stroma de tissu conjonctif assez épais, pourvu de fibres élastiques abondantes et d'un grand nombres de vaisseaux sanguins (Frey). Sous l'épithélium le stroma devient presque homogène et constitue la *membrane basale* ou basement membrane de Todd et Bowmann, membrane intermédiaire de Henle. Par sa face profonde, au contact avec le noyau musculaire de la langue, le chorion se continue avec le *tissu sous-muqueux*. Celui-ci, formé de tissu cellulaire lâche sur la face inférieure, est dense, résistant (fascia linguæ) au niveau du dos, de la pointe et des bords de la langue, où la muqueuse adhère intimement aux muscles sous-jacents. La charpente des *papilles* est formée par une masse de tissu conjonctif, prolongement du chorion muqueux, traversée par des vaisseaux et des nerfs que nous décrirons plus loin.

La *muqueuse de la base* de la langue a une structure particulière due à l'infiltration lymphoïde qui en fait une véritable amygdale : l'*amygdale linguale*. Comme nous l'avons déjà vu, cette muqueuse présente un certain nom-

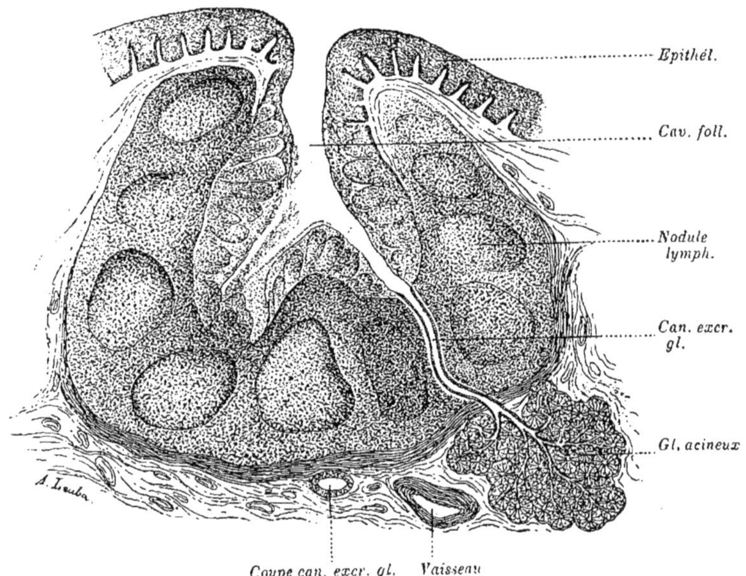

Fig. 49. — Coupe frontale d'un follicule lingual d'homme adulte (d'après Stœhr, modifiée). A gauche et en bas l'épithélium de la cavité folliculaire est traversé par des leucocytes, à droite il est en grande partie intact.

bre de saillies facilement visibles, séparées par des dépressions de rigoles plus ou moins profondes. Chaque saillie ou éminence constitue un follicule lingual. Le *follicule lingual* est un amas de tissu adénoïde de 1 à 4 mm. de diamètre, situé dans les couches les plus superficielles du chorion muqueux. Il présente au centre un orifice ponctiforme pouvant atteindre 1 mm. conduisant dans une cavité infundibuliforme, plus ou moins profonde (3,5 mm. et plus) : la *cavité folliculaire*.

L'orifice folliculaire était considéré jadis comme le conduit excréteur d'un follicule lingual, qu'on désignait sous le nom de *glande folliculaire*. Ce terme étant né d'une fausse interprétation des choses, on pouvait croire qu'on cesserait de l'employer dès que l'histologie eut démontré la véritable signification du follicule lingual. Il n'en est rien. Tous les traités d'anatomie, même les plus récents, continuent à décrire les *glandes* folliculaires de la langue. Je crois qu'il est temps d'abandonner un pareil terme, et ne plus donner le nom de glande à un organe qui ne le mérite nullement.

La dimension des follicules est variable : les plus rapprochés des papilles caliciformes sont en général plus petits, leur orifice est très fin. Quelquefois plusieurs follicules se réunissent et forment ensemble une éminence en forme de biscuit ou de feuille de trèfle (Henle). Souvent ils ne présentent ni orifice, ni cavité et apparaissent sous la forme de simples tubercules, difficiles à différencier des papilles de la langue.

Sur la coupe la paroi du follicule présente : 1° l'*épithélium* pavimenteux stratifié ; 2° une *couche papillaire* sous-épithéliale ; formée de papilles simples ; 3° le *tissu adénoïde* contenant un nombre variable de nodules lymphatiques (follicules clos) avec des centres germinatifs (Stohr) ; il est nettement séparé du tissu conjonctif fibrillaire de la tunique propre ou chorion de la muqueuse ; 4° les faisceaux entrecroisés du chorion muqueux lui forment une *capsule* ou *enveloppe fibreuse,* très bien développée surtout sur les follicules volumineux qu'elle limite nettement. En somme : la cavité folliculaire creusée au milieu du tissu adénoïde est tapissée par un prolongement de la couche d'épithélium pavimenteux stratifié de la surface de la langue. — Ordinairement ramassé en nodules lymphatiques, dans certains cas le tissu adénoïde infiltre d'une manière diffuse la paroi du follicule. Les leucocytes s'échappent du tissu adénoïde, traversent l'épithélium de la cavité folliculaire, tombent dans cette dernière, et vont finalement constituer les *corpuscules muqueux* ou *salivaires* des sécrétions buccales. L'épithélium subit pendant ce passage des altérations assez profondes, et il est tellement infiltré de leucocytes qu'il est difficile de voir nettement ses limites (Stohr). Ajoutons qu'il existe, à côté ou au-dessous des follicules, de nombreuses glandes muqueuses, dont les conduits excréteurs débouchent dans le voisinage immédiat de l'orifice ou dans la cavité même.

La structure d'un follicule connue, on peut s'imaginer celle de toute l'amygdale linguale, formée par la réunion de tous les follicules et des rigoles qui les séparent. Au niveau des rigoles l'infiltration lymphoïde du chorion muqueux est moins prononcée, plus diffuse, mais n'existe pas moins.

Glandes de la langue. — La langue possède un riche appareil glandulaire, formé par des glandes acineuses, situées sous la muqueuse et enfouies plus ou moins profondément entre les muscles ou dans leur épaisseur. Réunies en groupes d'importance variable, elles occupent plusieurs régions de la langue : la base, le V lingual, la partie postérieure des bords, la face inférieure de la pointe, et décrivent dans leur ensemble un cercle, interrompu par place, passant par la pointe, les bords et la base. D'après leur siège on pourrait les diviser en : glandes de la base, glandes du V lingual, glandes des bords, glandes de la pointe. Mais cette division n'est pas fondée, à mon avis, sur un caractère distinctif assez important, aussi je préfère celle qui a pour base leur structure. A ce point de vue on peut les diviser en glandes *muqueuses,* sécrétant un liquide riche en mucine ; et glandes *séreuses* ou *albumineuses* dont le produit de sécrétion est aqueux, séreux, riche en albumine. Les glandes séreuses annexées exclusivement aux papilles caliciformes et foliées, occupent la région, du V lingual; les muqueuses siègent dans les autres régions glandulaires.

Il est à remarquer que les glandes linguales manquent complètement sur toute la partie dorsale de la langue comprise entre le V, la pointe et les bords.

Les **glandes muqueuses** sont réunies en plusieurs groupes : l'un occupe la face inférieure de la pointe, un second la partie postérieure des bords, un troisième la base de la langue.

Glandes de la pointe. — (Glande antérieure; glandes de la pointe de la langue; glandes linguales; Blandin; glandes situées à l'intérieur de la pointe de la langue, Nühn; glandes de Blandin, glande de Nühn; glandes de Blandin-Nühn). Placées à la face inférieure de la pointe de la langue, elles forment deux groupes glandulaires situés de chaque côté de la ligne médiane entre le génio-glosse en dedans, et les extrémités antérieures réunies des stylo-glosse et lingual inférieur en dehors. Découvertes par Blandin en 1834 (Anat. topograph., Paris, 1834, p. 175), mieux décrites par Nühn (de Manheim) en 1845 qui découvre leurs canaux excréteurs, ces glandes ont fait l'objet de quelques recherches plus récentes de Tigri (1847), Zincone (1877) et Bréda (de Padoue), en 1886.

Allongée d'avant en arrière, chaque glande ou groupe glandulaire présente la forme d'un petit cône à base postérieure, à sommet antérieur, dirigé obliquement en avant et en dedans. Les deux glandes convergent et se touchent presque par leurs extrémités antérieures, près du sommet de la pointe de la langue. Distante de un centimètre du bord de la langue, de un demi-centimètre de la ligne médiane, la base de la glande se trouve à 22 millim. environ au-dessus de l'extrémité antérieure du filet de la langue. Longue de 15 à 20 millim., large de 7 à 8 millim., épaisse de 5 à 6 millim. chez l'adulte, cette glande diminuerait avec le progrès de l'âge (Bréda). Rapprochée de la face inférieure de la pointe dont elle n'est séparée que par une mince couche musculaire et par la muqueuse, elle est recouverte par les fibres musculaires transversales de la langue, dont quelques-unes passent entre les lobules glandulaires. En dedans elle est séparée de la glande du côté opposé par les extrémités antérieures des muscles génio-glosses; en dehors elle répond aux faisceaux réunis des muscles stylo et palato-glosses et lingual inférieur; l'artère et la veine ranines longent son flanc externe; des filets du nerf lingual abordent la base de la glande et un filet longe son flanc interne.

Quand on relève la pointe de la langue et la renverse en haut et en arrière, on voit se former de chaque côté de la ligne médiane, sur sa face inférieure, deux saillies longitudinales dues au relief de ces glandes.

Ses *canaux excréteurs* sont très fins, leur nombre est variable; on en a décrit : 1 (Stambio), 2 à 3 (Gritti); 4 à 5 (Nühn, Sappey, Hyrtl, Henle); 4 à 8 (Vlacovich). Ils pénètrent entre les fibres du muscle stylo-glosse et du lingual inférieur jusqu'à la face inférieure du sommet de la langue, en se dirigeant obliquement en avant et en bas, et viennent s'ouvrir le long d'un repli muqueux, peu élevé plissé et dirigé en arrière et en dehors : *plica fimbriata* de Nühn. L'extrémité antérieure de ce repli atteint le commencement du filet de la langue, tandis que l'extrémité postérieure se perd dans la muqueuse du plancher buccal

(Nühn). Vlacovich décrit deux ordres d'orifices de ces canaux : les uns médians ont l'aspect de fissures, les autres latéraux sont arrondis ; les premiers se voient

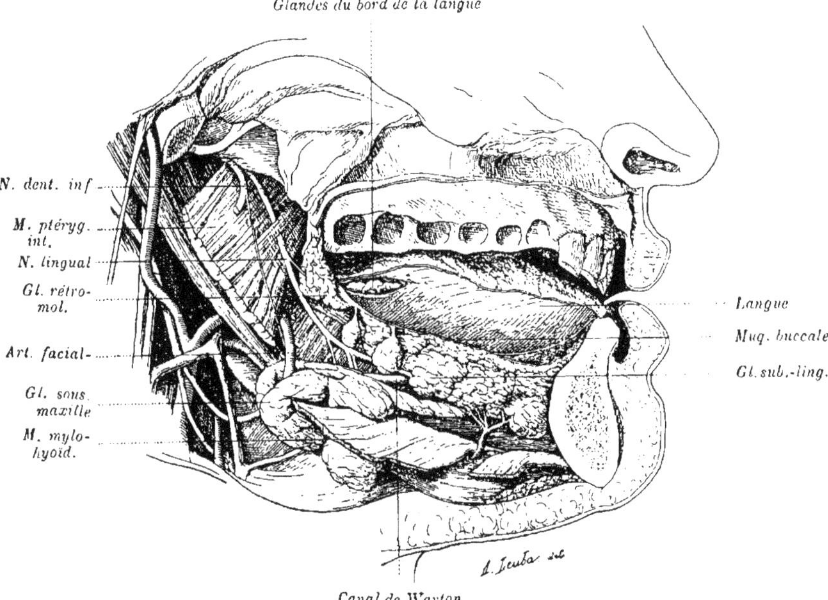

Fig. 50. — Vue latérale du plancher buccal et de la langue. — On a enlevé la moitié droite du maxillaire inférieur, sauf le condyle. Les muscles mylo-hyoïdien et ptérygoïdien interne détachés de leur insertion sur le maxillaire ont été conservés. — La muqueuse du sillon alvéolo-lingual, incisée le long du maxillaire, a été conservée ; à sa face profonde adhèrent intimement les glandes rétro-molaire et sub-linguale. — On a enlevé la muqueuse du bord latéral droit de la langue, et disséqué la glande du bord cachée dans l'épaisseur des muscles.

sur la ligne médiane de la face inférieure de la pointe de la langue, les seconds sur ses parties latérales, sur le plica de Nühn.

Ward (Todd Cyclopedia) a vu une fois, à la place de la glande paire, de la pointe, une glande impaire, placée transversalement, de 3 millim. de large et 4 millim. de long, pourvue de trois canaux excréteurs. — Deville (Med. Times, 1864) a vu les deux glandes de la pointe réunies en forme d'ogive gothique, la partie intermédiaire avait d'avant en arrière 12 millim. ; la glande droite 30 millim. de longueur et la gauche 15 millim. Le même auteur a retrouvé une disposition de ce genre en 1879 (Soc. anat. d'Edimburg, 1879) sur deux langues d'homme et une de singe.

Glandes des bords. — (Groupe postérieur des glandes des bords, Henle ; glandes de Weber ; glande latérale). Sur la partie postérieure du bord de la langue, de chaque côté, on trouve, enfouis dans l'épaisseur des muscles, un groupe de petites glandes. Allongée d'avant en arrière, la glande du bord est située dans l'épaisseur des fibres du stylo-glosse et du glosso-palatin, et cachée par le stylo-glosse. Son siège exact répond assez bien à l'extrémité latérale du V lingual et à la limite antérieure de l'organe folié. A ce niveau viennent s'ouvrir sur la muqueuse ses canaux excréteurs, en nombre très variable.

A part ce groupe bien distinct, les bords de la langue présentent d'autres glandules disséminées ou réunies en petits groupes. — Henle décrit sous le nom de *groupe moyen* des glandes du bord, des glandules situées sur les parties latérales de la langue, à côté du muscle stylo-glosse, en face de l'extrémité postérieure de la rangée des glandes antérieures du bord de la langue (glandes de la pointe). — On trouve encore sur la partie postérieure ou fond du sillon alvéolo-lingual des orifices de glandules isolées qui peuvent être rattachées aussi bien aux glandes sub-linguales, qu'aux glandes linguales ou aux rétro-molaires (Henle). — Un certain nombre de glandules siègent au milieu des fibres de l'hyo-glosse et dans l'épaisseur des replis muqueux verticaux qui occupent la partie postérieure des bords de la langue. Ces glandes et les replis qui les renferment, très développés chez certains animaux, constituent l'*organe de Meyer*.

Glandes de la base ou de l'*amygdale linguale* (glandes sous-muqueuses, glandes du dos de la langue). Ces glandes forment sous la muqueuse une couche continue, épaisse de 4 à 8 mm. (Sappey), (6 mm. Henle), étendue du V lingual à l'épiglotte et d'une fosse amygdalienne à l'autre. Situées au-dessous de la muqueuse et entre les faisceaux du muscle lingual supérieur, elles adhèrent assez intimement aux tendons élastiques terminaux des fibres des génio-glosses qui montent entre les glandules. Leurs canaux excréteurs s'ouvrent les uns dans les rigoles qui limitent les follicules, les autres autour des orifices des follicules, ou au fond de la cavité folliculaire.

Les glandes muqueuses sont des glandes acineuses ou en grappe. Les conduits excréteurs sont tapissés d'un épithélium cylindrique, quelquefois à cils vibratiles ; près de leur embouchure ils sont tapissés par l'épithélium pavimenteux de la muqueuse qui y pénètre plus ou moins loin.

Les glandes de la pointe, muqueuses pour la plupart des auteurs, seraient mixtes, séro-muqueuses d'après certains auteurs (Gegenbaur, Zincone), et comparables aux glandes sous-maxillaires.

Les **glandes séreuses** (glandes des organes du goût, Ranvier ; glandes albumineuses de la langue, glandes d'Ebner), se trouvent dans la région des papilles caliciformes et foliées, et aussi, d'après Frey, au niveau des papilles fongiformes. Ce sont des glandes acineuses, isolées, situées au-dessous des papilles plus ou moins profondément, soit au-dessus des muscles, soit entre les fibres musculaires. Leur conduit excréteur vient s'ouvrir au fond du fossé de la

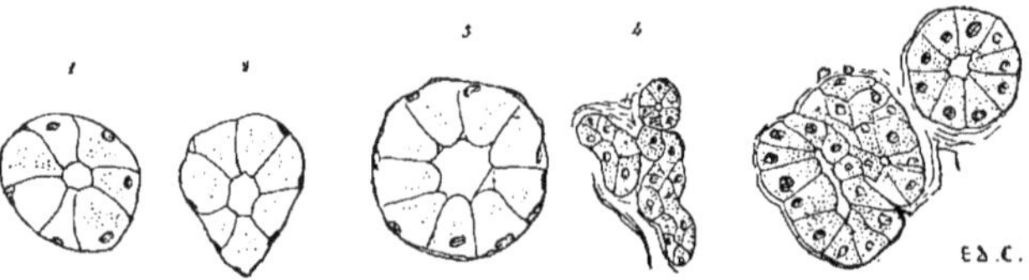

Fig. 51. — Coupes des glandes muqueuses et séreuses de la langue (d'après Stohr). — 1, Coupe transversale d'une glande muqueuse de la base de la langue. — 2, Coupe transversale d'un tube contenant des cellules remplies par les produits de sécrétion. — 3, Glande de la muqueuse linguale du lapin. — 4, Coupe transversale d'un tube de glande muqueuse linguale du lapin. — 5, Plusieurs tubes d'une glande séreuse de l'homme.

papille caliciforme, ou dans le sillon intermédiaire aux crêtes papillaires de l'organe folié. Elles diffèrent des glandes muqueuses claires et transparentes, par leur aspect trouble et blanchâtre à la lumière directe (Frey), et par leur structure. La membrane propre de l'acinus, assez délicate, supporte des cellules cylindriques ou coniques analogues aux cellules de la parotide (Ranvier). La lumière de l'acinus est très étroite, surtout chez les animaux. Le conduit excréteur est tapissé d'un épithélium cylindrique à une ou plusieurs couches, souvent à cils vibratiles (von Ebner) dans une certaine étendue.

Ces glandes, annexées aux papilles de la langue qui renferment les organes nerveux destinés à percevoir les saveurs, méritent bien le nom de glandes du goût que leur donne Ranvier. Elles sécrètent un liquide séreux qui d'après von Ebner (1873) serait produit en très grande abondance au moment de la gustation et serait destiné à balayer, à nettoyer, les sillons de manière à enlever les substances sapides qui y ont pénétré, et à assurer ainsi la pureté de la sensation prochaine (Ranvier).

Vaisseaux de la langue. — **Artères.** — La langue reçoit deux ordres

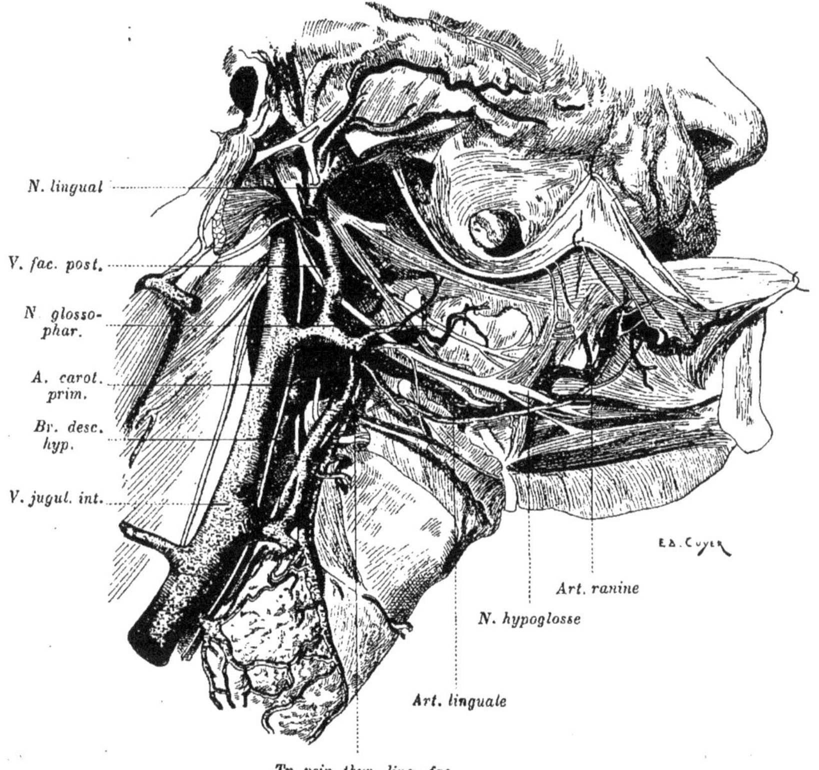

Fig. 52. — Artère linguale et nerfs de la langue. — Le muscle hyo-glosse a été fenêtré pour permettre de montrer le nerf glosso-pharyngien. — L'artère linguale naît par un tronc commun avec l'artère faciale. — Sur cette préparation on peut voir aussi les rapports de la face latérale du pharynx avec les vaisseaux et nerfs du cou.

d'artères, des *principales* fournies par les artères linguales, et des *accessoires* formées par quelques rameaux venus de la palatine ascendante, branche de la faciale, et de la pharyngienne inférieure, branche de la carotide externe. Les rares rameaux des artères accessoires se perdent dans la base de la langue; il suffit de les avoir mentionnés.

L'*artère linguale* naît de la carotide externe près de la grande corne de l'os hyoïde. Sur trente-huit cas elle naissait: vingt et une fois à la hauteur de cette corne ; quinze fois au-dessous d'elle (à 2-18 mm.) et deux fois au-dessus (2-9 mm.); son origine peut varier donc de 3 centimètres (Mirault, Mém. Ac. Méd. Paris, 1835, t. IV, p. 56). En général elle naît à un centimètre au-dessus de l'artère thyroïdienne supérieure. Mais elle peut naître aussi : par un tronc commun avec cette dernière ou avec l'artère faciale (sept fois sur 50 cas, Haller ; soixante et une fois sur trois cent deux cas, Quain) ; ou bien au-dessus de la faciale. D'un diamètre de 4 mm., à l'origine l'artère linguale est recouverte par le ventre postérieur du digastrique, le nerf grand hypoglosse et la veine linguale; puis elle se dirige en avant et en dedans, s'approche du bord postérieur de l'hyoglosse, longe sa face interne ou la traverse en séton, et passe au-dessus de la grande corne de l'os hyoïde, entre les muscles hyo-glosses et constricteur moyen du pharynx. Arrivée au-dessus de la petite corne de l'os hyoïde, elle monte en haut et en dedans entre les muscles génio-glosse et basio-glosse. Sur le bord antérieur de ce dernier elle se termine en se subdivisant en artère sub-linguale et artère linguale profonde. Dans ce trajet l'artère linguale donne plusieurs branches, dont la plupart à la langue: *a*) des *branches musculaires* à l'hyoglosse ; *b*) l'artère *dorsale de la langue ;* large de un demi à un millimètre (Krause) qui naît près de l'extrémité antérieure de la portion horizontale ou même de la portion ascendante de l'artère, passe sur la face interne du muscle hyo-glosse auquel elle donne des rameaux, et longe le m. stylo-glosse et le glosso-palatin. Là elle donne des rameaux descendants pour la face antérieure de l'épiglotte, et les ligaments glosso-épiglottiques, et des rameaux ascendants à l'amygdale palatine. Puis l'artère monte vers les papilles caliciformes, fournit des branches à l'amygdale linguale et à la couche musculaire sous-jacente et forme, avec les branches de même nom du côté opposé, un réseau artériel abondant surtout autour du trou borgne.

L'artère dorsale de la langue est parfois double. Elle peut naître de l'artère thyroïdienne supérieure (Tiedemann 1822). Parfois les deux artères dorsales se réunissent en un tronc unique et médian: l'*artère médiane de la langue* (Hyrtl) qui se dirige vers le foramen cœcum. Celle-ci peut être formée par l'artère dorsale gauche seule ; d'autres fois elle est formée par les branches des deux artères dorsales, et non par leurs troncs. Parfois l'artère médiane entoure le trou borgne par deux branches qui se réunissent de nouveau devant le trou et pénètrent plus en avant vers la pointe de la langue ; ou bien se divisent de nouveau vers la pointe et les deux branches se recourbent en arc des deux côtés. D'après Langer l'artère médiane (A. azygos linguæ de Lauger) serait normale et naîtrait régulièrement d'une branche de chacune des deux artères dorsales. — L'artère dorsale peut être très développée et monter vers le voile palatin (Haller, 1763).

L'artère linguale profonde ou ranine grosse de 3 millim. (Krause) branche de bifurcation de l'artère linguale, monte entre les muscles génio-glosse et lingual inférieur, accompagnée des deux veines linguales profondes, passe au-dessous du nerf lingual, et se dirige vers la pointe de la langue en décrivant des sinuosités nombreuses. — Dans la partie moyenne de la langue, l'artère linguale profonde est éloignée de 1,5 cm. du dos de l'organe (C. Krause). Dans ce trajet l'artère donne des rameaux destinés aux muscles et à la muqueuse : les uns descendants, plus minces; les autres ascendants, se dirigeant obliquement en haut et presque alternativement en dedans et en dehors. Vers la base de la langue et au-dessus du septum, il existe de nombreuses anastomoses entre les rameaux musculaires superficiels et muqueux. Au-dessus du frein, une branche constante de un millim. de diamètre, forme une anastomose arciforme avec la branche analogue du côté opposé : l'*arc ranin*, dont quelques fins ramuscules vont à la muqueuse du frein.

On a signalé parfois une *artère linguale profonde ou ranine accessoire* : elle serait formée par une branche musculaire née de l'artère linguale avant sa bifurcation.

Le tronc de l'artère linguale peut présenter certaines variétés importantes. Zukerkandl (1881) décrit un cas où l'artère linguale gauche manquait : la droite se divisait en deux branches, dont l'une continuait le trajet de l'artère normale, l'autre passait entre le génio-hyoïdien et le génio-glosse du côté gauche et remplaçait l'artère absente. Elle peut manquer des deux côtés et être remplacée par un gros vaisseau qui suit le trajet de l'artère sous-mentale (sous-maxillaire des auteurs allemands). Dans un cas de Hyrtl (nouveau-né) l'artère linguale était remplacée par des anastomoses des artères sous-mentale et sub-linguale. Dans quelques cas de Lauth l'artère linguale se terminait à la racine de la langue et était continuée par une branche de la maxillaire interne (?).

On n'est pas d'accord sur la façon dont se terminent les deux artères ranines au niveau de la pointe de la langue. Ruysch (1701) le premier injecta un réseau terminal. Luchtmans (1743) poursuivit l'artère jusqu'au filet de la langue ; Mayer (1777) le premier montre l'existence dans la pointe de la langue d'une arcade artérielle par laquelle les deux artères ranines s'anastomosent à plein canal. L'*arc ranin* de Mayer fut admis par beaucoup d'auteurs (Soemmering, Meckel, Lauth, C. Krause, etc.), et nié par Hyrtl (1846). Hyrtl croit que les deux artères ranines s'anastomosent par un système capillaire, opinion admise par Arnold (1847). Actuellement presque tous les auteurs admettent l'existence d'une arcade inter-ranine, mais localisée à des endroits divers : Cloquet et Boismont, Theile, Nühn, Luschka la placent vers l'insertion supérieure du frein de la langue, c'est-à-dire assez loin du sommet de la pointe. Sappey et Cruveilhier la décrivent vers le sommet même de la pointe ; tandis que Henle la place bien plus bas derrière et au-dessous du frein de la langue. — W. Krause dans un remarquable travail (Prager Vierteljahr, t. CV, 1870, p. 97) arrive aux conclusions suivantes : l'arc ranin existe ; il siège sous et près de la muqueuse au-dessus du frein ; il est non pas dans la pointe même mais un peu en arrière. Au-dessous du frein, il n'existe que des branches capillaires destinées à la glande sub-linguale, qu'elles perforent pour arriver à la muqueuse du plancher buccal. Donc on ne peut parler à ce niveau ni de l'arc ranin (Henle) ni d'une arcade anastomotique des extrémités des artères sub-linguales (Cruveilhier).

Dans l'épaisseur de la muqueuse les ramifications de l'artère linguale forment un réseau étalé en surface, d'où naissent des ramuscules qui pénètrent dans toutes les papilles principales et secondaires. Entre les bourgeons du goût, à la base desquels les capillaires forment un réseau spécial exceptionnellement riche, on remarque souvent des petites papilles vasculaires, complètement noyées dans l'épithélium stratifié qui les sépare. Au niveau de l'amygdale linguale, les petites branches artérielles perforent la capsule fibreuse du follicule, et se résument en capillaires qui pénètrent jusque dans le tissu adénoïde.

Veines. — Les veines de la langue naissent dans l'épaisseur des muscles, dans les glandes, et dans le tissu lymphoïde et les papilles de la muqueuse. Dans les papilles on trouve une seule veine ; dans les fongiformes et caliciformes elle est très volumineuse, occupe le centre de la papille ; dans les papilles foliées, Ranvier décrit dans chaque crête centrale une veine volumineuse qui s'anastomose avec celles des crêtes voisines, et concourt à former un plexus veineux superficiel. La disposition des veines des papilles fongiforme, caliciforme et foliée, se rapprocherait d'après Ranvier de ce qu'on observe dans les organes érectiles ; cet auteur pense qu'il pourrait se produire dans ces papilles des phénomènes érectiles qui détermineraient la turgescence des crêtes et aiguiseraient la sensation gustative.

Dans l'épaisseur de la langue, Foucher (thèse 1854) décrit deux *plexus* veineux, l'un *profond,* très riche, variqueux vers la pointe; l'autre *sous-muqueux,* enveloppe toute la langue. Au niveau de la pointe ces plexus sont tellement développés qu'ils lui donnent l'aspect d'un tissu érectile.

Les *troncs efférents* des veines *linguales* ont été décrits par Foucher (loc. cit., 1854), par Sappey, par Luschka (1871) et surtout par E. Zukerkandl (Médiz.

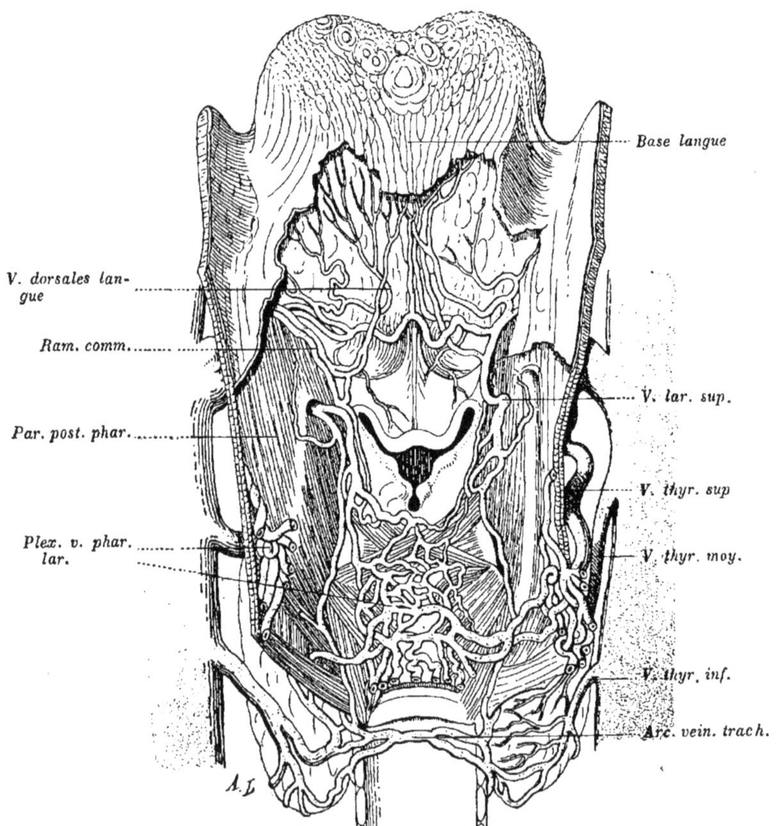

Fig. 53. — Veines de la base de la langue et de la paroi antérieure de la cavité pharyngo-laryngée (d'après Luschka).

Jahrb., Wien, 1876, p. 335-343). — Foucher décrit trois veines linguales : la *supérieure* résume le réseau dorsal très riche à mailles polygonales ou alvéolaires, elle accompagne le nerf lingual; la *moyenne* continue la veine ranine qui résume les veines de la face inférieure de la langue, elle accompagne le nerf grand-hypoglosse; l'*inférieure,* très petite, simple ou double, accompagne l'artère linguale. Toutes les trois se rendent dans la veine jugulaire interne, directement ou par l'intermédiaire de la maxillaire interne, de la faciale, ou de la thyroïdienne, supérieure. — Cette description est excellente mais incomplète. On peut, avec Zukerkandl, diviser les troncs collecteurs venus de la langue en : veines satellites de l'artère linguale qui débouchent séparément soit dans la veine faciale commune, soit dans une veine pharyngienne, et par son intermédiaire dans la jugulaire interne; veines hypoglosses qui, au nombre de deux, longent le bord supérieur et inférieur du nerf hypoglosse ; [Zukerkandl dit avoir toujours vu une anastomose entre les veines hypoglosses inférieures des deux côtés à travers le muscle génio-glosse ; anastomose comparable à celle qui existe entre les deux nerfs grand-hypoglosses à travers les mêmes muscles (Arnold, Bach, Hyrtl)]; veines du nerf lingual qui vont avec le nerf lingual jusqu'au plexus veineux qui entoure le m. ptérygoïdien externe; veines du canal de Wharthon, qui forment autour de ce canal un plexus et débouchent dans les veines de la glande sous-maxillaire ; veines de la base ou de l'amygdale-linguale qui correspondent à la distribution des artères dorsales de la langue et se rendent dans la jugulaire interne.

Lymphatiques. — Les *Lymphatiques* de la muqueuse linguale ont fait l'objet de recherches minutieuses de Sappey (Acad. des sciences, 1847). Ils naissent par des capillaires très tenus anastomosés entre eux pour former des réseaux à mailles très serrées. Les réseaux sont plus développés dans la région des papilles caliciformes. Dans ces réseaux se rendent les lymphatiques des papilles : dans chaque papille il existe un ou deux ramuscules, autour desquels se groupent des capillaires anastomosés, ayant eux-mêmes pour origine un réseau de capillicules. Les lymphatiques de chaque papille se rendent dans un anneau lymphatique complet qui entoure sa base.

Les *troncs lymphatiques* qui émanent de ce vaste plexus dorsal se dirigent les uns en arrière, les autres en avant. Les *postérieurs* sont au nombre de quatre : deux naissent au voisinage du trou borgne, descendent parallèlement jusqu'à l'épiglotte, où ils divergent, perforent la membrane stylo-hyoïdienne et se jettent dans un ganglion situé au-devant de la veine jugulaire interne sur les côtés du cartilage cricoïde ; les deux autres, situés près des bords de la langue et des amygdales palatines, traversent le constricteur supérieur du pharynx et se rendent dans un ganglion situé immédiatement au-dessus du précédent. Les troncs *antérieurs* ne rampent pas sous la muqueuse, ils s'en détachent à angle droit, plongent dans le tissu musculaire, et apparaissent sur la face inférieure de la langue. Là, les uns, les plus antérieurs, suivent l'interstice des deux génio-glosses, passent sous la glande sub-linguale, traversent le mylo-hyoïdien et se rendent dans un ganglion situé au niveau de la grande corne de l'os hyoïde ; les autres traversent l'hyo-glosse un peu au-dessus de son insertion à l'os hyoïde et se jettent dans un ou deux ganglions placés sur les côtés du cartilage thyroïde.

Les lymphatiques venus des bords de la langue donnent dix à douze troncules qui descendent dans les sillons des muscles stylo-glosse et lingual inférieur, s'y réunissent et forment de chaque côté deux ou trois troncs qui, après avoir traversé le constricteur supérieur du pharynx, se terminent dans l'un des ganglions de la partie moyenne du cou. Teichmann a trouvé un riche réseau de canaux lymphatiques dans le tissu sous-muqueux, et de véritables vaisseaux lymphatiques dans les muscles. — Dans la muqueuse de la base, les lymphatiques sont très nombreux (1).

Nerfs de la langue. — La langue reçoit ses nerfs du grand hypoglosse, du lingual, du glosso-pharyngien, du facial, du laryngé supérieur et du sympathique cervical.

Le *nerf hypoglosse* aborde la langue au niveau du bord postérieur du muscle hyo-glosse, passe sur la face externe de ce muscle, lui abondonne deux ou trois rameaux, dont un pénètre dans le stylo-glosse et par un trajet récurrent l'accompagne jusqu'à l'apophyse styloïde ; puis il passe entre l'hyo-glosse et le mylo-hyoïdien sous le canal de Wharton, et arrivé sur le génio-glosse se divise en un grand nombre de branches terminales qui plongent dans le muscle. Les branches terminales sont toutes ascendantes, on les divise en antérieures, moyennes et postérieures ; elles s'anastomosent entre elles et forment des arcades d'où naissent les dernières ramifications destinées aux divers muscles de la langue. Dans son trajet sur l'hyo-glosse le nerf donne des rameaux ascendants qui s'anastomosent en arcades avec des rameaux descendants du nerf lingual.

Le *nerf lingual,* branche du maxillaire inférieur, aborde la langue sur la face externe de l'hyo-glosse où il décrit une anse à concavité supérieure, parallèle et sus-jacente à celle de l'hypoglosse. Situé immédiatement sous la muqueuse du sillon alvéolo-lingual, il affecte des rapports intimes avec le canal de Wharton ; plus loin il gagne l'interstice qui sépare le lingual inférieur du génio-glosse et se dirige vers la pointe en longeant le flanc interne de la glande de Blandin. Dans ce trajet le n. lingual s'anastomose avec le grand hypoglosse, et reçoit un filet inconstant du nerf mylo-hyoïdien (rameau du dentaire inférieur : filet dento-lingual de Sappey). — Le n. lingual donne un grand nombre de ramuscules qui pénètrent de bas en haut, dans l'épaisseur de la langue ; de ces ramuscules les uns arrivent dans la muqueuse de la face inférieure, des bords, de la pointe et des deux tiers antérieurs de la face dorsale, les autres vont dans les glandes et s'y terminent.

Le *glosso-pharyngien,* arrivé à la langue en compagnie du muscle stylo-glosse, la pénètre au niveau de sa base, près du pôle inférieur de l'amygdale palatine. A ce niveau, c'est-à-dire sous l'extrémité inférieure de l'amygdale, Henle signale l'existence fréquente d'un corpuscule fibro-cartilagineux de la grosseur d'un grain de millet, relié à l'amygdale par un ligament, sur lequel se fixent quelques fibres musculaires dirigées d'avant en arrière ; il forme une sorte de voûte sous laquelle s'engage la portion linguale du glosso-pharyngien pour pénétrer dans la langue. Au delà le nerf devient sous-muqueux ; ses rameaux terminaux, au nombre de deux ou trois, forment un plexus au-

(1) J'ai injecté les lymphatiques sur 20 langues appartenant pour la plupart à des nouveau-nés ou à des sujets très jeunes ; cinq fois j'ai trouvé deux troncs lymphatiques naissant de la pointe de la langue (face inférieure) et descendant de chaque côté du filet pour se rendre aux ganglions sous-mentaux après avoir traversé le plancher buccal. Je ne crois pas que ce groupe antérieur des lymphatiques linguaux ait été signalé. Son existence n'est pas constante puisque je ne l'ai rencontré que cinq fois sur 20 cas ; je pense qu'elle est en rapport avec le développement du frein, et que la section ou l'usure de celui-ci déterminent la disparition de ces troncs lymphatiques antérieurs. — Je note encore, en examinant les langues injectées que j'ai conservées à mon laboratoire, que les gros lymphatiques qui passent entre les muscles linguaux, ne présentent pas un calibre uniforme mais offrent des dilatations fusiformes très allongées (Poirier).

dessous de la muqueuse de la base, le *plexus lingual*, d'où partent des filets se rendant à la muqueuse voisine, aux papilles caliciformes et foliées et aux glandes. Andral signale un rameau s'avançant jusqu'à la partie moyenne de la langue et s'anastomosant avec un filet rétrograde du lingual. Huguier a vu les filets terminaux des deux glosso-pharyngiens s'anastomoser ensemble et former un plexus : *plexus circulaire* de Valentin.

Le *facial* donne à la langue deux filets : l'un y arrive accolé au nerf lingual, c'est la *corde du tympan* qui se fusionne avec le lingual avant que ce dernier ait abordé la langue ; l'autre y arrive isolément : c'est le *rameau lingual du facial*. Né au niveau du trou stylo-mastoïdien, ce filet, pénètre de chaque côté de la base de la langue, en passant entre l'amygdale palatine et le pilier antérieur du voile, et s'y termine dans la muqueuse et dans les muscles stylo-glosse (Guarini) et palato-glosse.

Le *laryngé supérieur*, rameau du pneumogastrique, donne par sa branche interne quelques ramuscules terminaux à la muqueuse de la base.

Le *Sympathique cervical* contribue à innerver la langue (vaisseaux et glandes) par l'intermédiaire des plexus périvasculaires, qui entourent les artères de la langue.

Terminaisons des nerfs dans la langue. — Dans les **muscles** le nerf moteur se terminerait comme dans tous les muscles striés, malgré les anastomoses que présentent les fibres musculaires de la langue, comparables à celles des fibres cardiaques. Lannegrace (Thèse d'agrég., 1878, p. 1), n'a remarqué que la richesse des muscles de la langue en fibres nerveuses, richesse supérieure à celle de tous les muscles de l'économie. — Fusari et Panasci (Atti de la R. Accad.

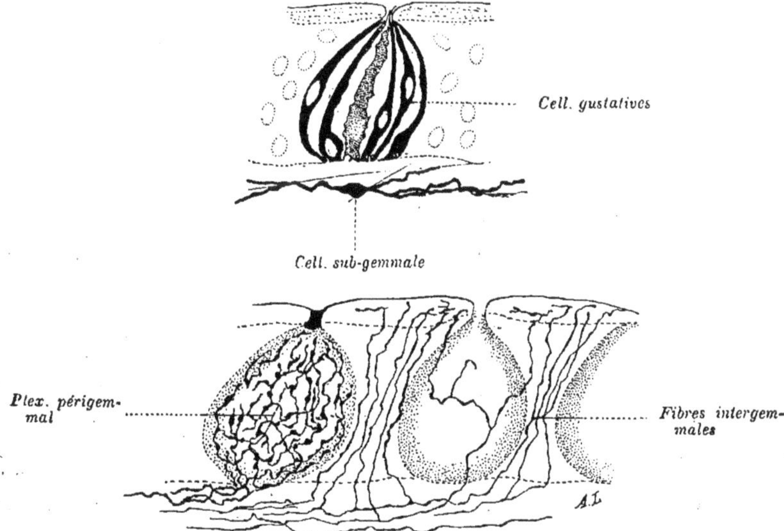

Fig. 54. — Terminaisons nerveuses au niveau des bourgeons du goût des papilles caliciformes et foliées du lapin, traitées par la méthode de Golgi (d'après von Lenhossék).

delle Sc. di Torino, vol. XXV, 1889-90, p. 854) ont donné deux exemples d'arborisations nerveuses terminales des muscles de la langue d'un chat nouveau-né, obtenues par la méthode de Golgi. — Quant aux terminaisons musculaires sensitives de Carl Sachs, elles n'ont pas été étudiées sur la langue.

Dans les **vaisseaux** de la langue d'après Lannegrace les amas ganglionnaires, que l'on trouve sur les branches des trois plexus (fondamental, intermédiaire et intramusculaire) des nerfs vasculaires, seraient plus abondants que dans la plupart des autres régions du corps.

Dans les **glandes** le mode de terminaisons des nerfs a été étudié par Fusari et Panasci (loc. cit., p. 852) sur les *glandes séreuses* du dos de la langue de la souris, à l'aide de la méthode de Golgi.

A ces glandes arrivent deux ordres de fibres nerveuses ; des cordons minces provenant de la région gustative ; des faisceaux composés en grande partie de grosses fibres courant entre les muscles ; enfin de nombreuses fibres du sympathique qui accompagnent les artères. Toutes ces fibres forment un plexus entre les lobules glandulaires. Dans ce plexus on distingue deux ordres de fibres : des grosses avec des nombreux renflements gangliformes et des minces avec des petits renflements sphériques ou allongés. Au niveau de ces renflements, le réseau émet de fins rameaux qui traversent la membrane propre de l'acinus et se mettent en relation intime avec les cellules glandulaires. Dans l'intérieur de l'acinus ces rameaux ou fibrilles se subdivisent, s'anastomosent et forment un réseau très serré hypolemmal, avec des épaississements ou points nodaux de dimensions variables. De ce dernier réseau partent des fibrilles (épilemmales) qui pénètrent entre les cellules, de façon que chaque cellule glandulaire est comprise dans une trame nerveuse. Cette trame nerveuse a des rapports intimes avec le protoplasma cellulaire, surtout au niveau des renflements nodaux qui sont presque fusionnés avec le protoplasma cellulaire. Arnstein (Arch. f. mik. Anat., Bd. 41, 1893 p. 195), a cherché à son tour, par la méthode d'Ehrlich, ces terminaisons nerveuses. Il a vu le réseau péri-acineux, mais il ne peut affirmer si les fibrilles qui en partent pénètrent dans l'acinus entre les cellules, ou si elles restent en dehors de la membrane propre. D'après lui la méthode de Golgi ne donne pas des résultats plus concluants, et il émet des doutes sur ceux obtenus par Fusari et Panasci. Jacques (thèse de Nancy, 1894, p. 54) aurait obtenu au contraire, par la méthode de Golgi, des résultats concordants avec ceux de ces derniers auteurs.

Dans la muqueuse. — Dans la muqueuse linguale on décrit trois réseaux nerveux (Rosenberg, Sit. d. K. Akad. d. Wiss., Zu Wien, 1886) : 1° un *sous-muqueux* formé de fibres à myéline ; 2° un *muqueux,* formé de fibres à myéline et sans myéline (Fusari et Panasci), qui occupe le chorion de la muqueuse et devient de plus en plus serré vers la surface ; 3° un réseau *sous-épithélial* de fibres amyéliniques. De ce dernier partent des fibrilles ascendantes, isolées ou par petits groupes (Fusari et Panasci) qui pénètrent dans l'épithélium : fibres *intra-épithéliales*.

D'une façon générale la terminaison ultime des fibrilles nerveuses qui naissent de ces réseaux se fait soit directement dans l'épithélium, soit dans des organes ou corpuscules nerveux spéciaux. Parmi ces derniers les uns ne sont pas particuliers à la langue ; destinés à percevoir les sensations tactiles, on les trouve dans la peau et ailleurs : ce sont les corpuscules de Pacini, de Krause et de Meissner. Les autres, quoiqu'on puisse les rencontrer aussi sur d'autres régions de la muqueuse buccale, appartiennent presque exclusivement à la muqueuse linguale, ils sont destinés à percevoir les saveurs : ce sont les corpuscules du goût ; ils siègent dans certaines papilles (caliciforme, foliée, fongiforme).

1. Les **terminaisons intra épithéliales**, entrevues par H. Krohn (thèse de Copenhague, 1875), décrites par Sertoli (1874) dans les papilles foliées du cheval, par Ranvier (1882) dans l'épithélium qui entoure les corpuscules gustatifs,

existent sur toute la muqueuse linguale. D'après Rosenberg, les fibrilles intra-épithéliales se divisent en deux groupes : les unes verticales montent jusque dans les couches superficielles de l'épithélium et s'y terminent par des grains ou gouttelettes fines; d'autres horizontales s'arrêtent dans les couches profondes de l'épithélium, et s'y terminent par des renflements ou boutons. D'après Fusari et Panasci ces fibrilles s'enfoncent dans la couche de Malpighi et dans la couche granuleuse, là elles émettent quelques rameaux très fins qui s'arrêtent après un court trajet. Ces fibrilles, contrairement à l'opinion de Sertoli, ne s'anastomosent pas entre elles.

2° Les divers **corpuscules du tact** ont été trouvés dans la muqueuse linguale : les *corpuscules de Meissner,* décrits dans la langue et les membranes du bec des oiseaux (palmipèdes) par Grandry (1867), Merkel (1875), Asper (1876) et Ranvier (Ac. de sc., 26 novembre 1877) ; E. Gerber (Centralb. f. d. med. Wiss., 17 mai 1879) les a trouvés sur la pointe de la langue de l'homme, au sommet de papilles spéciales formant une transition entre les papilles filiformes et fongiformes. — Les *corpuscules de Pacini* ont été trouvés par Dittlevsen (1872) et Asper (1876). — Les *corpuscules de Krause,* décrits dans les papilles simples et dans les papilles secondaires des fongiformes et caliciformes, seraient chez l'homme des corpuscules de Meisner, et chez certains animaux (le porc) des corpuscules de Pacini, légèrement modifiés (Suchard). — Signalons enfin les *corpuscules de Herbst* qu'on rencontre dans la langue des oiseaux, et qui seraient analogues aux corpuscules de Pacini.

3° Les **corpuscules du goût** (bulbe du goût, Loven ; calice du goût, Schwalbe,

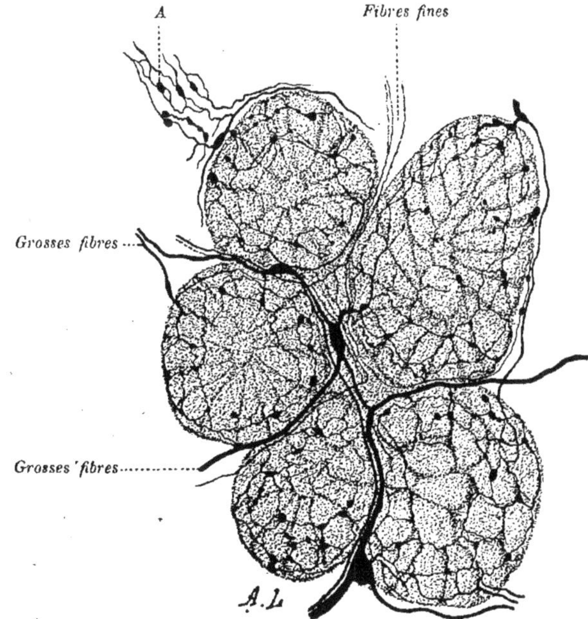

Fig. 55. — Plexus nerveux (épilemmal et hypolemmal) des glandes séreuses de la langue de la souris (d'après Fusari et Panasci, méthode de Golgi). — En A on voit les connexions des plexus avec les cordons nerveux venant de la région des grains.

bourgeon du goût, Ranvier) siègent dans les papilles caliciformes, fongiformes et foliées, et dans la muqueuse du voile du palais et celle de l'épiglotte. Ils constituent de petits amas cellulaires en forme de bourgeon, d'oignon, ou de bouteille à col court et à ventre rebondi, logés dans de petites cavités ou cupules creusées dans l'épaisseur de l'épithélium pavimenteux stratifié.

Parmi les travaux qui s'occupent surtout de la situation et de la structure du corpuscule, seul point qui nous intéresse pour le moment, nous signalerons : le travail de Merkel (Rostock, 1880), les descriptions de Ranvier (traité technique d'histologie, 1882) et de Schwalbe (Lehrbuch des Anatom. der Sinnesorgane, Erlangen, 1887), le travail de Tuckerman 1888, et la toute récente thèse de Jacques (1894).

Dans les papilles *caliciformes* les corpuscules occupent les côtés de la papille centrale ou mamelon où ils forment une zone qui, du fond du fossé remonte près de la face supérieure du mamelon (Schwalbe) ; on les trouve aussi, chez l'homme et le chien (Schwalbe), chez le rat et le lapin (Loven), sur la paroi externe du fossé près du bourrelet.

Dans les papilles *fongiformes* il n'y a pas de ceinture de bourgeons gustatifs ; on les rencontre isolés sur la face supérieure libre entre les papilles secondaires en plus ou moins grand nombre ; ils sont rares chez l'homme (Loven).

La *cavité ou cupule épithéliale*, qui reçoit les corpuscules, présente à son tour la forme d'une bouteille, dont le fond est formé par le chorion de la muqueuse, tandis que latéralement elle est constituée de cellules épithéliales, dont les plus internes ont la forme concavo-convexe d'un verre de montre. Près du col de la bouteille et de son ouverture : pore gustatif ou pore du goût (Gesmacksporus), les céllulles sont lamellaires.

Le *bourgeon* du goût, logé dans cette cavité ou cupule épithéliale présente : un *fond* qui repose sur le chorion muqueux, un *corps* en contact avec la paroi épithéliale de la cupule, et un *col* qui traverse la couche lamellaire superficielle de l'épithélium et s'engage par un faisceau de cils dans le pore gustatif.

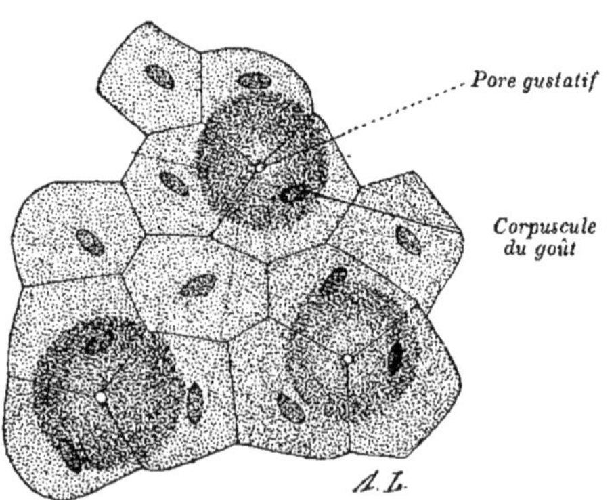

Fig. 56. — Revêtement épithélial de la papille caliciforme dans la zone des corpuscules du goût, chez le porc (d'après Schwalbe).

Structure du bourgeon. — Le bourgeon du goût est formé d'un ensemble de cellules disposées comme les éléments constitutifs d'un bourgeon ou d'un bouton de fleur ; une série de cellules périphériques s'emboîtant les unes dans les autres à la façon d'un calice, recouvre une deuxième série de cellules, superposées, centrales, représentant les pétales de la fleur non encore épanouie. Les cellules qui le composent sont de deux ordres : cellules de soutien et cellules gustatives, entre elles il existe quelques cellules lymphatiques migratrices.

a) **Cellules de soutien.** — (Cellules de recouvrement, de protection, de revêtement, de soutènement. Deck ou Stützzellen). — Ces cellules occupent surtout la périphérie du bourgeon (cellules de recouvrement) mais on les trouve aussi dans son épaisseur : cellules de soutènement intercalaires (Merkel, Ranvier). Aplaties, incurvées, à contour irrégulier, parfois dentelé, à protoplasma granuleux, à noyau large et arrondi occupant la partie moyenne du corps cellulaire, ces cellules présentent deux *prolongements*. L'un *périphérique* ou superficiel est pointu ou conique ; l'autre *central* ou profond habituellement élargi en pied ou renflé en massue, est parfois divisé en deux ou plusieurs digitations d'épaisseur et longueur variables. De ces digitations, les unes atteignent la limite profonde du bourgeon, d'autres, souvent réduites à de simples épines latérales, s'arrêtent à différentes hauteurs (Jacques). Le prolongement profond se détache ordinairement du pôle inférieur du noyau, parfois il naît sur le pôle supérieur ou même dans la portion du corps cellulaire sus-jacente au noyau (Jacques).

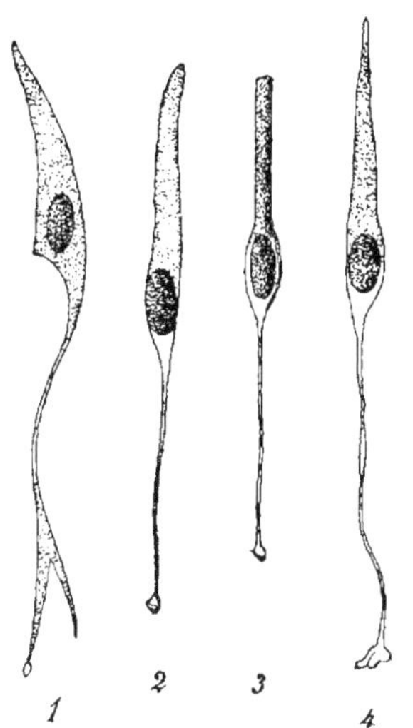

Fig. 57. — Cellules isolées du corpuscule du goût de la langue de l'homme : 1, cellule de soutien. — 2, 3, 4, cellules gustatives, à bâtonnet (3) et à pointe (4) — (d'après Schwalbe).

b) **Cellules gustatives.** — (Cellules sensorielles. Simes-Schmech ou Geschmakszellen). — Fusiformes, minces et allongées, leur *corps* cellulaire est régulièrement limité. Le *noyau* ovalaire, à grand axe confondu avec celui de la cellule, plus ou moins volumineux, est situé tantôt, le plus souvent, plus près du pore du goût que de la base du bourgeon, tantôt il descend tout près de cette dernière (von Lenhossék, Jacques). Les cellules gustatives présentent deux *prolongements :* l'un périphérique ou superficiel, plus épais, légèrement aplati se termine en général par un bâtonnet réfringent et homogène (Ranvier). Schwalbe décrit deux variétés de prolongements périphériques répondant à deux espèces de cellules gustatives : les cellules à pointe ou cône (Stiftchenzellen) dont le prolongement périphérique se termine par une expansion en pointe mince et effilée, le cil qui sort par le pore gustatif ; et les cellules à bâton (Stabzellen) se terminant par un prolongement périphérique court, large, horizontalement coupé. Krause distingue trois variétés de prolongements périphériques, d'où trois variétés de cellules gustatives : fusiformes, à bâtonnets et fourchues. D'après Jacques, la forme la plus fréquente est le prolongement pointu, filiforme, tantôt rectiligne, sur les cellules centrales ; tantôt sur les cellules superficielles. Le *prolongement central* ou profond, mince et effilé, se dirige vers le chorion muqueux.

c) **Cellules lymphatiques.** — Vintschgau (Arch. de Pflüger, 1880) le premier a observé dans les bourgeons du goût des groupes de granulations graisseuses. Ranvier (1882) a démontré que ces granulations étaient contenues dans des cellules lymphatiques migratrices, qui, dégagées du derme, ont pénétré dans les bourgeons du goût au niveau de leur base, et ont cheminé entre les éléments qui les composent en vertu de leur activité amiboïde. Dans leur migration elles se sont chargées de granulations graisseuses. D'après Ranvier ces cellules joueraient un rôle important dans la formation du pore du goût, en perforant les cellules épithéliales superficielles.

B. **Terminaisons nerveuses dans les papilles.** — Nous étudierons les terminaisons nerveuses dans les papilles simples et filiformes d'une part, dans les fongiformes, caliciformes et foliées, siège des corpuscules du goût d'autre part.

Pour les papilles simples il n'y a rien de particulier à dire, là les nerfs se terminent comme dans le reste des papilles semblables de la muqueuse buccale.

a) Dans les *papilles filiformes* les plus petites, Fusari et Panasci décrivent quelques filets nerveux isolés, qui montent jusqu'à l'extrémité pointue et s'y terminent, ou bien pénètrent dans la couche épithéliale. A la base des papilles plus volumineuses, les mêmes auteurs décrivent un prolongement conique du plexus nerveux de la muqueuse, contenant parfois une, deux ou trois cellules nerveuses. De ce plexus basal partent des filaments qui pénètrent dans les couches profondes de l'épithélium, soit à son sommet, soit sur les parties latérales de la papille.

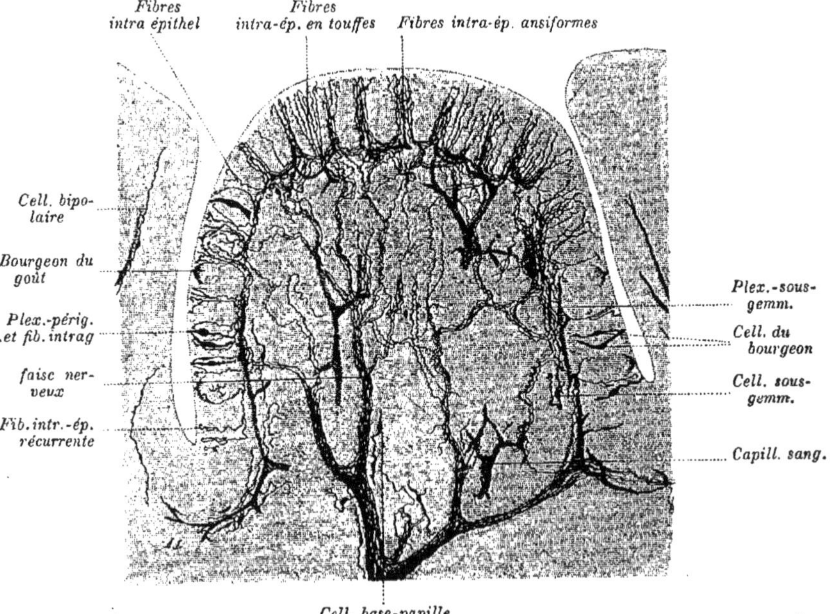

Fig. 58. — Coupe transversale d'une papille caliciforme de brebis, traitée par la méthode de Golgi, pour poursuivre les terminaisons nerveuses dans la papille, l'epithelium et les bourgeons du goût (d'après JACQUES).

b) Dans les papilles *fongiformes, caliciformes* et *foliées*, les terminaisons nerveuses présentent une disposition générale identique, commandée par la présence des corpuscules gustatifs. Ces terminaisons, partiellement décrites par quelques auteurs, viennent d'être très bien étudiées par Retzius, Fusari et Panasci, von Lenhossék et surtout par Jacques. Avec ce dernier auteur nous distinguons les nerfs du stroma de la papille, et les nerfs de l'épithélium.

1° **Nerfs du stroma des papilles** — Dans la base de la papille *caliciforme,* pénètre un faisceau nerveux central assez volumineux, formé de fibrilles parallèles légèrement onduleuses et lisses, et plusieurs faisceaux latéraux plus petits qui montent directement vers la couche épithéliale. Le faisceau central se ramifie, le plus grand nombre de ses ramifications s'élèvent jusqu'au sommet de la papille, courent au-dessous de la surface libre et s'entrecroisent en tous sens ; le reste s'infléchit latéralement en renforçant les faisceaux latéraux, et, avec les ramifications de ces derniers font sous l'épithélium un plexus : le *plexus sous-gemmal* (Jacques). A mesure qu'on se rapproche de la surface épithéliale, le nombre de fibres à bords lisses diminue, celui des fibres variqueuses augmente, de telle façon que dans le plexus sous-gemmal, on ne rencontre plus que de minces filets moniliformes. Dans la papille *fongiforme* ne pénètre qu'un seul faisceau médian, il se ramifie et se résout en une multitude de fibrilles presque parallèles, dont la plus grande partie s'enfonce dans les papilles secondaires, vers les capillaires sanguins les plus superficiels. Dans l'organe *folié,* on trouve au-dessous de chacune des crêtes et parallèlement à sa direction, un faisceau nerveux, dont partent des branches verticales qui, après un court trajet, se bifurquent ; chacun des rameaux collatéraux de division va prendre part à la constitution du plexus sous-gemmal du revers correspondant du sillon.

Le *plexus nerveux sous-gemmal,* formé comme nous l'avons vu, constitue un feutrage très dense de fibres flexueuses et variqueuses à direction générale ascendante, entremêlées de faisceaux obliques et perpendiculaires aux premières. Ce plexus double la face profonde de l'épithélium dans toute la région des bourgeons du goût.

2° **Nerfs de l'épithélium des papilles.** — Du plexus sous-gemmal naissent les fibrilles terminales qui pénètrent dans l'épithélium ; on peut en distinguer trois groupes : celles qui se ramifient dans l'épithélium intermédiaire aux bourgeons : fibres *inter-gemmales,* inter-bulbaires, inter ou intra-épithéliales ; celles qui se distribuent à la périphérie du bourgeon : peri-bulbaires ou *peri-gemmales ;* celles enfin qui sillonnent en tous les sens le bourgeon lui-même, s'insinuant entre les cellules qui le forment : intra-bulbaires ou *intra-gemmales* (Jacques).

Tous les auteurs ont admis l'existence, dans le stroma des papilles et dans le plexus sous-épithélial, de *cellules* ganglionnaires, qui seraient l'origine de la plupart des fibres pâles qui sillonnent le chorion et l'épithélium de la muqueuse (Ranvier, Schwalbe, Hermann, Drasch, etc.). Par la méthode de Golgi, Fusari et Panasci en reconnurent deux variétés : les unes, situées à la base de la papille et au milieu du plexus, seraient des petites cellules ganglionnaires communes ; les autres sont situées au sommet des papilles, sous les papilles secondaires, elles possèdent les caractères des cellules du système nerveux central. Retzius (1892), Von Lenhossék (1893) les retrouvent aussi. D'après Jacques, ce sont des *éléments multipolaires* à prolongements ramifiés. Irrégulièrement disséminés dans le sein du stroma papillaire, particulièrement aux abords des troncs nerveux, on les trouve isolés ou par petits groupes au-dessous de l'épithélium indifférent ; ils envoient des prolongements qui pénètrent peut-être dans l'épithélium. Dans la région des bourgeons, ces éléments cellulaires sont situés dans l'épaisseur du plexus sous-gemmal, allongés parallèlement à sa direction. L'un de leurs prolongements offre parfois les caractères d'un cylindre-axe et se continue par une fine fibrille variqueuse. Ces cellules multipolaires présenteraient d'après Jacques des analogies à des cellules sympathiques figurées par Kœlliker, Van Gehuchten, Retzius et Ramon y Cajal.

3° **Connexion des terminaisons nerveuses avec les cellules du bourgeon gustatif.** — Nous avons vu qu'il existe dans le bourgeon du goût deux ordres de cellules, de soutien et gustatives, et qu'il y pénètre de nombreuses fibrilles nerveuses ; il faut essayer maintenant de voir quelle relation il existe entre ces éléments cellulaires et les fibrilles nerveuses. Or les nombreuses recherches faites sur ce point, encore très discuté aujourd'hui, ont abouti à des résultats diamétralement opposés. Tandis que certains histologistes admettent une continuation directe entre le prolongement central de la cellule gustative et la fibrille nerveuse (Loven, Schwalbe, Hoenigschmied, Sertoli, Wintschgau, Ranvier, Tuckerman, Fusari et Panasci); d'autres la nient. Pour ces derniers (Krause, Retzius, von Lenhossék, Arnstein, Jacques), les fibrilles nerveuses rampent à la surface de la cellule gustative et de la cellule de soutien, et vont se terminer par des extrémités libres en traversant souvent le pore gustatif, mais sans jamais s'arrêter dans les cellules ou se continuer avec leurs prolongements.

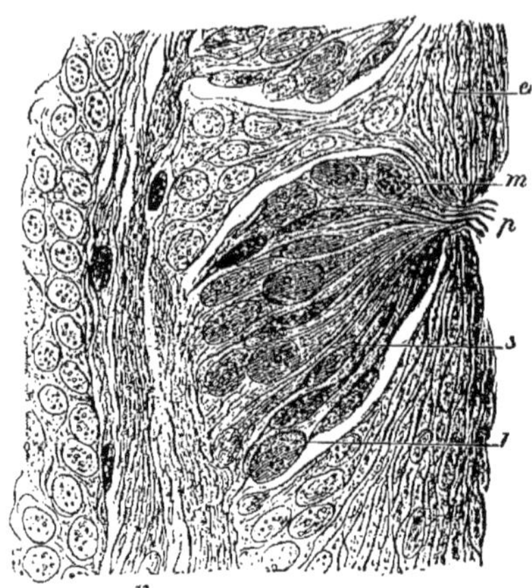

Fig. 59. — Coupe d'un bourgeon du goût faite suivant l'axe de ce bourgeon, après traitement de l'organe folié par l'acide osmique. — *p*, pore du goût ; *s*, cellule gustative ; *r*, cellule de soutènement ; *m*, cellule migratrice chargée de granulations graisseuses ; *e*, cellulles épithéliales ; *n*, nerf afférent (d'après Ranvier.)

A l'heure actuelle, la majorité des auteurs pensent que : les cellules dites gustatives ne se continuent pas directement avec les fibrilles nerveuses; les deux variétés de cellules des bourgeons du goût, gustatives et de soutien, morphologiquement distinctes, se comportent d'une façon absolument analogue sous l'influence des réactifs, en particulier les sels d'or et d'argent, et présentent avec les terminaisons nerveuses des relations identiques. Que penser alors du rôle respectif de ces cellules? Aucune d'elles n'est un élément nerveux, et on ne peut donner le nom de gustative à l'une plutôt qu'à l'autre. Faut-il admettre, avec Drasch et Rauber, l'action purement mécanique de toutes les cellules du goût, qui constitueraient un simple système canaliculaire facilitant l'arrivée des substances sapides au contact des terminaisons? On pourrait aussi bien, comme le fait remarquer Jacques, appliquer à ces cellules l'hypothèse que Retzius émit à propos des cellules ciliées de l'épithélium auditif, et les considérer comme des éléments épithéliaux

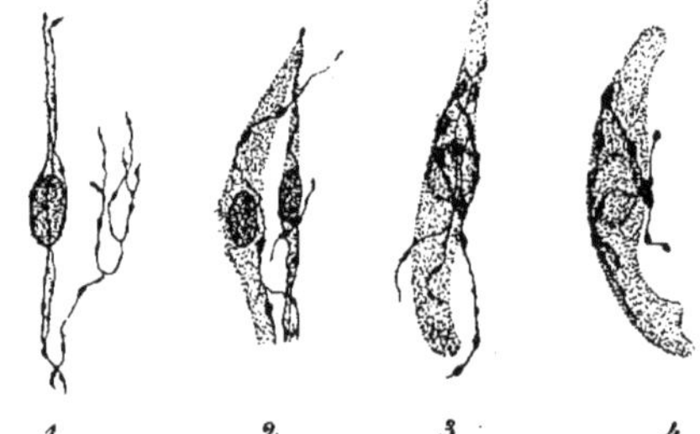

Fig. 60. — Disposition des fibrilles nerveuses autour des cellules du bourgeon du goût, d'après Arnstein (méthode d'Ehrlich) : — 1, cellule gustative à bâtonnet, entourée de fibrilles nerveuses variqueuses très fines. A côté d'elle on voit un faisceau de fibrilles enlevé d'une cellule. — 2, à gauche une cellule de soutien, à droite une cellule gustative à bâtonnet, entourées de fibrilles nerveuses. — 3, cellule gustative fortement gonflée, à l'extrémité de laquelle les fibrilles nerveuses sont divisées en granules. 4, cellule de soutien avec les fibrilles qui l'entourent.

différenciés, entrés secondairement au service de la conduction nerveuse, c'est-à-dire des cellules sensorielles secondaires. On pourrait enfin les considérer comme de simples auxiliaires, perfectionnant l'impression sur les fibrilles terminales du glosso-pharyngien (Jacques).

Distribution des nerfs dans la langue. — Nous venons de décrire les nerfs qui pénètrent dans la langue et leur mode de terminaison dans les muscles, les vaisseaux, les glandes et la muqueuse ; il nous faut dire maintenant quels sont les nerfs destinés particulièrement à chacune de ces parties de la langue.

Les nerfs des *muscles*, nerfs moteurs, viennent pour la plupart du grand hypoglosse, quelques-uns du glosso-pharyngien (m. palato-glosse) et du rameau lingual du facial (m. stylo-glosse et palato-glosse, Guarini, 1842). Quant à l'influence motrice du lingual mixte (avec la corde du tympan) elle ne s'exercerait que dans certains cas, après la section préalable du grand hypoglosse (action pseudo-motrice : Vulpian et Philippeau, 1863, Morat, 1890, Wertheimer, 1890).

Les nerfs *vasculaires* viennent de deux sources : du sympathique et des autres nerfs de la langue : le grand sympathique (rameaux venus du ganglion cervical supérieur, Vulpian), le grand hypoglosse et le nerf lingual (Vulpian) sont vaso-constricteurs. La corde du tympan (pour les deux tiers antérieurs Vulpian) et le glosso-pharyngien (pour le tiers postérieur, Lépine) sont des vaso-dilatateurs. — J Arkharoff (1886) prétend que tous les nerfs vaso-dilatateurs de la langue viennent du grand hypoglosse et du glosso-pharyngien. Ostroumoff, Marcacci (1888) ayant remarqué la production abondante de la lymphe à la suite de l'excitation du n. lingual, en font un nerf vaso-dilatateur des lymphatiques de la langue.

Les nerfs *glandulaires* viendraient d'après les expériences de Lépine (1870) et de Biedermann (1884) du glosso-pharyngien et de l'hypoglosse. Ajoutons que l'anatomie nous montre des filets venant du lingual, tout au moins pour la glande de Blandin.

Les nerfs de la *muqueuse* viennent des ramifications du lingual pour les deux tiers antérieurs, du glosso-pharyngien pour la région du V lingual et une grande partie de la base ; du laryngé supérieur pour la partie voisine des replis glosso-épiglottiques. Le lingual et le laryngé supérieur se terminent dans les parties de la muqueuse douées simplement de sensibilité tactile, le glosso-pharyngien dans la région gustative. Pourtant, certains rameaux du nerf lingual aboutissent aussi à cette région et on s'est demandé si ce nerf serait gustatif. Sans insister ici sur cette question très discutée, je dirai seulement qu'actuellement, on est d'accord à voir dans les filets gustatifs du lingual les rameaux de la corde du tympan qui, accolés simplement au lingual mixte, s'en détachent plus loin dans la langue. Quant à l'origine exacte de la corde du tympan, les uns ont prétendu qu'elle venait en apparence du facial, mais en réalité du trijumeau par un trajet plus ou moins détourné (Schiff, Stich, Herzen, 1886) ; d'autres la font provenir du glosso-pharyngien : soit par des anastomoses périphériques entre ce nerf et le facial (Duchenne, Carl, Urbantschitsch), soit par le nerf intermédiaire de Wrisberg, véritable filet erratique du glosso-pharyngien (M. Duval, 1880 ; Spitzka, 1880; Bigelow, 1880; Vulpian, 1885). En somme, on peut dire que les filets nerveux gustatifs viennent tous du glosso-pharyngien, soit directement, soit par une voie détournée, par la corde du tympan (continuation de l'intermédiaire de Wrisberg).

CHAPITRE II

PHARYNX

Le pharynx représente l'extrémité supérieure, en cul-de-sac, du tube digestif; il s'étend de la base du crâne jusqu'à l'orifice supérieur de l'œsophage qui lui fait suite ; les fosses nasales, la cavité buccale et le larynx s'y ouvrent en avant, les trompes d'Eustache sur les côtés.

Physiologiquement, le pharynx représente le carrefour des voies aériennes et digestives. L'air, introduit par les narines, gagne la caisse du tympan par la trompe d'Eustache et l'arbre bronchique par le larynx ; le bol alimentaire s'engage dans l'œsophage. Mais l'air et les aliments ne se rencontrent jamais dans leur trajet pharyngien; une cloison mobile, musculo-membraneuse, représentée par le voile du palais, prend, à chaque mouvement de déglutition, une direction horizontale, séparant ainsi le pharynx en deux étages : le supérieur, *aérien,* où s'ouvrent les fosses nasales; l'inférieur *digestif,* en rapport avec la cavité buccale. Quand le bol alimentaire a quitté le pharynx, celui-ci devient un canal aérien par suite de l'abaissement du voile du palais.

Situation. — Situé au-devant de la colonne cervicale, derrière le squelette de la face et le larynx, le pharynx est un organe à la fois céphalique et cervical ; un plan passant par le bord inférieur du maxillaire inférieur limite les deux moitiés de cet organe.

Limites. — Le pharynx s'insère par sa voûte à la base du crâne, sur une surface trapézoïdale limitée *en arrière* par une ligne qui joindrait les deux épines sphénoïdales (ligne inter-épineuse), en passant entre le tubercule et la fossette pharyngiens. Les deux moitiés de cette ligne présentent une légère convexité dirigée en avant; l'insertion passe sur le rocher, devant l'orifice carotidien, sur le fibro-cartilage qui comble à l'état frais la fissure pétro-basilaire, pour arriver ensuite à la face exocrânienne de la base de l'occipital. De *chaque côté,* cette surface est limitée par une ligne oblique en avant et en dedans, réunissant l'épine sphénoïdale à la racine de l'aile interne de l'apophyse ptérygoïde (ligne ptérygo-épineuse). Elle passe, en dedans des trous sphéno-épineux et ovale, sur la lèvre externe de la fissure pétro-sphénoïdale (trou déchiré antérieur) comblé à l'état frais par du fibro-cartilage. *En avant,* la petite base du trapèze est constituée par une ligne joignant les racines des ailes ptérygoïdiennes (ligne inter-ptérygoïdienne).

La limite inférieure du pharynx répond en avant au bord inférieur du cartilage cricoïde, en arrière, au corps de la sixième vertèbre cervicale.

Configuration externe. — Le pharynx présente la forme d'une pyramide quadrangulaire, à base supérieure, à sommet tronqué dirigé en bas. On l'a comparé à un entonnoir, à une massue. Extérieurement, le pharynx présente une face postérieure et deux faces latérales.

La *face antérieure* est cachée par le squelette de la face, la base de la langue, l'os hyoïde et le larynx. La *face postérieure,* très large à son insertion crânienne (0m,06), où elle présente deux prolongements latéraux, véritables ailes s'en allant jusqu'aux épines sphénoïdales, se rétrécit plus bas,

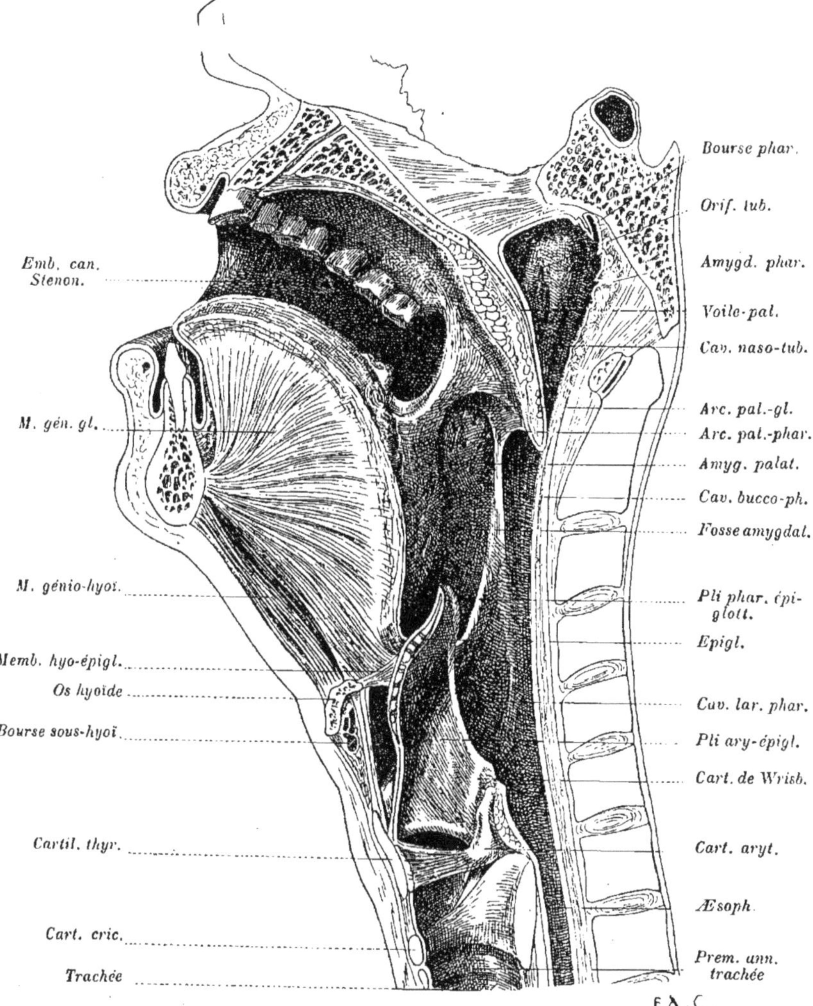

Fig. 61. — Coupe sagittale et médiane de la tête et du cou. — La tête est renversée en arrière, dans une extension complète, ce qui explique les rapports réciproques du maxillaire inférieur et de l'os hyoïde sur cette coupe (d'après Luschka).

et s'élargit de nouveau au niveau des extrémités des grandes cornes de l'os hyoïde (4cm 1/2); se rétrécit encore un peu dans l'espace hyo-thyroïdien, s'élargit une troisième fois au niveau des grandes cornes du cartilage thyroïde (4cm 1/2) et se termine enfin par un rétrécissement progressif en entonnoir derrière le cartilage cricoïde. Chaque bord de cette face peut être considéré comme un S à courbes longues et douces. Dans une étendue de 1 cent. 1/2 au-dessous de la base du crâne, la paroi postérieure du pharynx est formée par les aponévroses et la muqueuse; dans le reste de son étendue, jusqu'à son extrémité terminale, elle est revêtue par la couche musculaire des constricteurs.

Les *faces latérales* forment des plans convergeant d'arrière en avant et en de-

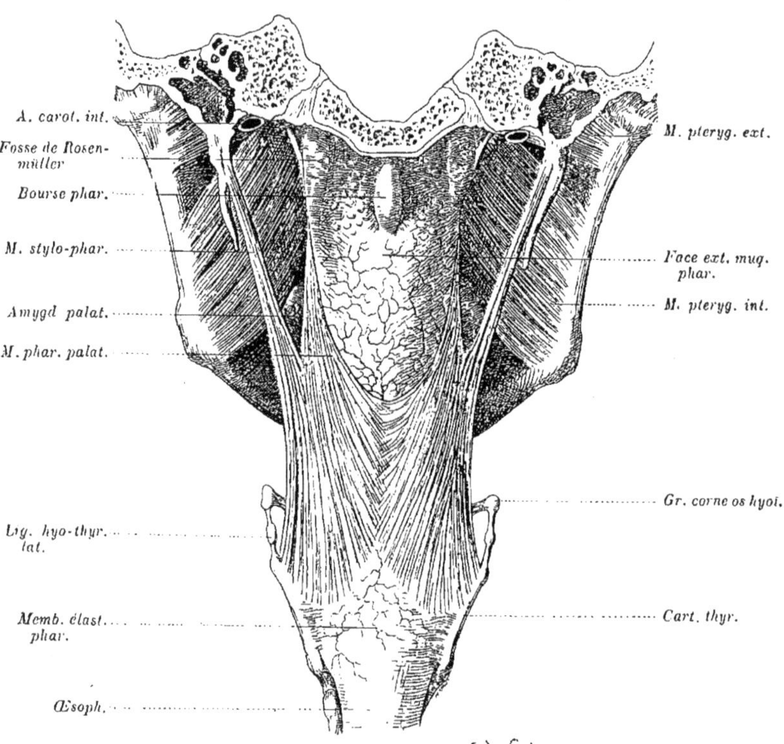

Fig. 62. — Vue de la face postérieure du pharynx après ablation de la couche des muscles constricteurs. On y voit surtout : le mode de terminaison du muscle palato-pharyngien, les saillies sub-muqueuses formées sur cette paroi par les trois dépressions internes; la bourse pharyngienne sur la ligne médiane, les recessus de Rosenmüller sur les côtés (d'après Luschka).

dans, ce qui est dû à ce que la paroi pharyngienne postérieure est plus large que l'antérieure. L'angle que forme la paroi latérale avec la postérieure, bien net en haut, s'émousse inférieurement. La paroi latérale est limitée, en avant, par l'apophyse ptérygoïde et le ligament ptérygo-maxillaire, l'extrémité postérieure de la ligne mylo-hyoïdienne, et, par une ligne oblique, dirigée en arrière et en bas, tendue de l'insertion inférieure du ligament ptérygo-maxillaire à la face postérieure du cartilage cricoïde, en passant par la face latérale de la base de la langue, la petite corne de l'os hyoïde et la face externe du cartilage thyroïde. Sa plus grande largeur est de 3 cm. 1/2.

Longueur. — Chez l'adulte, le pharynx a une longueur moyenne de 14 cm. (14 à 15 Sappey — 14 1/2 Luschka — 11 à 13 Cruveilhier).

Rapports. — Le pharynx est enveloppé sur les côtés et en arrière par *l'aponévrose péripharyngienne,* qui forme la gaine des vaisseaux, et les met en rapport avec le pharynx.

Cette aponévrose s'insère à la base du crâne : partie du tubercule pharyngien, elle passe sur la base de l'occipital, entre le muscle grand droit en arrière et la paroi pharyngienne en avant ; arrivée au niveau de la scissure pétro-occipitale, elle se divise en deux feuillets : L'un, *postérieur,* suit la lèvre postérieure du trou déchiré postérieur, passe derrière la veine jugulaire interne, et se dédouble : une lame se dirige vers la rainure digastrique et va se perdre sur l'apophyse mastoïde, d'où elle se continue avec la gaine du sterno-cléïdo-mastoïdien ; l'autre lame se dirige en avant vers l'apophyse styloïde, où elle rencontre le deuxième feuillet de l'aponévrose, le *feuillet antérieur.* Celui-ci part de la fissure pétro-basilaire, se dirige sur le rocher au-devant de l'orifice carotidien, puis sur l'apophyse vaginale et se réunit enfin avec la lame antérieure du feuillet postérieur sur l'apophyse styloïde.

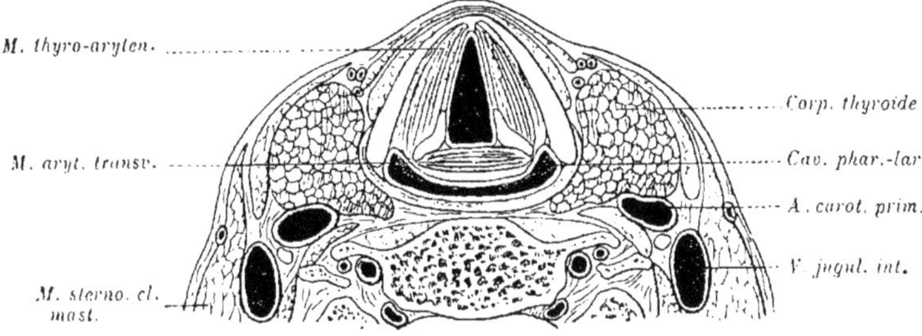

Fig. 63. — Coupe horizontale du cou passant par les cavités du pharynx et du larynx au niveau des bords libres des cordes vocales inférieures (d'après Luschka).

Cette aponévrose, qui sera décrite avec les muscles du cou, forme : l'aponévrose externe du pharynx, la gaine vasculaire du cou, la capsule fibreuse de la glande sous-maxillaire, une gaine comprenant dans son intérieur le muscle omoplato-hyoïdien, et enfin la capsule fibreuse du corps thyroïde.

Rapports des faces latérales. — 1° **Artères** — *La carotide primitive,* accolée au bord latéral du pharynx par l'aponévrose péripharyngienne se bifurque au niveau de l'espace hyo-thyroïdien (Voy. fig. 52 et 64).

La carotide interne poursuit son chemin le long du bord latéral du pharynx jusqu'à sa pénétration dans le crâne. *La carotide externe,* d'abord collée au pharynx, se porte bientôt en avant et légèrement en dehors, et sort de la gaine aponévrotique pour pénétrer dans la loge parotidienne ; elle touche la paroi pharyngienne entre la grande corne de l'os hyoïde et l'angle de la mâchoire inférieure. La carotide externe donne des branches dont les rapports avec le pharynx sont les suivants. — *L'artère thyroïdienne supérieure,* collée au pharynx au niveau de sa naissance, descend sur la membrane hyo-thyroïdienne et sur la face externe du cartilage thyroïde où elle donne l'artère du laryngé supérieur. — *L'artère linguale,* accolée au constricteur moyen du pharynx, pénètre entre l'hyo-glosse et la paroi pharyngienne qu'elle quitte au niveau de la petite corne de l'os hyoïde. — *L'artère faciale,* accolée d'abord au pharynx, s'engage entre les muscles styliens et pénètre dans la loge sous-maxillaire ; dans ce trajet, cette artère décrit une courbe à convexité supérieure qui touche la limite inférieure de la loge amygdalienne ; elle donne : la *palatine ascendante* qui monte sur le pharynx entre le stylo-pharyngien et le stylo-glosse et l'*artère tonsillaire* qui, née près de l'angle de la mâchoire inférieure, monte vers le bord latéral de la base de la langue et se termine sur la paroi latérale du pharynx et de l'amygdale. — *La pharyngienne ascendante* suit le bord latéral du pharynx dans la gaine de la carotide interne. — *L'occipitale,* appliquée d'abord au pharynx, se dirige en dehors, en suivant le ventre postérieur du digastrique. — *L'artère méningée moyenne,* branche de la maxillaire interne, croise d'avant en arrière et de bas en haut, l'extrémité supérieure de la face latérale du pharynx, avant de s'engager dans le trou sphéno-épineux.

2° **Veines** — La veine *jugulaire interne,* séparée par les artères carotides primitive et interne, du bord latéral du pharynx, reçoit, au niveau de l'espace thyro-hyoïdien, le gros *tronc thyro-linguo-facial,* séparé du pharynx par la carotide externe et ses branches. Au même niveau, vient déboucher la *veine faciale postérieure.* Un réseau veineux entoure les faces postérieures et latérales du pharynx (Voir veines pharyngées).

3° **Nerfs.** — *Le nerf* pneumogastrique descend dans la gouttière formée par le tronc carotidien primitif et interne et la veine jugulaire interne. Le pneumogastrique abandonne, de haut en bas : — *a) des nerfs pharyngiens* qui passent au-devant de la carotide interne pour pénétrer dans le pharynx ; — *b) le nerf laryngé supérieur* qui passe derrière la carotide interne, longe la paroi latérale du pharynx en se dirigeant vers la membrane thyro-hyoïdienne où il pénètre ; sa branche laryngée externe s'accole à la face externe du constricteur inférieur, quelquefois elle pénètre dans ses fibres, et va se terminer dans le m. crico thyroïdien ; — *c) le nerf récurrent* qui passe sous le bord inférieur du muscle constricteur inférieur ; — *le nerf glosso-pharyngien* qui contourne d'arrière en avant l'artère carotide interne, donne ses branches pharyngiennes, suit le stylo-pharyngien et ensuite le stylo-glosse pour arriver à la langue ; — *le nerf grand hypoglosse* qui descend d'arrière en avant, croise les deux carotides et s'applique à la paroi pharyngienne au-dessus de l'os hyoïde ; en route, il abandonne une *branche descendante* qui s'anastomose avec un filet du plexus cervical profond au-devant de la carotide ; — *le cordon sympathique cervical* qui est compris dans l'épaisseur de la paroi postérieure de la gaine des vaisseaux.

Le tronc du maxillaire inférieur et ses branches, et le *ganglion otique* sont accolés à la face antérieure du muscle péristaphylin externe.

Les rapports vasculo-nerveux étant connus, nous donnerons une vue d'ensemble des rapports topographiques de la face latérale du pharynx. Nous diviserons cette face en deux régions, l'une céphalique cachée par la branche verticale du maxillaire inférieur ; l'autre cervicale accessible.

1° **Portion céphalique.** — Entre la face latérale du pharynx en dedans, la face interne de la branche verticale du maxillaire inférieur tapissée par le muscle ptérygoïdien interne en dehors, la colonne cervicale en arrière et la base du crâne en haut, il existe un creux appelé *espace maxillo-pharyngien* (Fosse rétro-maxillaire, Luschka). L'apophyse styloïde, les muscles et les ligaments qui en

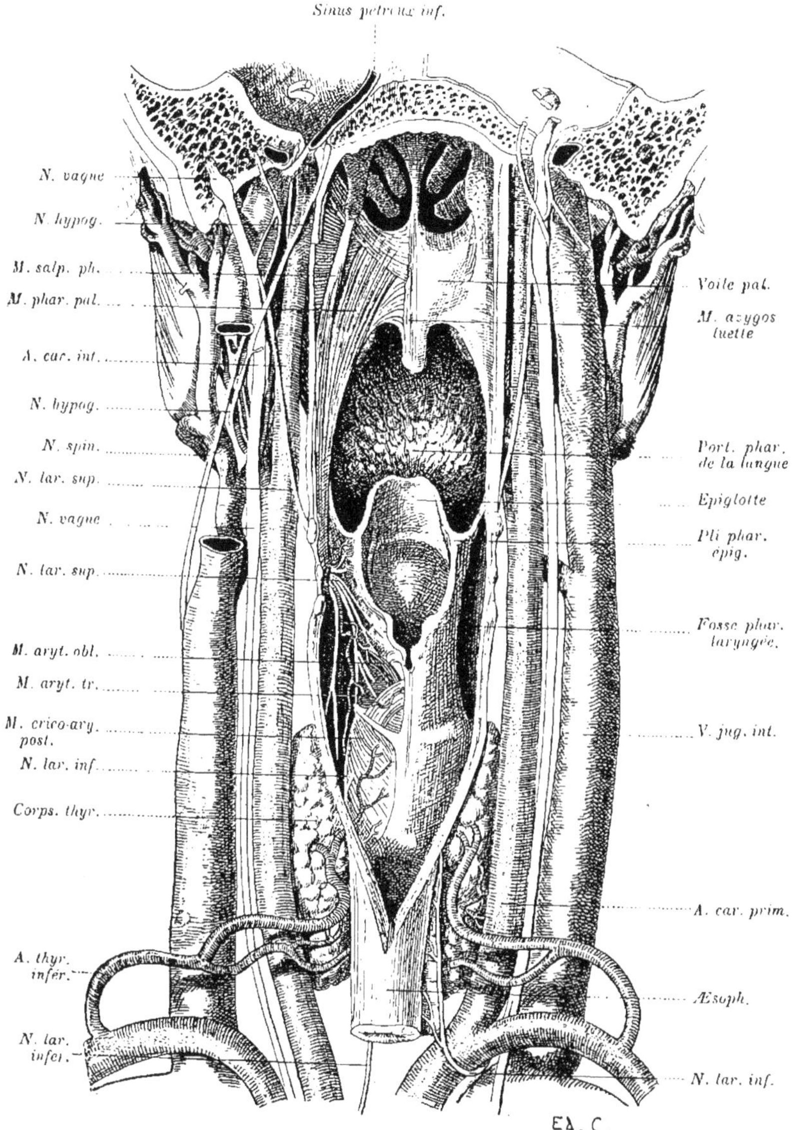

Fig. 64. — Paroi antérieure du pharynx, vue par une large brèche faite à la paroi postérieure. — La moitié gauche a été disséquée, la droite est recouverte de la muqueuse (d'après Luschka).

naissent divisent ce creux en deux loges, l'une externe *stylo-maxillaire* (loge parotidienne), l'autre interne *loge stylo-ptérygo-pharyngienne*. Ces deux loges sont séparées l'une de l'autre par un feuillet aponévrotique, dépendance de l'aponévrose péri-pharyngienne (aponévrose stylo-maxillaire). La loge parotidienne et son contenu n'ont que des rapports tout à fait médiats avec le pharynx vu la continuité du feuillet aponévrotique qui limite profondément cette loge. On a décrit pourtant un prolongement pharyngien de la glande parotide qui passerait devant l'apophyse styloïde pour gagner la paroi latérale du pharynx, prolongement que je n'ai jamais trouvé.

La *logė stylo-ptérygo-pharyngienne* est divisée en deux compartiments ou loges. La loge située au-devant de la cloison, loge antérieure ou *ptérygo-pharyngienne* s'étend de la base du crâne dans la région des trous ovale et petit rond, à l'angle de la mâchoire; triangulaire sur la coupe, elle est limitée par l'aponévrose inter-ptérygoïdienne et le muscle pterygoïdien interne en dehors, par la paroi pharyngienne latérale en dedans, et par la cloison musculo-aponévrotique déjà décrite en arrière. Cette loge contient de la graisse traversée par des cordons vasculaires et nerveux. Dans sa partie supérieure les vaisseaux et nerfs qui sortent ou entrent dans le crâne par les trous ovale et petit rond : artères et veines méningées moyennes, tronc du nerf maxillaire inférieur et ses branches, ganglion otique, veines du trou ovale, plexus veineux ptérygoïdien. Dans sa partie inférieure, derrière l'angle de la mâchoire, l'amygdale palatine et sa fosse répondent à la paroi interne de la loge; à ce niveau, l'artère palatine ascendante monte sur la paroi pharyngienne à travers la graisse, passant entre les muscles styliens; au niveau de l'amygdale, elle donne une artère tonsillaire qui rampe sur la paroi externe de l'amygdale avant d'y pénétrer. L'artère carotide externe touche, par la convexité d'une de ses anses, le pharynx au niveau de l'amygdale après avoir pénétré entre les muscles stylo-glosse et stylo-pharyngien; et de la convexité de cette anse peut naître une artère tonsillaire (Zukerkandl). Signalons aussi à ce niveau la crosse de l'artère faciale qui s'appuie sur la paroi externe de la fosse amygdalienne à sa limite inférieure et le nerf glosso-pharyngien accolé à la paroi tonsillaire. — La *loge postérieure* ou *stylo-pharyngienne* est comprise entre l'angle du pharynx, la cloison déjà indiquée et la paroi antérieure de la gaine des gros vaisseaux du cou. Cette dernière, résistante, constitue une barrière entre cette loge et les organes contenus dans la gaine vasculaire du cou : artère carotide interne, veine jugulaire interne et les nerfs qui sortent du trou déchiré postérieur. Cette loge est remplie de graisse et n'est traversée qu'à sa partie inférieure par le nerf glosso-pharyngien qui passe ensuite dans la précédente; le tissu cellulo-graisseux de cette loge communique librement avec celui de la région cervicale latérale profonde.

2° **Portion cervicale.** — Dans la région cervicale, la paroi latérale du pharynx, au point de vue de ses rapports, peut être divisée en deux segments, l'un antérieur, l'autre postérieur. Ce dernier est recouvert en allant de dehors en dedans par le m. sterno-cléïdo-mastoïdien, et par le paquet vasculo-nerveux du cou rattaché au pharynx par l'aponévrose péri-pharyngienne. Le segment antérieur de la face latérale du pharynx est en rapport avec les vaisseaux et nerfs déjà indiqués. Toutefois, au niveau de la grande corne de l'os hyoïde, on trouve un rendez-vous nerveux, artériel et veineux qui mérite une étude spéciale. En ce point, le tronc veineux thyro-linguo-facial recouvre les origines des artères linguales et quelquefois des thyroïdiennes supérieures situées profondément; au même niveau, on trouve le nerf grand hypoglosse qui passe entre les artères et les veines. Au-dessus de l'os hyoïde, cette paroi est recouverte par la glande sous-maxillaire et sa capsule, le muscle digastrique, les muscles et ligament stylo-hyoïdien, derrière lesquels monte l'artère faciale et passe le nerf grand hypoglosse. Plus profondément, le muscle hypoglosse recouvre la paroi pharyngienne; entre lui et cette dernière, passe l'artère linguale. Au-dessous de l'os hyoïde, elle est recouverte, de la superficie vers la profondeur, par : l'aponévrose cervicale superficielle, les muscles omoplato-hyoïdien, sterno-thyroïdien; au-dessous de ces muscles, le lobe latéral du corps thyroïde monte jusqu'au milieu du cartilage thyroïde; il est séparé de la paroi pharyngienne par le feuillet profond de sa capsule fibreuse.

Rapports de la face postérieure. — La face postérieure du pharynx répond à la colonne vertébrale cervicale (corps des vertèbres et apophyses transverses). Entre cette paroi et la colonne cervicale, on trouve successivement, d'avant en arrière : l'aponévrose péri-pharyngienne, qui renferme dans son épaisseur de chaque côté de cette paroi, un ou deux ganglions lymphatiques quelquefois très développés; j'ai observé de ces ganglions rétro-pharyngiens ayant, chez l'adulte, jusqu'à 2 cm. 1/2, ils sont situés immédiatement au-dessous de la base du crâne, près des ailes latérales du pharynx, le long de la carotide interne et près du cordon sympathique cervical. Derrière cette aponévrose et adhérant à elle, on trouve les muscles grands droits antérieurs de la tête qui, saillant en avant, produisent sur la paroi pharyngienne postérieure deux gouttières latérales prononcées surtout en haut. Quant au tissu cellulaire lâche décrit entre cette paroi et les muscles prévertébraux, il est ainsi disposé : l'aponévrose péripharyngienne qui adhère intimement en haut au pharynx d'une part, et aux muscles prévertébraux d'autre part, se sépare de ces derniers et du pharynx inférieurement : à ce niveau, il existe deux nappes de tissu cellulaire lâche isolées l'une de l'autre par l'aponévrose épaissie, l'une est située entre celle-ci et les muscles, l'autre entre le pharynx et l'aponévrose. Ce tissu se continue librement en bas avec celui du médiastin postérieur. On trouve enfin une mince lame aponévrotique devant les muscles prévertébraux : *l'aponévrose prévertébrale.*

Configuration interne. — De la cloison osseuse qui sépare les orifices postérieurs des fosses nasales de la cavité buccale, se détache une cloison molle et contractile, le voile du palais, disposé transversalement entre les parois latérales du pharynx sur lesquelles il se perd. A l'état de repos, cette cloison pend presque verticalement et diminue l'orifice bucco-pharyngé; quand elle se contracte, au moment de la déglutition, elle se relève, devient presque horizontale et proémine dans la cavité pharyngienne dont elle atteint presque la face postérieure. La cavité du pharynx est alors divisée en deux étages, l'un, supérieur, situé au-dessus de la cloison dans lequel débouchent les narines et les trompes d'Eustache, *cavité naso-tubaire;* l'autre inférieur, situé au-dessous de la cloison qui est en forme de voûte, *cavité bucco-laryngienne;* celle-ci peut être divisée à son tour en deux cavités superposées, l'une se continue dans la bouche : portion *buccale* ou *bucco-pharyngienne;* l'autre dans le larynx : portion *laryngienne.*

Nous étudierons successivement les trois portions naso-tubaire, buccale et laryngienne du pharynx ; mais auparavant, nous décrirons le voile du palais.

Le voile du palais est décrit d'ordinaire avec la cavité buccale dont il formerait la paroi postérieure. Valsalva, Tourtual, Merkel et Luschka se sont déjà élevés contre cette manière de voir ; ils ont avancé avec raison, je crois, que le voile, partie intégrante du pharynx, ne doit pas en être séparé. Physiologiquement, c'est une cloison intrapharyngée séparant la cavité naso-tubaire de la bucco-laryngienne ; anatomiquement, il pénètre dans les parois du pharynx et ses muscles se continuent avec ceux du pharynx, de sorte que toute description isolée me paraît arbitraire. L'anatomie comparée enfin montre que chez certains animaux (le chien), le voile ne présente ni luette ni pilier antérieur, il est tout entier dans le pharynx où il constitue un véritable diaphragme.

A. — **VOILE DU PALAIS.** — Le voile du palais est de forme carrée et présente à étudier quatre bords et deux faces.

La face antéro-inférieure ou buccale rosée, lisse et unie, concave dans les deux sens à l'état de relâchement, presque plane dans la contraction, est large de 5 cm. et longue de 4 ; sur la ligne médiane, elle présente une saillie longitudinale : le raphé médian du voile ; de chaque côté du raphé, surtout en avant, elle présente de légères saillies glandulaires. De cette face et de chaque côté, à une certaine distance de la ligne médiane et à un centimètre en arrière du bord libre, naît un repli muqueux et musculaire, peu marqué d'abord, qui se dirige en bas, en avant et en dehors, vers la base de la langue où il se perd. Ce sont les *piliers antérieurs du voile* (arc palatin antérieur, arc glosso-staphylin).

La face postéro-supérieure ou *nasale* plus foncée que la précédente est mamelonnée. Cet aspect est dû à l'infiltration lymphoïde abondante de la muqueuse. Convexe dans le sens antéro-postérieur, cette face est concave transversalement dans sa partie antérieure. Cette face se continue en avant dans le plancher des fosses nasales et présente 1° un bourrelet longitudinal et médian, formé par le raphé du voile, longé de chaque côté par les petits muscles sous-muqueux azygos de la luette ; 2° deux saillies transversales sont dues aux muscles pétro-salpyngo-staphylins ou péri staphylins internes qui partent de la ligne médiane et montent en dehors vers l'orifice tubaire.

Le bord antérieur est fixé au bord postérieur de la voûte palatine, sur les lames horizontales des os palatins.

Les bords latéraux, obliques en bas et en arrière, s'insèrent de chaque côté, d'avant en arrière : à l'angle formé par les deux lames verticales et horizontales de l'os palatin, à la face interne de l'aile interne de l'apophyse ptérygoïde, au bord convexe du crochet ptérygoïdien, et enfin à la paroi pharyngienne latérale.

Le bord postéro-inférieur est libre ; de sa partie moyenne se détache un prolongement musculo-membraneux dirigé presque verticalement en bas, c'est la *luette* (uvula). Conique, la luette est fixée au voile par sa base, tandis que son sommet libre pend vers la base de la langue et l'épiglotte qu'elle atteint quelquefois ; sur sa face antérieure ou buccale, on voit le prolongement du raphé médian du voile et de chaque côté de petites saillies glandulaires; sa face postérieure pharyngienne, plus saillante, présente des plis transversaux déterminés par la contraction des muscles azygos, et de petites saillies glandulaires. De longueur variable, elle a en moyenne 1 cm. 3/4. De chaque côté de la luette, le bord postérieur du voile devient mince et tranchant et, par un trajet curviligne, concave en bas et en arrière, il se dirige vers la paroi pharyngienne latérale et forme ainsi le *pilier postérieur du voile* (arc pharyngo-staphylin).

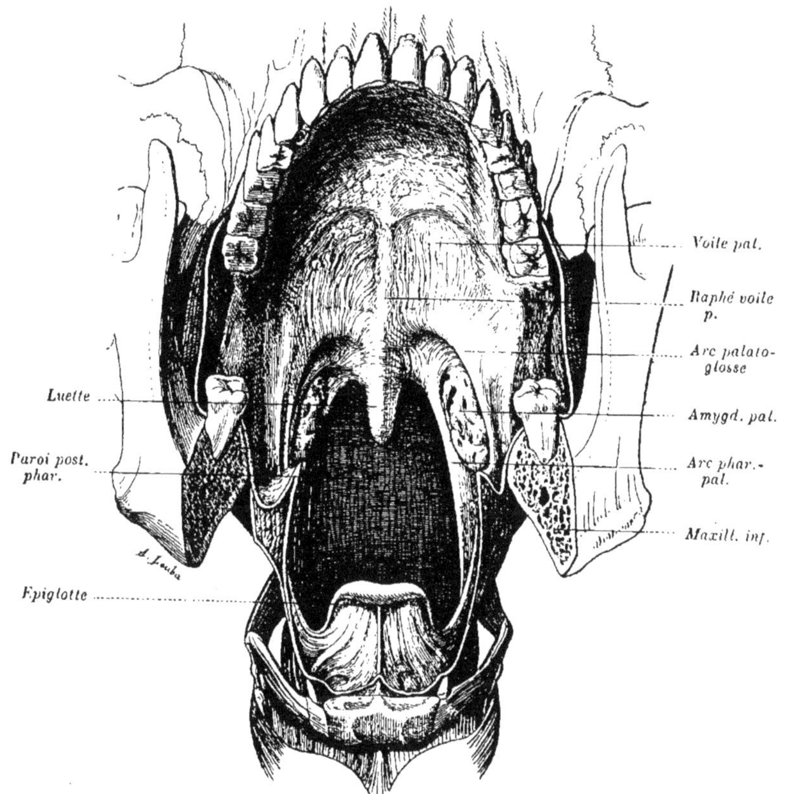

Fig. 65. — Face antéro-inférieure du voile du palais; la langue ayant été enlevée, on peut voir très bien l'isthme pharyngo-nasal (d'après LUSCHKA).

On dit que les deux piliers du voile naissent de la base de la luette et qu'ils représentent à l'origine le dédoublement du bord postérieur du voile. Ceci est inexact, le pilier postérieur seul représente la continuation du bord postérieur du voile et se termine à la base de la luette; le pilier antérieur naît, comme nous l'avons vu, de la face antérieure du voile et n'atteint jamais la base de la luette.

L'épaisseur du voile est de 1 cm. Sur une coupe sagittale passant par son milieu, le voile est fusiforme, renflé en son milieu, aminci aux extrémités;

de chaque côté de la luette, la même coupe s'amincit. Sur une coupe frontale, le voile augmente d'épaisseur du milieu vers les faces latérales du pharynx.

Anomalies : le voile peut être fendu dans toute son étendue ou partiellement ; il peut être rudimentaire.

B. — **VESTIBULE BUCCO-PHARYNGÉ.** — De chaque côté du voile se détachent deux piliers ou arcs : l'un se dirige en avant et en bas et le fixe à la base de la langue (pilier antérieur), l'autre se dirige en bas et en arrière et le fixe à la paroi latérale du pharynx (pilier postérieur).

Entre le voile en haut, les piliers antérieurs sur les côtés, et la base de la langue en bas, se trouve l'orifice par lequel la cavité buccale communique avec le pharynx : c'est l'*isthme du gosier* (isthmus pharyngo-oralis Luschka, isthmus faucium anterior, Tourtual). Cet orifice s'agrandit ou diminue suivant que le voile s'élève ou s'abaisse. — Entre les piliers postérieurs sur les côtés, le voile en haut et la paroi pharyngienne postérieure en arrière, on trouve l'orifice par lequel communique la portion naso-tubaire avec la portion bucco-laryngienne du pharynx : c'est l'*isthme pharyngo-nasal* (isthmus pharyngo-nasalis, Luschka ; isthmus faucium posterior, Tourtual). — La réunion de l'isthme du gosier et de l'isthme pharyngo-nasal, et l'espace qu'ils limitent de chaque côté, constituent le *vestibule bucco-pharyngé* (isthmus faucium ; vestibulum pharyngis medium, Tourtual ; vestibule du pharynx Luschka).

Entre les arcs, palatins antérieurs et postérieurs de chaque côté, on trouve un espace déprimé en fosse, étendu depuis le voile jusqu'au niveau de l'épiglotte, c'est :

La **fosse amygdalienne** (interstitium arcuarium Luschka), dans la partie supérieure de laquelle se trouve l'amygdale palatine. Cette fosse présente la forme d'un demi-cône creux à base inférieure, auquel nous considérerons une paroi antérieure, une postérieure, une externe, un sommet et une base.

La paroi antérieure est formée par le pilier antérieur et la portion verticale de la base de la langue Ce pilier, mince en haut, s'épaissit en bas en un bourrelet triangulaire, formé par le muscle palato-glosse recouvert par la muqueuse. Il présente une face antérieure buccale, une postérieure amygdalienne, une externe adhérente et un bord interne libre. La muqueuse de la face postérieure se continue avec celle de la fosse amygdalienne, la muqueuse de la face antérieure se continue en bas avec celle du sillon alvéolo-lingual et dans la muqueuse du vestibule de la bouche. Le bord libre se dirige obliquement en bas et en dedans, de telle sorte qu'il laisse à découvert le pilier postérieur dans sa partie supérieure, et qu'il le masque inférieurement, lorsque l'on examine la région amygdalienne, par la bouche. — La paroi postérieure est formée par le pilier postérieur du voile ou arc pharyngo-palatin et par le pli pharyngo-épiglottique ; ces deux arcs se rencontrent sur la paroi latérale du pharynx sous un angle très obtus, de telle sorte que leur réunion forme une courbe à concavité antérieure. La partie supérieure de la courbe (pilier postérieur) est très saillante en haut et le devient de moins en moins en bas. C'est une lame mince, tranchante, triangulaire constituée par le muscle palato-pharyngien et la muqueuse. Le bord supérieur se continue avec le voile ; le bord externe se perd dans le pharynx ; le bord interne libre se continue par le bord inférieur du voile jusqu'à la base de la luette ; la face antérieure, amygdalienne, limite en arrière la fosse ; la face postérieure est pharyngienne. L'arc ou pli pharyngo-épiglottique se dirige obliquement en bas, en avant et en dedans et s'insère sur le bord latéral de l'épiglotte ; triangulaire comme le précédent, ce pli présente un bord inférieur, s'étendant de l'épiglotte à la paroi pharyngienne, un bord externe adhérent à cette dernière et un bord interne libre ; une face antérieure amygdalienne, une face postérieure pharyngienne ; ce pli est formé par un faisceau élastique et le faisceau épiglottique du muscle stylo-pharyngien. En somme les deux plis triangulaires se touchent par leur sommet.

Le sommet de la fosse est formé par la rencontre du pilier antérieur avec la face antérieure du voile ; la base répond au repli glosso-épiglottique latéral et au delà de ce repli, elle devient horizontale et se continue dans la fosse glosso-épiglottique, limitée par ce repli en dehors et par le repli glosso-épiglottique moyen en dedans ; ce dernier sépare ainsi la base ou plancher des deux fosses amygdaliennes. La *paroi externe de la fosse* présente à étudier de haut en bas une dépression ou *fossette sus-amygdalienne* située au-dessus du pôle supérieur de l'amygdale (fosse sus-tonsillaire) triangulaire à sommet supérieur et à base inférieure.

La fossette sus-amygdalienne peut présenter de grandes variétés ; souvent elle est limitée en avant et en bas par un repli muqueux se détachant du bord libre du pilier antérieur ; cette fossette serait d'après His un reste de la deuxième fente branchiale ; on a signalé de nombreux cas de fistules branchiales venant s'ouvrir dans cette fossette (Neuhœfer, Schrotter, Watson) ; d'après Kostanecki, ce serait là le siège le plus fréquent des fistules branchiales.

Au-dessous de cette fossette, on trouve **l'amygdale palatine** : celle-ci a la forme d'une amande à grand diamètre vertical ; de dimensions variables, elle est tantôt effacée, tantôt très saillante du côté du vestibule bucco-pharyngien :

	Hauteur	Diam. antéro-postérieur	Epaisseur
Sappey.	20 à 25 mm.	12 à 15 mm.	10 à 12 mm.
Henle	20 à 25 —		5 à 10 —
Luschka.	20	18	13
Jonnesco	20 à 22 —	18 à 20 —	13 à 15 —
Wagner.	15 à 25 —		10 à 15 —
Liegeois.	10 à 12 —	7 à 8 —	

Sur sa *face externe*, l'amygdale est recouverte par une capsule fibreuse et par les muscles qui l'entourent (constricteur supérieur et stylo-pharyngien). Elle répond au segment antérieur de l'espace maxillo-pharyngien, et plus exactement à la loge ptérygo-pharyngienne. Située un peu au-dessus de l'angle de la mâchoire (où on peut la sentir en cas d'hypertrophie), l'amygdale est séparée du muscle ptérygoïdien interne et du maxillaire inférieur, contre lesquels on peut la comprimer, par du tissu cellulaire et graisseux abondant qui remplit la loge ptérygo-pharyngienne. Elle est distante de la carotide interne située en arrière, de 1 cm. 1/2 environ, celle-ci étant placée contre l'angle du pharynx. La carotide externe ordinairement située en arrière et en dehors de l'amygdale, et distante de 2 cm., peut dans certains cas toucher la face externe de la fosse amygdalienne et affecter ainsi des rapports intimes ;

quelquefois, la crosse de la carotide donne une artère tonsillaire et, dans ces cas, les rapports des deux organes deviennent plus intimes encore.

Les rapports de l'amygdale avec les carotides ont été bien étudiés par Otto Zukerkandl (Medizinische Jahrbucher, 1887, p. 309). Pendant longtemps, on avait cru que dans l'amygdalotomie on pouvait léser la carotide interne. Certains auteurs, entre autres Linhart, démontrèrent que, entre l'amygdale et cette dernière il n'y avait pas seulement la paroi pharyngienne, mais l'espace pharyngo-maxillaire dont les gros vaisseaux occupent la portion la plus postérieure, tandis que l'amygdale occupe la région la plus antérieure; et lorsqu'on tire l'amygdale vers la cavité buccale, on ne peut amener la carotide. La carotide interne est recouverte par les muscles styliens qui la séparent de la région amygdalienne; plus haut, la carotide interne s'adosse à la paroi pharyngienne externe, mais à ce niveau elle ne répond plus à la région amygdalienne. D'après Zukerkandl, une ligne horizontale tirée immédiatement derrière le pilier postérieur du voile passe ou bien par le diaphragme musculaire (muscles styliens) de l'interstice pharyngo-maxillaire, ou bien par la cavité qui se trouve immédiatement derrière le diaphragme; cette ligne passe à 2 centim. en avant de la carotide interne, mais elle peut atteindre la carotide externe et arrive finalement sur la face interne de la branche du maxillaire après avoir perforé le muscle ptérygoïdien interne. Une même ligne tirée par la paroi pharyngienne postérieure passe dans l'espace situé devant la carotide interne. En somme, même en tirant fortement l'amygdale en dedans, on ne pourra modifier la situation de la carotide, et il sera impossible de la léser avec l'amygdalotome ou le bistouri; l'hémorrhagie dans l'amygdalotomie s'explique par la lésion soit d'une anse de la carotide externe appliquée à la paroi externe de l'amygdale, soit d'une branche tonsillaire (voir artères de l'amygdale).

La *surface libre* de l'amygdale est plus ou moins saillante et présente un grand nombre de lacunes ou orifices qui lui donnent un aspect criblé comparable à une pomme d'arrosoir; ces orifices, de forme variable (fentes ou orifices arrondis), conduisent dans des diverticules enfoncés dans l'épaisseur du tissu amygdalien, diverticules dont quelques-uns atteignent même la surface externe de l'amygdale; ce sont les *cryptes amygdaliens* formés par la muqueuse invaginée dans le tissu réticulé. Dans l'intérieur de ces cryptes, on peut trouver un liquide plus ou moins concret (voir structure).

Quelquefois, l'amygdale peut être sillonnée de fentes longitudinales lui donnant l'aspect de l'amygdale de certains animaux (ours d'Amérique); d'autres fois, il n'existe qu'un seul orifice conduisant dans une poche unique analogue à la poche de l'amygdale du lion (Luschka).

Anomalies : Les amygdales peuvent manquer; — il existe parfois des amygdales accessoires : sur la face antérieure du pilier postérieur, ou au-dessous de l'orifice pharyngien de la trompe (Juraz 1885).

Le *pôle supérieur* répond à la fossette sus-amygdalienne, le *pôle inférieur* se prolonge plus ou moins dans la fosse amygdalienne, mais s'arrête d'habitude à 3 cm. environ du plancher de la fosse (fossette glosso-épiglottique).

Le *bord antérieur* mal limité adhère et se continue avec le pilier antérieur.

Le *bord postérieur* est nettement limité et séparé du pilier postérieur.

Au-dessous de l'amygdale la paroi externe de la fosse amygdalienne est formée par la muqueuse tomenteuse et mamelonnée, ayant les caractères du tissu adénoïde plus ou moins diffus et continuant en bas l'amygdale proprement dite : en avant, ce tissu se continue dans celui de la base de la langue. La limite inférieure de cette paroi est marquée par la saillie de l'os hyoïde et de sa grande corne.

C. **CAVITÉ NASO-TUBAIRE DU PHARYNX.** — Cette cavité présente grossièrement la forme d'un cuboïde, auquel on peut décrire six parois. Les dimensions sont : hauteur (diamètre vertical) 2 cent. 5 (Luschka, 2 cent.;

Sappey 2 1/2 à 3 en avant, 5 en arrière); profondeur (diamètre antéro-postérieur) 2 centim. (Luschka 1 cm. 8; Sappey 2 cm.); largeur (diamètre transverse) 4 cm. (Luschka 3 cm. 5; Sappey en arrière 4 cm. 1/2 à 5, en avant 4 cm.); capacité 14 cm. cubes (Luschka).

La **paroi supérieure** ou toit est formée par un plan incliné en bas et en arrière et se continuant par une courbe très douce dans la paroi postérieure. Cette paroi ou voûte répond au corps de l'occipital et aux parties voisines du corps du sphénoïde, rugueuses, perforées de nombreux trous vasculaires (foveæ asperæ de Tourtual). — D'après Luschka, le sommet de la voûte se trouve sur un plan horizontal passant au-dessus de l'antitragus du pavillon de l'oreille. — En avant, cette paroi se continue dans la voûte des fosses nasales; elle en est séparée de chaque côté de la cloison par un, souvent deux, replis muqueux, falciformes, à concavité inférieure, tendus de la cloison nasale au bord externe des choanes jusqu'au cartilage de l'orifice de la trompe : ce sont les plis *salpingo-nasaux postérieur* et *antérieur*. Entre les deux plis, il existe un sillon ou une fossette : sillon salpingo-nasal.

Sur la ligne médiane et de chaque côté, la muqueuse de la voûte présente un épaississement très prononcé dû à la présence d'une grande quantité de tissu adénoïde ; ce tissu se prolonge en arrière sur la paroi postérieure et de chaque côté dans les parois latérales : c'est l'*amygdale pharyngienne* (Voy. fig. 41). Sa surface libre est formée par une série de sillons les uns antéro-postérieurs, d'autres obliques, limités par des bourrelets saillants très nets et très réguliers chez le nouveau-né et les enfants, irréguliers chez l'adulte; chez les premiers, on trouve un sillon médian très prononcé, terminé en arrière par un cul-de-sac de la muqueuse pénétrant la paroi pharyngienne jusqu'au fibro-cartilage de la base du crâne : c'est la *bourse pharyngienne*. Chez l'adulte et surtout chez le vieillard, on ne voit souvent à ce niveau qu'une disposition aréolaire de la muqueuse avec des orifices conduisant dans des lacunes plus ou moins profondes et irrégulières, comparables à celles que présente la surface libre de l'amygdale palatine.

L'amygdale pharyngienne, entrevue par Winslow (1732) et surtout par Santorini (1775), Tourtual (1846), Arnold (1847) et Lacauchie (1853), a été bien étudiée par Kœlliker (1863), Luschka (1868), Ch. Robin (1869), et dans ces derniers temps par Trautmann (1886), Mégevand (thèse de Genève 1887) et Killian (1888).

Différente avec l'âge, l'amygdale pharyngienne, très développée chez l'enfant, est réduite à quelques sillons et quelques bandelettes de tissu adénoïde chez l'adulte et surtout chez le vieillard. Examinée chez l'enfant, dans les premières années de la vie, elle apparaît bien limitée à la paroi supéro-postérieure du pharynx, en arrière des choanes, entre les deux fossettes de Rosenmüller; en arrière elle se termine brusquement (Trautmann, Mégévand) ou se prolonge, sur la paroi pharyngienne postérieure jusqu'au bord du trou occipital (Luschka) ou jusqu'à l'arc antérieur de l'atlas (Merkel), dans les fossettes de Rosenmüller et se continue, en s'amincissant, jusqu'au delà du bourrelet de l'orifice tubaire; profondément, sa substance atteint le tissu fibro-cartilagineux basilaire et forme même parfois des îlots enclavés dans la masse de ce tissu (Luschka).

— Longue de 1 cent. 1/2 jusqu'à l'âge de trois ans (Trautmann), elle atteint chez l'adulte 3 centim. (Luschka).

L'amygdale apparaît ordinairement sous la forme de bandelettes de longueur et épaisseur variables, séparées entre elles par des sillons disposés symétriquement de chaque côté de la ligne médiane, au nombre de trois (Trautmann), de quatre (Robin). Ces sillons sont quelquefois très profonds, ne présentant pas trace de division, ou bien on aperçoit, en écartant les bourrelets qui les limitent, de petits ponts de substance molle reliant entre elles les deux bandelettes, disposition comparable à celle des lamelles du cervelet (Mégévand). Les bandelettes et les sillons ont une direction plus ou moins arquée ; généralement, elles irradient des parties latérales de l'amygdale vers les fossettes de Rosenmuller, et donnent à ces dernières l'aspect d'une éponge ; des bandes de substance molle, lymphoïde, s'étendent aussi sur la muqueuse qui tapisse la paroi postérieure du cartilage de la trompe, de telle façon que souvent le développement exagéré du tissu lymphoïde peut réduire les fossettes de Rosenmuller à l'état rudimentaire.

Parmi les sillons de l'amygdale, le médian est ordinairement le plus profond, et la muqueuse qui le tapisse peut pénétrer jusqu'au ligament commun vertébral antérieur (Merkel); à l'extrémité postérieure de ce sillon on trouve une dépression profonde de la muqueuse : *la bourse pharyngienne ou recessus médian.*

A l'état frais, l'amygdale offre un aspect lisse, plus ou moins uni, avec un petit pointillé dû aux orifices glandulaires. Quelquefois, on y voit de petits kystes transparents, d'où s'échappe après la ponction un contenu visqueux ; d'autres fois, il existe, à la place du sillon central médian, un kyste plus grand renfermant une bouillie jaunâtre avec des cristaux de cholestérine et des gouttelettes transparentes (Mégevand).

D'après Killian, l'amygdale apparaît au sixième mois de la vie embryonnaire, sous la forme d'un repli muqueux d'abord et d'infiltration adénoïde ensuite. Limitée d'abord au quart postérieur de la voûte du pharynx, elle envahit ensuite les régions voisines et augmente d'épaisseur au devant de la bourse pharyngienne ; bientôt, les replis deviennent des gros bourrelets et l'infiltration adénoïde d'abord diffuse se localise pour former des follicules. Avec l'âge, elle s'atrophie. Son développement est indépendant de celui de la bourse.

La **bourse pharyngienne** a été décrite en 1842 par F. J. C. Meyer (de Bonn) chez l'homme et chez quelques mammifères sous le nom de *bursa pharyngea*. — Tourtual (de Leipzig) a décrit, en 1846, sur des crânes de Boschimann et de cafre une dépression sur l'os basilaire correspondant à cette bourse : *fovea bursæ*. — Luschka (1868) en donne une bonne description. — Tornwaldt (de Dantzig) lui donna, en 1885, une importance pathologique qui explique les nombreux travaux dont elle a été l'objet dans ces derniers temps. L'accord est loin d'exister sur la valeur morphologique de la bourse, aussi est-elle décrite d'une façon bien différente suivant l'opinion des auteurs. Nous pouvons ranger ces derniers en quatre groupes : 1° ceux qui la décrivent comme un organe particulier; 2° ceux qui la considèrent comme une simple dépression de la muqueuse dans la tonsille pharyngienne ; 3° ceux qui nient son existence ou n'y voient qu'une production pathologique ; 4° les éclectiques, qui trouvent toutes ces variétés aux diverses époques de la vie.

1° Les auteurs qui considèrent cette bourse comme organe indépendant de l'amygdale pharyngienne la décrivent ainsi : sur la ligne médiane, à l'extrémité postérieure de la tonsille, à 6 ou 12 millim. en arrière de la cloison nasale (Mégevand) on trouve, sur la muqueuse de la voûte du pharynx, une petite ouverture tantôt arrondie, tantôt sous forme de fente longitudinale, transversale ou oblique, de la grandeur d'une tête d'épingle ou plus. Cet orifice conduit dans une cavité ou canal en forme d'entonnoir placé obliquement d'arrière en avant, et dont l'extrémité amincie se dirige vers l'os basilaire (Mégevand). Tantôt peu profonde, 1 à 2 millim. (Mégévand), le plus souvent, la poche a 1 et 1/2 centim. de profondeur et 6 millim. de largeur (Luschka).

Unie par une couche très lâche de tissu cellulaire à la substance adénoïde de l'amygdale, elle s'élève derrière celle-ci, s'arrête au fibro-cartilage basilaire ou au tissu conjonctif sous-adénoïdien (Mégévand), ou même pénètre ce tissu pour aller jusqu'à l'os basilaire et y laisser une légère empreinte (Tourtual, Luschka, Zahn, Mégévand). A sa partie postérieure, cette poche est entourée sur tout son pourtour par des glandes acineuses, et parfois même par un muscle qui prend naissance par un tendon plat dans le tissu fibreux de l'apophyse basilaire. En arrière cette poche est voilée par le ligament pharyngien médian postérieur qui naît sur le tubercule pharyngien (Luschka).

Quelquefois cette poche peut se transformer en kyste (Czermack, Trœltsch, Luschka, Zahn, Tornwaldt, Mégévand). La structure de cette poche est analogue à celle de la tonsille pharyngienne. On y remarque un épithélium à cils vibratiles et des follicules clos faisant saillie à l'intérieur (Mégévand).

Cette opinion, acceptée par beaucoup d'auteurs, vient d'être appuyée par des cas remarquables de Gellé (1889), Ficano (1889), etc. et par les recherches embryologiques de Killian (Morphol. Jahrbucher, Bd. XIV, 1888, p. 618). Ce dernier, ayant étudié le développement de la bourse chez divers mammifères et chez l'embryon humain, l'a toujours trouvée s'étendant jusqu'au cartilage de l'apophyse basilaire ; sa formation serait indépendante du développement de la tonsille pharyngienne, celle-ci pouvant exister sans la première chez certains animaux.

2° Dursy (1869), Ganghofner (1878), Schwabach (1887), Suchannek (1889), Siebenmann (1889), Kafemann (1889), Merkel (1893) ne voient dans la bourse pharyngienne qu'une dépression de la muqueuse, peu accentuée et plus ou moins nette, pouvant manquer quelquefois, ne s'enfonçant jamais dans la profondeur ; à son niveau le fibro-cartilage sous-jacent ne présente aucune modification. Cette dépression représente la terminaison inférieure du sillon médian que l'on observe sur toutes les tonsilles pharyngiennes normales ; ou bien elle est formée par la jonction des extrémités des sillons latéraux qui convergent tous en un point vers le sillon médian : c'est le *recessus pharyngis medius* de Ganghofner. Quant à la cavité plus ou moins bien isolée qu'on trouve quelquefois chez l'adulte, elle doit être considérée comme une production pathologique, elle est due à la soudure des deux lèvres du sillon médian formé par deux bourrelets longitudinaux et parallèles ; il en résulte un canal plus ou moins étendu : *pseudo-bourses* de Suchannek (Schwabach, Bronner). En somme, d'après cette théorie, la bourse ne serait qu'une dépression du tissu de l'amygdale pharyngienne (Suchannek).

3° Certains auteurs (Henle, Paul Raugé, Bull. méd. 1889), n'admettent même pas le recessus médian : la muqueuse de la voûte quelquefois lisse, présente le plus souvent une apparence aréolaire, en nid de guêpes ; les lacunes sont séparées par de minces brides filamenteuses ou par des reliefs saillants pareils aux colonnes charnues du cœur ; ces saillies s'allongent et s'amincissent quelquefois en crêtes tranchantes dont les faces et les arêtes peuvent en se soudant circonscrire des culs-de-sac irréguliers et des trajets comme fistuleux (Raugé).

4° Kostanecki (Virchow's Archiv. B. 117, 1889, p. 148) est éclectique ; d'après lui : 1°) pendant la vie intra-utérine, il existe un enfoncement de la muqueuse en arrière et en hau-vers l'occipital *(bursa pharyngea embryonalis* de Killian), pénétrant jusque dans le fibro-cartilage basilaire (Killian) ; 2°) chez les enfants on trouve à l'extrémité postérieure de la tonsille pharyngienne un enfoncement simple de la muqueuse plus ou moins marqué : le *recessus medius pharyngis* de Ganghofner ; 3°) le toit pharyngien de l'adulte présente un aspect tout différent à cause d'une série de processus ayant modifié l'aspect de l'amygdale ; les dispositions en forme de bourse qu'on peut trouver chez l'adulte sont des formations secondaires produites pathologiquement : *pseudo-bourses* de Suchannek.

Le mode de formation de la bourse pharyngienne est diversement compris. D'après Luschka, sa formation serait liée au développement de l'hypophyse ; le prolongement intracrânien qu'envoie le cul-de-sac de Rathke à travers les deux moitiés du sphénoïde primitif se trouve partagé en son milieu, par la soudure de l'os : la partie supérieure, intracrânienne, forme le segment glandulaire de l'hypophyse, la partie sous-jacente à l'étranglement persiste, et forme la bourse pharyngienne. Cette théorie a été acceptée par Tédenat, Frænkel, Mégévand, et combattue par Dursy, Ganghofner, Schwabach, Suchannek, qui ont prouvé que le canal pharyngo-hypophysaire avait depuis longtemps disparu quand se montre, beaucoup plus en arrière, le recessus médian. D'après Froriep (1882), la corde dorsale envoie parfois vers la partie antérieure un bourgeon qui s'avance jusqu'à l'épithélium pharyngien et se fusionne avec lui, fixant ainsi par une adhérence au squelette primitif un point de la muqueuse pharyngienne : c'est au niveau de ce point fixe que la paroi se déprime plus tard, quand survient l'incurvation céphalique. — D'après Killian, la bourse est une formation sui generis, organe autonome, produit par la végétation active de l'épithélium pharyngien.

La **paroi postérieure** de la cavité naso-tubaire se continue avec la voûte par une courbe douce ; sa limite supérieure est déterminée par une ligne transversale passant par le tubercule pharyngien ; en bas, elle répond à un plan horizontal passant par le bord supérieur de l'arc antérieur de l'atlas (Luschka). De chaque côté, elle se continue avec les faces latérales par une dépression profonde (recessus ou fosse de Rosenmuller). Sur la ligne médiane cette paroi répond à la portion basilaire de l'occipital située derrière le tubercule pharyngien, et au ligament occipito-atloïdien ; de chaque côté, elle répond à l'extrémité supérieure des muscles grands-droits antérieurs de la tête, qui soulèvent cette paroi en deux bourrelets latéraux. Entre ces muscles et la muqueuse pharyngienne, il n'existe que des aponévroses du pharynx, le bord supérieur du muscle constricteur supérieur étant situé à deux centim. au-dessous de la base du crâne.

La **paroi antérieure** est constituée par les orifices postérieurs des fosses nasales (les choanes); ces orifices sont séparés par la cloison osseuse prolongée en arrière par un ligament large de 6 millim., s'insérant sur les ailes du vomer d'une part, et sur l'épine nasale postérieure d'autre part; les orifices séparés par cette cloison, rectangulaires sur le squelette, sont ovalaires quand ils sont recouverts des parties molles.

Sur les côtés, les choanes sont séparées de la cavité pharyngienne par un bourrelet dur, allant de la voûte au plancher des fosses nasales; ce bourrelet est formé par le bord postérieur de l'aile interne de l'apophyse ptérygoïde recouvert par les tractus ligamenteux et par la muqueuse.

La **paroi latérale** présente un aspect complexe dû à la présence de l'orifice pharyngien de la trompe d'Eustache et à la dépression profonde située derrière cette trompe. Nous étudierons donc : 1° l'orifice tubaire ; 2° le recessus de Rosenmüller. La trompe s'avance obliquement en bas et en dedans, s'appuie sur l'aile interne de l'apophyse ptérygoïde, repousse la muqueuse du pharynx et forme une saillie prononcée dans sa cavité ; l'orifice de la trompe regarde en bas, en dedans et en avant, il correspond à l'extrémité postérieure du cornet inférieur, mais est distant de celui-ci de 7 millim., et de l'orifice externe des fosses nasales de 7 cm. (Luschka). La circonférence de l'orifice est formée en haut et en arrière par un bourrelet saillant incliné en bas et en arrière, formé par la saillie du cartilage de la trompe. L'extrémité supérieure de ce bourrelet rencontre à angle droit le bord latéral des choanes; l'extrémité inférieure se prolonge dans un repli qui se perd dans la paroi pharyngienne, *pilier postérieur* de l'orifice tubaire ou pli salpingo-pharyngien, formé par le faisceau salpingien du muscle palato-pharyngien qui croise en descendant le muscle pétro-salpingo-palatin. Le bord antérieur de l'orifice tubaire est limité par un repli saillant, *pilier antérieur* de l'orifice tubaire (pli salpingo-palatin, Tourtual), qui se détache du crochet cartilagineux externe et se porte sur le voile du palais en longeant le bord externe des choanes; ce pli ou bourrelet contient un ligament qui double le bord postérieur de l'aile interne de l'apophyse ptérygoïde. L'orifice tubaire, limité par ces deux bourrelets, a une forme variable suivant le développement du cartilage de la trompe et des muscles voisins, et aussi suivant les plis que forme sa muqueuse; circulaire, ou réduit à une fente semi-lunaire dans quelques cas, il est ordinairement triangulaire, à sommet supérieur et antérieur formé par l'union du cartilage avec le pilier antérieur de l'orifice, et à base inférieure répondant au plancher de la trompe. Celui-ci est soulevé en un bourrelet saillant par le muscle pétro-salpingo-staphylin. Le plancher de l'orifice tubaire présente deux sillons, un de chaque côté de ce bourrelet ; l'un, qui se prolonge vers le voile, est limité par le bourrelet et le pli salpingo-palatin : *sillon salpingo-palatin* (sulcus salpingeus, s. salpingo-palatinus anterior, Zaufal) ; l'autre, qui se prolonge vers le voile et vers la paroi latérale du pharynx, est limité par le bourrelet en avant et par le pli salpingo-pharyngien en arrière : *sillon salpingo-pharyngien* (sulcus salpingo-palatinus postérieur, Zaufal). Dans quelques cas, ces sillons peuvent être très prononcés (recessus salpingo-pharyngeus, Zukerkandl). La largeur de l'orifice tubaire est très variable, son plancher peut atteindre un à un centim. et demi. La muqueuse qui tapisse l'orifice tubaire est toujours d'aspect irrégulier, dû à une infiltration lymphoïde prononcée constituant une véritable amygdale tubaire (Gerlach). Au-dessus de l'orifice tubaire, entre lui et la voûte du pharynx on trouve une surface déprimée, une fossette : *fossette sus-tubaire* (sinus faucium superior de Tourtual), limitée en avant par un bourrelet dur au toucher, saillant, formé par la portion sus-tubaire du bord postérieur de l'aile interne de l'apophyse ptérygoïde, revêtue de quelques fibres ligamenteuses et de la muqueuse ; ce bourrelet se continue sur la voûte de l'orifice des fosses nasales par un pli muqueux allant jusqu'à la cloison : *pli salpingo-nasal postérieur* (plica salpingo-nasalis, Hoffmann). Au-devant de ce pli et parallèlement à lui sur la paroi latérale et supérieure des choanes, on en voit souvent un second, assez prononcé, allant aussi à la cloison : *pli salpingo-nasal antérieur* (plica nasalis lateralis, Kostanecki). Entre ces deux plis, il existe sur la voûte et la paroi latérale des choanes un sillon : *sillon salpingo-nasal* (sulcus nasalis posterior, Zukerkandl).

Derrière l'orifice tubaire, entre le bourrelet cartilagineux et la face postérieure du pharynx et au-dessous de la voûte, la paroi pharyngienne latérale est déprimée en une fente étroite, allongée de haut en bas, curviligne, recourbée en crochet autour et derrière le bourrelet cartilagineux de la trompe : c'est la *fossette de Rosenmüller* (recessus infundibuliformis ; fossette pharyngienne ; recessus pharyngis, Rosenmüller ; recessus pharyngis lateralis, Tourtual). La fossette de Rosenmüller commence au-dessus et en avant du bourrelet de la trompe, dans la fossette sus-tubaire, par une dépression relativement peu marquée ; puis elle contourne le bourrelet de la trompe, passe derrière lui, devient verticale, et descend pour aller se continuer avec l'angle latéral de la portion buccale du pharynx. De profondeur et largeur très variables, cette fossette occupe l'angle latéral de la cavité du pharynx. Souvent très profonde, elle peut former alors une véritable poche qui déborde la paroi pharyngienne, s'engage entre le muscle grand droit antérieur de la tête et l'élévateur du voile (Luschka), adhère en haut à la base du crâne, au rocher et au tissu fibro-cartilagineux de la fissure pétro-occipitale, et affecte des rapports assez intimes avec la gaine aponévrotique des gros vaisseaux. A son niveau, la carotide interne n'est distante de la paroi pharyngienne que de 2 à 3 mm. (Gillette, thèse 1867). La fossette de

Rosenmüller présente deux parois et un fond ; *la paroi antérieure* est formée par la muqueuse qui tapisse la face postérieure du bourrelet cartilagineux de la trompe ; cette muqueuse irrégulière présente souvent tous les caractères d'une infiltration lymphoïde très marquée. La *paroi postérieure,* formée par la muqueuse de la face postérieure du pharynx, est aussi irrégulière, tomenteuse, infiltrée de tissu lymphoïde. Le *fond* est tantôt lisse et uni, tantôt, et c'est le cas le plus fréquent, irrégulier, aréolaire, criblé d'orifices limités par des tractus muqueux. Dans ces cas, son aspect est comparable à celui de la muqueuse de la voûte et de la paroi postérieure de la cavité naso-tubaire ; il est dû à une infiltration lymphoïde ou adénoïde de la muqueuse, se continuant sans ligne de démarcation avec l'amygdale pharyngienne, dont elle n'est qu'un prolongement.

La fossette de Rosenmüller est, d'après His et Kostanecki, un reste de la deuxième fente branchiale. Elle peut se développer anormalement et former un diverticule : *le diverticule de Pertick*. Broesike (1884) a signalé un cas dans lequel le fond de la fossette communiquait, par une fente, avec un diverticule du plancher de la trompe d'Eustache, qui se prolongeait jusqu'à la parotide.

Le **Plancher** de la cavité naso-tubaire n'existe que lors du redressement du voile au moment de la déglutition. Il est formé par la face supérieure du voile, déjà décrite.

D. — **Portion buccale du pharynx** (arrière-bouche, pars isthmica de Merkel ; cavum pharyngo-buccale, Luschka). Nous avons vu que la bouche communique avec la cavité pharyngienne, par une voûte limitée par le voile du palais en haut, la base de la langue en bas et sur les côtés par quatre piliers : c'est le *vestibule pharyngo-buccal*. La portion de la cavité pharyngienne située derrière ce vestibule est limitée en haut par le voile quand celui-ci est relevé pendant la déglutition, ou par un plan horizontal passant par le bord supérieur de l'arc antérieur de l'atlas ; en bas, par un plan passant par l'os hyoïde ; en avant, par les bords libres des arcs palatins postérieurs et pharyngo-épiglottiques qui la séparent du vestibule. La cavité bucco-pharyngée a la forme d'une gouttière à concavité antérieure, elle présente à étudier une paroi postérieure et deux sillons ou angles latéraux.

La **Paroi postérieure** répond aux corps des deux premières vertèbres cervicales, dont elle est séparée par les muscles prévertébraux ; assez épaisse, cette paroi est doublée par les muscles constricteurs et par l'aponévrose péripharyngienne. La face interne de la muqueuse présente un aspect inégal, mamelonné, dû à la saillie des glandes sous-muqueuses très abondantes à ce niveau ; elle est rougeâtre avec des surfaces plus pâles, correspondant aux saillies glandulaires, entourées par des réseaux vasculaires visibles.

Le **sillon latéral** vertical ou angle latéral (sinus faucium lateralis, Tourtual), formé par l'union des parois latérale et postérieure, est limité en avant par le pilier postérieur du voile, qui se dirige obliquement en bas et en arrière et se perd vers la grande corne de l'os hyoïde. Ce sillon est plus large en haut où il se continue avec la fossette de Rosenmüller qu'en bas. Sur sa paroi vient se terminer le pli salpingo-pharyngien. La muqueuse qui le tapisse est inégale et mamelonnée et présente souvent de petits bourrelets verticaux limitant des sillons, formés par le tissu lymphoïde abondant qui infiltre la muqueuse, surtout sur la paroi pharyngienne du pilier postérieur.

Les formes et les dimensions de cette cavité peuvent être profondément modifiées dans certaines conditions (déglutition, phonation, etc.). Dans cette cavité proémine l'épiglotte qu'on peut regarder comme organe pharyngé. Ses dimensions seraient d'après Sappey : longueur, 4 à 5 centimètres ; largeur, 3 cent. 1/2 au niveau des amygdales, 5 au-dessous et en arrière de ces glandes, 4 au niveau des grandes cornes de l'os hyoïde ; profondeur, 5 centimètres immédiatement au-dessous du voile, et 4 au niveau de l'os hyoïde.

E. — **Portion laryngienne du pharynx**. — Limitée en haut par l'os hyoïde, en bas par le bord inférieur du cartilage cricoïde, la cavité pharyngo-laryngienne communique librement en haut avec la portion buccale, en bas avec l'œsophage. Doublée de chaque côté et en avant par l'os hyoïde, la membrane hyo-thyroïdienne et les faces latérales du cartilage thyroïde, cette cavité présente la forme d'un entonnoir évasé en haut, rétréci et aplati d'avant en arrière en bas. Dans sa cavité, vient faire saillie en avant le larynx, qui occupe la partie moyenne de l'espace limité par les faces du cartilage thyroïde ; cette saillie diminue la lumière de la cavité pharyngienne, la réduisant en bas à une fente transversale et complique sa paroi antérieure. On peut décrire à cette cavité quatre parois : une antérieure laryngienne, l'autre postérieure vertébrale, et deux latérales hyo-thyroïdiennes.

La **paroi postérieure**, presque plane à l'état de vacuité du pharynx, devient concave dans l'état de dilatation ; large à son extrémité supérieure, elle se rétrécit rapidement en bas. La muqueuse rouge pâle ne présente que de légères saillies dues aux glandes sous-muqueuses. Cette paroi répond au corps des 3e, 4e, 5e et 6e vertèbres cervicales, et aux muscles prévertébraux.

La **paroi antérieure** présente de haut en bas, disposées comme les trois marches d'un escalier, trois saillies : 1° l'*orifice pharyngien du larynx*, elliptique obliquement dirigé en bas et en arrière : il est circonscrit en avant par le bord libre de l'épiglotte, en arrière par la dépression inter-aryténoïdienne, et par un repli transversal tendu entre les cartilages de Santorini ou corniculés, repli formé lui-même par une charpente fibreuse (ligament jugal) et le revêtement muqueux ; latéralement, il est limité par le bord libre des replis ary-épiglottiques. De chaque côté du bord latéral de l'épiglotte on voit aboutir, près de sa racine, trois replis ou arcs : l'un vient d'en haut, de la paroi pharyngienne latérale : repli pharyngo-épiglottique, l'autre d'en avant, de la base de la langue, repli glosso-épiglottique latéral ; le troisième, du cartilage corniculé : repli ary-épiglottique. L'épiglotte repoussée par la base de la langue, et abaissée par la contraction des muscles, au moment de la déglutition, tombe sur l'orifice pharyngien du larynx et le ferme ; alors la base libre de l'épiglotte peut même toucher la paroi postérieure du pharynx (Luschka). 2° La *face postérieure des cartilages aryténoïdes*, réunis ensemble par les muscles ary-aryténoïdiens, forme une surface convexe transversalement, sur laquelle la muqueuse présente des saillies glandulaires (glandula arytenoïdea media), et est doublée d'un tissu cellulaire lâche qui s'infiltre facilement. 3° La *plaque du cartilage cri-*

coïde, dont la crête médiane donne insertion au muscle de l'œsophage, et proémine sous la muqueuse ; tandis que les dépressions latérales sont comblées et masquées par les muscles crico-aryténoïdiens postérieurs.

La **paroi latérale** est triangulaire, large en haut ; elle se rétrécit en bas, pour disparaître, en se transformant, en un simple sillon au niveau du bord supérieur du cartilage cricoïde. Elle est formée de haut en bas par : la face interne de la grande corne de l'os hyoïde, la membrane hyo-thyroïdienne et le ligament thyro-hyoïdien latéral et la face interne de la plaque latérale du cartilage thyroïde.

Les parois latérales et antérieure se rencontrent sur les côtés de la saillie laryngienne sous des angles ouverts en arrière : *fosses pharyngo-laryngées* (poches œsophagiennes, Joh. Adam. Schaz ; sinus pyriformes, Tourtual ; fossettes naviculaires du larynx, Fr. Betz ; sinus pharyngo-laryngiens, Luschka ; sulcus pharyngis lateralis, von Bruns).

Ces fosses forment, de chaque côté de la saillie laryngienne, un sillon oblique en bas et en arrière, qui commence au niveau du bord latéral de l'épiglotte, entre lui et la grande corne de l'os hyoïde, immédiatement au-dessous du point de rencontre des replis ary et pharyngo-épiglottiques. Etroite et peu profonde à son origine, la fosse pharyngo-laryngée devient plus large et plus profonde vers son milieu, atteint un centim. près du sommet des cartilages aryténoïdes, et diminue ensuite pour se terminer au niveau du bord inférieur du cartilage cricoïde à l'entrée de l'œsophage, dont elle est souvent séparée par un pli transversal. Les parois, tapissées par la muqueuse peu adhérente et munie de nombreuses glandes saillantes à sa surface libre, sont formées : l'interne par le repli ary-épiglottique, la surface externe du cartilage aryténoïde, et la plaque du cartilage cricoïde ; l'externe par une partie de la face interne de la plaque du cartilage thyroïde et par la membrane thyro-hyoïdienne. Le fond de la fosse est divisé en deux fossettes ou loges superposées par un pli de la muqueuse soulevé par le nerf laryngé supérieur. Celui-ci pénètre à travers la membrane thyro-hyoïdienne, traverse le fond de la fossette obliquement en bas, en dedans et en arrière et soulève la muqueuse en un relief : *plica nervi laryngis de Hyrtl.*

D'après Bruns, Ruckert, et Waldeyer, ces fosses très développées chez les mammifères seraient utilisées par les liquides et les petites bouchées pour pénétrer dans l'œsophage.

His a démontré que la portion de la fosse située au-dessus du pli du nerf laryngé est une trace de la troisième fente branchiale ; celle située au-dessous représente le reste de la quatrième fente. Weller (1884) a décrit un diverticule pharyngien anormal formé aux dépens de la première portion de la fosse.

On a signalé sur la paroi latérale de la portion laryngée du pharynx, immédiatement au-dessus de l'orifice œsophagien, des *diverticules*, s'ouvrant dans la cavité pharyngienne, formés soit par toutes les tuniques du pharynx : diverticules *vrais ;* — soit par la muqueuse et la sous-muqueuse seules : *pharyngocèles.* Ces diverticules appelés dorsaux, rétro-pharyngiens ou épipharyngiens (Albrecht), seraient pour les uns acquis (diverticules par pulsion, Zenker et Ziemsen), pour d'autres congénitaux (Kœnig), pour d'autres enfin ils rappelleraient les diverticules normaux des mammifères (Albrecht).

Les dimensions de la portion laryngienne du pharynx sont, d'après Sappey, les suivantes : hauteur 5 à 6 centim. ; largeur 4 dans sa moitié supérieure, 2 à 2 1/2 inférieurement ; profondeur 3 au niveau du bord supérieur du cartilage cricoïde, 2 1/2 au niveau de son bord inférieur.

Mais les dimensions des portions inférieures de la cavité pharyngienne sont tellement variables avec les différents états physiologiques de l'organe, que ces chiffres ne peuvent traduire, comme ils le font pour la portion naso-tubaire, à peu près invariable, les véritables dimensions de ces portions.

Nous avons vu que la paroi postérieure du pharynx répond à la colonne cervicale ; il est important de bien connaître ces rapports pour l'exploration possible, et souvent employée en clinique, de la colonne cervicale par la cavité pharyngienne. Robin-Massé (thèse de Paris, 1864) a donné les points de repère suivants : le tubercule de l'atlas est situé au-dessus du bord libre du voile ; à ce dernier répond l'apophyse odontoïde; ce qu'on voit en regardant le fond de la gorge, c'est le corps de l'axis : ce que l'on sent en poussant le doigt directement en suivant le voile, vers la paroi pharyngienne postérieure : c'est le tubercule antérieur de l'atlas; au-dessus de lui, en soulevant le voile, l'apophyse basilaire ; au-dessous le corps de l'axis. Sur les côtés, on trouve les masses latérales de l'atlas, glissant alternativement en avant et en arrière sur les surfaces articulaires de l'axis. D'après Malgaigne, dans l'extrême rotation de la tête à gauche la masse droite déborde fortement l'axis et proémine du côté de la cavité pharyngienne : la masse gauche reste en arrière.

III. — **Structure.** — Le pharynx est formé d'une couche musculaire doublée sur ses deux faces de plans aponévrotiques, et d'une couche glandulo-muqueuse. Sur une coupe, on rencontre de dedans en dehors : la muqueuse doublée d'une couche glandulaire et de l'aponévrose interne; les muscles; l'aponévrose externe.

A. — **Muscles.** — Les muscles du pharynx, en comprenant dans cet organe la trompe d'Eustache, le voile du palais et l'amygdale, sont disposés de dehors en dedans en trois couches superposées : la première superficielle n'existant que dans le tiers supérieur de la paroi latérale, est formée par des muscles longitudinaux (stylo et pétro-pharyngiens d'une part, péristaphylins d'autre part); la seconde, moyenne, est formée de fibres transversales ou circulaires (les trois constricteurs); la troisième, profonde, à fibres longitudinales sous-muqueuses (palato-salpingo-pharyngien, palato-glosse, amygdalo-glosse, azygos de la luette). Ajoutons toutefois que les muscles de la première couche pénètrent entre ceux de la deuxième, deviennent sous-muqueux, et se confondent avec ceux de la troisième.

1. — Les **muscles de la couche externe** occupent le tiers supérieur des faces latérales du pharynx. Ils sont au nombre de quatre : deux appartiennent au pharynx proprement dit : muscles stylo et pétro-pharyngiens; les deux autres appartiennent à la trompe d'Eustache et au voile du palais : muscles péristaphylins interne et externe. Les deux premiers longent l'angle du pharynx; l'un en est assez écarté d'abord et ne l'atteint que plus bas (stylo-pharyngien); l'autre le suit fidèlement (pétro-pharyngien). Les deux derniers suivent la trompe, l'un en recouvrant sa face antéro-externe (péristaphylin externe), l'autre couché sous son bord inférieur ou plancher (péristaphylin interne).

Muscle stylo-pharyngien. — Syn. : m. dilatateur du pharynx; M. levator pharyngis, Albinus ; M. levator pharyngis externus, Arnold; M. stylo-pharyngo-laryngien, Luschka.

Né des faces interne et antérieure de la base de l'apophyse styloïde par des fibres tendineuses et musculaires, il se dirige en bas, en dedans et légèrement en avant, pour atteindre l'angle du pharynx au niveau de la lacune que limitent les deux constricteurs supérieur et moyen. Avant d'atteindre ce dernier point (à 4 centim. de son origine, Luschka) le muscle s'étale en un éventail, dont les fibres rayonnent d'avant en arrière sur la paroi latérale du pharynx. Dans sa portion extra-pharyngée le muscle, aplati d'abord dans le sens transversal, puis d'avant en arrière, large de 6 millim. et épais de 3 (Luschka), est situé d'abord derrière et près du muscle stylo-glosse, dont il s'éloigne bientôt;

il est contourné en spirale de dedans en dehors par le nerf glosso-pharyngien ; plus bas il passe entre les carotides interne et externe, et aborde le pharynx.

Sur la paroi latérale pharyngienne, l'éventail musculaire donne deux ordres de faisceaux : les uns plus courts se dirigent en avant sur l'amygdale et en arrière sur la paroi pharyngienne (portion pharyngo-tonsillaire de Luschka) ; les autres, plus longues, continuent à descendre le long de la paroi pharyngienne

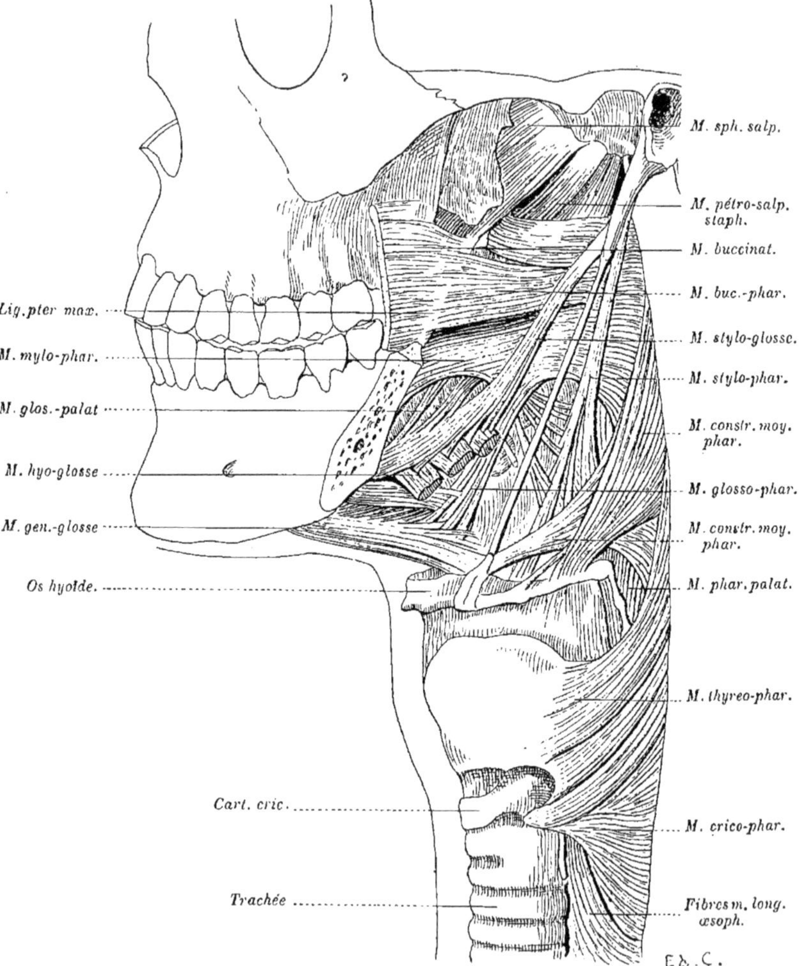

Fig. 66. — Vue latérale des muscles du pharynx. La branche verticale du maxillaire inférieur a été complètement enlevée (d'après Luschka).

latérale, pour aller s'insérer sur les diverses pièces du larynx : épiglotte, cartilages thyroïde et cricoïde (portion laryngienne de Luschka). Les faisceaux *pharyngo-tonsillaires* se portent : les uns en arrière et en bas vers la paroi postérieure du pharynx, passent sous le constricteur supérieur et moyen, traversent les fibres du muscle palato-pharyngien, et vont s'insérer par de minces tendons élastiques sur la muqueuse ; les autres, plus nombreux, se portent en avant, sont pénétrés par des fibres du muscle constricteur supérieur, et montent vers l'amygdale où ils se terminent dans le tissu fibreux de sa face externe (m. stylo-tonsillaire de Luschka). Les faisceaux *laryngiens* descendent sous les constricteurs moyen et inférieur, longent le bord antérieur du palato-pharyngien, passent en dedans de la grande corne de l'os hyoïde, et se divisent bientôt en trois ordres de fibres : épiglottiques, thyroïdiennes et cricoïdiennes : 1° les fibres épiglottiques se portent en avant, croisent le muscle palato-pharyngien, et atteignent le bord latéral de l'épiglotte où elles se perdent dans un tendon élastique qui va s'épanouir sur la face antérieure du cartilage épiglottique (m. pharyngo-épiglottique, Tourtual ; m. stylo-épiglottique, Luschka). Le tendon élastique n'est pas propre au muscle stylo-épiglottique, il appartient à la trame élastique du ligament hyo-épiglottique latéral (Luschka) ; le muscle et son tendon forment le substratum du relief muqueux décrit sous le nom d'arc ou repli pharyngo-épiglottique. 2° Les fibres *thyroïdiennes*, accolées aux faisceaux du palato-pharyngien, vont s'insérer plus bas sur l'extrémité postérieure du bord supérieur du cartilage thyroïde, à l'angle que forme ce bord avec la corne supérieure, et, quelquefois même sur toute cette corne (m. longitudinalis pharyngis, Tourtual) ; quelques fibres descendent s'insérer sur la face interne de la membrane thyro-hyoïdienne et sur la lame du cartilage thyroïde (portion thyroïdienne, Luschka). 3° Les fibres *cricoïdiennes* se séparent des deux premiers groupes, s'engagent dans le repli ary-épiglottique, le quittent bientôt, et se divisent en deux ordres de fibres : les unes vont se continuer dans le muscle aryténoïdien oblique, les autres descendent et s'insèrent sur le bord inférieur du cartilage thyroïde et sur le supérieur du cricoïde, au niveau de l'encoche que forme le chaton avec l'anneau cricoïdien (portion ary-épiglottique, Luschka).

Dans toute sa partie intra-pharyngienne, l'éventail musculaire est sous-muqueux, comme le palato-pharyngien avec lequel il s'entrecroise, et est recouvert par la couche des muscles constricteurs.

Action. — La portion pharyngo-tonsillaire dilate la cavité pharyngo-buccale et attire l'amygdale en dehors (abducteur amygdalien, Luschka) ; dans cette dernière action il est l'antagoniste de l'amygdalo-glosse, formé par la portion linguale du constricteur supérieur, qui est adducteur de l'amygdale. La portion laryngienne élève le larynx pendant la déglutition ; dilate la cavité laryngienne (Luschka) et serait ainsi l'antagoniste du constricteur inférieur (m. thyreo-pharyngien).

Muscle pétro-pharyngien. — C'est un petit muscle longitudinal qui longe l'angle ou aile du pharynx, auquel il adhère intimement. Il m'a semblé constant. Il s'insère par des fibres musculaires sur le rocher au-devant de l'orifice carotidien externe, sur la pointe de la crête vaginale de l'os tympanal, et sur la portion osseuse de la trompe d'Eustache. Cylindrique d'abord, il s'aplatit bientôt, et se dirige en bas en suivant l'angle du pharynx, croise les fibres du constricteur supérieur qu'il recouvre, puis s'engage sous le bord supérieur du constricteur moyen ; ses fibres dissociées vont se perdre sur la muqueuse de la paroi pharyngienne latérale, en se mêlant à celles du stylo-pharyngien. Souvent, il abandonne en route quelques fibres qui s'épanouissent en éventail dans le bord supérieur du constricteur supérieur, sur les parois postérieure et latérale du pharynx. Quelques-unes de ces fibres traversent le constricteur supérieur. Dans quelques cas, j'ai vu des fibres de ce muscle descendre plus bas, croiser la face externe du constricteur moyen et même de l'inférieur, les traverser, pour aborder la muqueuse.

Action. — Il élève le pharynx et dilate sa cavité.

Le muscle pétro-pharyngien forme les ailes latérales du pharynx; ces ailes, limitées d'ordinaire par les apophyses épineuses du sphénoïde, sont prolongées quelquefois en dehors jusqu'à l'apophyse styloïde, par des faisceaux musculaires inconstants mais que j'ai souvent trouvés dans l'épaisseur de l'aponévrose stylo-pharyngienne. Ces faisceaux partent de la crête vaginale du tympanal, se dirigent obliquement en bas et en dedans, abordent l'angle du pharynx, traversent les constricteurs, et se mêlent aux muscles profonds.

Le pétro-pharyngien a été décrit soit comme muscle normal (Winslow, Haller, Albinus) soit comme un faisceau anormal (Ketel, Theile, W. Gruber, Luschka, Henle), mais on l'a rattaché, à tort selon moi, à des muscles voisins : au stylo-pharyngien (Theile), au constricteur supérieur (Luschka), au péristaphylin interne (W. Gruber). Luschka signale des fibres du pétro-pharyngien allant au péristaphylin interne, fibres élévatrices du voile. Henle et Kostanecki seuls le décrivent comme un muscle indépendant, muscle longitudinal accessoire du pharynx, comparable au stylo-pharyngien.

A côté du muscle pétro-pharyngien on a décrit un certain nombre de faisceaux musculaires longitudinaux accessoires anormaux, s'insérant sur la base du crâne et allant se perdre sur la muqueuse en plongeant à travers les constricteurs. L'origine de ces faisceaux anormaux est très variable : *a)* la crête pétreuse (Ketel) ; *b)* la face interne de l'apophyse mastoïde (m. pharyngo-mastoïdien, Ketel) ; *c)* le condyle de l'occipital (Merkel) ; *d)* la pointe du crochet ptérygoïdien (m. ptérygo-pharyngien externe, Cruveilhier) ; *e)* le temporal et le crochet ptérygoïdien (Henle) ; *f)* devant le trou occipital (m. occipito-pharyngien, Cruveilhier) ; *g)* le corps de l'occipital (m. azygos, impair ou solitaire du pharynx, Santorini).

Muscle sphéno-salpingo-staphylin. — Syn : m. pérystaphylin externe ; m. circumflexus ; palati mollis, Albinus ; m. tensor palati, Santorini ; m. ptérygo-salpingo-staphylin ; m. ptérystaphylinus externus, Riolan ; m. ptérygo-staphylin. — Ce muscle a la forme de deux éventails se rencontrant par leurs sommets sous la concavité du crochet ptérygoïdien ; l'un, musculo-tendineux, vertical et sagittal, s'insère à la base du crâne ; l'autre tendineux, horizontal, est étalé dans le voile.

Il s'insère sur la base du crâne et sur la trompe d'Eustache. La ligne d'insertion osseuse est oblique en dedans et en avant ; elle est formée par : *a*) la face interne de l'épine sphénoïdale ; *b*) la face inférieure de la racine accessoire postérieure de la grande aile du sphénoïde (bord interne des trous petit rond et ovale) ; *c*) la fosse scaphoïde ; *d*) la lame interne de l'apophyse ptérygoïde jusqu'à l'épine tubaire. Quelquefois, il s'insère aussi sur la portion osseuse de la trompe d'Eustache. Il s'insère encore sur le crochet externe ou antérieur du cartilage de la trompe et sur la portion membraneuse de la trompe près de ce crochet.

Parties de ces diverses origines, les fibres tendineuses et musculaires convergent vers le crochet ptérygoïdien, où le muscle devient complètement tendineux. Dans son ensemble, le muscle forme un triangle, dont la base supérieure s'insère sur la base du crâne ; le bord antérieur suit la lame interne de l'apophyse ptérygoïde ; le bord postérieur est libre ; le sommet mince est formé par le tendon plissé sur lui-même pour s'engager sous la concavité du crochet ptérygoïdien; entre ce dernier et le tendon, il existe une bourse séreuse, dont l'existence a été niée à tort par quelques auteurs (Weber-Liel, Kostanecki). La face postéro-interne répond à la portion membraneuse de la trompe et au muscle péristaphylin interne dont la sépare l'aponévrose latérale moyenne du pharynx; la face antéro-externe est recouverte par l'apo-

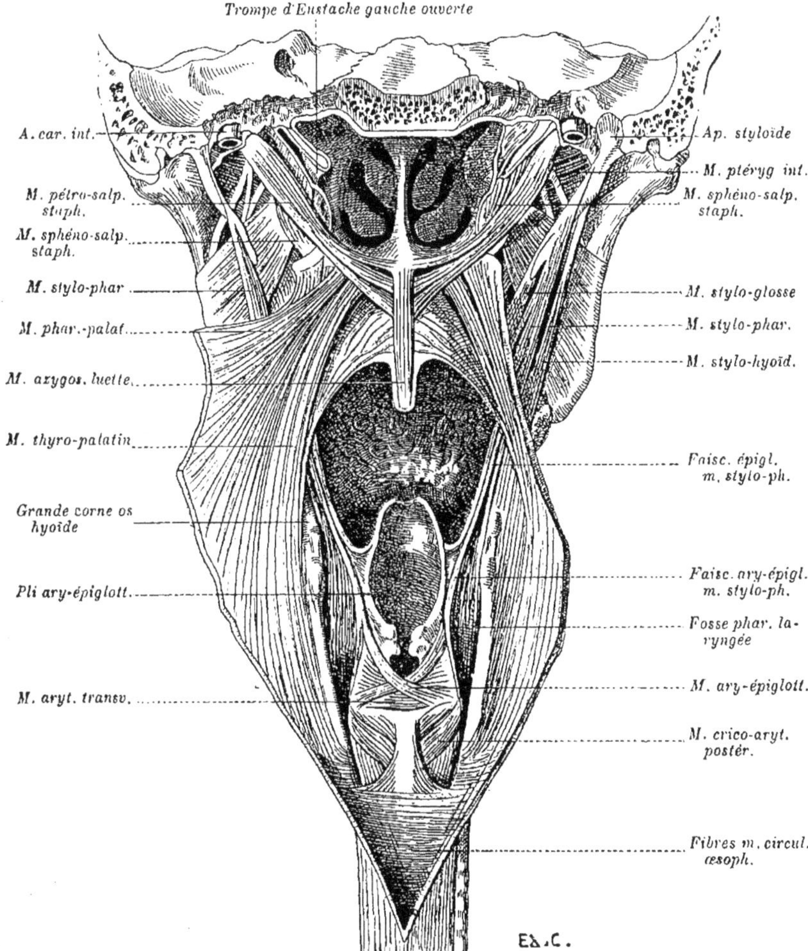

Fig. 67. Muscles du voile du palais disséqués par derrière après avoir largement ouvert le pharynx (d'après Luschka).

névrose latérale externe du pharynx, qui la sépare du muscle ptérygoïdien interne et du tronc du nerf maxillaire inférieur et du ganglion otique.

Au delà du crochet ptérygoïdien, le tendon s'épanouit en un éventail horizontal, dans l'épaisseur du voile. Les fibres antérieures se dirigent directement en avant vers la lame horizontale de l'os palatin; les moyennes en avant et en dedans vers l'épine nasale postérieure; les postérieures en dedans vers le raphé médian du voile. Les deux éventails tendineux forment ensemble une plaque fibreuse, carrée, le squelette fibreux du voile qui occupe le tiers antérieur du voile, et se perd en arrière dans la couche glandulo-musculaire. Sur cette plaque s'insèrent tous les muscles du voile.

Action. — Il tend le voile et dilate la trompe d'Eustache ; cette double action se produit simultanément. Le rôle de dilatateur de la trompe (abducteur de la trompe) a été entrevu par Valsalva et bien démontré par Tourtual, Toynbee, Trœltsch ; à chaque mouvement de déglutition, le muscle attire en dehors et en avant la paroi membraneuse de la trompe, l'écarte de la plaque cartilagineuse, comme une soupape ou valvule (Trœltsch) et agrandit la lumière de la cavité tubaire ; l'air s'engouffre dans la trompe pour aller dans la caisse du tympan, et assurer ainsi la ventilation continue de cette dernière.

Anomalies. — Un certain nombre de faisceaux du muscle peuvent s'arrêter en route, ou aller plus loin que le crochet ptérygoïdien, pour s'insérer sur les os, les aponévroses, ou se continuer dans les muscles voisins. 1° Insertions *osseuses*. Ce sont les fibres qui naissent des parties mobiles de la trompe (crochet cartilagineux externe et trompe membraneuse) qui peuvent s'insérer sur les os suivants : *a)* sur le bord postérieur de l'aile interne de l'apophyse ptérygoïde (Kostanecki) ; *b)* sur la face externe de cette aile (Winslow) ; *c)* sur le crochet ptérygoïdien (Henle, Luschka, Rebsamen, Urbantschitsch). — 2° Les insertions *aponévrotiques* peuvent se faire sur : *a)* l'aponévrose interne du muscle péristaphylin externe (aponévrose latérale moyenne du pharynx, aponévrose salpingo-pharyngienne de Trœltsch, salpingo-staphyline de Weber-Liel) ; *b)* sur l'aponévrose externe du même muscle (aponévrose latérale externe du pharynx) ; *c)* sur l'aponévrose buccinatrice. — 3° Des faisceaux de ce muscle peuvent se continuer dans les muscles suivants : *a)* ptérygoïdien interne (Krause) ; *b)* buccinateur (Theile) ; *c)* constricteur supérieur du pharynx (Kostanecki) ; d'après Henle, le faisceau qui va dans ce dernier muscle constitue l'élévateur antérieur ou petit élévateur du voile de Tourtual ; *d)* muscle interne du marteau (Rüdinger, Rebsamen, L. Mayer, Urbantschitsch) ; d'après Schwalbe, dans ce dernier cas les deux muscles sont innervés par un même nerf naissant du ganglion otique.

Weber-Liel divise le muscle sphéno-salpingo-staphylin en trois couches distinctes par leur origine, leur trajet et leur terminaison : la première, antérieure, dérive de l'os et se perd en partie dans l'aponévrose latérale moyenne du pharynx (aponévrose salpingo-ptérygo-staphyline) ; la deuxième, moyenne, naît du crochet cartilagineux externe, se termine sur l'aponévrose du voile ; la troisième, postérieure, naît sur la trompe près de sa portion osseuse et s'arrête sur le crochet ptérygoïdien.

Muscle pétro-salpingo-staphylin. — Syn. : m. péristaphylin interne, Cruveilhier. M. pétro-staphylin interne. M. élévateur du voile ou pétro-salpingien, Riolan. M. pétro-salpingo-staphylin, Chaussier.

Ce muscle est le véritable satellite de la trompe d'Eustache. Né sur le rocher, il se dirige en bas, en avant et en dedans, suit le plancher de la trompe, perfore la paroi pharyngienne fibreuse et va rayonner dans l'épaisseur du voile palatin. — Il naît par deux faisceaux tendineux : l'un (m. petro-staphylin) le plus volumineux, s'insère sur le rocher au-devant et un peu au dehors de l'orifice carotidien externe, et sur la face interne de la portion osseuse de la trompe, près de son isthme (point d'union de la trompe osseuse et cartilagineuse) ; certains auteurs le font insérer encore sur l'épine du sphénoïde (m. sphéno-staphylin de Lieutaud, Cooper, Cantzius) ; d'autres sur le cartilage de la trompe (Schwalbe) ; l'autre (m. salpingo-staphylin), plus petit, s'insère sur le bord inférieur du cartilage de la trompe et sur la portion membraneuse qui l'avoisine (plancher de la trompe).

Les deux faisceaux se réunissent en un ventre musculaire cylindrique, qui se loge dans une gouttière du plancher de la trompe, s'engage sous un tunnel dont la voûte est formée par cette gouttière cartilagineuse et les côtes par les plans aponévrotiques qui s'en détachent soit en dedans et en arrière, l'aponévrose latérale interne du pharynx, qui sépare le muscle de la paroi muqueuse du pharynx ; en dehors et en avant, l'aponévrose salpingo-pharyngienne (aponévrose latérale moyenne) qui le sépare du muscle péristaphylin externe

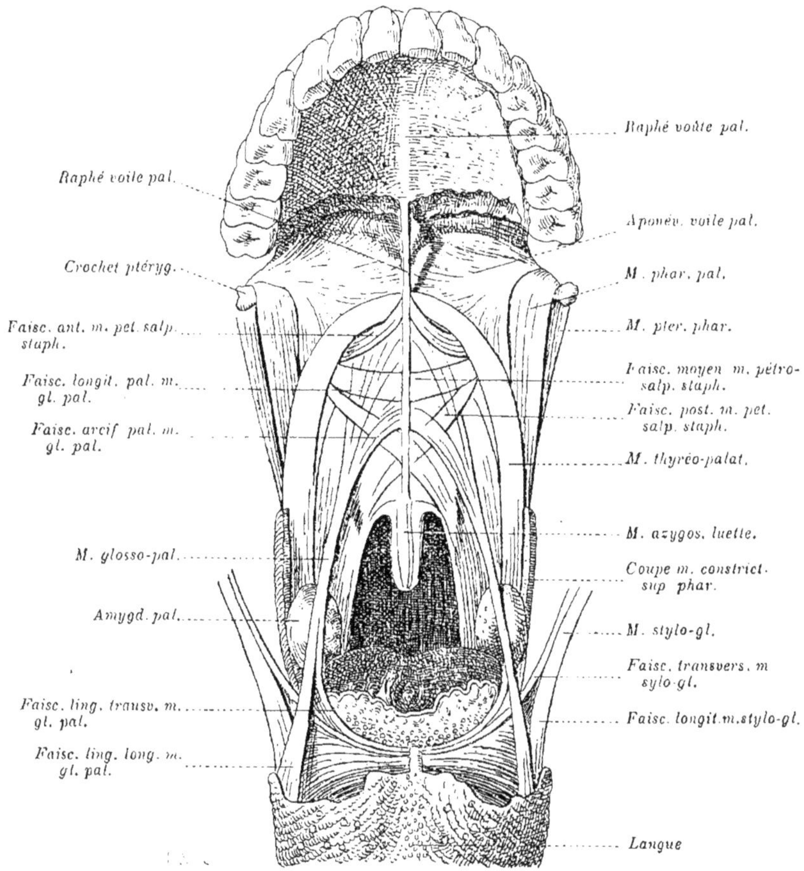

Fig. 68. — Muscles du voile du palais disséqués par sa face antérieure (d'après Luschka)

et du constricteur supérieur. Ces deux lames aponévrotiques se réunissent sous le muscle pour lui former une gaine complète. Au niveau de l'orifice pharyngien de la trompe, le muscle en soulève le plancher en un bourrelet saillant; puis, il passe en dedans du bord supérieur du constricteur supérieur, et se dirige vers le bord latéral du voile, en passant sous un arc fibreux formé par les ligaments salpingo-pharyngien en dedans et le salpingo-palatin en dehors.

Dans le voile, le muscle s'épanouit en un large éventail, dont les fibres forment trois groupes : les *antérieures* passent sur l'angle inféro-latéral de la fosse nasale, longent le bord antérieur du voile, pour se perdre sur son raphé fibreux, près de l'épine nasale postérieure ; 2° les *moyennes*, plus nombreuses s'entrelacent avec les fibres des muscles pharyngo-et glosso-palatins, passent sous le muscle azygos de la luette, s'unissent aux fibres correspondantes du côté opposé, et vont se fixer sur le raphé médian du voile ; — les *postérieures* se portent vers la base de la luette, passent sous l'azygos de la luette, et vont se continuer en grande partie avec les fibres du muscle palato-pharyngien du côté opposé.

Dans leur ensemble, les faisceaux palatins du muscle forment un arc ou sangle, aplati de haut en bas, à concavité supérieure, à convexité adhérente au voile, et dont les extrémités s'écartent en haut et en dehors, vers les orifices tubaires.

Action. — Il élève le voile et diminue la lumière de la cavité tubaire. Cette double action est simultanée. En se contractant, la sangle se raccourcit, élevant le voile ; le ventre musculaire se gonfle, soulevant le plancher membraneux de la trompe, surtout au niveau de l'orifice pharyngien, dont la lumière est ainsi diminuée.

Anomalies. — On a signalé des anomalies de ce muscle portant sur son origine, et son trajet, et des faisceaux surnuméraires. L'insertion tubaire peut manquer ou être au contraire plus développée que la pétreuse (Kostanecki). Les deux faisceaux initiaux peuvent se fusionner dès leur origine, ou rester séparés dans tout le trajet du muscle (Tourtual Kostanecki). Un faisceau musculaire peut se détacher du muscle pour se réunir de nouveau à lui plus loin. On a rattaché à ce muscle le m. pétro-pharyngien (Wentzel Gruber). Luschka décrit un faisceau de ce dernier muscle allant dans le pétro-salpingo-staphylin.

II. — La **couche musculaire moyenne** est formée par trois muscles plats, les constricteurs, inférieur, moyen et supérieur, dont les fibres transversales ou obliques naissent des limites antérieures des faces latérales du pharynx, recouvrent ces faces, contournent l'angle du pharynx, et passent sur la face postérieure où elles s'intriquent avec les fibres des muscles semblables du côté opposé. Les trois muscles se recouvrent de bas en haut comme les tuiles d'un toit : l'inférieur est le plus externe, le supérieur le plus profond, le moyen est pris entre les deux.

Muscle constricteur inférieur. — Syn. : m. laryngo-pharyngien (Arnold). M. crico-thyro-pharyngien, Meckel. M. constrictor pharyngis, s. faucium infer., Albinus.

Il naît par plusieurs faisceaux musculaires plats des cartilages cricoïde et thyroïde et d'une arcade fibreuse tendue entre ces cartilages. 1° Le faisceau *cricoïdien* (m. crico-pharyngien, Valsalva) s'insère sur le bord inférieur du cartilage cricoïde, dans l'angle que forme l'arc avec la plaque, entre les muscles crico-thyroïdien, en avant, et crico-aryténoïdien postérieur, en arrière; il reçoit aussi quelques fibres de la corne inférieure du cartilage thyroïde, là où elle s'articule avec le cricoïde (Henle). 2° Le *faisceau crico-thyroïdien* s'insère sur une arcade fibreuse unissant les bords inférieurs des cartilages cricoïde et thyroïde ; cette arcade embrasse, par sa concavité dirigée en avant, le muscle crico-thyroïdien, par sa convexité, tournée en arrière, elle donne insertion aux fibres du constricteur. Ce faisceau peut manquer. 3° Le faisceau *thyroïdien* (m. thyro-pharyngien) s'insère sur la face externe du cartilage thyroïde de la manière suivante : *a*) sur la ligne oblique terminée à chacune de ses extrémités par un tubercule ; *b*) à la partie postérieure des bords supérieur et inférieur du cartilage ; *c*) à la surface externe de la plaque cartilagineuse, située entre la ligne oblique et le bord postérieur ; *d*) par quelques fibres sur le bord postérieur de la petite corne du cartilage thyroïde (Theile, Luschka,

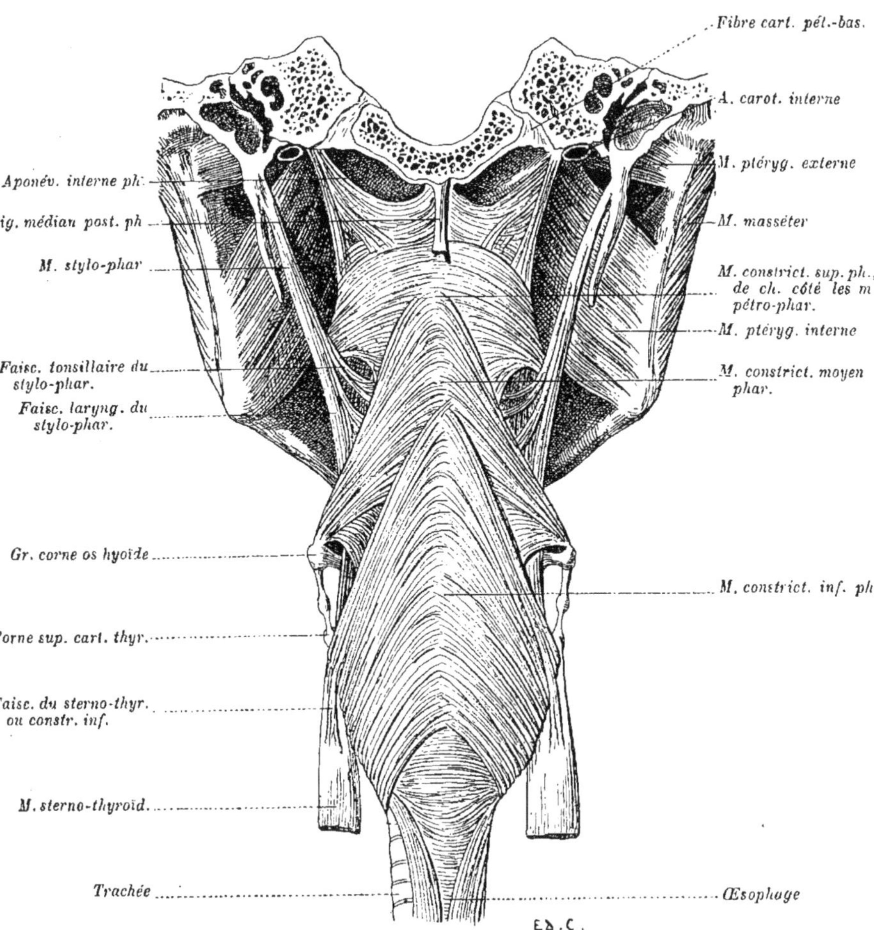

Fig. 69. — Face postérieure du pharynx et muscles constricteurs (d'après Luschka).

Henle). Il reçoit souvent des fibres de renfoncement des m. crico-thyroïdien (Theile, Henle, Luschka) et sterno-thyroïdien (Theile, Luschka).

Partis de ces origines, les faisceaux s'étalent, se confondent par leurs bords et constituent une lame musculaire unique épanouie bientôt en un large éventail. Celui-ci recouvre les cartilages cricoïde et thyroïde, et se réfléchit sur le bord postérieur de ce dernier, pour atteindre la face postérieure du pharynx. Entre la grande corne du cartilage thyroïde et le muscle, Luschka a trouvé une bourse séreuse. Sur la face postérieure du pharynx, les fibres supérieures ascendantes et curvilignes recouvrent les constricteurs moyen et supérieur, et peuvent atteindre la base du crâne ; les moyennes sont transversales ; les inférieures descendantes et curvilignes se portent sur la face postérieure de l'œsophage.

Dans sa totalité, le muscle a la forme d'un trapèze dont la base est sur la paroi pharyngienne postérieure, le bord supérieur curviligne à concavité supérieure est longé par le nerf laryngé supérieur ; sous le bord inférieur, s'engage le nerf récurrent. Les fibres, après s'être entrecroisées dans le raphé médian postérieur du pharynx avec celles du muscle du côté opposé, plongent vers la muqueuse où elles se terminent en passant à travers les fibres du constricteur moyen et du palato-pharyngien. Il n'est pas rare de voir des fibres du constricteur inférieur se continuer avec celles du constricteur moyen et du palato-pharyngien du côté opposé.

Action. — Il rétrécit la lumière du pharynx qu'il raccourcit, et élève le larynx. D'après Longet et Luschka, en appliquant l'une contre l'autre les deux faces du cartilage thyroïde, il fermerait la glotte au moment de la déglutition. Cette dernière action est niée par Traube et Rosenthal.

Muscle constricteur moyen. — Syn. : m. hyo-pharyngien, Valsalva ; m. constrictor pharyngis medius, Albinus.

C'est un éventail musculaire, dont le sommet répond à l'os hyoïde, la base à la paroi postérieure du pharynx. Il recouvre le constricteur supérieur et est recouvert par l'inférieur. Il naît de l'os hyoïde par deux faisceaux principaux, l'un muscle *chondro-pharyngien,* s'insère sur la petite corne et sur l'extrémité inférieure du ligament stylo-hyoïdien ; l'autre, muscle *cerato-pharyngien,* s'insère sur la grande corne, tantôt dans toute son étendue, tantôt seulement sur sa moitié postérieure, tantôt enfin uniquement sur son tubercule terminal. Les fibres d'origine de ce dernier faisceau passent souvent les unes devant les autres derrière le muscle hyo-glosse, de telle façon que le bord postérieur de ce dernier est pris entre les fibres du cerato-pharyngien. Les deux faisceaux d'origine se réunissent en une seule lame, mais souvent ils restent séparés, et forment deux éventails : l'un, superficiel, formé par le faisceau cerato-pharyngien, l'autre, profond, formé par le chondro-pharyngien.

Rapports. — Unique ou double, l'éventail musculaire recouvre la paroi latérale du pharynx, contourne son angle, et s'épanouit sur la ligne médiane de la paroi postérieure en fibres ascendantes, transversales et descendantes. Recouvert par les muscles hyo-glosse, dont le sépare l'artère linguale, et par le constricteur inférieur, il recouvre le palato-pharyngien et le stylo-pharyngien en bas, le constricteur supérieur en haut. Sous son bord supérieur, s'engagent les faisceaux laryngiens du stylo-pharyngien. Son bord inférieur limite avec le bord supérieur du constricteur inférieur, un interstice dans lequel on aperçoit : la membrane thyro-hyoïdienne, le ligament hyothyroïdien latéral, et, derrière celui-ci, les fibres descendantes des palato-et stylo-pharyngiens.

Les fibres supérieures s'unissent à celles du côté opposé, forment des arcades à concavité inférieure, et se continuent en partie avec les fibres du constricteur inférieur du côté opposé. Les fibres inférieures s'entrecroisent avec celles du muscle opposé, dépassent la ligne médiane et plongent vers la muqueuse. Une partie de ces fibres s'unissent à celles du palato-pharyngien du côté opposé.

Action. — Il rétrécit la portion buccale de la cavité pharyngienne en rapprochant la paroi postérieure de l'antérieure. Les fibres ascendantes abaissent la paroi pharyngienne postérieure, les fibres descendantes l'élèvent. Il est aussi adducteur des cornes de l'os hyoïde; d'après Valsalva, l'adduction forcée de ces cornes pourrait aller jusqu'à leur luxation, d'où difficulté de la déglutition (dysphagie Valsalvienne).

Anomalies. — Le muscle *syndesmo-pharyngien* de Haller, qui s'insère sur la corne supérieure du cartilage thyroïde et sur le ligament hyo-thyroïdien latéral, est considéré tantôt comme une portion constante du constricteur moyen (Haller), tantôt comme un faisceau anormal, s'unissant aux fibres du constricteur moyen, ou à celles du constricteur inférieur (Luschka); Theile le rattache au palato-et au stylo-pharyngien. Le constricteur moyen reçoit quelquefois des faisceaux surnuméraires venant : *a)* du tendon intermédiaire du digastrique et de la capsule fibreuse de la glande sous-maxillaire (Santorini) ; *b)* du maxillaire inférieur (Henle); *c)* de l'angle de la mâchoire inférieure et de la capsule de la glande sous-maxillaire (Henle) ; *d)* de la ligne mylo-hyoïdienne (W. Grüber, Henle) ; *e)* des muscles de la langue : transverse (Luschka), hyo-glosse (Theile), stylo-glosse (Henle), génio-glosse (Sappey); *f)* du muscle sterno-hyoïdien (Henle). Henle décrit comme faisceau anormal du constricteur moyen, un petit faisceau musculaire qui s'étend de la petite corne de l'os hyoïde au cartilage du ligament hyo-thyroïdien latéral.

Muscle constricteur supérieur. — Syn. : m. céphalo-pharyngien, Arnold ; m. gnato-pharyngien, H. Meyer.

Né par plusieurs faisceaux, plus ou moins distincts, sur une ligne oblique en bas et en avant, passant du crochet ptérygoïdien à la face latérale de la base de la langue, ce muscle, uni avec celui du côté opposé, embrasse le segment supérieur du pharynx. — La ligne d'insertion est formée de haut en bas par l'aile interne de l'apophyse ptérygoïde, et son crochet, le ligament ptérygo-maxillaire, la ligne mylohyoïdienne et la face latérale de la langue.

a) Le faisceau *ptérygoïdien* (m. ptérygo-pharyngien) s'insère : 1° sur l'extrémité inférieure de la face interne et le bord postérieur de l'aile interne de l'apophyse ptérygoïde ; 2° sur la concavité du crochet ptérygoïdien ; 3° par quelques fibres sur l'aponévrose du voile (m. occipito-staphylin de Sappey). — *b)* Le faisceau *ptérygo-maxillaire* (m. bucco-pharyngien) naît du ligament ptérygo-maxillaire, tendu entre le crochet ptérygoïdien et la face interne du maxillaire inférieur, derrière la dernière grosse molaire. Ce ligament est plutôt une cloison aponévrotique, placée de champ entre le constricteur supérieur en arrière et le muscle buccinateur en avant. Quelques fibres de ce dernier muscle passent par-dessus le ligament pour se continuer dans les fibres du constricteur. — *c)* Le faisceau *mylo-hyoïdien* (m. mylo-pharyngien, Douglas), s'insère sur l'extrémité postérieure de la ligne mylo-hyoïdienne au niveau de la racine de la dernière grosse molaire inférieure, et sur la muqueuse du sillon alvéolo-lingual, qui se porte du muscle buccinateur sur la base de la langue (Theile, Henle, Luschka). — *d)* Le faisceau *lingual* présente une double origine : — 1° il se continue avec les fibres du muscle génio-glosse, par des fibres antéro-postérieures ; 2° il sort de la base de la langue par des fibres transversales, avec celles du glosso-palatin. Albinus ne décrit que les premières (m. génio-glosse) ; Zaglas, Henle, Luschka n'admettent que les dernières. Je crois pouvoir affirmer l'existence de cette double origine. Les fibres antéro-postérieures suivent le stylo-glosse, les transversales traversent ce dernier muscle, et les deux ordres de fibres s'unissent en un seul faisceau, qui se dirige sur la paroi latérale du pharynx à la rencontre des précédents, après s'être entrecroisé avec les fibres tonsillaires du stylo-pharyngien.

Les quatre faisceaux se fusionnent au niveau de l'angle du pharynx. Ils forment une lame unique qui contourne cet angle, et se porte sur la paroi postérieure où elle s'épanouit en fibres supérieures, curvilignes, ascendantes; moyennes, transversales; inférieures, curvilignes, descendantes. Les fibres *ascendantes* s'unissent à celles du côté opposé, et montent ensemble, jusqu'à la base du crâne où elles s'insèrent au-devant du tubercule pharyngien; les *transversales* forment, avec celles du côté opposé, des sangles musculaires qui embrassent par leur concavité la paroi pharyngienne postérieure; les *descendantes* s'engagent sous le constricteur moyen, s'entrecroisent avec celles du côté opposé, derrière le muscle palato-pharyngien; quelques-unes se continuent dans le palato-pharyngien du côté opposé.

Rapports. — Le bord supérieur du constricteur supérieur, transversal sur la paroi latérale, curviligne sur la postérieure, est distant de 1 centimètre 1/2 de la base du crâne; entre lui et cette dernière, il existe donc un espace où la paroi pharyngienne, dépourvue de muscle circulaire, est formée par la muqueuse doublée des aponévroses. Le muscle pétro-pharyngien, qui longe l'angle pharyngien, divise cet espace en deux segments : l'un appartient à la paroi latérale, il est occupé en partie par la trompe et les muscles qui l'entourent, les péristaphylins; l'autre appartient à la paroi postérieure, il est subdivisé en deux moitiés latérales par le faisceau ascendant des muscles constricteurs supérieurs et par le ligament médian postérieur du pharynx; chacun de ces segments est déprimé en avant par la saillie du muscle grand droit antérieur de la tête.

Le bord inférieur, curviligne à concavité inférieure, décrit sur la paroi pharyngienne latérale une arcade, subdivisée en deux segments par un faisceau musculaire vertical qui monte vers ce bord et vient de l'extrémité postérieure du génio-glosse. Sous l'arcade antérieure qui entoure la racine latérale de la langue, on voit le rendez-vous des muscles stylo-, hyo- et palato-glosse. Sous l'arcade postérieure passe le stylo-pharyngien au moment où il aborde la paroi pharyngienne et s'épanouit en son éventail terminal.

En dedans, il est séparé de la muqueuse doublée de l'aponévrose pharyngienne interne, par le péristaphylin interne en haut, l'épanouissement des stylo- et palato-pharyngien en bas.

En dehors, il est recouvert : sur la paroi latérale de haut en bas par : les muscles péristaphylin externe, stylo-glosse, stylo-hyoïdien profond, stylo-pharyngien et le ligament stylo-hyoïdien; sur l'angle du pharynx, par le muscle pétro-pharyngien; sur la paroi postérieure, par le ligament médian postérieur du pharynx, l'aponévrose pharyngienne, les ganglions lymphatiques et le muscle grand-droit antérieur de la tête.

Action. — Il rétrécit la cavité naso-tubaire, soulève la paroi postérieure du pharynx et aide à la fermeture de l'isthme pharyngo-nasal, au moment de la déglutition, en rapprochant l'un de l'autre les bords libres des deux piliers postérieurs du voile. Cette occlusion, due d'après Passavant uniquement à la contraction des constricteurs supérieurs, est produite surtout par l'action des muscles palato-pharyngiens, les constricteurs aidant seulement ces derniers.

III. La **couche musculaire interne** est formée par quatre muscles situés sous la muqueuse et l'aponévrose pharyngienne interne qui la double ; l'un constitue une nappe musculaire tendue du voile et de la trompe à la paroi pharyngienne postérieure et au cartilage du larynx : muscle palato-salpingo-pharyngien, contenu dans le pilier postérieur du voile ; un deuxième s'étend du voile à la base de la langue : muscle palato-glosse, chemine dans le pilier antérieur du voile ; un troisième appartient au voile : m. azygos de la luette ; un quatrième s'étend de la base de la langue à la paroi externe de la fosse amygdalienne : m. amygdalo-glosse.

La dissection de ce plan musculaire nécessite une double préparation : l'une doit être faite sur un pharynx entier qu'on dissèque par sa face postérieure ; après avoir enlevé l'aponévrose péripharyngienne et la couche des constricteurs, on trouve devant ces derniers la portion pharyngienne du muscle palato-pharyngien. La deuxième préparation doit être faite après ouverture préalable du pharynx sur la ligne médiane postérieure et écartement des deux volets ; on enlève la muqueuse et on dissèque les muscles qui partent du voile, et ceux qui y sont contenus.

Muscle palato-salpingo-pharyngien. — Syn. m. thyréo-pharyngo-palatin, Santorini ; m. constricteur supérieur ou postérieur de l'isthme du gosier ; m. thyréo-pharyngo-staphylin, Winslow ; m. pharyngo-staphylin, Valsalva ; m. élévateur pharyngien interne, Theile.

Nés du voile, du bourrelet de la trompe, et du crochet ptérygoïdien, les trois faisceaux s'unissent, cheminent dans le pilier postérieur du voile et s'étalent en bas sur la paroi latérale et postérieure du pharynx et sur le cartilage thyroïde.

Le faisceau *palatin* naît par un éventail musculaire, de la portion molle du voile et de son aponévrose, au niveau du raphé médian, sous l'azygos de la luette ; ses fibres s'entrecroisent avec celles du péristaphylin interne et du palato-glosse, quelques-unes vont se continuer avec les fibres de ces deux muscles du côté opposé, au delà du raphé médian du voile. — Le faisceau *ptérygo-palatin* naît de la convexité du crochet ptérygoïdien et de la portion voisine de l'aponévrose du voile ; il forme une lame musculaire, qui, d'abord transversale, subit un mouvement de torsion, devient bientôt sagittale et se dirige en bas et en arrière. Ce faisceau présente à son origine des connexions intimes avec le faisceau ptérygoïdien du constricteur supérieur. — Le faisceau *salpingien* naît de l'extrémité inférieure du bourrelet cartilagineux de la trompe ; mince d'abord, il s'élargit ensuite, et descend dans l'épaisseur du repli salpingo-pharyngien. Quelquefois il reçoit des fibres de renforcement venues : les unes, du bord postérieur de l'aile interne de l'apophyse ptérygoïde (W. Gruber, Henle, Luschka), les autres de la portion membraneuse de l'orifice tubaire (Henle, Rebsamen).

Les trois faisceaux d'origine convergent en bas ; le palatin se dirige vers le cartilage thyroïde (m. thyréo-palatin) ; le ptérygo-palatin se dirige en bas et en arrière, croise le précédent près de l'extrémité inférieure de l'amygdale, et contourne la paroi latérale, l'angle et la paroi postérieure du pharynx

(m. pharyngo-palatin) ; le salpingien, situé au-dessus des précédents, derrière le péristaphylin interne, en dedans du constricteur supérieur dont on le sépare facilement, se dirige en bas et s'unit bientôt aux précédents (m. salpingo-pharyngien).

Les trois faisceaux réunis forment une lame musculaire qui chemine dans

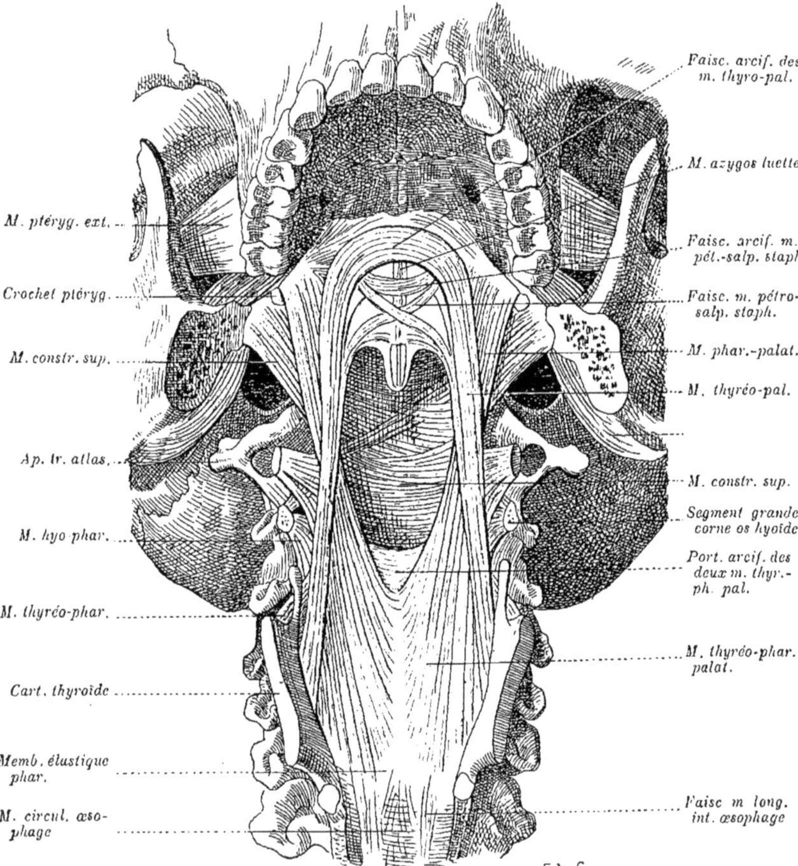

Fig. 70. — Destinée à montrer la disposition du muscle pharyngo-palatin, vu par la face interne du pharynx. On a enlevé : le corps de la mâchoire inférieure; la langue; le corps et une partie des grandes cornes de l'os hyoïde; le larynx, sauf le segment postérieur des lames du cartilage thyroïde (d'après Luschka).

l'épaisseur du pilier postérieur du voile, puis se divise en deux ordres de faisceaux terminaux.

1° Le faisceau thyroïdien se perd sur le bord postérieur de la face latérale du cartilage thyroïde, sur la base de sa corne supérieure ou grande corne, et sur la partie voisine de son bord supérieur. Entre les fibres qui s'insèrent sur le bord postérieur et celles qui s'insèrent sur le bord supérieur de ce cartilage, il existe une fente triangulaire à sommet supérieur à travers laquelle passe, dans le larynx, le nerf laryngé supérieur (Henle). Quelquefois, des fibres de ce faisceau passent par-dessus le bord supérieur du cartilage thyroïde, et vont s'insérer à la muqueuse qui tapisse la face interne de ce cartilage. Henle signale des fibres qui cheminent le long de l'origine du muscle ary-épiglottique, et s'insèrent au bord supérieur du cartilage cricoïde. D'autres enfin se portent en arrière, sur la paroi postérieure du pharynx où elles s'unissent aux fibres du faisceau pharyngien. Au niveau de leur insertion sur le cartilage thyroïde, les fibres du faisceau thyroïdien se mêlent aux fibres du muscle stylo-pharyngien dont on les distingue difficilement. — 2° Le faisceau *pharyngien* contourne la paroi latérale et l'angle du pharynx, et se termine sur la ligne médiane de la paroi postérieure. Les fibres supérieures décrivent des arcs à concavité supérieure, et s'unissent aux fibres correspondantes du côté opposé ; les fibres moyennes sont obliques en bas et en arrière, une partie s'entrecroise avec les fibres du côté opposé, sur la paroi pharyngienne postérieure, une autre partie se perd sur la muqueuse ; les fibres inférieures presque verticales s'insèrent sur la muqueuse.

Luschka, contrairement à l'avis général, nie l'entrecroisement des fibres de ce muscle sur la ligne médiane postérieure du pharynx ; il nie aussi toute continuation de ces dernières avec les fibres des muscles constricteurs. Mes dissections m'ont prouvé : 1° qu'il y a un entrecroisement des fibres des deux muscles palato-pharyngiens sur la ligne médiane postérieure. 2° Que des fibres du muscle d'un côté passent dans les constricteurs du côté opposé. 3° Qu'il y a une union intime entre les fibres de ce muscle et celles du stylo-pharyngien.

Action. — Il rétrécit l'isthme pharyngo-nasal en rapprochant les bords libres des piliers postérieurs, et porte la paroi postérieure du pharynx en avant vers le bord libre du voile, devenu plus ou moins horizontal. Par cette double action, ce muscle ferme, au moment de la déglutition, l'orifice de communication de la cavité naso-tubaire avec la cavité bucco-laryngienne du pharynx. Dans cette action, il est aidé par le constricteur supérieur, qui repousse en dedans les piliers postérieurs, et par les péristaphylins internes qui élèvent le voile. En même temps qu'il exerce cette action de sphincter de l'isthme pharyngo-nasal, ce muscle raccourcit la paroi postérieure du pharynx et élève le larynx ; il est donc aussi élevateur du pharynx et du larynx ; enfin par son faisceau salpingien, il attire le bourrelet de l'orifice tubaire en dedans et aide à la dilatation de la trompe, en fixant ce bourrelet pendant que le muscle péristaphylin externe écarte la paroi membraneuse de la trompe dont il élargit la lumière.

La plupart des auteurs classiques réunissent les trois faisceaux de ce muscle en un muscle unique : le palato ou staphyle-pharyngien (Sappey, Cruveilhier, Henle, etc.). Le faisceau salpingien, connu de Eustache et Santorini, est décrit comme un muscle indépendant : muscle élévateur interne du pharynx, opposé au muscle élévateur externe (stylo-pharyngien) par Albinus, Soemmering, Arnold, et Theile. Krause le considère comme un faisceau du constricteur supérieur. Luschka le décrit à part avec les muscles du pharynx, tout en le rattachant au muscle thyréo-pharyngo-palatin (palato-pharyngien).

Les fibres du faisceau salpingien sont souvent peu développées, à leur place on trouve des faisceaux élastiques qui naissent des divers points de l'orifice tubaire et se portent les uns sur la paroi pharyngienne : ligament salpingo pharyngien ; d'autres sur le voile : ligaments salpingo-palatins (Zukerkandl). Ces derniers seraient, d'après Kostanecki, au nombre de trois : l'un antérieur (lig. salpingo-palatin antérieur) s'insère sur le crochet externe du cartilage tubaire ; un moyen (lig. salp -pal. moyen) s'insère sur le plancher membraneux de la trompe ; un postérieur (lig. salp. pal. postérieur) naît du bourrelet cartilagineux. On a signalé dans l'épaisseur de ces ligaments des noyaux cartilagineux (Zukerkandl) ou osseux (Urbantschitsch). On les a même vus transformés complètement en cartilage (Zukerkandl).

Muscle palato-glosse. — Syn. : m. glosso-staphylin; m. constricteur de l'isthme du gosier, Albinus; m. sphincter de l'isthme pharyngo-buccal, Luschka.

C'est un mince faisceau musculaire contenu dans l'épaisseur du pilier antérieur du voile, se terminant à ses deux extrémités par des petits éventails musculaires qui s'épanouissent dans le voile et dans la base de la langue.

Il naît de la base de la langue par deux faisceaux : l'un, antéro-postérieur ou longitudinal, suit le bord latéral de la langue en compagnie du stylo-glosse; l'autre, transversal, né du septum lingual, se dirige en dehors, sort de la langue avec les fibres d'origine du faisceau lingual du constricteur supérieur, et vient rejoindre, au niveau du bord latéral de la base de la langue, le premier faisceau, auquel il s'unit bientôt. Tous ces faisceaux sont relativement superficiels et cheminent sous la muqueuse linguale.

De l'union des deux faisceaux, résulte une lame musculaire, aplatie transversalement, qui monte au-devant de l'amygdale, dans l'épaisseur du pilier antérieur du voile, et aborde la face inférieure ou buccale du voile au pourtour de laquelle elle s'épanouit en un éventail terminal.

Dans le voile, les fibres postérieures vont à la rencontre de celles du côté opposé, en décrivant des arcs à concavités inférieures, et s'insèrent sur le raphé médian du voile; les autres, se dirigent en avant, vers le bord adhérent antérieur du voile, s'entrecroisent avec les fibres du péristaphylin interne et du palato-pharyngien, et vont se perdre sur le raphé médian et sur la face inférieure de l'aponévrose palatine.

Action. — Il rétrécit l'isthme pharyngo-buccal et sépare la cavité buccale du vestibule bucco-pharyngien et de la cavité pharyngienne, dans l'acte de la succion. Ce but est atteint : 1° par le rapprochement des bords libres des piliers antérieurs, action de sphincter; 2° par l'élévation de la base de la langue et son rapprochement du bord libre du voile; dans cette action les muscles glosso-palatins sont aidés par les stylo-glosses et les constricteurs supérieurs; 3° par l'abaissement du voile.

Muscle palato-staphylin. — Syn. : m. uvulæ; m. azygos uvulæ; m. elevator uvulæ, H. Meyer.

Souvent décrit comme un muscle impair et médian du voile (Santorini, Theile), ce muscle est formé par deux minces languettes situées de chaque côté de la ligne médiane, allant de l'épine nasale postérieure au sommet de la luette.

Comme Luschka le dit très bien, ce muscle naît, non pas de l'épine nasale même, mais devant elle, sur l'aponévrose du voile épaissie à ce niveau.

Parti de ce point, il chemine d'avant en arrière, immédiatement sous la muqueuse de la face supérieure du voile, séparé de son congénère du côté opposé par le raphé médian. Recouvert par la muqueuse et les glandes qui la doublent, il recouvre les faisceaux des muscles péristaphylin interne, palato-pharyngien et palato-glosse, et, à l'extrémité de la luette, la couche glandulaire qui double la muqueuse.

A la pointe de la luette, il se termine librement dans le tissu cellulaire soit par une extrémité pointue, soit par un pinceau de fibres, mais sans adhérer beaucoup à la muqueuse de la luette.

Action. — Il raccourcit la luette, dont la muqueuse se plisse transversalement, et l'incurve en arrière (Bidder).

Anomalies. — Il peut se fusionner en un seul muscle, disposition normale de certains auteurs (Santorini, Theile); il peut manquer (Henle).

Muscle amygdalo-glosse. — Décrit par Broca et par la plupart des auteurs comme un muscle distinct, il ne me paraît pas avoir une individualité propre. Quand on dissèque la loge amygdalienne soit de dedans en dehors, soit de dehors en dedans, on voit, sur la face externe de la capsule qui la limite en dehors, une nappe de fibres musculaires entrecroisées adhérentes, mais dépendantes, les unes du muscle stylo-pharyngien (faisceau tonsillaire), les autres du constricteur supérieur (faisceau lingual). Quant aux fibres indépendantes naissant des fibres transversales de la base de la langue et allant se perdre sur la face externe de l'amygdale, si elles existent, et j'en doute, elles doivent être bien peu importantes par rapport aux expansions tonsillaires de ces deux muscles. L'action de ces faisceaux amygdaliens est antagoniste : le faisceau du stylo-pharyngien écarte les amygdales, les attire en dehors, c'est un abducteur ; le faisceau du constricteur supérieur rapproche les amygdales, les pousse en dedans, c'est un adducteur.

L'existence d'un muscle amygdalo-glosse indépendant, s'insérant dans la base de la langue et sur la capsule de l'amygdale, est admise par tous nos auteurs classiques. Luschka l'admet aussi. Pour lui, les fibres sortant du muscle transverse de la langue se divisent en trois groupes : l'un monte dans le pilier antérieur du voile (m. glosso-palatin), l'autre se termine sur la face externe de l'amygdale (m. amygdalo-glosse), le troisième se porte dans le constricteur supérieur (m. glosso-pharyngien). A ce muscle amygdalien Luschka ajoute les faisceaux tonsillaires du stylo-pharyngien, et du constricteur supérieur.

B. — **APONÉVROSES DU PHARYNX.** — Le pharynx possède deux plans aponévrotiques : l'un externe, aponévrose d'enveloppe ou péripharyngienne recouvre sa surface externe et donne des prolongements qui s'étendent sur ou entre les organes voisins, les enveloppent ou les séparent et leur assurent des rapports constants et plus ou moins intimes avec le pharynx ; l'autre interne double et renforce la muqueuse pharyngienne, forme une aponévrose d'insertion pour les muscles, une véritable charpente fibreuse du pharynx : c'est l'aponévrose interne ou pharyngienne.

La disposition de ces aponévroses, simple sur la paroi postérieure du pharynx, se complique sur la paroi latérale par la présence de la trompe, des muscles qui l'entourent, et des aponévroses qui les séparent. Aussi, quoique les lames aponévrotiques de la paroi postérieure se continuent dans celles de la paroi latérale pour former un tout indivisible, pour la clarté de l'exposition, nous décrirons séparément les aponévroses de la paroi postérieure et celles de la paroi latérale.

I. — Des **aponévroses de la paroi postérieure.** — Elles naissent ensemble de la base du crâne sur une ligne transversale unissant les bords antérieurs des deux orifices carotidiens ; cette ligne passe au-devant du tubercule pharyngien, et décrit de chaque côté une courbe très prononcée, à concavité postérieure, traversant le rocher, la fissure pétro-occipitale et la base de l'occipital. Parties de cette insertion, les deux lames aponévrotiques descendent sur la paroi pharyngienne postérieure d'abord assez intimement unies, mais toujours séparables en une lame externe, mince d'abord, s'épaississant plus bas, et une interne épaisse, fibreuse d'abord, s'amincissant en descendant. Jusqu'à 2 centim. au-dessous de la base du crâne, ces deux lames aponévrotiques et la muqueuse forment à elles seules la paroi pharyngienne postérieure. Au-dessous de ce point, les muscles constricteurs supérieurs viennent s'interposer entre les deux lames : l'une, l'interne, reste collée à la muqueuse, descend au-devant du constricteur jusqu'au milieu à peu près du pharynx où elle cesse insensiblement, par épuisement de ses fibres ; l'autre, l'externe, passe derrière le constricteur et devant les muscles grands droits antérieurs de la tête, s'épaissit et descend sur l'œsophage. Sur la ligne médiane de la paroi postérieure du pharynx, et entre les deux muscles grands droits antérieurs de la tête, les lames aponévrotiques sont renforcées par un ligament épais : le *ligament médian postérieur* du pharynx ou *ligament occipito-atloïdo-pharyngien*. Ce ligament s'insère sur le tubercule pharyngien et sur le tubercule antérieur de l'atlas, forme d'abord une cloison antéro-postérieure, interposée entre les extrémités supérieures des deux muscles grands droits, et adhérant en avant à la paroi pharyngienne postérieure ; de là, il descend et s'épuise dans l'aponévrose externe. Le long de ce ligament, l'aponévrose externe adhère à l'interne en haut et plus bas au point d'entrecroisement des constricteurs : ainsi se trouve formé le raphé médian postérieur du pharynx, duquel partent les aponévroses externe et interne, et les fibres des constricteurs qui les séparent.

W. Gruber a trouvé (deux fois sur cinquante sujets) le ligament remplacé, en partie, par des fibres musculaires longitudinales, représentant le muscle *azygos* ou *impair du pharynx* de Santorini, qui descend sur la surface postérieure du pharynx et se termine en éventail. Ce muscle peut naître du tubercule pharyngien par deux tendons courts ; il peut pénétrer en bas à travers les fibres du constricteur moyen pour se fixer à la muqueuse ; on l'a vu aussi se réunir aux faisceaux du constricteur inférieur.

Au niveau des angles du pharynx, là où les aponévroses postérieures passent dans les latérales, il existe, de chaque côté un ligament se détachant du rocher, longeant le bord latéral du pharynx, et allant se perdre vers les extrémités des grandes cornes de l'os hyoïde : ce sont les *ligaments latéraux du pharynx*. Ces ligaments servent d'intersection fibreuse entre les lames aponévrotiques postérieures et latérales du pharynx ; sur eux viennent encore se perdre aussi les aponévroses stylo-pharyngiennes. Le développement de ces ligaments m'a paru être subordonné à celui des muscles pétro-pharyngiens, avec lesquels ils ont des connexions intimes.

De chaque côté de la ligne médiane, entre la base du crâne en haut, le bord supérieur du constricteur supérieur en bas, le ligament médian en dedans, et le ligament latéral en dehors, la paroi pharyngienne postérieure, formée par les deux lames aponévrotiques et la muqueuse, est fortement déprimée en une fossette naviculaire, par l'extrémité du muscle grand droit antérieur.

II. — Des **aponévroses de la paroi latérale**. — La paroi latérale du pharynx dans son tiers supérieur, au-dessus d'un plan horizontal passant par le crochet ptérygoïdien, est formée par la trompe d'Eustache, et par les muscles péristaphylins, dont l'interne (pétro-salpingo-staphylin) suit le bord inférieur du cartilage tubaire, tandis que l'externe (sphéno-salpingo staphylin) recouvre la face antéro-externe de la trompe. Au-dessous de ce point la paroi latérale est formée par les muscles constricteurs. Dans le tiers supérieur, nous trouvons trois lames aponévrotiques : une interne, naît de la trompe, descend en dedans du péristaphylin interne et le sépare de la muqueuse ; une moyenne, naît de la trompe, passe sur la face externe du péristaphylin interne, et le sépare du péristaphylin externe ; une troisième, externe, naît de la base du crâne, descend sur la face externe du péristaphylin externe et le sépare du ptérygoïdien interne. Dans les deux tiers inférieurs de cette paroi, on ne trouve plus que deux lames aponévrotiques passant l'une en dedans, l'autre en dehors des constricteurs; ces deux lames sont la continuation des lames interne et externe du tiers supérieur ; quant à la lame moyenne, elle a disparu en s'accolant aux deux autres au-dessous du bord inférieur du muscle péristaphylin interne.

Nous allons décrire successivement ces trois aponévroses :

1° L'**aponévrose latérale interne**, aponévrose salpingo-pharyngienne, intimement unie à la muqueuse, dont il est impossible de la séparer, forme une lame quadrangulaire, présentant quatre bords, supérieur, postérieur, antérieur et inférieur, et deux faces. Le bord supérieur suit le bord inférieur du cartilage de la trompe, il est oblique comme celui-ci en bas, en dedans et en avant; il s'insère: *a*) à la surface rugueuse du rocher, devant l'orifice carotidien externe; *b*) à la lèvre interne de la gouttière du bord inférieur du cartilage tubaire, gouttière dans laquelle est logé le muscle péristaphylin interne ; *c*) sur l'aponévrose du voile. Le bord postérieur se continue avec la lame interne de l'aponévrose postérieure, et, par l'intermédiaire du ligament latéral du pharynx, au-dessus du bord supérieur du constricteur supérieur, avec les lames externes des aponévroses postérieure et latérale. Le bord antérieur se continue dans la capsule fibreuse de la fosse amygdalienne. Le bord inférieur, irrégulier et festonné, se perd insensiblement sur la face latérale de la muqueuse, au niveau des grandes cornes de l'os hyoïde. Sa face interne adhère intimement à la muqueuse du pharynx et de la fosse amygdalienne ; sa face externe forme la paroi interne de la gaine aponévrotique du muscle péristaphylin interne, et, au-dessous de lui, répond aux faisceaux des muscles palato-pharyngien, stylo-pharyngien et constricteur supérieur.

Cette aponévrose présente par place des épaississements, des faisceaux élastiques, formant des ligaments : *a*) le *ligament salpingo-pharyngien*, né du bourrelet cartilagineux de la trompe, forme la charpente fibreuse du repli salpingo-pharyngien, et remplace des fibres absentes du faisceau salpingien du muscle palato-pharyngien; *b*) les *ligaments salpingo-palatins* qui se détachent de l'orifice tubaire et se portent sur le voile ; ils représentent aussi des fibres du muscle palato-pharyngien, peu ou pas développées.

Nous avons vu que l'aponévrose interne du pharynx, tant sur la paroi postérieure que sur la paroi latérale, disparaissait au niveau de l'os hyoïde ; donc au-dessous de ce point la muqueuse n'est plus doublée de charpente fibreuse. Pourtant la muqueuse pharyngienne présente de nouveau par place des faisceaux élastiques, discontinus, qui forment la charpente de certains replis muqueux. Luschka a donné une bonne description de ces renforcements élastiques sous le nom *d'aponévrose interne élastique* ou *membrane élastique du pharynx*. Il décrit sous ce nom : la membrane thyro-hyoïdienne, substratum de la paroi antérieure du pharynx et le ligament thyro-hyoïdien latéral, tendus entre le cartilage thyroïde et l'os hyoïde; la membrane hyo-épiglottique, partant du bord supérieur de l'os hyoïde et du bord interne de ses grandes cornes, pour aller sur le cartilage épiglottique ; la membrane hyo-glossique (membrane hyo-glosse de Gerdy et Tourtual) qui part de l'os hyoïde, passe dans la base de langue où elle se perd dans la muqueuse, qui s'engage latéralement sous la muqueuse de la fosse amygdalienne, et va s'insérer sur la ligne mylo-hyoïdienne du maxillaire inférieur. On trouve encore des faisceaux élastiques formant la charpente des plis ou arcs qui se détachent de l'épiglotte : ligaments glosso-épiglottiques moyens et latéraux, pharyngo-épiglottiques et ary-épiglottiques. Dans ces plis, les faisceaux élastiques s'unissent aux faisceaux musculaires : dans le glosso-épiglottique moyen, vont les fibres du génio-glosse ; dans le pharyngo-épiglottique, vont les fibres du stylo-pharyngien.

2° **L'aponévrose latérale externe** s'étend sur toute la paroi latérale du pharynx ; nous lui décrirons quatre bords : supérieur, antérieur, postérieur et inférieur, et deux faces. Le *bord supérieur* s'insère à la base du crâne, sur une ligne oblique en avant et en dedans, qui va du pourtour antérieur de l'orifice carotidien externe à la fosse ptérygoïde : d'arrière en avant, cette ligne passe sur : *a*) le rocher, au niveau de l'extrémité externe du pourtour antérieur de l'orifice carotidien ; *b*) la face interne de la base de l'épine sphénoïdale ; *c*) le bord antérieur de l'orifice du canal musculo-tubaire du rocher ; *d*) la crête osseuse qui limite en dedans les trous sphéno-épineux et ovale (racine accessoire postérieure de la grande aile du sphénoïde) ; *e*) la crête osseuse qui limite en dehors et en avant la fosse scaphoïde, et la sépare de la fosse ptérygoïde. Le *bord inférieur* se perd sur l'aponévrose périœsophagienne. Le *bord antérieur* se perd sur la limite antérieure de la face latérale du pharynx ; tantôt l'aponévrose s'insère sur l'os, où elle se continue avec le périoste (fosse ptérygoïde, crochet ptérygoïdien, ligne mylo-hyoïdienne, cornes de l'os hyoïde) ; tantôt elle s'insère sur des cartilages, et se continue avec leur périchondre (cartilage thyroïde et cricoïde) ; tantôt enfin elle se continue dans les aponévroses voisines (aponévrose du voile, ligament ptérygo-maxillaire et aponévrose buccinatrice, aponévrose du plancher buccal, ligament stylo-hyoïdien, membrane thyro-hyoïdienne). Le *bord postérieur* se continue au niveau de l'angle latéral du pharynx avec la lame aponévrotique postérieure externe, soit directement, soit par l'intermédiaire du ligament latéral du pharynx ; au-dessus du bord supérieur du constricteur supérieur, par l'intermédiaire de ce même ligament, elle se continue avec les lames aponévrotiques internes latérale et postérieure. Sa *face profonde* ou interne recouvre le muscle péristaphylin externe, et, plus bas, les constricteurs. Sa *face superficielle* ou externe est recouverte par les muscles ptérygoïdien interne, par le stylo-pharyngien qui la perfore quand il aborde la paroi pharyngienne, et par le stylo-glosse. Quant aux nombreux organes qui se mettent en rapport avec cette face, ils ont été décrits ailleurs (voir rapports).

Mince et peu résistante dans les deux tiers inférieurs, cette aponévrose devient épaisse, fibreuse dans le tiers supérieur, là où elle forme l'aponévrose externe du muscle péristaphylin externe. A ce niveau, l'aponévrose est renforcée par de nombreuses fibres tendineuses, paraissant appartenir au muscle péristaphylin externe, à direction oblique en bas, en avant et en dedans, vers le crochet ptérygoïdien. Là, un certain nombre de ces fibres se perdent sur le crochet, d'autres se portent, avec le tendon du muscle péristaphylin externe, sous le crochet dans l'aponévrose du voile, d'autres enfin se portent sur le ligament ptérygo-maxillaire. La portion renforcée de l'aponévrose se présente, quand on l'examine avec attention, comme un plan résistant ayant la forme même du muscle péristaphylin externe. Triangulaire à base supérieure et à sommet répondant au crochet ptérygoïdien, elle offre un bord antérieur qui se continue dans le périoste du fond de la fosse ptérygoïde (apophyse pyramidale de l'os palatin), et un bord postérieur qui répond à l'angle du pharynx. Sa face antéro-externe longe la face profonde du muscle ptérygoïdien interne qui s'insère même sur l'aponévrose par quelques fibres tendineuses. Sa face postéro-interne recouvre le muscle péristaphylin externe ; ce dernier prend naissance par quelques faisceaux tendineux sur l'aponévrose, et des tendons du muscle venus de l'os se perdent aussi plus bas dans l'aponévrose. Ainsi cette aponévrose sert de point d'origine et de terminaison pour un certain nombre de faisceaux tendineux du muscle péristaphylin externe.

Incluse ainsi entre les deux muscles ptérygoïdien interne et péristaphylin externe, qui s'insèrent sur ses deux faces, cette aponévrose a, d'après moi, la valeur d'une cloison fibreuse intermusculaire. Par son intermédiaire, le muscle ptérygoïdien interne peut agir sur la trompe, la dilater, et devenir ainsi un collaborateur actif du péristaphylin externe (Schwalbe, W. Gruber, Weber-Liel, Kostanecki). Weber-Liel et W. Gruber rattachent plutôt cette aponévrose au muscle ptérygoïdien interne. Kostanecki en fait une dépendance de l'aponévrose latérale externe du pharynx, et la rattache au muscle péristaphylin externe.

La portion tendineuse de l'aponévrose latérale externe du pharynx a été diversement comprise par les auteurs : Cruveilhier la décrit comme aponévrose pétro-pharyngienne. Tourtual (1846) en fait un dédoublement externe de l'aponévrose bucco-pharyngienne, au-dessus du crochet ptérygoïdien, dont le feuillet interne formerait l'aponévrose latérale moyenne. Krause la fait dépendre aussi de l'aponévrose bucco-pharyngée ; elle serait tendue entre le crochet ptérygoïdien et l'épine du sphénoïde, d'où le nom de ligament salpingo-ptérygoïdien ou ptérygo-sphénoïdal externe. W. Gruber la considère comme un ligament spécial : le ligament ptérygo-pétreux.

3° L'**aponévrose latérale moyenne** n'existe que dans le tiers supérieur de la paroi latérale du pharynx ; elle naît de la trompe d'Eustache, passe entre les muscles péristaphylins interne et externe, et, au-dessous du bord inférieur du premier, elle se perd en partie sur l'aponévrose externe, en partie sur l'interne. Sur la trompe, cette aponévrose s'insère sur la lèvre externe de la gouttière du bord inférieur du cartilage, en dehors et en avant du muscle péristaphylin interne, et sur la portion membraneuse voisine. D'après certains auteurs (Kostanecki) cette aponévrose se continuerait sur la paroi membraneuse de la trompe jusqu'au crochet cartilagineux externe, de telle façon que la paroi membraneuse de la trompe serait formée par cette aponévrose même ; je ne puis accepter cette manière de voir, car l'aponévrose moyenne est mince, cellulo-graisseuse, caractères bien différents de ceux de la paroi fibreuse de la trompe. Partie de cette origine, l'aponévrose descend sur la face antéro-externe du péristaphylin interne, entre lui et le péristaphylin externe. En avant, elle s'insère : sur la paroi latérale des fosses nasales ; c'est-à-dire sur la face interne de l'aile interne de l'apophyse ptérygoïde, où elle se fusionne avec le périoste qui tapisse cette lame et la lame verticale de l'os palatin. Au niveau du crochet ptérygoïdien, elle passe par-dessus la convexité du crochet, auquel elle adhère en partie, dans le voile, entre le muscle péristaphylin interne en arrière et en haut, et le tendon réfléchi du péristaphylin externe en avant et en bas. Son bord inférieur oblique en bas, en avant et en dedans, comme les bords inférieurs des muscles péristaphylins, se dédouble : une lame interne contourne le bord inférieur du péristaphylin interne, et va se fixer sur l'aponévrose latérale interne ; une autre lame, externe, contourne le bord inférieur du muscle péristaphylin externe, et se fusionne avec l'aponévrose latérale externe. De cette façon, sont constituées deux gaines aponévrotiques, l'une interne, cylindrique dans laquelle chemine le muscle péristaphylin interne ; l'autre externe, triangulaire, à base supérieure, à sommet inférieur et antérieur, aplatie dans le sens transversal ou antéro-postérieur, dans laquelle chemine le muscle péristaphylin externe.

Cette aponévrose a été étudiée, et diversement interprétée par les auteurs. Tourtual l'appelle aponévrose interne du muscle tenseur du voile, dérivant, comme l'aponévrose externe du même muscle, le produit d'un dédoublement de l'aponévrose bucco-pharyngienne. Trœltsch la décrit sous le nom de fascia salpingo-pharyngea, tendue entre la trompe et le crochet ptérygoïdien. D'après Weber-Lie, l'aponévrose (fascia salpingo-ptérygo-staphylina) engaine le crochet ptérygoïdien, revêt sa concavité et passe avec le tendon du péristaphylin externe dans le voile. Luschka la fait insérer en haut, sur la portion membraneuse de la trompe et sur le rocher ; en bas, et sur le crochet ptérygoïdien, d'où elle s'étendrait sur le muscle ptérygo-pharyngien, ce muscle pourrait ainsi aider à la dilatation de la trompe ; et, plus loin, sur la ligne mylo-hyoïdienne du maxillaire inférieur, où elle s'unirait aux faisceaux d'origine du muscle buccinateur. Kostanecki a le mieux décrit le feuillet aponévrotique moyen de la paroi latérale du pharynx, auquel il propose trois noms (aponévrose externe du muscle élévateur du voile, ou interne du tenseur, ou enfin aponévrose séparant l'élévateur du tenseur). D'après lui, l'aponévrose, au-dessous du crochet ptérygoïdien, passe en partie dans le voile, en partie dans le pharynx, où elle constitue l'aponévrose interne des muscles ptérygo, bucco-et mylo-pharyngiens (faisceaux du constricteur supérieur) jusqu'à leur insertion antérieure ; là, elle se continue avec le périoste des os et avec les aponévroses voisines.

Avant de terminer l'étude des aponévroses du pharynx je dois décrire plus complètement une lame aponévrotique qui forme les ailes du pharynx : *l'aponévrose stylo-pharyngienne*, mal vue par les auteurs. Cette aponévrose forme de chaque côté de l'angle du pharynx deux prolongements tendus entre cet angle, l'apophyse styloïde et le muscle stylo-pharyngien. Chacun de ces prolongements est ainsi constitué : triangulaire, il présente une base, un sommet, deux bords et deux faces. La base s'insère à la base du crâne sur une ligne légèrement oblique en dedans et en avant constituée par : la base de l'apophyse styloïde, la crête vaginale, la surface rugueuse du rocher située en avant et en dehors de l'orifice carotidien et la base de l'épine sphénoïdale. Le bord interne s'insère sur l'angle latéral du pharynx : en haut, au-dessus du bord supérieur du constricteur supérieur il se fusionne avec le ligament latéral du pharynx, rendez-vous de toutes les lames aponévrotiques latérales et postérieures ; au-dessous de ce point, le muscle constricteur supérieur séparant l'aponévrose interne de l'externe, l'aponévrose stylo-pharyngienne s'insère sur l'angle formé par l'union des lames postérieure et latérale de l'aponévrose pharyngienne externe. Le bord externe s'insère sur l'apophyse styloïde et sur le muscle stylo-pharyngien qu'il engaine jusqu'à sa pénétration dans le pharynx. Le sommet répond à l'angle que forment ce dernier muscle et la paroi latérale du pharynx, là où le muscle pénètre dans cette dernière. Là, l'aponévrose se perd sur l'aponévrose latérale externe du pharynx d'une part, et sur l'aponévrose latérale interne d'autre part, en suivant l'éventail musculaire formé par le stylo-pharyngien. La face antérieure limite en arrière la loge ptérygo-pharyngienne ; la face postérieure forme la limite antérieure de la loge stylo-pharyngienne. Souvent l'aponévrose stylo-pharyngienne est musculo-fibreuse ; les fibres musculaires naissent de la base du crâne (crête vaginale), et vont, à travers l'aponévrose, jusqu'à la paroi pharyngienne latérale.

En résumé, l'aponévrose stylo-pharyngienne forme de chaque côté du pharynx deux cloisons transversales, deux ailes larges en haut et étroites en bas.

C. — **MUQUEUSE ET GLANDES DU PHARYNX.** — La muqueuse du pharynx se continue avec celle des cavités nasales, tubaire, buccale et laryngienne. L'aspect de sa surface interne a été étudié ailleurs. Par sa surface externe, tantôt elle adhère intimement au tissu sous-jacent (face buccale du voile, voûte du pharynx) ; tantôt elle en est séparée par un tissu cellulaire sous-muqueux, abondant et susceptible de s'infiltrer (bord libre du voile, orifice du larynx, face postérieure des cartilages aryténoïde et cricoïde). Son épaisseur est variable : un tiers de millim. (face buccale du voile), deux tiers de millim à un millim. (sur les parois pharyngiennes), et un millim. et demi (face nasale du voile). La muqueuse présente à étudier : 1° l'épithélium ; 2° le derme ; 3° le tissu lymphoïde ; 4° les glandes.

1° L'**épithélium** se présente sous deux formes : *a*) pavimenteux stratifié à type ectodermique malpighien, formé de trois couches : une superficielle lamellaire ; une moyenne presque cubique, avec ou sans dentelures ; une profonde de cellules cylindriques ; — *b*) cylindrique à cils vibratiles. L'épithélium pavimenteux recouvre toute l'étendue de la cavité pharyngienne sauf la cavité naso-tubaire; celle-ci est recouverte d'épithélium cylindrique cilié. Sur la surface nasale du voile, l'épithélium cylindrique, cilié chez le fœtus et le nouveau-né, devient pavimenteux stratifié chez l'adulte.

2° Le **derme** de la muqueuse, séparé de l'épithélium par une lame vitrée et homogène, membrane basale, est formé de tissu conjonctif dense, et, par places, presque fibreux. Il présente des *papilles* en quantité variable suivant les régions: peu nombreuses sur la surface nasale du voile et dans toute la muqueuse de la cavité naso-tubaire, elles existent en grand nombre sur la face buccale du voile et surtout dans la portion buccale de la cavité pharyngienne, où elles affectent des formes variées : filiformes, sphériques ou en massue (Luschka).

3° Le **tissu lymphoïde ou adénoïde** est extrêmement abondant dans les couches profondes de la muqueuse. On l'y trouve sous quatre formes : *a*) diffus, formé par un tissu réticulaire à mailles remplies de cellules lymphatiques ; *b*) plus condensé, follicules lymphatiques ou clos ; *c*) glandes folliculeuses, formées par des dépressions de la muqueuse dont les parois sont tapissées de tissu lymphoïde diffus et de follicules lymphatiques ; *d*) amygdales ou tonsilles formées par un ensemble de dépressions de la muqueuse tapissées de tissu lymphoïde. A l'état diffus, le tissu lymphoïde existe dans toute l'étendue de la muqueuse pharyngienne; à l'état de follicules lymphatiques, on le trouve surtout au niveau de la voûte du pharynx, sur la face nasale du voile et le long des piliers postérieurs, dans la fosse amygdalienne, au-dessous de l'amygdale palatine; là, ces follicules donnent à la muqueuse l'aspect mamelonné et tomenteux. Les glandes folliculeuses occupent ces mêmes régions et toute la portion pharyngienne de la base de la langue. Tourtual (1846) et Führer (1857) décrivent un paquet de glandes folliculeuses de chaque côté de la luette, paquet nié par Merkel. Les amygdales ou tonsilles existent en trois régions : sur la voûte du pharynx (amygdale pharyngienne), sur l'orifice tubaire (amygdale tubaire), et dans la fosse amygdalienne (amygdale palatine).

Les amygdales pharyngienne, tubaire et palatine sont unies ensemble par des trainées de tissu lymphoïde diffus ou folliculaire ; et, ainsi est formé un véritable *anneau lymphatique pharyngien* (Waldeyer, 1884) ou *cercle amygdalien du pharynx*. Cet anneau commence en haut à la tonsille pharyngienne, passe sur l'embouchure de la trompe, où il existe un nouvel amas de tissu folliculaire, l'amygdale tubaire (Gerlach, Tourtual, Rüdinger, Weber-Liel, Teutleben), se dirige en bas le long du bord postérieur du voile du palais, contourne le pilier postérieur du voile, arrive à l'amygdale palatine, passe sur la paroi de la fosse amygdalienne, puis sur la base de la langue (amygdale linguale), pour arriver à l'amygdale palatine du côté opposé, et retourner, par le même chemin, vers l'amygdale pharyngienne. A côté de ce *grand cercle lymphatique* ou *pharyngien* de Waldeyer, il en existe un second plus petit formé par : les amygdales palatines, l'amygdale linguale, et le tissu lymphoïde diffus du voile du palais (Bickel, 1884) : *cercle lymphatique du vestibule bucco-pharyngien*. De ces deux cercles, partent des prolongements de tissu lymphoïde dans les cavités voisines : dans les fosses nasales, où elles s'étendent jusqu'aux extrémités antérieures des cornets inférieurs et sur les méats inférieur et moyen ; dans la cavité tubaire ; sur le plancher de la cavité buccale ; dans le larynx et même la trachée. De tout ce tissu lymphatique, deux formations présentent une structure plus complexe que nous devons étudier : ce sont les amygdales palatine et pharyngienne.

Amygdale palatine. — Sur une coupe de l'amygdale, on voit les cavités ou cryptes se prolonger jusqu'à la face profonde ; la muqueuse qui couvre sa surface s'y réfléchit et en tapisse les parois. La muqueuse superficielle aussi bien que celle qui tapisse les cryptes est formée d'un épithélium, d'un derme avec des papilles, et d'un tissu lymphoïde ou adénoïde. 1° L'*épithélium* est pavimenteux stratifié à type ectodermique ; les cellules de la couche superficielle sont plates et lamellaires souvent nucléées, et dans certains cas (hypertrophie de l'amygdale) elles peuvent devenir cornées (Marfan) ; les cellules de la couche moyenne, légèrement aplaties, sans dentelures : ordinairement différentes des cellules du stratum granulosum par l'absence des grains ou gouttes d'éléidine, elles en présentent dans certains cas (hyperthrophie de l'amygdale, Marfan) ; les cellules de la couche profonde, analogues à celles du stratum malpighien de la peau, sont cylindriques. — 2° Le *derme* muqueux est analogue à celui de la muqueuse buccale, il présente des *papilles*, nombreuses à la surface de l'amygdale, rares dans les cryptes. — 3° Le *tissu lymphatique*, lymphoïde ou adénoïde, est formé par des follicules lymphatiques et un tissu interfolliculaire à réticulum plus épais, plus pauvre en cellules, et pourvu de nombreux capillaires, de petites artérioles, et des veinules qui entourent les follicules (Wagner). Les cellules rondes qui occupent les mailles du réticulum se multiplient par kariokinèse (Drews). — 4° Au-dessous de la couche lymphoïde on trouve la *capsule fibreuse*, dans laquelle viennent aboutir les cloisons conjonctives de l'amygdale ; elle contient dans son épaisseur des amas de glandes en grappe, de gros troncs lymphatiques, des vaisseaux sanguins, et, d'après Kœlliker, des fibres musculaires venues du constricteur supérieur. — 5° Les *glandes* en grappe, nombreuses d'après Frey, rares (une ou deux) situées en dehors de l'amygdale d'après Wagner, débouchent soit au pourtour de l'amygdale, soit dans les cryptes. — 6° Le *système vasculaire* de l'amygdale est formé par des fines artérioles qui décrivent des anses capillaires dans les papilles, et forment un réseau capillaire étroit et serré dans le tissu interfolliculaire, et un réseau très élégant à direction rayonnante dans les follicules (Frey). Les lymphatiques forment des réseaux très abondants occupant la masse folliculaire et constitués par un système de canaux parfaitement clos (Retterer).

Les amygdales palatines ne sont, en somme, que des gros ganglions lymphatiques, dans lesquels la muqueuse s'enfonce de distance en distance, suivant des cavités étroites et perpendiculaires à leur surface libre. Ces cavités arrivent jusqu'à la surface profonde de l'amygdale, et ne sont séparées de la capsule fibreuse que par une couche de follicules lymphatiques, entourés de tissu réticulé. Chaque système cavitaire est entouré de ses follicules et de la zône fibreuse qui lui est propre ; l'ensemble de ces cavités et de follicules constitue l'organe (Cornil).

Les cavités ou cryptes amygdaliennes contiennent un magma, formé : — 1° de cellules épithéliales détachées de la muqueuse ; — 2° de cellules lymphatiques analogues aux corpuscules salivaires que l'on rencontre à la surface de toute la muqueuse buccale. Ces cellules, ainsi que l'avait déjà dit Frey et comme l'a très bien vu Stœhr (1885), se détachent des mailles du tissu lymphoïde de l'amygdale, migrent vers la surface, passent entre les cellules épithéliales, et produisent les corpuscules salivaires et les globules muqueux ; — 3° des micro-organismes : des filaments ou spores de leptothrix buccalis ; des microbes pyogènes (staphylocoques et streptocoques), le pneumocoque (Cornil, Netter).

La structure de l'amygdale subit de nombreuses modifications, dues aux processus inflammatoires, si fréquents. Ainsi, chez l'adulte, le tissu réticulé et les follicules sont atrophiés, les cavités ou cryptes sont dilatées, et ressemblent à des kystes, remplis par des bouchons caséeux et fétides, mais communiquant avec les ouvertures superficielles (Cornil).

Amygdale pharyngienne. — Sur une coupe transversale de l'amygdale perpendiculaire à la direction de ses plis, on reconnaît que chacun d'eux forme un

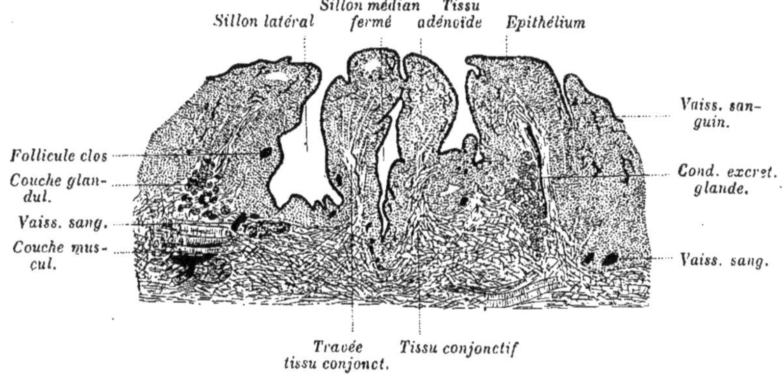

Fig. 71. — Coupe de l'amygdale pharyngienne (d'après Mégevand).

feston plus ou moins saillant, au-dessus de la portion profonde de la muqueuse, constituée par un tissu fibreux ordinaire. La limite de ce derme muqueux non modifié et de la partie relevée en feston, qui a subi la transformation adénoïde, est marquée par une limitante élastique très puissante, formée de fibres et de réseaux de grains, et qui marche droit sous les festons sans subir aucun relèvement. Au-dessus d'elle et jusqu'à la surface, limitée par une mince membrane vitrée homogène, tout le tissu conjonctif reproduit le type du tissu caverneux des ganglions lymphatiques. Ce tissu est formé de mailles larges et grêles de tissu réticulé, typique, et parcouru par des vaisseaux sanguins qui montent dans l'axe de chaque pli de la profondeur vers la surface. Sur les côtés, on voit des follicules lymphatiques semblables à ceux de la substance corticale des ganglions. Le tissu réticulé à mailles remplies de cellules lymphatiques se poursuit jusqu'à la membrane vitrée sur laquelle ses dernières travées viennent prendre leur insertion.

L'*epithélium*, à la surface des plis, offre le type malpighien, formé par une couche de cellules cubiques au-dessus de laquelle deux ou trois cellules munies de filaments unitifs, grêles, figurent le corps de Malpighi ; viennent ensuite une ou deux couches de cellules épidermiques aplaties. Dans les anfractuosités, l'épithélium est cylindrique cilié ; sur les côtés de chaque pli on trouve entre les deux variétés d'épithélium une zone de transition (Renaut). D'après Mégevand et Trautmann, l'épithélium serait ou cylindrique cilié, ou cylindrique stratifié, ou à cellules cubiques et polygonales. — L'épithélium cilié est constamment infiltré de cellules lymphatiques en voie de migration vers la surface (Frey, Stœhr, Renaut), d'où la présence d'innombrables cellules lymphatiques actives dans le mucus pharyngien. Les *Glandes* en grappes sont très nombreuses ; quelques-unes sont renfermées en entier dans l'épaisseur des sillons formés par l'intumescence du tissu réticulé ; la majorité présente une portion acineuse, formée d'alvéoles mucipares avec quelques étroits croissants de Gianuzzi, engagée dans la portion restée fibreuse de la muqueuse, au-dessous de la limitante élastique. Les canaux excréteurs montent au travers du tissu réticulé et présentent souvent dans leur trajet des élargissements ampullaires (Mégevand, Renaut) ; puis, ils s'ouvrent dans les anfractuosités de l'amygdale. Sous le tissu amygdalien, Luschka et Mégevand décrivent des faisceaux musculaires inconstants, niés par Trautmann.

Immédiatement en arrière de l'amygdale, la muqueuse de la voûte du pharynx présente une structure assez analogue. Mais le tissu réticulé, tout en y formant par place des reliefs renfermant des follicules lymphatiques, ne constitue que des masses peu importantes, qui donnent à la muqueuse l'aspect tomenteux et mamelonné. Les glandes conservent le type de celles de l'amygdale pharyngienne.

En somme, toute la voûte du pharynx revêtue d'épithélium cylindrique cilié, est pénétrée par des formations adénoïdes, renferme une multitude de glandes mucipares, et est le lieu d'une incessante émigration des éléments de la lymphe vers l'extérieur. Cet épithélium, constamment ouvert par une multitude de chemins temporaires, frayés par les éléments migrateurs, constitue une véritable voie ouverte à l'absorption (Renaut in thèse Collet, Lyon, 1888).

4. — Les **glandes** acineuses existent dans toute l'étendue du pharynx, et forment par place une véritable couche glandulaire sous-muqueuse. Dans le voile, la couche, glandulaire est double ; sous la muqueuse de la face buccale elle forme une couche épaisse de 6 mm. (Luschka), se continuant en avant avec celle de la voûte palatine, et diminuant d'épaisseur en arrière vers la luette ; sur la face nasale, les glandes plus clairsemées, forment une couche plus épaisse en arrière vers le bord libre du voile, s'amincissant en avant. Enfoncées dans le tissu conjonctif sous-muqueux et dans les interstices musculaires, ces glandes peuvent être aidées dans l'expulsion de leur contenu par la contraction des muscles voisins. D'après Szonthag, les fibres musculaires pénétreraient même entre les acini glandulaires et iraient se fixer à la muqueuse. Dans la *paroi postérieure* et *latérale* de la *cavité naso-tubaire* du pharynx on trouve encore une véritable couche glandulaire qui augmente de la ligne médiane vers les faces

latérales, de façon que le plus grand nombre de glandes se trouve au niveau des fossettes de Rosenmüller. Sous la muqueuse de la portion laryngienne du pharynx, on trouve encore une couche glandulaire importante, derrière les muscles aryténoïdiens transverses et obliques, et dans les replis ary-épiglottiques.

Dans le reste de la cavité pharyngienne les glandes plus ou moins nombreuses, mais disséminées, ne forment pas une couche continue.

Chez certains animaux (le loup, p. ex.) les glandes forment à l'extrémité inférieure du pharynx un anneau glandulaire complet saillant comme un bourrelet vers la cavité pharyngienne, pouvant atteindre une largeur de 1 centim. Chez le porc, les glandes forment sous toute la muqueuse et surtout dans les deux tiers postérieurs du pharynx, une couche glandulaire non interrompue de 1 mm. 1/2 à 2 mm. d'épaisseur (Luschka).

Vaisseaux et Nerfs. — Artères. — Le pharynx, l'amygdale, le voile et la trompe d'Eustache, reçoivent leurs artères de l'artère carotide externe et de ses branches. La pharyngienne ascendante, la thyroïdienne supérieure, la faciale par la palatine ascendante; la maxillaire interne par la palatine descendante, la ptérygopalatine, la vidienne.

a) L'artère *pharyngienne ascendante* naît de la carotide externe, tantôt au-dessus de l'artère faciale, tantôt plus près de la bifurcation de la carotide primitive ou même de l'angle que forment les deux carotides en se séparant. Elle monte, en suivant la carotide interne, vers la base du crâne. Peu flexueuse, cette artère donne deux ou trois troncs transversaux, pharyngiens et tubaires. Les rameaux pharyngiens se portent entre le muscle stylo-pharyngien et la paroi pharyngienne, abordent l'angle latéral du pharynx, et se divisent en branches postérieures et en branches antérieures. Les branches postérieures cheminent sur la face postérieure de la moitié supérieure du pharynx, où elles deviennent flexueuses, et se subdivisent en rameaux ascendants et descendants qui s'anastomosent entre eux et avec les autres artères pharyngiennes, puis pénètrent à travers la paroi pharyngienne pour se ramifier sous la muqueuse. Les branches antérieures cheminent sur la paroi latérale du pharynx avant de la perforer pour pénétrer sous la muqueuse. Au niveau de l'aile latérale du pharynx, les branches de cette artère se perdent, les unes dans ces ailes, tandis que les autres pénètrent entre les muscles pétro-salpingo-staphylin et sphéno-salpingo-staphylin et se distribuent à la trompe d'Eustache et aux parois de la fossette de Rosenmuller. Au niveau de la base du crâne, l'artère pharyngienne ascendante donne plusieurs rameaux ascendants qui pénètrent dans le crâne par les trous déchiré antérieur, carotidien et condylien antérieur.

b) L'artère *palatine ascendante* ou mieux *pharyngo-palatine,* naît tantôt de l'artère faciale, tantôt du tronc commun de la faciale et de la linguale, et même de la carotide externe. Très flexueuse dès son origine, cette artère chemine sur la paroi latérale du pharynx près de l'angle, passe entre les muscles styloglosse et stylo-pharyngien, puis dans l'épaisseur du tissu graisseux de la loge ptérygo-pharyngienne, suit la paroi externe de la fosse amygdalienne, et passe enfin sur la face profonde du muscle ptérygoïdien interne, entre lui et le sphéno-salpingo-staphylin, pour se terminer sur la paroi de la trompe d'Eustache et sur la voûte du pharynx. Elle donne en route des branches pharyngiennes, tonsillaires, palatines et tubaires. — 1° Les *rameaux pharyngiens* sont en nombre variable ; ordinairement j'en ai vu deux : le premier se détache de l'artère près de son origine, se porte vers l'angle du pharynx et s'y

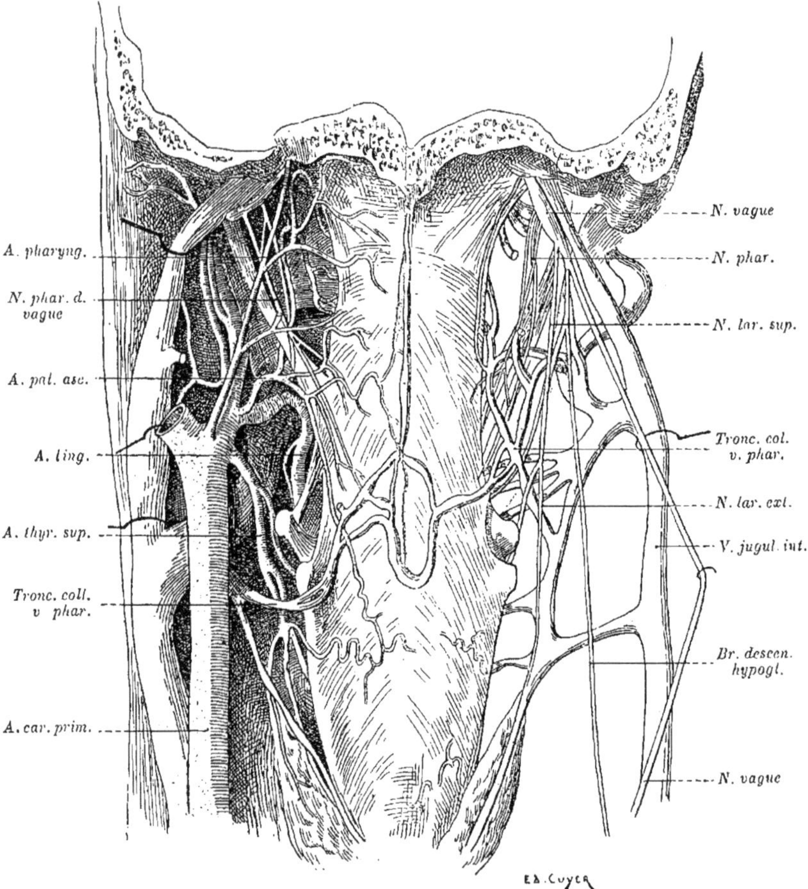

Fig. 72. — Vue postérieure du pharynx avec ses artères, ses veines et ses nerfs. Les gros troncs vasculaires et nerveux ont été écartés de façon à permettre de voir la disposition de leurs branches. A gauche on a conservé les artères, une partie des veines et les rameaux nerveux pharyngiens du vague. L'artère carotide interne a été enlevée tout près de son origine. Les artères linguale et faciale naissent par un tronc commun de la carotide externe. L'artère pharyngienne naît près de la bifurcation de la carotide. L'artère palatine ascendante naît de l'angle que forme le tronc linguo-facial avec la carotide externe. A droite on n'a conservé que les veines et les nerfs qui entourent le pharynx ou s'y rendent.

divise en un bouquet de branches très flexueuses, ascendantes, transversales et descendantes, qui se portent sur les parois postérieure et latérale du pharynx. Le rameau descendant longe la limite externe de la face postérieure du pharynx, passe entre les veines du plexus postérieur, et, après avoir décrit de nombreuses sinuosités, s'anastomose à plein canal avec le rameau pharyngien de l'artère thyroïdienne supérieure. Le rameau transversal postérieur chemine sur la paroi postérieure du pharynx et se donne des ramuscules qui pénètrent entre les fibres musculaires vers la muqueuse. Le rameau ascendant monte sur la paroi postérieure et s'anastomose avec les branches de l'artère pharyngienne ascendante. Le deuxième rameau pharyngien aborde la face latérale du pharynx et, après s'être ramifié, la pénètre. — 2° Les *rameaux palatins* se détachent par un tronc unique de l'artère, à deux centim. et demi de la base du crâne, se dirigent en bas et en dedans, décrivent de nombreuses flexuosités, et abordent le muscle pétro-salpingo-staphylin ; là le tronc se divise en deux ou trois branches qui passent sous le muscle et abordent le bord latéral du voile, pénètrent dans son épaisseur, près de l'orifice tubaire, se dirigent en bas et en arrière, cheminent sous la muqueuse de la face supérieure où elles décrivent des sinuosités visibles. — 3° Le *rameau tubaire* naît immédiatement sous la base du crâne, et se porte avec la portion terminale de l'artère sur le muscle pétro-salpingo-staphylin, passe entre celui-ci et le sphéno-salpingo-staphylin, pour se ramifier sur la trompe, près de l'orifice pharyngien, et dans la muqueuse voisine du pharynx. — 4° L'*artère tonsillaire* naît de la palatine ascendante près de l'angle de la mâchoire, immédiatement après que l'artère a traversé l'interstice des deux muscles stylo-glosse et stylo-pharyngien ; elle se dirige obliquement, à travers la graisse de l'espace ptérygo-pharyngien, vers la paroi externe de la fosse amygdalienne. Elle donne en route des branches au bord latéral de la langue et à la paroi pharyngienne latérale, traverse la paroi fibreuse ou capsule de l'amygdale, et se divise en ses branches terminales. Au niveau de la capsule de l'amygdale l'artère peut présenter deux dispositions : *a*) tantôt elle s'approche de l'amygdale et perfore la paroi fibreuse pour arriver en ligne droite ou oblique dans le parenchyme, — *b*) tantôt elle s'approche de l'amygdale dont elle ne perfore la capsule qu'après avoir décrit plusieurs anses. Dans tous les cas, il y a une connexion intime entre la capsule amygdalienne et ces vaisseaux. Après avoir dépassé la capsule, l'artère se divise en un faisceau d'artérioles filiformes (Zukerkandl).

Hyrtl a signalé des cas où l'artère palatine ascendante, très volumineuse, remplaçait l'artère maxillaire interne.

L'artère tonsillaire peut naître de l'artère pharyngienne ascendante ; dans ces cas, cette dernière se divise derrière l'angle de la mâchoire en deux branches : l'une longe la colonne vertébrale vers la base du crâne ; l'autre se dirige à travers l'interstice limité par les muscles stylo-glosse et stylo-pharyngien, aborde la loge ptérygo-pharyngienne et atteint l'amygdale : artère tonsillaire (Zukerkandl).

A côté de l'artère tonsillaire normale, Zukerkandl a vu une artère accessoire, naissant de l'anse que forme la carotide externe entre les muscles styliens.

c) L'artère *thyroïdienne supérieure* donne une branche pharyngienne, qui passe sur le bord postérieur du cartilage thyroïde, et, après avoir décrit de nombreuses flexuosités sur la face postérieure du pharynx, s'anastomose avec la branche descendante du rameau pharyngien de l'artère palatine ascendante.

d) L'artère *linguale* donne, par la branche dorsale de la langue, des rameaux au pilier antérieur du voile et même à la paroi latérale de la fosse amygdalienne; elle donne aussi quelques rameaux par l'artère sus-hyoïdienne.

e) L'artère *palatine supérieure* ou *descendante* naît de la maxillaire interne, descend par le canal palatin postérieur, atteint le bord postérieur de la voûte palatine et là se divise en deux branches : l'une se dirige en avant sur la voûte ; l'autre, récurrente, se dirige en arrière, pénètre dans le voile par sa face inférieure, et donne des branches perforantes, qui traversent le voile pour arriver jusque sous la muqueuse de sa face supérieure, où elles s'anastomosent avec les branches de l'artère palatine ascendante. Des branches de la palatine descendante vont plus loin que le voile dans la muqueuse de l'orifice de la trompe. Avant de s'engager dans ce conduit, cette artère donne, d'après Luschka, des rameaux qui pénètrent dans les conduits palatins accessoires et atteignent la base du voile où elles irriguent la muqueuse et s'anastomosent avec l'artère palatine ascendante.

f) L'artère *ptérygo-palatine* ou pharyngienne supérieure (Luschka) naît de l'artère sphéno-palatine, branche de la maxillaire interne, se porte sur la voûte des fosses nasales, s'engage dans le conduit ptérygo-palatin et se termine sur la voûte du pharynx, derrière les choanes.

g) L'artère *vidienne* naît de la maxillaire interne ou de la palatine descendante, s'engage et traverse le canal vidien, et va se terminer dans la partie supérieure de la paroi latérale, au niveau de l'orifice tubaire, et dans la voûte du pharynx.

Veines. — Le système veineux du pharynx est formé par deux vastes plexus, l'un sous-muqueux, l'autre périphérique et externe, réunis ensemble par des troncs perforant la paroi pharyngienne. Le plexus péripharyngien se résume en un grand nombre de troncs collecteurs qui se déversent dans la veine jugulaire interne ou ses affluents.

Le *plexus sous-muqueux* ou profond peut être divisé en antérieur et postérieur. Le *plexus antérieur* est formé dans le voile par deux réseaux veineux ; l'un, supérieur, recouvre la face supérieure et se déverse dans les veines des fosses nasales, l'autre, inférieur, occupe la face buccale; ce dernier est plus développé et se jette dans les veines de la base de la langue. Sur la portion pharyngienne de la base de la langue, il existe un plexus veineux, sous-muqueux, très superficiel et très développé, s'étendant des papilles caliciformes au pourtour antérieur de l'épiglotte et aux replis pharyngo-épiglottiques ; ce plexus s'anastomose avec les veines laryngées inférieures, et se continue de chaque côté dans un réseau veineux qui occupe les fosses pharyngo-laryngées. Ce dernier réseau s'anastomose avec les veines laryngiennes, qui se jettent à leur tour dans un important plexus situé sous la muqueuse du pharynx au niveau de la plaque du cartilage cricoïde : plexus pharyngo-laryngien de Luschka. Ces réseaux et plexus réunis forment le plexus sous-muqueux antérieur, dont le sang se déverse d'une part dans les veines linguales et dans les veines thyroïdiennes, d'autre part, par la veine laryngée supérieure qui se jette dans la veine thyroïdienne supérieure (vena thyreo-laryngea de Walther), et par la veine laryngée inférieure qui se jette dans les veines thyroïdiennes inférieures. Les troncs veineux perforants, qui résument les flexus pharyngo-laryngés traversent le

m. constricteur inférieur, et se jettent dans le plexus peri-pharyngien, et de là, par la veine thyroïdienne moyenne, dans la veine jugulaire interne. — Le *plexus sous-muqueux postérieur* est surtout abondant au niveau de la portion laryngienne du pharynx ; il a été très bien décrit par Bimar et Lapeyre (Ac. des sciences, 1887). Compris entre la muqueuse et le constricteur inférieur, ce plexus a la forme d'un disque ovalaire à grosse extrémité supérieure, aplati d'avant en arrière, et à contours irréguliers. Long de 0,03, large de 0,025, épais de 0,004 à 0,005, il peut être très développé à tout âge. Il est formé par des veines serrées les unes contre les autres, et fréquemment anastomosées, d'un calibre variant de 0,001 à 0,003, quelquefois variqueuses, avec des dilatations ampulliformes. Ce plexus reçoit des veines de la muqueuse et il communique avec le plexus péripharyngien par plusieurs groupes de veines. Celles-ci cheminent d'abord sous le constricteur inférieur, et le perforent ensuite en traversant de véritables boutonnières musculaires. Un premier groupe naît de la partie supérieure du plexus, suit la ligne médiane, et se jette, par une ou deux veines volumineuses, dans la partie médiane du plexus péripharyngien. Les veines du second groupe naissent des parties latérales, se dirigent en haut et en dehors, parallèlement au bord postérieur du cartilage thyroïde, et gagnent les parties latérales du plexus péri-pharyngien. Les veines du troisième groupe naissent aussi des parties latérales du plexus sous-muqueux, se portent vers le cartilage thyroïde et s'abouchent avec les rameaux de la veine thyroïdienne supérieure. En bas, le plexus sous-muqueux postérieur communique avec le réseau veineux sous-muqueux de l'œsophage.

Le *plexus veineux péripharyngien,* situé entre l'aponévrose péripharyngienne et la paroi du pharynx, est alimenté par les troncs collecteurs du plexus sous-muqueux et par les veines méningées, vidiennes et sphéno-palatines. Le plexus est formé par des veines volumineuses anastomosées entre elles, et circonscrivant des mailles plus ou moins grandes, qui enlacent les parois latérales et postérieure du pharynx. Sur les parois latérales, les veines sont verticales, flexueuses, sinueuses et volumineuses, et forment ainsi un plexus très abondant : plexus congloméré de Foucher (thèse de Paris, 1854); sur la paroi postérieure, elles forment des arcades ou demi-cercles transversaux, tandis que d'autres sont verticales et anastomosent ces arcades entre elles : plexus annulaire de Foucher. J'ai toujours vu des troncs verticaux longeant la ligne médiane et les bords de cette face, pour aboutir à une arcade transversale dont les extrémités se jettent dans les veines qui longent les angles du pharynx. Ce plexus est résumé par plusieurs troncs collecteurs qui se rendent en avant, dans le plexus ptérygoïdien ou se réunissent sur l'angle du pharynx. Tout le long de cet angle une série de troncs veineux transversaux, réunis par des troncs verticaux anastomotiques, forment ensemble une *longue arcade veineuse latéro-pharyngienne.* De cette arcade, se détachent les veines qui se rendent, après avoir pénétré dans la gaine vasculaire du cou, en passant devant les carotides dans la veine jugulaire interne ou dans la veine faciale postérieure, Chabbert (1876) signale l'anastomose entre la partie terminale supérieure de ce plexus et la veine condylienne.

En résumé, on peut dire que le tronc carotidien (carotide primitive et interne) présente deux veines satellites ; en dehors, la jugulaire interne, en dedans, l'arcade latéro-pharyngienne, reliées ensemble par des arcades anastomotiques transversales passant devant le tronc artériel.

Les *veines tonsillaires* forment un petit plexus, le plexus tonsillaire, dépendant du plexus péripharyngien. Wagner décrit deux plexus tonsillaires : 1° l'un, *postérieur*, communique avec les veines de la muqueuse pituitaire, et se jette dans le plexus veineux de la fosse temporale; 2° l'autre, *antérieur*, communique avec les veines de la base de la langue, et se jette par la veine pharyngienne dans la jugulaire interne.

Lymphatiques. — Le *voile* du palais est, d'après Sappey, très riche en vaisseaux lymphatiques ; ils constituent deux plexus : *a) un plexus postérieur,* situé sur la face postérieure du voile, moins développé, continue avec les vaisseaux lymphatiques du plancher des fosses nasales; il donne naissance à 5 ou 6 branches, dont les unes descendent sur les parties latérales du voile où elles s'anastomosent avec les lymphatiques du plexus antérieur, tandis que les autres descendent derrière les amygdales ; *b) un plexus antérieur,* plus riche; les branches qui en dérivent forment deux groupes : l'antérieur suit l'arc glosso-palatin et s'anastomose avec les lymphatiques de la base de la langue, le postérieur descend en dehors des amygdales et s'anastomose avec leurs lymphatiques. Enfin les lymphatiques du voile se rendent dans les ganglions situés au niveau de la bifurcation de la carotide primitive, dans ceux qui se trouvent au niveau de l'apophyse styloïde, et dans les ganglions situés sur les côtés de l'os hyoïde et du larynx.

Les lymphatiques des *amygdales palatines* naissent : dans les culs-de-sac, au niveau de la couche qui limite les lacunes amygdaliennes, dans des réseaux annulaires situés autour des follicules, et dans le tissu interfolliculaire; ils forment un réseau dont les points d'entrecroisement sont renflés, passent dans la capsule fibreuse, où ils forment des gros troncs munis de valvules et de renflements ganglionnaires, et descendent, en s'unissant aux lymphatiques de la base de la langue, pour se jeter, avec ces derniers, dans les ganglions sous-maxillaires, au niveau de l'angle de la mâchoire, et dans les ganglions situés sur les côtés de l'os hyoïde.

Retterer (1886) conclut de ses injections à la gélatine et au nitrate d'argent que le réseau lymphatique occupe toute la masse folliculaire des amygdales, et constitue dans ces organes un système de canaux clos ne s'ouvrant dans le reticulum conjonctif ni par des stomates ni par des extrémités béantes ; conclusion opposée à celle de Ranvier et d'autres.

Les lymphatiques du reste de la paroi du *pharynx* forment, sur la muqueuse, d'après Sappey, un réseau d'une extrême richesse, qui donne naissance de chaque côté à deux groupes de troncs, dont l'un est supérieur et très obliquement ascendant, l'autre inférieur et horizontal. Le *groupe supérieur* se compose de trois ou quatre troncs qui se portent en haut et en dehors vers l'angle du pharynx, se réunissent à d'autres troncs venus de la face supérieure du voile, traversent l'aponévrose pharyngée, et se jettent dans le ganglion situé sur la partie la plus élevée du constricteur supérieur. Le *groupe inférieur* est formé par un plus grand nombre de troncs qui convergent vers la membrane thyro-hyoïdienne qu'ils traversent, puis se dirigent horizontalement vers les ganglions situés devant la bifurcation de la carotide primitive.

Teichmann décrit dans le pharynx un réseau lymphatique sous-muqueux qui communique avec celui des fosses nasales, de la bouche de la trachée et de l'œsophage.

Kidd (1876) décrit autour des glandes du pharynx : 1° des gros vaisseaux lymphatiques qui entourent et pénètrent dans les glandes : 2° un sac ou sinus lymphatique.

D'après Suchaneck, les lymphatiques du pharynx seraient reliés aux espaces sous-duraux et sous-arachnoïdiens.

Les *ganglions lymphatiques rétro-pharyngiens* dans lesquels aboutissent les lymphatiques supérieurs du pharynx ont été décrits par plusieurs auteurs. Tourtual (1846) a vu parfois un ou deux ganglions lymphatiques situés près de la base du crâne d'un seul côté ou des deux, entre le muscle grand droit antérieur de la tête et la paroi pharyngienne postérieure, qu'ils déprimaient en une gouttière ; dans un cas ce ganglion avait atteint les dimensions de la glande sub-linguale et refoulait fortement la paroi pharyngienne en avant. Gillette (thèse 1867) a trouvé, chez les jeunes enfants de quinze à dix-huit mois, deux ganglions situés près de l'union de la paroi latérale et postérieure, longs de un centimètre, larges de 0,5, reposant sur le muscle grand droit antérieur et adhérents à la paroi pharyngienne; appliqués contre la carotide interne, ces ganglions sont bi ou trilobés et réunis par des vaisseaux lymphatiques aux ganglions sous-sterno-mastoïdiens. Chez l'enfant de trois à quatre ans, il n'a trouvé qu'un seul ganglion : chez l'adulte, ils existent aussi mais plus petits. J'ai toujours vu ces ganglions chez l'adulte, et, dans un cas, que j'ai sous les yeux, ils sont très développés (2 centim. 1/2 de long). Au nombre de deux, ils sont situés de chaque côté près des ailes latérales du pharynx, à un centimètre au-dessous de la base du crâne, dans l'épaisseur de l'aponévrose péripharyngienne : en détachant cette dernière de la paroi pharyngienne les ganglions viennent avec elle. La présence constante de ces ganglions rétro-pharyngiens à tout âge a une grande importance pratique. Ils sont en effet le point de départ des abcès rétro-pharyngiens, qui ne sont en somme que des adéno-phlegmons suppurés.

Nerfs. — Nous décrivons les nerfs moteurs, sensitifs et vaso-moteurs.

I. — **Nerfs moteurs.** — Les muscles du pharynx (du voile et de la trompe) reçoivent leurs nerfs du trijumeau, du facial, du glosso-pharyngien, et du vago-spinal.

a) Le *trijumeau,* innervé par la branche motrice du maxillaire inférieur (nerf masticateur), directement ou par l'intermédiaire du ganglion otique, le muscle sphéno-salpingo-staphylin. J.-Fr. Meckel, le premier, a avancé que ce muscle est innervé par le nerf du muscle ptérygoïdien interne (du nerf masticateur) ; il faut y ajouter un petit rameau du ganglion otique (Longet, Budge).

b) Le *facial* fournit aux muscles pétro-salpingo-staphylin, azygos de la luette, et aux pharyngo et glosso-staphylins, par l'intermédiaire du grand pétreux superficiel et du rameau lingual. 1° Le grand nerf pétreux superficiel (branche palatine supérieure du facial de Luschka) s'engage, sous le nom de nerf vidien, dans le canal vidien, atteint le ganglion de Meckel, où il paraît se perdre ; de là, il passe dans le nerf palatin postérieur qui le conduit dans le voile où il se termine dans les muscles pétro-salpingo-staphylin et l'azygos de la luette. 2° Le rameau lingual du facial, décrit par Bérard d'abord (1835), par Hirschfeld ensuite (branche palatine inférieure du facial de Luschka), naît du facial, immédiatement après avoir quitté le canal de Fallope, descend entre l'apophyse styloïde et la veine jugulaire interne ; s'anastomose parfois avec le glosso-pharyngien, près du ganglion pétreux ou dans le ventre postérieur du digastrique (Haller), reste indépendant de ce dernier nerf (A. Richet et Gros) et se rend directement vers la base de la langue et le voile. Il se termine dans les muscles pharyngo et glosso-palatins.

c) Le *glosso-pharyngien* innerve le muscle stylo-pharyngien par un rameau qu'il lui abandonne alors qu'il le contourne (rameau stylo-pharyngien) ; ce rameau, d'après Luschka, serait conduit par le muscle jusque dans l'épaisseur du pharynx où il contribuerait à l'innervation d'une partie de la couche musculaire longitudinale, c'est-à-dire du muscle palato-salpingo-pharyngien. Avec ce rameau le nerf glosso-pharyngien donne 3 ou 5 *rameaux pharyngiens* (rameaux pharyngiens directs de Luschka), au moment où il passe sur le côté interne de la carotide externe. Ces rameaux s'anastomosent avec les rameaux pharyngiens du vague, et forment ensemble, sur les faces latérales du pharynx, derrière la grande corne de l'os hyoïde, un plexus nerveux muni de ganglions (plexus pharyngien), dont les branches efférentes se perdent dans la paroi pharyngienne et innervent les constricteurs supérieur, moyen et une grande partie de l'inférieur.

d) Le *vago-spinal,* formé par l'anastomose du nerf vague avec la branche interne du spinal, innerve les muscles du pharynx, soit par des branches directes (rameaux pharyngiens), soit par des branches indirectes (nerf récurrent). 1° Les *rameaux pharyngiens* sont en général au nombre de deux; — *a*) l'un, *supérieur,* se détache du nerf vague près du point où la branche interne du spinal s'unit à ce nerf; il est formé très probablement, en grande partie, par des fibres du spinal, descend en bas et en dedans, passe devant la carotide interne, reçoit du glosso-pharyngien une anastomose, que j'ai toujours trouvée, perfore la paroi de la gaine aponévrotique vasculaire et aborde l'angle du pharynx au niveau de son tiers supérieur; il prend part à la formation du plexus pharyngien par quelques filets, tandis que d'autres pénètrent directement dans la paroi pharyngienne. Ce nerf innerve spécialement le constricteur supérieur; — *b*) le *rameau pharyngien inférieur* naît plus bas, au-dessus du nerf laryngé supérieur, s'anastomose à son tour avec le glosso-pharyngien, passe comme le premier devant la carotide interne, traverse la paroi de la gaine vasculaire, et aborde l'angle du pharynx au niveau de l'os hyoïde; il innerve le constricteur moyen et peut-être une partie de l'inférieur. — 2° Le *nerf récurrent* s'engage sous le bord inférieur du constricteur inférieur auquel il abandonne quelques petits filets (Sœmmering, Valentin). On a décrit encore un filet de nerf laryngé externe (br. du laryngé supérieur) se terminant dans le muscle constricteur inférieur (Andersch, Sœmmering, Swan, Valentin).

On est loin d'être d'accord sur la part prise par chacun de ces nerfs dans l'innervation de la musculature du voile et du pharynx. L'union intime de rameaux nerveux de sources différentes avant leur pénétration dans les divers muscles, fait que le scalpel est insuffisant pour juger en dernier ressort cette question. Aussi, s'est-on basé sur des expériences physiologiques ou sur des faits d'observation clinique pour résoudre ce problème.

D'après Fr. Arnold, les muscles pétro-salpingo-staphylins, azygos de la luette, et les pharyngo et glosso-palatins, reçoivent leurs filets nerveux seulement de la branche interne du spinal, par l'intermédiaire des branches pharyngiennes du glosso-pharyngien et du vague. Wœfert admet que le pétro-salpingo-staphylin est innervé par le glosso-pharyngien. D'après A. Hensi tous les muscles du voile, sauf le sphéno-salpingo-staphylin, sont innervés par le vago-spinal. Pour Longet (1838) tous les muscles du voile sauf le tenseur sont innervés par le facial, par l'intermédiaire du grand pétreux ou par l'anastomose avec le glosso-pharyngien. Debrou (thèse 1841) en électrisant le facial dans le crâne obtint quatre fois un effet négatif et une seule fois la contraction du voile. Longet (1842) explique les résultats négatifs de Debrou par la modification de l'excitabilité nerveuse produite par l'interposition du ganglion sur le trajet du grand pétreux. Daveine (1852) soutient la même thèse. Chauveau (1862) conclut de ses expériences que les muscles du voile sont innervés par le glosso-pharyngien et le vague. Prévost (1868) arrive à la conclusion que le nerf vidien, formé par le grand pétreux superficiel, des rameaux carotidiens du sympathique et des rameaux maxillaires supérieurs (nerf vidien-maxillaire de Prévost), donne une branche descendante (nerf du voile du palais de Prévost) qui va innerver les muscles du voile. Vulpian (Ac. sciences,

1886) démontre : 1° que l'électrisation (chez le chien) de la racine motrice du trijumeau et du facial ne produit aucun mouvement du voile ; 2° que l'électrisation de la racine du glosso-pharyngien provoque rarement (1 fois sur 5) un léger mouvement du voile (élévation du bord libre) ; 3° que l'électrisation des filets radiculaires supérieurs du vague reste sans effet sur le voile ; 4° que l'électrisation des racines inférieures du vague, ou du filet radiculaire du spinal, produit des mouvements énergiques du voile. Donc, l'origine principale des fibres motrices du voile (chez le chien) est dans les filets radiculaires inférieurs du vague et supérieurs du spinal ; peut-être ces filets appartiennent-ils tous au spinal. Les faits cliniques observés dans les cas de paralysie faciale unilatérale plaident contre l'opinion de Vulpian. Dans ces cas, en effet, on trouve la déviation de la luette. Il en est de même du fait de Leube (1878), qui observa, chez un malade atteint de tic convulsif, des soulèvements du voile avec un raccornissement et plissement oblique de la luette.

Nerfs sensitifs. — Le système nerveux sensitif du pharynx (voile, trompe et amygdale palatine) est formé par les branches des nerfs trijumeau, glosso-pharyngien et vago-spinal.

1° Le *trijumeau* innerve la muqueuse du voile, de la voûte du pharynx et de l'orifice tubaire, par les branches efférentes du ganglion de Meckel (ganglion nasal des allemands), c'est-à-dire par le nerf maxillaire supérieur. — *a*) Le nerf *palatin antérieur* ou *grand palatin* traverse le canal palatin postérieur et se divise au niveau de son orifice inférieur en deux rameaux : l'un externe se termine dans la gencive supérieure ; l'autre interne donne des filets à la muqueuse et aux glandes de la face inférieure de la voûte palatine et du voile. — *b*) Le nerf *palatin moyen* s'engage dans le canal palatin postérieur, ou dans un canal osseux particulier, et se perd dans la muqueuse de la face inférieure du voile. — *c*) Le nerf *palatin postérieur* dont les filets moteurs (le grand pétreux superficiel du facial) se perdent dans les muscles du voile, innerve par ses filets sensitifs (venus du ganglion de Meckel) la muqueuse de la face supérieure du voile. D'après Luschka, cette dernière serait innervée par les rameaux pharyngiens du glosso-pharyngien et du vague. Hoffmann a signalé la présence de corpuscules gustatifs dans la muqueuse de la face buccale du voile. — *d*) Le nerf *pharyngien de Bock* ou nerf ptérygo-palatin (rameau pharyngien du trijumeau de Luschka), traverse le trou sphéno-palatin, se dirige en arrière, passe par le canal ptérygo-palatin, accompagné par l'artère ptérygo-palatine dont la sépare quelquefois une cloison incomplète, et se termine dans la muqueuse autour de l'orifice tubaire et sur la voûte du pharynx.

2° Le *glosso-pharyngien* innerve la muqueuse du pharynx par ses rameaux stylo-pharyngien et pharyngiens qui se perdent dans le *plexus pharyngien ;* et la muqueuse de la fosse amygdalienne, par des rameaux spéciaux qui naissent du nerf, au moment où il aborde les côtés de la base de la langue. Ces rameaux forment en s'anastomosant sur la face externe de l'amygdale un petit plexus : le *plexus tonsillaire* d'Andersch. De là, ils pénètrent dans l'amygdale : Pappenheim (1841) les a suivis jusque dans l'épaisseur de la muqueuse, où ils se terminent par des réseaux.

3° Le *vago-spinal* innerve la muqueuse du pharynx et celle du vestibule bucco-pharyngé par : *a*) les rameaux pharyngiens déjà décrits qui s'anastomosent, dans les plexus pharyngien et tonsillaire, avec les rameaux du glosso-pharyngien ; — *b*) par le nerf laryngé supérieur.

Le nerf laryngé supérieur innerve par sa branche interne la muqueuse de la portion pharyngienne de la base de la langue, de l'épiglotte, des replis ary-épiglottiques et des parois antérieure, latérale et postérieure de la portion laryngienne du pharynx (Sœmmering, Schlemm et Müller, Bach, Valentin). Luschka décrit sous le nom de rameaux pharyngiens de la branche interne du laryngé supérieur, des filets qui innervent la muqueuse de la cavité pharyngo-laryngée ; ceux qui se rendent à la paroi postérieure de cette cavité viendraient d'après Luschka de l'anastomose des nerfs laryngés supérieur et inférieur. Schlemm et Muller, Swan, Valentin, décrivent des filets de nerf récurrent qui innervent la muqueuse de l'extrémité inférieure du pharynx.

3° **Nerfs vaso-moteurs et sécréteurs**. — Les vaisseaux et les glandes du pharynx et du voile reçoivent leurs nerfs de deux sources : des nerfs crâniens, dont nous venons de voir la terminaison dans la muqueuse, et du sympathique cervical. Les filets sympathiques naissent du ganglion cervical supérieur et arrivent dans le pharynx par une triple voie : 1° par les nerfs palatins et pharyngiens déjà décrits, et auxquels ils s'unissent; 2° par les plexus nerveux périvasculaires des artères palatines et pharyngiennes ; 3° directement, par deux ou trois filets qui partent du ganglion cervical supérieur et se rendent aux plexus pharyngien et tonsillaire où ils s'unissent aux rameaux des autres nerfs pharyngiens. Avant d'arriver à leur destination, les nerfs vaso-moteurs et sécréteurs du pharynx et du voile rencontrent plusieurs ganglions nerveux (ganglion de Meckel, ganglions des plexus pharyngien et tonsillaire) qui forment autant de points d'arrêt et de centres périphériques vaso-moteurs et sécrétoires.

CHAPITRE TROISIÈME

ŒSOPHAGE

L'œsophage est un conduit musculo-membraneux, tendu entre le pharynx et l'estomac. Il conduit les aliments de la cavité pharyngienne dans la cavité gastrique (troisième temps de la déglutition). L'œsophage traverse successivement : le segment inférieur du cou, la cavité thoracique et la partie supérieure de la cavité abdominale. Il est profondément situé et appliqué plus ou moins intimement à la paroi antérieure de la colonne cervico-dorsale. On lui décrit trois segments : cervical, thoracique et abdominal. Nous ajouterons un quatrième : le segment diaphragmatique. En effet, l'œsophage traverse le diaphragme en parcourant un tunnel ou canal musculo-aponévrotique, long de 1 à 1 1/2 cent. avant de pénétrer dans la cavité abdominale. — Je décrirai donc à l'œsophage quatre portions : cervicale, thoracique ou médiastinique, diaphragmatique et abdominale.

Certains auteurs S. T. Sœmmering, Fr. Arnold, Johnson (the Cyclopédia of Anat. a. Physiol. vol. VIII, 1839-1847, p. 758-761), Mouton (thèse de Paris 1874) nient l'existence de la portion abdominale de l'œsophage. Pour eux l'œsophage pénètre immédiatement après la traversée diaphragmatique dans l'estomac, et toute la portion, dilatée en entonnoir, qu'on trouve immédiatement au-dessous du diaphragme appartiendrait à l'extrémité cardiaque de l'estomac. — Avec la plupart des auteurs, je crois que l'œsophage présente un segment abdominal, de longueur variable, comme nous le verrons plus loin, mais bien séparé de l'estomac par des limites extérieures et intérieures nettes et par des différences de structure.

Limites. — La limite *supérieure* de l'œsophage est marquée extérieurement par le bord inférieur du faisceau cricoïdien du muscle constricteur inférieur du pharynx, sous lequel s'engage le nerf récurrent. Intérieurement, rien ne marque le lieu de continuité de la muqueuse pharyngienne avec celle de l'œsophage. — La limite *inférieure* entre l'œsophage et l'estomac est marquée extérieurement par un angle plus ou moins prononcé mais toujours visible que forme le flanc gauche de l'œsophage avec la grosse tubérosité de l'estomac. Cet angle, à sinus ouvert en haut et à gauche, détermine un sillon profond demi-circulaire, dont la concavité, tournée à droite, embrasse le point d'union de l'œsophage avec l'estomac. A droite, en avant et en arrière, l'œsophage se continue directement avec l'estomac. Intérieurement la limite, au contraire, est bien nette : elle est indiquée d'abord par un repli valvulaire, dirigé de gauche à droite, plus ou moins saillant dans la cavité gastrique, formé par l'adossement de la paroi gauche de l'œsophage à celle de la grosse tubérosité de l'estomac. Cette valvule cardio-œsophagienne répond au sillon profond que nous avons trouvé au même niveau sur la surface externe. — A. von Gubaroff, de Moscou (Arch. f. anat., 1886, p. 395), a bien décrit et figuré cette valvule, qu'il a étudiée sur des coupes frontales de sujets congelés et sur des coupes frontales de l'estomac de cadavres durcis par l'acide chromique. Il a remarqué que cette disposition valvulaire est d'autant plus accentuée que l'œsophage pénètre plus obliquement de gauche à droite dans l'estomac, et que la grosse tubérosité est plus haute et plus dilatée. Des expériences lui ont prouvé aussi que le contenu stomacal, en relevant cette valvule, peut l'amener à fermer l'orifice cardiaque de façon à opposer une résistance, souvent suffisante, au reflux des aliments de l'estomac dans l'œsophage. De plus, la surface libre de la muqueuse œsophagienne, pâle et blanchâtre, tranche nettement sur la coloration rougeâtre de la muqueuse gastrique. Enfin, une ligne dentelée marque le passage de l'épithélium pavimenteux stratifié de l'œsophage à l'épithélium cylindrique de l'estomac.

Luschka (Prager Vierteljahr, 105, 1870, p. 10-19) a vu, dans quelques cas, sur la surface externe du point d'abouchement de l'œsophage dans l'estomac, un sillon profond et circulaire. Dans ces cas, la portion abdominale de l'œsophage très dilatée se présentait sous la forme d'un sac ovalaire nettement limité à ses deux extrémités et appendu à l'estomac (*antrum cardiacum*, Arnold) ; G. Blasius a représenté des exemples de cette disposition (Observ. medica. rariores. Lud. Bat. 1677, pl. VI, fig. 5).

On doit connaître le siège exact des orifices supérieur et inférieur de l'œsophage, par rapport aux organes rigides fixes et facilement tangibles qui l'entourent : la colonne vertébrale et la cage thoracique.

L'*orifice supérieur* ou *pharyngien* répond, en avant, au bord inférieur du cartilage cricoïde, en arrière au corps de la sixième vertèbre cervicale, latéralement au tubercule antérieur des apophyses transverses de cette même vertèbre (tubercule carotidien ou de Chassaignac). Il est distant des incisives supérieures de 15 centimètres en moyenne.

L'*orifice inférieur* ou *cardiaque* répond au flanc gauche du corps de la dixième vertèbre dorsale, souvent au disque qui le sépare du corps de la onzième. En avant, sur la paroi thoraco-abdominale antérieure, il répond au cinquième interne du cartilage de la septième côte gauche et du sixième espace intercostal gauche.

J'ai obtenu ces résultats, en plongeant de longues aiguilles à travers la paroi antérieure abdominale jusqu'à la colonne vertébrale, j'ouvrais le ventre ensuite et marquais le siège exact des organes que j'avais traversés. — Chez les enfants au-dessous de l'âge de deux ans, l'orifice inférieur répond au corps onzième v. d. (G. Klaus). — Les rapports de l'orifice cardiaque avec la cage thoraco-abdominale sont les suivants ; d'après Luschka (Prager Vierteljahr. 101, 1869, p. 114 et ibid. 105, 1870, p. 10), il répondrait au commencement du premier quart du cartilage de la septième côte gauche ; d'après Lesshaft, (Virchow's Arch., 87, 1882, p. 69) au point d'union des cartilages des sixième et septième côtes gauches avec le bord sternal. — Ces divergences tiennent à des différences individuelles ; mais elles dépendent aussi : de la façon dont les recherches ont été faites ; de l'attitude donnée à la tête (Follin) du degré d'amplitude de l'estomac et des dimensions du foie (Morosow). — Follin (thèse d'agrégat., 1853, p. 7), se basant sur des recherches faites en commun avec Verneuil, arrive aux conclusions suivantes : lorsque le sujet se trouve dans la position horizontale la tête dans la position intermédiaire entre l'extension et la flexion, l'extrémité supérieure de l'œsophage correspond à peu près au tubercule antérieur de l'apophyse transverse de la sixième vertèbre cervicale. Lorsque la tête est dans l'extension, au corps de la cinquième v. c., et dans la flexion, au disque intervertébral qui sépare la sixième de la septième v. c.

Morosow a très bien étudié le siège normal des orifices œsophagiens, et les conditions dans lesquelles il varie (thèse de Saint-Pétersbourg, 1887). Voici les résultats de ses recherches. En général, l'extrémité supérieure de l'œsophage répond à l'apophyse épineuse de la sixième ou septième v. c. ; l'extrémité inférieure, au bord inférieur du sternum et à l'apophyse épineuse de la dixième v. d. chez l'homme, de la neuvième chez la femme. La distance entre les incisives supérieures et l'orifice supérieur de l'œsophage dans l'attitude normale de la tête est en moyenne de 14,8 cm., elle peut varier de 13,5 à 16 cm. L'extension forcée de la tête peut élever la moyenne de 2,5 à 3 cm. La flexion forcée l'abaisse de 1 à 0,5 cm. — Sur des coupes sagittales de sujets congelés, cette distance, la tête étant en position moyenne, est de 15,3 cm. à 15,5 cm.; la tête, étant en extension forcée de 17 1/2 cm. et en flexion forcée de 14,3 cm. — Chez le nouveau-né (congelé) elle était de 7 cm., la tête en position moyenne.

Trajet. — Direction. — L'œsophage, né sur la ligne médiane de la colonne cervicale, entre le bord inférieur du cartilage cricoïde en avant, le milieu du corps de la sixième v. c. en arrière, descend, derrière la trachée et devant la colonne, quitte la ligne médiane bientôt, se dévie vers la gauche, et déborde plus ou moins le flanc gauche de la trachée, en formant avec elle un sillon (sillon tracheo-œsophagien). Puis, il pénètre dans le médiastin postérieur, rencontre la crosse de l'aorte à la hauteur de la quatrième dorsale, passe derrière elle, se dévie à droite et gagne la ligne médio-vertébrale. Ensuite, l'œsophage glisse non pas derrière l'extrémité inférieure de la trachée qui s'est déviée elle-même vers la droite, mais bien derrière la racine de la bronche gauche, et entre la portion descendante de la crosse aortique à gauche et la crosse de la grande azygos à droite. Arrivé au niveau du bord inférieur de la bifurcation de la trachée, c'est-à-dire de la racine de la bronche gauche, à la hauteur de la cinquième v. d. (ou de son apophyse épineuse, Sibson, Méd. Anat. 1858, p. 48) l'œsophage passe derrière la masse ganglionnaire interbronchique, puis derrière le péricarde, entre l'aorte thoracique à gauche, et la grande veine azygos à droite. A la hauteur de la septième v. d., il commence à quitter la ligne médiane et se dévie à gauche. A la hauteur de la huitième v. d. (bord inférieur du cartilage de la quatrième côte gauche, Henle; apophyse épineuse de la huitième v. d., Sibson), l'œsophage passe devant l'aorte, qu'il croise obliquement en bas et à gauche. Il continue à se diriger de plus en plus à gauche et en avant, s'écarte de la colonne vertébrale, dont il est séparé par l'aorte et par le tronc de l'azygos ; et atteint l'orifice supérieur du canal diaphragmatique. Il traverse le diaphragme au niveau du flanc gauche du corps de la dixième v. d. (ou de l'espace compris entre les apophyses épineuses des neuvième et dixième v. d., Sibson) et débouche dans la cavité abdominale, à 8 centimètres derrière l'angle que forme la base de l'appendice xyphoïde avec l'extrémité sternale du cartilage de la septième côte gauche (Luschka). Dans l'abdomen, l'œsophage continue à se diriger à gauche et en avant, en suivant une ligne parallèle au cartilage de la septième côte gauche, et pénètre dans l'estomac au niveau de son bord droit plus près de la paroi antérieure que de la paroi postérieure (Luschka).

Ce trajet nous montre que l'œsophage, vertical en général, n'est pas rectiligne, et que, en prenant pour base la colonne cervico-dorsale, il présente des inflexions ou courbures de deux ordres : les unes transversales ou frontales, les autres antéro-postérieures ou sagittales. Les premières sont produites par la déviation de ses portions supérieure et inférieure à gauche de la ligne médiane ; les secondes, par l'écartement de la portion inférieure de l'œsophage de la colonne vertébrale. La première courbure transversale se fait entre le cartilage cricoïde et la crosse de l'aorte. Dans ce trajet, l'œsophage déborde la trachée à gauche, mais dans une étendue variable ; quelquefois, il peut la dépasser de façon à se trouver sur le même plan qu'elle (Rüdinger). En général, l'inflexion est bien marquée au niveau de la septième v. c. (Morosow) et atteint son maximum au niveau de la troisième v. d. (Braune, Morosow). Au niveau de la crosse de l'aorte (quatrième v. d.), l'œsophage se dévie à droite et redevient médian. Au niveau de la septième v. d. il recommence à se dévier à gauche, et cette déviation se poursuit jusqu'à son abouchement dans l'estomac, c'est-à-dire jusqu'au flanc gauche de la onzième v. d. Cette seconde inflexion latérale, gauche, est plus longue, plus prononcée et plus douce que la première. Sur les coupes de sujets congelés, Morosow a constaté que, dans sa partie inférieure, l'œsophage était situé à gauche à 2 ou 2 cm. 1/2 de la ligne médiane. C'est aussi l'avis de Rüdinger.

L'œsophage suit la colonne vertébrale et ses courbures jusqu'à la troisième et quatrième v. d. ; au-dessous de ce point, il la quitte et se porte de plus en plus en avant. La plupart des auteurs disent pourtant qu'il continue à suivre les courbures vertébrales. D'autres disent qu'il traverse verticalement le médiastin (Mouton); d'autres enfin décrivent et figurent une courbure sagittale à concavité postérieure, que formerait l'œsophage dans son passage à travers le médiastin postérieur (Rüdinger, Pirogoff, Morosow).

Certaines conditions physiologiques ou pathologiques peuvent modifier sensiblement les courbures latérales de l'œsophage. L'attitude de la tête : l'extension forcée en tendant la partie supérieure de l'œsophage efface en partie ses courbures supérieures (Mouton, Morosow), la flexion forcée de la tête pourrait les exagérer. L'extrême réplétion de l'estomac ou l'hypertrophie peuvent diminuer les courbures inférieures (Morosow).

Von Hacker (Wiener med. Wochen., 1887, nº 46) a étudié l'influence des courbures de la colonne vertébrale sur la longueur et sur le trajet de l'œsophage. De ses recherches, il résulte que l'influence des courbures latérales serait généralement petite ; jamais l'œsophage ne suit complètement les courbures de la colonne. Mais dans les cas de scoliose très prononcée, et lorsqu'il existe dans le thorax deux courbures successives et se compensant, l'œsophage se trouve souvent dévié dans le même sens et peut, de plus, présenter en même temps une incurvation d'avant en arrière. La déviation anormale de l'œsophage semble être plus prononcée lorsque la courbure vertébrale qui se trouve dans la portion inférieure du thorax a sa convexité tournée à gauche. — D'après Pansch, en cas de cyphose l'œsophage est tellement courbé que le cathétérisme devient impossible. D'après Morosow, le plus souvent, l'œsophage ne suit pas la courbure rachidienne et représente la corde de l'arc formé par les courbures.

Longueur. — Pour la longueur totale, il faut distinguer les mensurations faites in situ, celles faites sur des sujets congelés, et les mensurations des œsophages enlevés et moyennement tendus.

Mesuré en place, l'œsophage présente en moyenne une longueur de 23 à 25 cent.; détaché et moyennement tendu il peut s'allonger de 2 à 3 cm. Les variations sont assez nombreuses ; elles dépendent de la taille et du sexe du sujet, sans parler de l'âge bien entendu.

Voici les chiffres donnés par les auteurs :

Krause, Huschke.	20 à 23 cm.	
Sappey	22 à 25 »	
Jœssel	23 à 26 »	
Morosow (cadavres congelés, moulages et dissections)	23 à 26 »	moyenne : 24,5 à 25
Arnold, Holstein	23 — »	
Tillaux	25 — »	
Laimer, in situ	25 à 26 »	
moyennement tendu	30 à 35 »	
Pansch, Cruveilhier	25 à 28 »	

Quain, Luschka	28 à 30 cm.	Sujet grande taille : 33 (Luschka)
Schmauser.	35 —	»

En général, l'œsophage est relativement plus long chez la femme que chez l'homme, ainsi : pour un corps de 140 cm. (femme), l'œsophage avait 30 cm. (Laimer). — Morosow (loc. cit.) donne trois tableaux résumant les recherches faites par trois procédés : coupes de cadavres congelés, moulages, et examen in situ par simple dissection ; ses recherches lui ont prouvé : 1° que la longueur de l'œsophage équivalait au 0,15 de la longueur totale du corps ou au 0,26 de la longueur de la colonne vertébrale. 2° Qu'en connaissant l'une de ces deux longueurs on peut déterminer la longueur de l'œsophage avec une erreur possible mais petite de 0,5 cm. au plus.

Des mensurations ont été faites sur les enfants en bas âge : sur un nouveau-né (congelé), Morosow a trouvé l'œsophage long de 9,2 cm. — Georg Klaus (loc. cit.) donne pour l'œsophage des enfants au-dessous, de 2 ans, une longueur moyenne de 13 1/2 cm. : pouvant varier entre 10 cm. (enfant 2 mois) et 17,5 (enfant de 22 mois). Chez un enfant de trois ans il avait 20 cm. 5.

Certains auteurs ont cherché des points de repère extérieurs faciles à trouver et qui puissent permettre de déterminer la longueur de l'œsophage. Se basant sur le fait que l'orifice supérieur de l'œsophage se trouve à une distance connue des incisives supérieures (15 cm. chez l'adulte ; 6 1/2 cm. chez l'enfant en bas-âge) on pourrait déduire la longueur exacte de l'œsophage en connaissant la longueur de l'espace qui sépare les incisives supérieures du cardia. — Verneuil (in thèse de Follin) a trouvé que la distance qui sépare la protubérance occipitale externe de l'apophyse épineuse de la dixième v. d. correspond à la distance entre les incisives supérieures et le cardia. — Leube prétend que la distance mesurée des dents incisives supérieures au sommet de l'appendice xyphoïde correspond exactement à la distance des mêmes incisives au cardia. — G. Klaus a trouvé, à son tour, que, chez les enfants en bas âge, la distance comprise entre le milieu du front (entre les deux bosses frontales) et le sommet de l'appendice xyphoïde est plus courte de 3 centim. que la distance entre les incisives supérieures et le cardia.

La longueur de chacun des quatre segments de l'œsophage est : 4 à 4 cm. 1/2 pour la portion cervicale (du corps de la sixième v. c. a un plan horizontal passant par le bord supérieur de la fourchette sternale et la partie moyenne du corps de la deuxième v. d.) ; 15 à 16 cm. pour la portion thoracique ou médiastinique ; de 1 à 1 1/2 cm. pour la portion diaphragmatique ; de 2 à 3 cm. pour la portion abdominale.

La longueur de la portion abdominale est la plus discutée. — Cruveilhier lui donne une longueur de 2 cm. — Luschka lui reconnait une longueur maximum de 3 cm. Il est incontestable que, hors les différences individuelles, l'abaissement de l'estomac influe sur la longueur de la portion abdominale de l'œsophage, qui peut atteindre 4 cm. (Morosow).

Forme. — Calibre. — Examiné sur le cadavre à l'état de vacuité, l'œsophage se présente sous la forme d'un cordon musculaire à peu près régulier, fortement aplati d'avant en arrière jusqu'au niveau de la bronche gauche, moins aplati, presque cylindrique dans le reste de la portion thoracique, et dilaté en entonnoir à base inférieure dans la portion abdominale. Examiné, après une moyenne distension (insufflation d'air, injection d'eau, moulage en plâtre), il prend un aspect légèrement moniliforme, avec quatre points rétrécis et quatre segments intermédiaires plus ou moins dilatés. Les quatre rétrécissements sont : 1° *le cricoïdien*, situé au niveau du bord inférieur du cartilage cricoïde, c'est-à-dire au niveau de l'orifice supérieur de l'œsophage ; aplati d'avant en arrière son diamètre est de 23 mm. transversalement, 17 mm. sagittalement. — 2° *l'aortique*, formé par une dépression du sillon transversal creusé sur la paroi gauche de l'œsophage par la crosse de l'aorte ; il répond à la quatrième v. d. ; son diamètre est de 24 mm. transversalement, 19 mm. sagittalement.

— 3° *le bronchique,* dû à l'empreinte que détermime la bronche gauche sur la paroi antérieure de l'œsophage ; cette empreinte est marquée par un sillon oblique de haut en bas et de droite à gauche ; il est situé au niveau de la cinquième v. d., ses diamètres sont les mêmes que ceux du rétrécissement cricoïdien. — 4° *le sus-diaphragmatique* est un étranglement circulaire que présente l'œsophage immédiatement avant de s'engager dans le canal diaphragmatique. A ce niveau, l'œsophage étant à peu près régulièrement cylindrique, ses diamètres

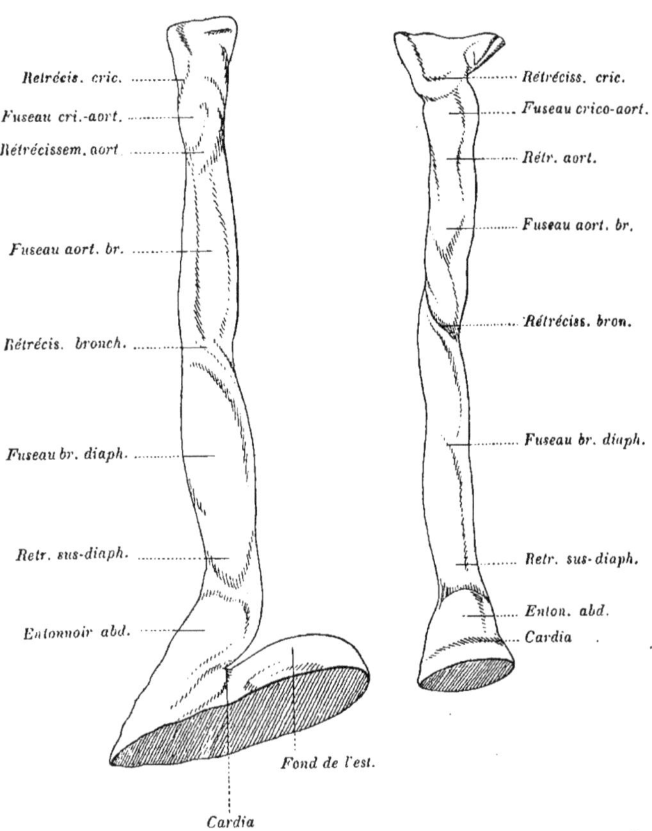

Fig. 74. — Deux moules en plâtre de l'œsophage (d'après Morosow)

sont à peu de chose près les mêmes dans les deux sens, transversal (25 mm.) et sagittal (24 mm.). — Les quatre segments intermédiaires aux rétrécissements forment trois dilatations fusiformes et un entonnoir terminal. Ce sont : 1° le fuseau *crico-aortique,* peu dilaté, aplati sagittalement, étendu de la septième v. c. à la troisième v. d. ; son diamètre moyen est de 26 à 27 mm. ; 2° le fuseau *aortico-bronchique,* très court, s'étend de la quatrième à la cinquième v. d., son diamètre est égal à celui du segment précédent ; 3° le fuseau *broncho-diaphragmatique ;* c'est le plus étendu, de la cinquième v. d. à la huitième v. d., cylindrique, et le plus dilaté, son diamètre est de 30 mm. dans tous les sens ; 4° l'entonnoir *phrenico-gastrique,* dont le sommet effilé se trouve dans le canal diaphragmatique, et dont la base élargie traverse la cavité abdominale et va se continuer avec les parois gastriques ; il s'étend de la huitième v. d. au flanc gauche de la dixième v. d.

La limite de la dilatabilité de l'œsophage, sans production de solution de continuité de ses parois, est de 2 cm. (Morosow). Un instrument de ce calibre peut donc franchir tous les points rétrécis de l'œsophage, dont les plus marqués et les moins dilatables sont le cricoïdien et le bronchique.

La cause réelle des rétrécissements que présente l'œsophage réside dans la compression qu'exercent sur lui les organes qui l'entourent. Enserré entre le cartilage cricoïde en avant, la colonne vertébrale en arrière et des plans fibreux latéralement, l'orifice supérieur de l'œsophage est aplati et rétréci ; et cela d'autant plus que la tête est plus renversée en arrière (Follin, Mouton, Morosow) ; — La pression exercée par la crosse de l'aorte et par la bronche gauche déterminent les rétrécissements aortique et bronchique. Un tractus fibreux tendu entre les deux plèvres, derrière l'œsophage, est la cause du rétrécissement sus-diaphragmatique. Enfin, les parois musculaires du canal diaphragmatique enserrent l'œsophage et produisent le sommet effilé de l'entonnoir terminal.

La description que nous venons de donner de la forme et du calibre de l'œsophage concorde avec celle que donne Morosow dans son remarquable travail mais elle diffère en bien des points de celle des auteurs.

Lesbini (thèse de Paris 1873) a cherché à déterminer les plus fortes dilatations auxquelles on peut soumettre l'œsophage sans inconvénient suivant l'âge, le sexe et la taille du sujet ; voici ses conclusions : enfants des deux sexes de 2 à 5 ans : 15 mm. ; de 5 à 8 ans : 16 mm. ; de 8 à 13 : 18 mm. ; de 13 à 15 : 19 mm. — Femmes âgées de plus de 16 ans, de petite taille : 20 mm. ; de grande taille : 21 mm. — Hommes âgés de plus de 16 ans : 21 mm.

La **lumière** de l'œsophage sur le cadavre serait réduite, d'après Henle, à une fente aplatie d'avant en arrière avec des plis longitudinaux formés par la muqueuse, et disparaissant par la tension. Ceci n'est vrai que pour la portion cervicale de l'œsophage. En examinant les coupes de cadavres congelés, Braune, Rüdinger, Waldeyer, Pansch, Morosow, etc., ont vu que l'œsophage, aplati d'avant en arrière dans la région cervicale, est plus ou moins ouvert, dans la portion thoracique, sauf au niveau de la bronche gauche où sa lumière est aplatie d'avant en arrière.

Sur le vivant, à l'état de vacuité, Henle prétend que la lumière de l'œsophage a une forme étoilée due au resserrement de sa tunique musculaire et aux plis longitudinaux de la muqueuse. L'examen direct à l'aide de l'œsophagoscope a démontré au contraire que, dans sa portion thoracique, l'œsophage est largement béant.

Mickulicz (Wiener, med. Presse, 1881, p. 1541), par l'examen de la lumière de l'œsophage sur le vivant à l'aide de l'œsophagoscope, est arrivé aux conclusions suivantes : 1° la muqueuse est lisse, sans plis ni sillons longitudinaux ; 2° l'entrée de l'œsophage est fermée par le m. constricteur inférieur du pharynx, véritable sphincter ; 3° dans toute la portion cervicale, la lumière est fermée, la paroi antérieure est appliquée sur la postérieure par la pression extérieure ; 4° dans la portion thoracique, on trouve un canal ouvert, ce qui est dû à la pression négative de la cavité thoracique. 5° La paroi œsophagienne est animée de mouvements de plusieurs ordres : pulsatils, dus aux pulsations de l'aorte et du cœur ; respiratoires, l'œsophage s'élargit au moment de l'inspiration et se rétrécit au moment de l'expiration mais sans se fermer complètement ; et péristaltiques, formés de faibles ondes contractiles. 6° Le passage dans l'estomac est toujours largement ouvert.

Rapports. — Portion cervicale. — Entre le corps de la sixième v. c. et le bord supérieur de la deuxième v. d., l'œsophage est situé entre la trachée en avant, la colonne vertébrale tapissée des muscles prévertébraux en arrière, les lobes du corps thyroïde et des lames aponévrotiques qui le séparent des carotides primitives latéralement. — En *avant,* l'œsophage est en rapport avec la portion membraneuse de la *trachée ;* d'abord situé immédiatement derrière la trachée et couvert par elle, l'œsophage déborde la trachée à gauche dès la

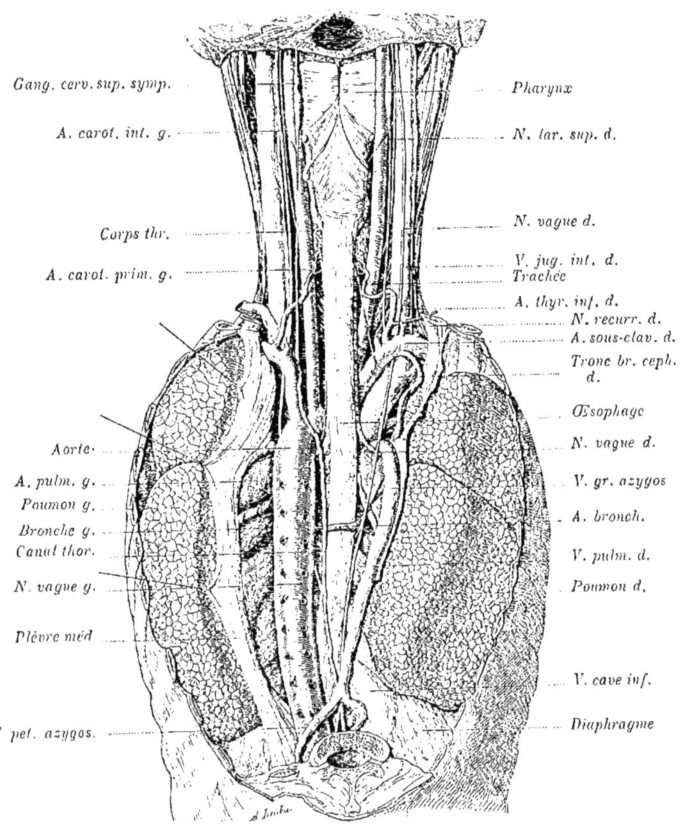

Fig. 73. — Situation et rapports de l'œsophage dans la région cervicale et dans le médiastin postérieur. Vue postérieure. Les organes du cou et du médiastin ont été écartés et déplacés, de façon à mieux montrer les divers plans. A gauche, la plèvre médiastine a été conservée en partie et érignée, pour montrer le pédicule pulmonaire de ce côté (adulte).

septième v. c., de façon que dans toute l'étendue de sa portion cervicale un segment plus ou moins grand de la paroi antérieure de l'œsophage est laissé à découvert.

Treitz a bien montré la véritable cause de cette disposition. Si l'œsophage déborde la trachée à gauche, cela tient surtout à ce que celle-ci subit un déplacement vers la droite ; ce déplacement est dû à la crosse de l'aorte qui, passant à cheval sur la racine de la bronche gauche, repousse l'extrémité inférieure de la trachée à droite, en même temps, mais plus que l'œsophage. A côté de ce déplacement, la trachée subit encore un mouvement de torsion de gauche à droite, sur son axe vertical, grâce auquel la bronche droite est située sur un plan plus profond que la bronche gauche. De ce double mouvement il résulte que l'œsophage est laissé à découvert à gauche (Treitz, Prager Wierteljahr, 1853). Des coupes horizontales du cou que j'ai faites sur des adultes et sur des nouveau-nés m'ont prouvé que l'œsophage reste toujours assez près de la ligne médiane de la colonne vertébrale, tandis que la trachée au contraire se déplace à droite, et cela d'autant plus qu'on approche de l'extrémité inférieure du cou. De tout ceci il résulte que ce n'est pas l'œsophage qui se porte à gauche, mais bien la trachée, organe bien plus résistant, qui se déplace à droite et laisse l'œsophage à découvert en même temps qu'elle le repousse légèrement à gauche.

Entre l'œsophage et la paroi membraneuse de la trachée, il n'y a pas ce tissu cellulaire lâche dont on parle partout. Les deux organes sont assez intimement unis par des tractus cellulaires, et surtout par des fibres musculaires et des petits tendons élastiques que nous décrirons plus loin. Malgré cela, le déplacement des deux organes l'un sur l'autre, sans être aussi étendu qu'on le dit, est encore assez facile, grâce à la longueur des liens qui les unissent. — En *arrière,* l'œsophage repose sur la colonne vertébrale, il en est séparé par l'aponévrose périœsophagienne, continuation de l'aponévrose péripharyngienne. Derrière cette lame aponévrotique, entre elle et la paroi osseuse il existe une couche de tissu cellulaire lâche (espace rétro-viscéral de Henke), puis, une mince lame aponévrotique tendue devant les muscles prévertébraux. — *Latéralement,* l'œsophage présente des rapports immédiats et des rapports médiats. *Immédiatement,* l'œsophage est en rapport tout d'abord avec des plans aponévrotiques assez résistants, qui le séparent de tous les organes voisins. A droite, l'œsophage ne présente à proprement parler de rapports immédiats qu'avec la trachée qui recouvre le flanc droit de l'œsophage de façon que ce dernier se trouve isolé des organes voisins. Le flanc *gauche* de l'œsophage, à découvert, affecte des rapports intimes avec : le nerf récurrent gauche, l'artère thyroïdienne inférieure, les veines thyroïdiennes moyenne et inférieure et le lobe gauche du corps thyroïde. Le *nerf récurrent* gauche longe d'abord le flanc gauche de l'œsophage, puis se porte sur sa face antérieure dans le sillon que forme le flanc gauche de la trachée avec la face antérieure de l'œsophage, le sillon trachéo-œsophagien ; il suit ce sillon jusqu'au niveau du bord inférieur du constricteur inférieur du pharynx, où il disparaît en passant sous ce muscle ou entre ses fibres.

Le nerf récurrent est entouré de *ganglions lymphatiques.* Ceux-ci forment une chaîne cervico-thoracique (Gouguenheim et Leval Picquechef, Ann. Mal. or., 1884) se continuant avec les ganglions prétrachéo-bronchiques (Barety, thèse de Paris, 1875). — L'*artère thyroïdienne inférieure,* née du tronc thyro-cervical, branche de la sous-clavière, monte d'abord jusqu'à la hauteur de l'apophyse transverse de la sixième v. c., puis se dirige transversalement en dedans et légèrement en bas, passe derrière la carotide interne ; arrivée en dedans de celle-ci, elle s'élève légèrement et passe obliquement en haut et en dedans sur l'œsophage, en décrivant un arc à concavité supérieure. Elle se divise en deux branches, une horizontale l'autre ascendante, avant de pénétrer dans le lobe thyroïdien. La br. asc. s'anastomose sur les côtés de l'œsophage avec une branche de la thyroïdienne supérieure. Enfin une branche de cette artère passe derrière l'œsophage et s'anastomose avec une semblable de l'artère thyroïdienne inférieure du côté opposé. — Le nerf récurrent gauche affecte à ce niveau des rapports intimes avec l'artère thyroïdienne supérieure ou ses branches : le nerf passe tantôt derrière le tronc artériel (Kocher, Rœtter, Dwigt), tantôt en avant de ses branches (Wolfler), tantôt au milieu de ses branches (Drobnik). D'après Taguchi (Arch. f. Anat., 1889) les variations sont plus nombreuses chez la femme que chez l'homme, le nerf peut passer aussi devant le tronc artériel. Des rameaux du *sympathique* cervical passent en avant et en arrière, ou entre les branches de l'artère thyroïdienne supérieure, pour s'anastomoser avec le tronc ou les rameaux du récurrent, sur le bord gauche de l'œsophage (Drobnik, Arch. f. Anat., 1887). — La *veine thyroïdienne moyenne*, quand elle existe, croise transversalement l'œsophage. La *veine thyroïdienne inférieure* passe obliquement en bas et en dehors. Tous ces organes couvrent donc le flanc gauche et une partie de la paroi antérieure de l'œsophage ; mais ils sont tous couverts par le *lobe gauche* du *corps thyroïde*. Celui-ci est appliqué par sa face interne concave sur l'œsophage, qu'il masque complètement, depuis son orifice jusqu'à la première v. d. Aussi faut-il relever et recliner en dedans le corps thyroïde pour voir l'œsophage et les organes qui le recouvrent immédiatement.

Le *bord droit* de l'œsophage, recouvert et caché par la trachée, présente avec les organes que nous venons d'examiner des rapports moins intimes et moins étendus. Le nerf récurrent droit, après avoir contourné l'artère sous-clavière, se trouve d'abord assez écarté de l'œsophage ; il ne l'aborde que vers son extrémité supérieure, où il se place derrière la trachée. La chaîne ganglionnaire qui l'accompagne présente aussi des rapports moins intimes. L'artère thyroïdienne ne touche l'œsophage que très haut. Le nerf récurrent droit a des rapports, encore plus variables que le gauche, avec l'artère thyroïdienne inférieure (Taguchi) ; il passe tantôt en avant du tronc artériel (Dwigt, Drobnik), tantôt entre ses deux branches (Drobnik). Quelquefois, le nerf récurrent droit s'enroule non pas autour de la sous-clavière mais bien autour du tronc de l'artère thyroïdienne inférieure (Turner et Kusnow, Journ. of. Anat. VII, 308). Le lobe droit du corps thyroïde ne touche directement l'œsophage qu'immédiatement au-dessous du cartilage cricoïde.

Les *rapports médiats* des bords latéraux de l'œsophage sont : 1° avec les *carotides primitives*. La carotide gauche est plus rapprochée de l'œsophage que la droite. Morosow, sur des coupes de cadavres congelés, a trouvé qu'à la hauteur de la sixième v. c. les deux carotides étaient éloignées de 12 mm. des bords de l'œsophage ; au niveau de la 2e v. d. la carotide gauche touche l'œsophage, la droite en est éloignée de 2 cm. 2° Avec le cordon du *sympathique cervical*, assez écarté de l'œsophage, mais se trouve sur le même plan que lui. 3° Avec le muscle sterno-thyroïdien, qui recouvre la face antérieure et le bord gauche de l'œsophage ; et sur un plan plus superficiel encore, avec le sterno-hyoïdien, et surtout l'omo-hyoïdien qui passe en écharpe dans l'espace qui sépare à ce niveau le bord antérieur du sterno-mastoïdien du conduit laryngo-trachéal.

Nous devons signaler deux rapports avec des organes inconstants, mais dont la présence prend une grande importance. Dans quelques cas l'artère sous-clavière droite, née de la crosse de l'aorte à gauche, passe de gauche à droite, tantôt, très rarement, entre la trachée et l'œsophage, tantôt, le plus souvent, derrière l'œsophage entre lui et la colonne vertébrale. J'ai disséqué un cas de ce genre en 1893, l'artère passait derrière l'œsophage. — On a signalé enfin la présence de petites *glandules thyroïdiennes accessoires* derrière 'œsophage, accolées à sa paroi (glandes thyroïdes retro-œsophagiennes, Zencker, 1887).

Portion thoracique.— Entre la deuxième et la septième v. d., l'œsophage traverse le médiastin postérieur, passe au niveau du corps de la quatrième v. d., entre deux crosses vasculaires situées l'une à droite de lui, la crosse de la grande veine azygos, l'autre à gauche, la crosse aortique, et chemine ensuite entre ou devant ces vaisseaux. Ses rapports sont tellement différents au-dessus et au-dessous de ces crosses vasculaires que je diviserai l'œsophage thoracique en deux portions : l'une supérieure, *sus-azygo-aortique ;* l'autre inférieure, *inter-azygo-aortique.*

La *portion sus-azygo-aortique* est en rapport : en avant avec la portion membraneuse de la trachée ; en arrière avec la colonne vertébrale. A gauche l'œsophage est longé par la carotide primitive gauche dont il est séparé par le nerf récurrent de ce côté ; plus loin, il répond à l'origine de l'artère sous-clavière gauche, et au canal thoracique. A droite, débordé par la trachée, il se trouve assez loin du nerf récurrent droit, du tronc artériel brachio-céphalique et de l'origine des artères carotide, primitive et sous-clavière droites, et encore plus loin du nerf vague, du tronc veineux brachio-céphalique droit et de la veine cave supérieure.

La *portion inter-azygos-aortique* répond : en *avant :* d'abord à la trachée, puis au niveau de la troisième v. d. à la racine de la bronche gauche, et exceptionnellement à la bifurcation de la trachée.— Au-dessous de la bronche gauche, l'œsophage répond à une masse ganglionnaire, interposée entre l'angle de bifurcation de la trachée et le bord inférieur des deux grosses bronches. Haute de 3 1/2 cm., cette masse ganglionnaire (ganglions inter-trachéo-bronchiques, Barety) convexe en avant, présente en arrière une gouttière verticale dans laquelle se loge l'œsophage, qu'elle enserre ainsi dans un demi-collier. Cet amas ganglionnaire, absolument constant, et qu'on voit très bien quand on veut découvrir l'œsophage d'avant en arrière, après avoir coupé l'artère pulmonaire et ses branches, sépare l'œsophage des gros vaisseaux du médiastin antérieur. Au-dessous, l'œsophage répond à la paroi postérieure du péricarde qui le sépare de l'oreillette gauche. Tout près du diaphragme un tissu cellulaire assez abondant et quelques petits ganglions lymphatiques disséminés séparent l'œsoph. du péricarde. En *arrière*, l'œsophage repose d'abord sur la colonne vertébrale jusqu'à la quatrième v. d. environ, puis il s'en détache, se porte en avant et passe au milieu des organes qui occupent avec lui le médiastin postérieur : l'aorte et ses branches, les veines azygos, le canal thoracique et les nerfs vagues.— Compris entre la crosse aortique à gauche et l'azygos à droite, accolé à la première qui le déprime et le rejette à droite, assez distant de la seconde, l'œsophage présente les rapports suivants avec le tronc des deux vaisseaux : il longe d'abord le flanc droit de l'aorte thoracique, puis, il passe en écharpe sur la face antérieure du vaisseau, et bientôt il longe son flanc gauche. L'œsophage contourne en spirale l'aorte thoracique, il est situé successivement à droite, en avant et à gauche d'elle. Les artères intercostales droites croisent la face postérieure de l'œsophage en haut ; plus bas, près du diaphragme, ce sont les intercostales gauches qui passent derrière l'œsophage. Le tronc commun des artères bronchiques droite et gauche supérieure passe de gauche à droite devant l'œsophage au niveau de la quatrième, cinquième ou sixième v. d. (Haller) ; je l'ai vu passer derrière. Le tronc de la veine grande azygos, assez écarté du flanc droit de l'œsophage en haut, s'en rapproche ensuite et passe même derrière lui en bas. La petite azygos passe sur la face postérieure de l'œsophage de gauche à droite, vers la huitième v. d. Les veines intercostales gauches croisent aussi sa paroi postérieure. Le canal thoracique, situé d'abord derrière l'œsophage, contre la colonne, monte, en se portant de plus en plus à gauche ; au niveau de la crosse de l'aorte, il passe par-dessus elle et quitte le médiastin postérieur. Les nerfs vagues, très écartés de l'œsophage jusqu'au niveau de la bifurcation de la trachée, l'atteignent au-dessous de ce point : le gauche passe sur sa face antérieure, le droit longe d'abord le flanc droit de l'œsophage, et, tout à fait en bas, passe sur sa face postérieure. Les deux nerfs donnent de nombreux rameaux qui enserrent l'œsophage dans leurs mailles. — L'œsophage est entouré dans cette région d'une nappe épaisse de tissu cellulo-graisseux, qui se continue avec celle de l'espace rétro-viscéral cervical de Henke. Il est fixé aux organes qui l'entourent par des tractus élastiques et musculaires, assez longs pour lui permettre un déplacement facile.

Jusqu'ici, nous n'avons étudié que les rapports de l'œsophage avec les organes qui occupent avec lui le médiastin postérieur. Maintenant, nous devons insister sur la façon dont se comportent les parois latérales de cette cavité, c'est-à-dire les plèvres médiastines droite et gauche, vis-à-vis de l'œsophage et des autres organes. Dans la portion sus-azygo-aortique, les plèvres médiastines droite et gauche ne présentent rien de particulier à signaler. La plèvre droite est en rapport avec le tronc veineux brachio-céphalique droit, et la veine cave supérieure ; la plèvre médiastine gauche est en rapport avec la portion thoracique de l'artère sous-clavière gauche. Quant à l'œsophage, il est, à ce niveau, assez écarté des deux lames pleurales. — Dans la portion inter-azygo-aortique, les deux crosses vasculaires aortique et azygos s'appuient fortement contre les plèvres médiastines gauche et droite, au moment où elles passent par-dessus le hile pulmonaire de chaque côté, de façon à marquer leur passage par une gouttière ou sillon, curviligne à convexité supérieure, creusé sur la face interne des lobes supérieurs de chaque poumon. La plèvre médiastine, surtout au niveau de la crosse de l'azygos c'est-à-dire à droite, forme un repli quelquefois assez considérable qui s'enfonce dans la gouttière pulmonaire. Ces deux gouttières pulmonaires curvilignes se continuent en bas et de chaque côté par deux gouttières verticales, la droite est creusée par le tronc de la grande veine azygos, la gauche par le tronc de l'aorte thoracique d'abord et à partir de la huitième v. d. par l'œsophage même. De cette disposition il résulte : que la portion médiastine des poumons ne forme pas une paroi plane allant directement d'arrière en avant, comme on le dit très souvent ; que le tissu pulmonaire s'insinue plus ou moins entre les organes qui cheminent dans le médiastin postérieur ; à droite, entre le tronc de la grande azygos et l'œsophage, et derrière le tronc de l'azygos ; à gauche, entre l'aorte et l'œsophage et derrière l'aorte. On voit très bien cette disposition sur des poumons de nouveau-nés, souvent très consistants ; on y trouve, comme sur des moules, les gouttières creusées par les organes et les languettes, qui les séparent.

Du moment que le poumon lui-même cherche à s'insinuer entre les organes du médiastin postérieur, il est naturel de voir la *plèvre* médiastine s'insinuer encore davantage. C'est ce qui arrive. Les plèvres médiastines forment ainsi quatre culs-de-sac : deux *rétro-œsophagiens,* et deux *préœsophagiens.*

La plèvre médiastine droite s'insinue entre le tronc de la grande azygos et l'œsophage, et cela d'autant plus qu'on s'approche davantage du diaphragme. De ce fait, il résulte donc un long *cul-de-sac pleural inter-azygo-œsophagien.* Il commence au niveau de la crosse de l'azygos en haut, où il est peu prononcé, et se termine au niveau du diaphragme

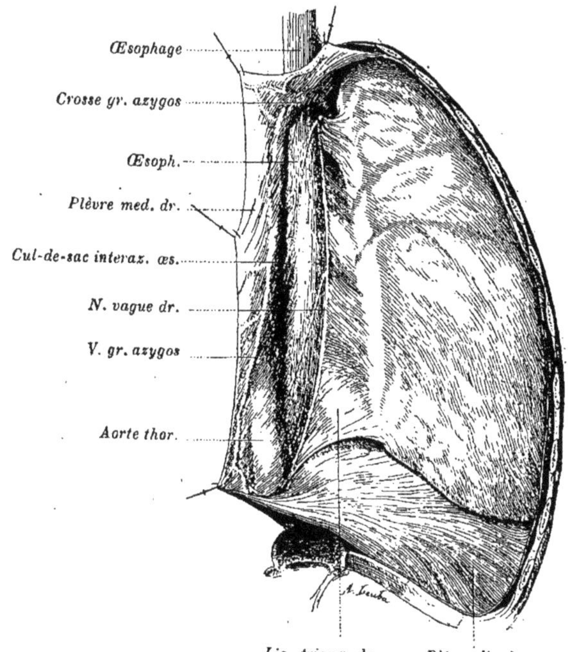

Fig. 75. — Rapports de la plèvre médiastine droite avec l'œsophage, la grande veine azygos et l'aorte thoracique. Le sac pleural droit a été largement ouvert par derrière ; la lèvre gauche de la plèvre pariétale a été écartée à gauche (cadavre de nouveau-né).

où il est très marqué. Sur la paroi antérieure de ce cul-de-sac on aperçoit, à travers le feuillet pleural, l'œsophage qui lui adhère, et, en bas et à droite, le relief de la veine cave inférieure. Sur la paroi postérieure, on voit, toujours à travers la lame séreuse, le tronc de l'azygos ainsi que les origines des veines intercostales. Le fond du cul-de-sac, au niveau de la neuvième v. d., passe devant l'aorte thoracique, entre elle et l'œsophage et se prolonge vers la gauche de façon à toucher presque le fond du cul-de-sac pleural inter-aortico-œsophagien formé par la plèvre médiastine gauche. (Voy. fig. 75 et 76). — Cette dernière présente en effet une disposition identique. Elle s'insinue entre l'aorte thoracique et l'œsophage et forme le cul-de-sac pleural *inter-aortico-œsophagien.* Celui-ci commence sous la crosse de l'aorte, où il est très peu marqué, s'accentue de plus en plus en bas et acquiert son grand développement vers la huitième et la neuvième v. d.

Ces deux culs-de-sac retro-œsophagiens sont réunis ensemble par une lame celluleuse et élastique, tendue derrière l'œsophage et devant l'aorte : c'est le *ligament inter-pleural,* très bien vu, décrit et représenté pour la première fois par Morosow; je l'avais vu avant d'avoir eu connaissance du travail de cet auteur, mais je dois ajouter que Morosow ne parle aucunement des culs-de-sac que je viens de décrire. Nous reviendrons sur cette lame en décrivant les rapports de la portion diaphragmatique de l'œsophage, car elle se prolonge en bas jusque dans le canal diaphragmatique.

Les plèvres médiastines s'insinuent aussi, mais moins, entre l'œsophage et le péricarde. Elles forment par devant l'œsophage deux culs-de-sac, un droit, l'autre gauche : les *culs-de-sac préœsophagiens* ou péricardico-phrenico-œsophagiens. Ils pénètrent dans le petit espace triangulaire à base inférieure et sommet supérieur, limité en bas par le diaphragme, en avant par le péricarde et en arrière par la paroi antérieure de l'œsophage. Cet espace n'a qu'une hauteur de 2 à 3 cm. il est dû à ce que l'œsophage s'écarte légèrement en bas du péricarde auquel il adhérait plus haut. — Rarement, les deux culs-de-sac préœsophagiens

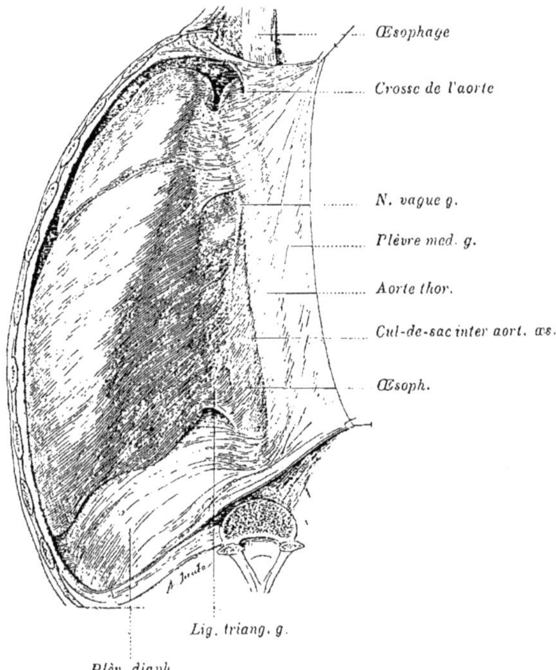

Fig. 76. — Rapports de la plèvre médiastine gauche avec l'aorte thoracique et l'œsophage. Le sac pleural gauche a été largement ouvert en arrière ; la lèvre droite de la plèvre pariétale a été écartée à droite (nouveau-né).

droit et gauche arrivent à se toucher par leur fond ; en général, ils restent assez écartés l'un de l'autre.

Nous voyons en somme que les plèvres médiastines engainent l'œsophage, se moulant sur lui de façon à lui former une enveloppe presque complète en bas, mais qui diminue d'étendue en haut pour devenir très peu prononcée immédiatement au-dessous des crosses aortique et azygos. De plus, vu l'obliquité du diaphragme en bas et en arrière, les culs-de-sac retro-œsophagiens descendent bien plus bas que les préœsophagiens. Ainsi les flancs de l'œsophage font hernie dans les cavités pleurales droite et gauche. En explorant avec un index chacune des cavités pleurales,et en pénétrant dans les culs-de-sac periœsophagiens on voit : que les deux index arrivent à se toucher presque, par devant l'œsophage, près du diaphragme, tandis qu'ils restent très écartés l'un de l'autre au-dessus de ce point. — Si on passe au contraire derrière l'œsophage on peut arriver à faire toucher les deux index sur une plus grande étendue ; bien entendu les doigts restent toujours séparés par les lames pleurales dont ils sont coiffés, aussi bien devant que derrière l'œsophage.

Un dernier rapport est digne de nous arrêter. Les ligaments triangulaires pulmonaires longent par leur bord interne les flancs de l'œsophage dans toute leur étendue, de telle façon que, après avoir ouvert les deux cavités pleurales, on voit, comme deux ailes, les ligaments triangulaires, tendus entre l'œsophage et la face interne des deux poumons.

Voici comment Morosow décrit le ligament inter-pleural : Si on ouvre le médiastin par

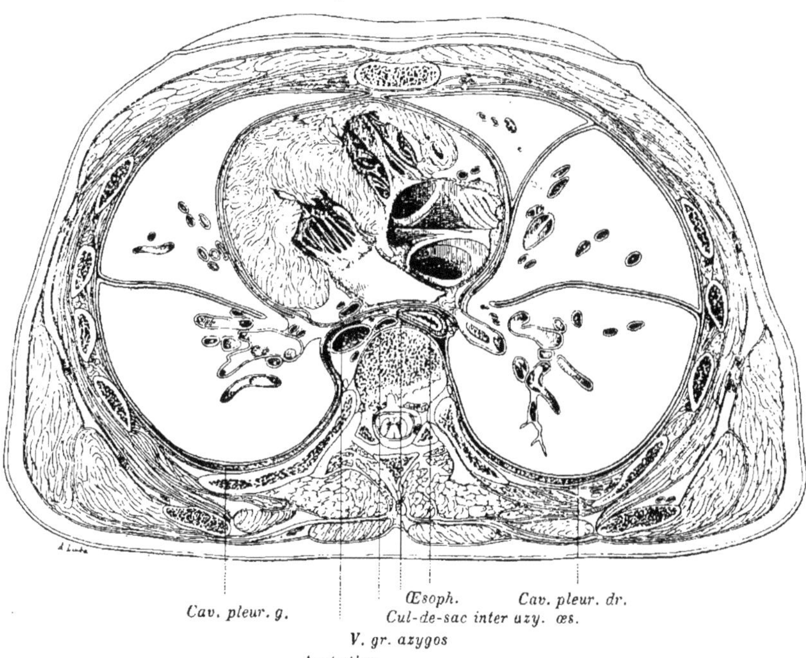

Fig. 77. — Coupe horizontale du tronc passant par le corps de la 8e v. dorsale. Montre les culs-de-sac pleuraux préaortique et interazygo-œsophagien et le ligament inter-pleural (d'après Braune, mais profondément modifiée.)

derrière, coupant l'aorte à quelques centim. au-dessus de son entrée dans l'orifice diaphragmatique, et la séparant de l'œsophage et des piliers du diaphragme, on tombe sur ce ligament qui par sa face postérieure est en rapport avec l'aorte et par l'antérieure avec la face postérieure de l'entrecroisement des piliers diaphragmatiques qui séparent l'hiatus aortique du conduit œsophagien. Intimement uni aux faisceaux musculaires, il s'en sépare difficilement, bien que les muscles ne s'y insèrent pas. Latéralement, il s'attache à la partie postéro-inférieure des plèvres auxquelles il ne permet pas de se séparer l'une de l'autre. En bas, il se convertit peu à peu en une nappe celluleuse lâche en se confondant avec le fascia endo-thoracica de Luschka. En haut, il se confond à 1 cm. 1/2 au-dessus du conduit œsophagien avec le tissu cellulaire lâche du médiastin postérieur. Enfin, il passe dans le canal diaphragmatique en accompagnant l'œsophage et se confond avec le tissu cellulaire sous-diaphragmatique.

Les rapports exacts des plèvres médiastines avec l'œsophage sont ou absolument ignorés, ou très incomplètement indiqués (atlas de Braune, 1887). Ils ont acquis une grande importance pratique depuis qu'on a proposé d'aborder l'œsophage par la voie thoracique, postérieure (Nasiloff, Vratch, 1888, n° 25 ; Quénu et Hartmann, Bull. soc. chir. Paris, 4 février 1891 ; Quénu, Revue de chir., 1891, n° 3 ; J. Potarca, thèse de Bucarest, 1893). L'intervention préconisée, mais non encore exécutée, restera, je crois, une conception hardie, mais absolument inapplicable.

Portion diaphragmatique. — Le canal musculaire que traverse l'œsophage présente une longueur de 1 à 1 cm. 1/2. Il est formé par les piliers du diaphragme qui se réunissent devant et derrière l'œsophage. Ce canal est dirigé obliquement de droite à gauche ; son orifice supérieur est situé déjà à gauche de la ligne médiane, son orifice inférieur est encore plus à gauche. Il est situé devant l'orifice aortique. L'œsophage présente des rapports intimes avec les parois musculaires du canal, nous les décrirons plus loin. Derrière l'œsophage, entre lui et l'aorte, on trouve à ce niveau la lame cellulo-élastique dont nous avons déjà parlé, le ligament inter-pleural, qui se prolonge derrière l'œsophage jusqu'à l'orifice inférieur du canal.

Portion abdominale. — La portion abdominale de l'œsophage présente tout d'abord des rapports intimes avec le péritoine. Ces rapports seront étudiés plus loin.

En avant, l'œsophage répond à la face supérieure du ligament triangulaire gauche, et au-dessous de lui, à la face inférieure du lobe gauche du foie. En arrière, il repose sur le pilier gauche du diaphragme et l'angle que forme ce dernier avec l'aorte abdominale. L'artère diaphragmatique inférieure gauche passe derrière l'œsophage ainsi que la capsulaire supérieure gauche. — A gauche, l'œsophage est en rapport avec le diaphragme, la base du ligament triangulaire gauche du foie et la grosse tubérosité de l'estomac. A droite, il est embrassé par l'échancrure qui sépare le lobe de Spigel du lobe gauche du foie. Le nerf vague droit croise sa face antérieure, le gauche sa face postérieure.

Moyens de fixité. — L'œsophage, organe mou, mobile et facilement déplaçable, est maintenu dans sa situation par des plans celluleux souvent très résistants qui le flanquent de chaque côté, lui formant une loge aponévrotique étroite ; de plus, il s'accroche et se fixe aux parois de la cavité thoracique et aux organes qui l'entourent par des expansions musculaires et élastiques, disposées comme les vrilles d'une plante grimpante suivant l'heureuse comparaison de Treitz. Il adhère encore aux parois du canal diaphragmatique par un système de fibres musculaires et élastiques ; enfin, des ligaments ou replis péritonéaux immobilisent et fixent sa portion terminale à la paroi abdominale et au foie.

La portion cervicale de l'œsophage et sa portion thoracique jusqu'au niveau de la cinquième v. d. sont contenues dans une loge aponévrotique qui les fixe contre la colonne vertébrale d'une part, la trachée, le péricarde et les organes voisins d'autre part. Cette loge est formée par trois lames cellulo-fibreuses, une postérieure, accolée à la face postérieure de l'œsophage et deux latérales qui flanquent l'organe de chaque côté. Ces dernières placées de champ présentent à considérer quatre bords et deux faces. Le bord postérieur ou vertébral se confond avec l'aponévrose rétro-œsophagienne et se fixe à la colonne vertébrale. Le bord antérieur se dirige sur les bords latéraux de la trachée, où il se dédouble en deux feuillets : Au niveau du corps thyroïde, un des feuillets, le profond, passe derrière le lobe latéral et se fixe à la trachée ; l'autre, superficiel, passe entre celui-ci et la carotide primitive sur la face antérieure du corps thyroïde, et va sur la ligne médiane s'unir avec celui du côté opposé. Les deux feuillets forment ainsi la capsule du corps thyroïde. Au-dessous de celui-ci, l'aponévrose se perd sur la trachée, la racine des bronches, la crosse de l'aorte ou celle de l'azygos et plus bas sur le péricarde. Le bord supérieur se continue avec l'aponévrose latérale externe du pharynx sans limite appréciable. Le bord inférieur se perd insensiblement dans le tissu cellulaire du médiastin postérieur. — La face interne couvre l'œsophage. La face externe est en connexion intime avec la gaine des gros vaisseaux et avec celle du grand sympathique au cou ; avec le tissu cellulaire du médiastin postérieur plus bas. — Très résistante dans la région cervicale où elle est percée par tous les organes qui doivent venir se coller à l'œsophage : nerf récurrent, artère thyroïdienne supérieure, rameaux du sympathique, cette lame devient de plus en plus mince en bas, dans la région thoracique. — La lame postérieure ou rétro-œsophagienne est elle-même une continuation directe de l'aponévrose rétro-pharyngienne ; elle diminue d'épaisseur de haut en bas, pour se confondre enfin avec le tissu cellulaire du médiastin postérieur.

E. von Teutleben (Arch. f. Anat., 1877) est le seul anatomiste à ma connaissance qui ait vu cet appareil aponévrotique. Il le décrit sous le nom de *ligaments vertébro-pulmonaires* et *vertebro-péricardiques*. — La lame aponévrotique rétro-œsophagienne serait, d'après lui, l'aponévrose prévertébrale.

Béraud (Union médicale, Paris, 1862, p. 152) a décrit sous le nom de *ligament supérieur du péricarde* une partie de cet appareil fibreux. Ce ligament situé à la partie supérieure du péricarde, au-devant et un peu à gauche de la crosse de l'aorte qu'il contourne de manière à lui devenir supérieur, s'étend de la face antérieure de cette dernière jusqu'à la partie moyenne et latérale de la troisième v. d. et le disque qui la sépare de la deuxième. Il fixe au-devant de la colonne vertébrale la crosse de l'aorte, la trachée et l'œsophage.

L'œsophage, pareil à une plante grimpante, cherche à s'appuyer et à se fixer à tout ce qu'il rencontre. Pour cela, il envoie des expansions musculo-élastiques qui se continuent d'une part avec sa propre musculature, et vont d'autre part se perdre soit dans la paroi musculaire, soit sur la tunique celluleuse des organes voisins. Cet *appareil musculo-élastique*, décrit dans certaines de ses parties par Hyrtl en 1844 (Zeitsch. des Geselsch. der Ærzte zu Wien, 1844, p. 115) puis par J. Paget en 1846, n'est connu dans son ensemble que depuis le remarquable travail de Treitz de 1853 (Prager Wierteljahr., 1853, 1, p. 117). Les travaux ultérieurs de Luschka, Wenzel Gruber, Gillette, Henle, Laimer, Cunningham, etc. en ont complété la description. — En avant, l'œsophage est fixé au corps thyroïde, à la trachée, au péricarde; — à droite, à la bronche droite, et dans toute l'étendue du tiers inférieur de sa portion thoracique, à la plèvre médiastine droite, à l'aorte thoracique et à la veine grande azygos; — à gauche, à la plèvre médiastine gauche, à la crosse de l'aorte et à sa portion descendante, à la racine de l'artère sous-clavière gauche et à la bronche gauche; — en arrière, à la colonne vertébrale. — Parmi ces liens, les uns sont à peu près constants, assez solides, musculaires et constituent autant de muscles distincts. D'autres sont moins constants, fibreux, élastiques ou simplement celluleux, ils ont été même contestés par certains auteurs. Je crois, d'après de nombreuses dissections, que tous existent. Ce qui varie ce n'est pas leur existence même mais plutôt leur degré de développement. Toutes les fois, en effet, qu'on cherche à séparer l'œsophage des organes voisins, on s'aperçoit bien vite qu'il y adhère plus au moins intimement, et que ces liens sont tantôt des faisceaux musculaires, souvent assez épais, tantôt des faisceaux élastiques ou simplement fibreux noyés dans le tissu cellulaire ambiant. Je crois même que ces liens sont plus nombreux et plus étendus que Treitz ne le dit. Notamment entre lui, les plèvres médiastines et le péricarde, on trouve presque toujours une série de faisceaux élastiques ou membraneux autant de petits tendons, alors même que les muscles manquent. En somme, je crois pouvoir poser cette règle que, partout où

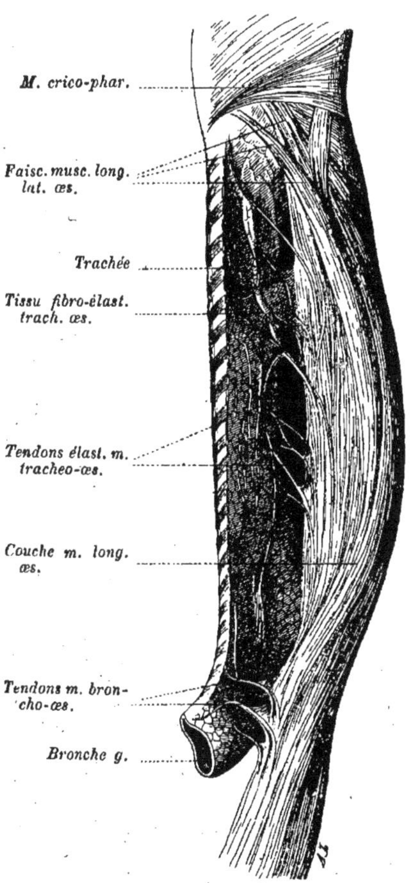

Fig. 78. — Portion trachéo-bronchique de l'œsophage, ses connexions musculaires avec la trachée et la bronche gauche (d'après Laimer).

il existe ordinairement des faisceaux musculaires entre l'œsophage et les organes voisins, ceux-ci, en disparaissant, laissent leurs traces sous forme de tendons élastiques ou de tractus fibreux. — C'est d'ailleurs une loi générale qui veut que tout muscle disparu laisse à sa place un organe d'ordre inférieur, souvent un tractus fibreux ou une aponévrose. — Parmi les faisceaux musculaires nous allons décrire successivement ceux qui ont le plus attiré l'attention, ce sont :

a) — Le muscle *tracheo-œsophagien.* — Mentionnées par Treitz, les fibres musculaires qui passent de la paroi antérieure de l'œsophage dans la couche musculaire longitudinale de la trachée, ont reçu de Luschka (Arch. f. Anat., 1869, p. 593) le nom de m. tracheo-œsophagien. D'après Luschka, ces fibres musculaires naissent du ligament crico-trachéal, par des fibres élastiques et se perdent en bas dans la couche musculaire longitudinale de l'œsophage. Admis par Gillette (Journ. d'anat., 1872), ce muscle serait formé d'après Laimer (Mediz. Jahrb., Wien, 1883) par des faisceaux musculaires, souvent disposés en réseau, qui naissent par un tendon long et fin du tissu fibro-élastique qui couvre la paroi postérieure de la trachée, ou même de ses fibres musculaires longitudinales. Souvent, ces faisceaux partis de la trachée longent sur un petit parcours l'œsophage et retournent à la trachée. — J'ai presque toujours vu ces fibres tracheo-œsophagiennes, tantôt elles étaient réunies en un faisceau musculaire oblique en bas et en arrière, long de 2 cm., large de 5 à 6 mm. et plus, tantôt elles restaient isolées et avaient la disposition figurée par Laimer.

b) — M. *Broncho-œsophagien gauche.* — Décrit pour la première fois par Hyrtl, ce muscle a été admis par tous les auteurs ensuite. — Il n'est pas absolument constant, comme le prétendait Hyrtl. Cunningham (journ. of. Anat. a Phys , 10, 1875-1876, p. 320), l'a trouvé dix fois sur quatorze cas. Je l'ai vu souvent très bien développé, mais il manquait dans quelques cas. Il naît de la paroi postérieure membraneuse de la bronche gauche, parfois d'un anneau cartilagineux de la bronche (Treitz), descend obliquement en bas et en dedans et pénètre dans l'œsophage immédiatement au-dessous de la bifurcation de la trachée. Long de 1 cm., large de 1 mm. environ (Hyrtl), ce muscle serait souvent double (Cunningham).

c) — M. *Broncho-œsophagien droit.* — Découvert par Wenzel Gruber en 1869 (Arch. f. Anat., 1869, p. 519) qui l'a trouvé neuf fois sur 120 cadavres, ce muscle naît : tantôt du tronc de la bronche (six fois), de la paroi membraneuse (cinq fois) ou de la paroi latérale cartilagineuse (une fois) ; tantôt des rameaux supérieur (une fois) ou inférieur (deux fois), de la bronche droite par un tendon membraneux, de largeur variable, généralement court, rarement long. — Cordon étroit (sept fois) ou membrane musculaire (deux fois), long de 7 lignes à 2 pouces, large de 3/4 à 9 lignes, épais de 1/2 ligne, ce muscle se dirige tantôt obliquement en bas et en dedans, tantôt transversalement, pour se terminer sur le bord droit ou sur la face antérieure de l'œsophage, par des faisceaux charnus, ordinairement dans la couche musculaire longitudinale, rarement dans celle-ci et la circulaire à la fois. — Le tendon est formé de fibres conjonctives et élastiques ; le faisceau charnu qui lui fait suite, de fibres musculaires lisses.

d). — M. *Pleuro-œsophagien gauche.* — Hyrtl l'a décrit le premier, sous la forme d'un cordon musculaire, long de 2 cm., large de 5 mm., qui naît de la plèvre médiastine gauche, derrière l'aorte, passe devant elle et se termine sur le bord gauche de l'œsophage, en se continuant avec ses fibres longitudinales et circulaires. Il siège au niveau de l'entrecroisement de l'œsophage et de la bronche gauche, au-dessous du m. broncho-œsophagien gauche. — D'après Treitz, il fait partie de l'expansion musculaire qui unit le bord gauche de tout le tiers moyen de l'œsophage aussi bien au feuillet gauche du médiastin qu'à la crosse et la portion descendante de l'aorte, et à l'artère sous-clavière gauche. — D'après Cunningham, ce muscle est constant. — Treitz d'abord, Gillette ensuite, signalent des faisceaux musculaires *pleuro-œsophagiens droits* allant à la plèvre médiastine droite, vers le tiers inférieur de la portion thoracique de l'œsophage.

e) M. *aortico-œsophagien.* — Treitz signale des faisceaux tendineux du muscle œsophagien allant à la crosse de l'aorte et à sa portion descendante en haut, à l'aorte thoracique là où l'œsophage se déjette à gauche, en bas. Gillette mentionne ceux qui se rendent à la crosse de l'aorte.

f) M. *péricardico-œsophagien.* — Treitz décrit les expansions élastiques qui se détachent du tiers inférieur de la portion thoracique de l'œsophage pour se rendre au péricarde, Cunningham a vu des faisceaux musculaires partir de la face antérieure de l'œsophage, s'insérer sur le péricarde ou sur l'angle qu'il forme avec la plèvre gauche.

g) M. *thyréo-œsophagien.* — Wenzel Gruber (Virchow's Arch. 69, 1877, p. 396) décrit sous ce nom un cordon musculaire, qu'il a vu une fois, naissant de la face interne du lobe droit du corps thyroïde, et s'irradiant dans la couche musculaire longitudinale de l'œsophage, sur la moitié droite de sa paroi postérieure. Long de 1,5 cm., large de 2 à

4 mm., épais de 0,5 à 2 mm., ce muscle croisait le ligament supérieur du corps thyroïde, il était formé de fibres striées.

h) M. *vertébro-œsophagien.* — Hyrtl a vu à l'entrée de l'œsophage dans le médiastin des fibres musculaires venant de la colonne vertébrale. Treitz signale des expansions élastiques naissant de la paroi postérieure et latérale droite de l'œsophage l'unissent à la veine et à la colonne vertébrale.

J'ai vu avec M. Juvara, sur deux pièces, un ou deux faisceaux qui se détachaient de l'extrémité inférieure de la portion thoracique de l'œsophage où ils se continuaient avec la couche musculaire longitudinale et circulaire, et allaient, après un trajet oblique en bas et en dehors, se perdre sur le diaphragme. Longs de 3 cm. environ, ces petits m. *phrénico-œsophagiens* étaient bien séparés de la musculature longitudinale de l'œsophage, et formaient des petites colonnettes latérales. Le microscope a montré qu'ils étaient formés de fibres élastiques et de tissu conjonctif. — (Juvara, Soc. Anat., 1894).

Tous ces muscles, sauf le thyreo-œsophagien, sont formés de fibres lisses. Leurs insertions sur les organes se font : tantôt par de très courts tendons (plèvres), tantôt par de longues expansions membraneuses (tendineuses) formées de fibres élastiques qui se perdent dans la couche celluleuse des vaisseaux (aorte, sous-clavière, azygos), sur la trachée, les bronches et la colonne vertébrale (Treitz). Leur rôle a été diversement interprété. — Hyrtl, croyait d'abord à l'action combinée de deux m. broncho et pleuro-œsoph. sur la bronche gauche, pour redresser la paroi postérieure mobile de la bronche quand elle a été enfoncée par le bol alimentaire ; le pleuro-œsoph. fixe l'œsophage en bas pendant que le broncho œsoph. tire sur la paroi bronchique. — Hyrtl ayant trouvé ensuite le m. broncho-œsoph. alors que le pleuro-œsoph. manquait, abandonna sa première opinion. — Treitz fait observer que ces faisceaux se trouvent là où l'œsophage se dévie à droite ou à gauche et pense que ces liens sont destinés à maintenir les rapports normaux de l'œsophage, et à empêcher l'exagération de ses courbures au moment du passage du bol alimentaire qui tendrait à le faire dévier de plus en plus du côté où il l'est déjà normalement. — Pour Henle les m. broncho et pleuro-œsoph. serviraient à protéger les artères bronchique et œsophagiennes et à les préserver des tiraillements ou pressions au moment du passage du bol alimentaire. — D'après Cunningham, ils servent à donner à l'œsophage des points fixes pour pouvoir se contracter plus rapidement et contribuent à redresser l'œsophage après chaque inspiration lorsqu'il descend avec le diaphragme. — Laimer voit dans ces muscles autant d'additions à la couche musculaire longitudinale de l'œsophage.

Dans sa traversée diaphragmatique, l'œsophage est fixé aux bords du canal par des liens musculaires et aponévrotiques. — Spigel (1632), Santorini (1724), Haller (1741), Winslow, Theile décrivent des fibres musculaires qui, partant du contour de l'orifice œsophagien, vont se perdre dans la tunique musculaire de l'œsophage. Cruveilhier cite un cas semblable. Bourgery (1834) décrit un pinceau musculaire venant du bord antérieur du canal diaphragmatique, et allant se perdre dans les fibres musculaires longitudinales de l'œsophage. F. Arnold (1847) admet ces fibres disposées en véritable sphincter autour de l'œsophage. Rouget (Mémoires soc. Biol., Paris, 1852, t. III, p. 165-187) a trouvé chez l'homme, d'une façon normale et constante, un rudiment du sphincter œsophagien, très développé chez les rongeurs. Un peu plus pâles que le reste du muscle diaphragme, les fibres qui le constituent, grêles et peu nombreuses, se détachent, au niveau de l'orifice œsophagien, du bord interne de chaque pilier se portent sur l'œsophage et s'y terminent en décrivant le plus souvent sur sa face antérieure des anses qui s'entrecroisent avec celles du côté opposé. Dans un cas, une lame musculaire large de 1 cm. partait du pilier gauche du diaphragme et se perdait en s'étalant sur la face antérieure du cardia et de l'estomac. Un autre faisceau m. se détache du diaphragme au niveau du bord supérieur de l'orifice œsophagien, descend parallèlement aux fibres longitudinales de l'œsophage sur la face antérieure de l'estomac où il se perd croisant à angle droit les fibres du sphincter œsophagien du diaphragme. — Gillette (1872) admet l'existence des fibres m. phreno-œsophagiennes, constantes, formant une deuxième couche musculaire plus pâle. — Sappey (1874) dit que l'œsophage est fixé au canal diaphragmatique par du tissu cellulaire et par un faisceau musculaire qui part du bord gauche du canal et s'insère sur la paroi correspondante de l'œsophage. Quelquefois, il en existe deux qui descendent des bords du canal le long de la paroi antérieure de l'œsophage. — Cruveilhier, dans un cas, Langenbeck (1826-1836) souvent, Blandin (1826) toujours, ont vu le bord antérieur du canal diaphragmatique formé par un tractus aponévrotique. A von Gubaroff (Arch. f. Anat., 1886, p. 395) décrit un arc tendineux sur le bord postérieur du foramen œsophagien, entre lui et l'orifice aortique. De cet arc, se détachent des faisceaux musculaires, qui entourent l'œsophage. Les uns se perdent dans le centre phrénique, d'autres dans la couche m. longitudinale de l'œsophage. — Les faisceaux musculaires phréno-œsophagiens décrits par les auteurs seraient formés de fibres striées d'origine diaphragmatique. Ils ont été niés par Trietz, Welcker, Scheiger-Leidel, Morosow. — Treitz (loc. cit., 1853) et Laimer (loc.

cit., 1883), décrivent un appareil de fixation de l'œsophage aux bords du canal diaphragmatique constitué par une membrane conjonctive formée en majeure partie de fibres élastiques. Cette membrane élastique (Treitz) ou fibro-élastique (Laimer) s'insère sur l'œsophage, à 2 ou 3 cm. au-dessous du trou œsophagien et s'étend comme une membrane continue et circulaire de l'œsophage sur le diaphragme (Laimer). Cette membrane présenterait deux trous pour le passage des deux nerfs vagues (Laimer).

Mes recherches confirment en tous points les descriptions de Treitz et Laimer. En examinant le canal diaphragmatique et l'œsophage bien isolés des organes voisins et du péritoine, on constate la disposition suivante : le doigt, ou un instrument mousse, engagé entre l'œsophage et le pourtour du canal de haut en bas ou de bas en haut, ne peut le traverser de part en part, il est arrêté partout, aussi bien en avant qu'en arrière, et latéralement. — Si on tire sur le segment thoracique de l'œsophage on détermine entre lui et les parois du canal diaphragmatique un cône fibreux à base inférieure diaphragmatique à sommet supérieur œsophagien. Si on tire au contraire sur le segment abdominal, en bas, on détermine un cône renversé à base supérieure. Il existe donc entre l'œsophage et les parois du canal diaphragmatique un petit diaphragme membraneux, inséré sur le pourtour de l'œsophage d'une part, sur le pourtour du canal diaphragmatique d'autre part. Ce diaphragme, inclus dans le grand diaphragme musculaire thoraco-abdominal, est formé de tissu fibreux, de fibres élastiques et de quelques faisceaux de fibres musculaires lisses. — Les premières représentent les tendons des fibres musculaires de la couche longitudinale de l'œsophage, les dernières sont des expansions de cette dernière. Je ne puis mieux comparer ce *diaphragme phrénico-œsophagien* qu'au muscle triangulaire profond du périnée doublé de ses deux lames aponévrotiques, qui entourent la portion membraneuse de l'uréthère et dont l'ensemble constitue l'aponévrose moyenne du périnée (diaphragme accessoire des auteurs allemands). — Le diaphragme thoraco-abdominal représente ici le releveur anal du diaphragme pelvien (diaphragme propre des auteurs allemands) ; le diaphragme phrénico-œsophagien inclus dans un orifice du premier, représente l'aponévrose moyenne du périnée ou diaphragme accessoire. — Quant aux faisceaux musculaires striés venant du diaphragme thoraco-abdominal décrits par les auteurs, je ne puis affirmer leur existence.

La portion abdominale de l'œsophage est fixée au diaphragme, à la paroi abdominale postérieure, au foie et à la grosse tubérosité de l'estomac par le péritoine. — Je décrirai ailleurs (voir estomac et péritoine) en détail la couverture péritonéale de l'œsophage abdominal. Ici je me contenterai d'en donner une vue rapide. La face antérieure de l'œsophage est recouverte entièrement par le péritoine. La face postérieure en est dépourvue dans toute son étendue. En effet, le fond de la loge retro-stomacale de la grande cavité des épiploons ne monte pas au-dessus du niveau de l'embouchure de l'œsophage dans l'estomac ; de telle façon que la totalité de la face postérieure de l'œsophage est couchée sur la paroi postérieure abdominale, représentée à ce niveau par le pilier gauche du diaphragme et par le flanc gauche de l'aorte abdominale, séparée d'elle pai du tissu cellulo-graisseux. — De plus, de l'œsophage se détachent à droite et à gauche comme des rayons divergents trois replis péritonéaux : un part de son bord gauche, et s'insère sur la concavité de la coupole diaphragmatique et sur la grosse tubérosité de l'estomac, il représente la portion initiale du ligament phrenico-gastrique, je l'appellerai : *ligament œsophago-gastro-phrénique* ; les deux autres se détachent de son bord droit : l'un se dirige directement à droite, il s'insère sur le diaphragme et sur le foie : c'est le sommet du petit épiploon qu'on pourrait appeler : *ligament œsophago-phrénico-hépatique* ; l'autre, parti du point d'union du bord droit et de la face postérieure de l'œsophage, se porte sur le diaphragme en haut, sur le péritoine préaortique en bas et à droite, c'est le sommet d'un repli péritonéal que j'ai décrit en 1891 (Gaz. des hôpitaux, 1891) sous le nom de ligament profond de l'estomac ou cloison médiane de l'arrière-cavité des épiploons, qui pourrait encore être appelé *ligament œsophago-phrénico-aortique.*

En résumé, l'œsophage est uni aux organes qui l'entourent par des liens nombreux, tantôt assez longs lui formant des amarres suffisantes pour lui permettre des légers déplacements partiels, tantôt très courts et l'y fixant intimement. Ceci nous prouve que l'œsophage ne se déplace pas beaucoup ou qu'il se déplace en même temps que les organes qui l'entourent. Ceci est incontestable, et il me semble inutile d'ajouter que parler des glissements et déplacements étendus de l'œsophage, c'est méconnaître absolument son union intime à tout ce qui l'environne.

Structure. — La paroi œsophagienne, épaisse de 2 mm. environ, est formée d'une couche musculaire (épaisse de 1 mm. 1/2 à 2 mm). et d'une membrane muqueuse. Entre les deux, on trouve un tissu cellulaire sous-muqueux et des glandes.

La **musculature** de l'œsophage est formée de deux couches : l'une, externe superficielle ou longitudinale ; l'autre, interne profonde ou circulaire. Entre cette dernière et la muqueuse, on trouve, à l'extrémité supérieure de l'œsophage seulement, une troisième couche musculaire formée de fibres longitudinales se terminant dans la muqueuse même.

a) La *couche longitudinale* superficielle naît de plusieurs points : d'une membrane élastique, triangulaire, à sommet supérieur insérée sur la crête médiane du cartilage cricoïde, entre les deux m. crico-aryténoïdiens postérieurs, à base inférieure (ligament antérieur ou suspenseur de l'œsophage, Gillette). Sur les bords latéraux de cette membrane, naissent des fibres musculaires (m. crico-œsophagien antérieur ou élévateur de l'œsophage), qui se dirigent obliquement en bas et en arrière, contournent les faces latérales de l'extrémité supérieure de l'œsophage et se portent sur sa face postérieure. Elles décrivent sur les faces latérales deux petits éventails musculaires, ou elles sont réunies en deux bandelettes ou bourrelets musculaires (Laimer). Sur la face postérieure elles décrivent des arcs à concavité supérieure, dont les extrémités se rencontrent avec celles des fibres opposées, et, sans s'entrecroiser, elles descendent ensuite parallèlement sur la paroi postérieure de l'œsophage (Laimer). Ces deux faisceaux occupent donc les parois latérales de l'œsophage et laissent à découvert le milieu de la paroi antérieure. D'après certains auteurs, à ces endroits, l'œsophage serait dépourvu de fibres m. longitudinales, la couche profonde circulaire serait à nu (Luschka, Schmauser) ; d'après Laimer au contraire ces parties sont recouvertes aussi de fibres rares et grêles, longitudinales en avant, arciformes en arrière.

b) Des faces latérales du cartilage cricoïde, du m. constricteur inférieur du pharynx et de la lame élastique du pharynx qui double la muqueuse, naissent des fibres musculaires qui constituent les fibres longitudinales latérales (m. crico-œsophagiens-latéraux de Barkow).

On n'est pas d'accord sur l'origine des fibres longitudinales latérales de l'œsophage. — Quelques auteurs ne leur reconnaissent qu'une seule origine : les faces latérales du cartilage cricoïde (Sappey) ; la lame élastique sous-muqueuse du pharynx. D'autres admettent deux points d'origine, le cartilage cricoïde et le m. constricteur inférieur (Lauth, Gillette). — Schmauser (Dissert. inaug. Berol, 1866), leur décrit une triple origine : le cartilage cricoïde, la membrane élastique du pharynx et le constricteur inférieur. — Ces fibres qui forment une couche musculaire longitudinale profonde de l'œsophage, naîtraient, d'après Luschka, uniquement de la lame élastique du pharynx. Peters les a décrit sous le nom de m. constricteur pharyngien antérieur ou interne ; Schmauser leur donne le nom de *m. élévateur de la muqueuse œsophagienne.*

Nées de ces divers points, les fibres longitudinales, d'abord séparées, se réunissent à 5 ou 6 centim. au-dessous du cartilage cricoïde, ou même plus bas, au niveau de l'union du tiers supérieur avec le tiers moyen de l'œsophage, en faisceaux. La couche musculaire qu'elles constituent, mince sur la portion initiale des parois antérieure et postérieure de l'œsophage, est assez épaisse sur les parois latérales, où on trouve des cordons musculaires plus ou moins larges, ordinairement plus développés à droite qu'à gauche. Ces cordons s'aplatissent bientôt, et, au-dessous de la bifurcation de la trachée, il existe une couche musculaire longitudinale uniforme. Cette couche augmente d'épaisseur de haut en bas ; elle acquiert son maximum au niveau de l'extrémité inférieure de l'œsophage (Laimer). — D'après Gillette, un certain nombre de ces fibres se divisent et s'anastomosent les unes avec les autres de façon à limiter des espaces losangiques que traversent les vaisseaux et les nerfs. Quelques-unes se portent profondément vers la couche m. profonde ou circulaire et se confondent avec les fibres de cette dernière. — En bas, les fibres longitudinales externes se continuent dans la couche musculaire externe de l'estomac.

c) La *couche interne* ou *circulaire*, plus pâle que la précédente, serait formée de fibres à direction uniquement circulaire pour les uns (Sappey), en spirale pour d'autres (Santorini, Lieutaud, Merkel). La vérité est que peu de fibres sont franchement circulaires, la plupart sont elliptiques ou en pas de vis (Laimer). — Leur origine serait indépendante du cartilage cricoïde et du m. constricteur inférieur d'après certains auteurs (Arnold, Hollstein, Luschka); d'après d'autres, elles naîtraient du cartilage cricoïde (m. cricoœsophagien de Chaussier, Gillette), ou dépendraient du m. constricteur inférieur (Schmauser).

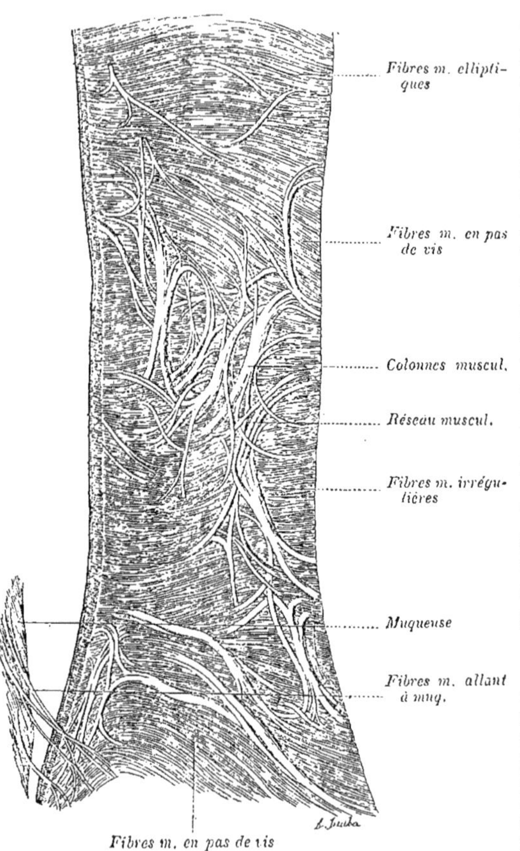

Fig. 79. — Portion inférieure d'un œsophage très musclé. La couche musculaire interne vue par sa face tournée vers la muqueuse (d'après LAIMER).

D'après Laimer, qui a le mieux vu leur disposition réelle, quelques fibres de cette couche sont circulaires, presque toutes ont un trajet elliptique ou en pas de vis. Examiné par sa face externe, après avoir enlevé la couche m. longitudinale, la couche m. interne est formée : dans la portion initiale de l'œsophage par des fibres elliptiques dirigées d'arrière en avant et en bas; au niveau du tiers moyen, leur trajet devient moins oblique, elles deviennent circulaires, pour faire place bientôt à des fibres en pas de vis dirigées d'avant en arrière et en haut, c'est-à-dire inversement des fibres de la portion initiale; et s'étendent ainsi jusqu'au cardia où elles se continuent en partie dans la couche interne oblique, en partie dans la couche circulaire de l'estomac. Quelques-unes de ces fibres dévient de leur trajet et se dirigent verticalement en bas, pour reprendre plus loin la direction première. Des fibres de cette couche pénètrent dans la couche longitudinale externe à l'inverse des fibres de cette dernière passent dans la couche interne. — Examinée par la face interne, après avoir enlevé la muqueuse, la couche m.

interne est formée : au niveau de la portion initiale de l'œsophage par des fibres elliptiques ; plus bas, par des fibres en pas de vis, souvent mêlées aux fibres elliptiques, ou par des fibres circulaires. Au lieu d'être parallèles entre elles comme sur la face externe, les fibres s'entrecroisent souvent. Isolées pour la plupart, vers l'extrémité inférieure de l'œsophage, les fibres se réunissent souvent en faisceaux. Ces faisceaux, dispersés d'une façon irrégulière, tantôt minces et filiformes, tantôt larges de 1 à 2 mm., les uns rectilignes, d'autres arciformes ou incurvés en S, longs de 1 à 5 cm.; ces faisceaux sont formés par des fibres qui naissent dans l'épaisseur de la couche interne, abandonnent le trajet des fibres voisines, descendent sur une certaine étendue de l'œsophage, et reprennent ensuite le trajet des fibres qu'elles ont abandonnées. La plupart de ces fibres rentrent dans la couche interne sur un point opposé à celui où elles l'ont abandonnée. Les faisceaux qu'elles forment s'entrecroisent et s'anastomosent souvent de façon à constituer un véritable réseau musculaire. Cette disposition n'existe que dans les deux tiers inférieurs de l'œsophage, elle manque dans le tiers supérieur; très marquée sur la face profonde de la couche musculaire interne, elle se voit rarement sur la face superficielle de cette couche.

A côté de ces deux couches musculaires, nous devons signaler l'existence d'une couche plus profonde encore, sous-muqueuse, formée de fibres longitudinales ; elle n'existe que dans le tiers supérieur de l'œsophage. Les fibres qui la forment naissent de la membrane élastique sous-muqueuse du pharynx.

La musculature de l'œsophage est formée de fibres striées et de fibres lisses. La portion cervicale est formée uniquement de fibres striées; dans la portion thoracique, apparaissent déjà quelques fibres lisses ; celles-ci augmentent en nombre plus bas, de façon que l'extrémité inférieure de l'œsophage ne contient que des fibres lisses. Les fibres striées se divisent parfois à leurs extrémités pour s'anastomoser avec les fibres voisines, ce qui produit une sorte de réseau musculaire favorable à la contraction de l'œsophage (Oscar Rubeli, Inaug, Dissert., Berne, 1889). Les faisceaux de fibres lisses naissent d'après Trietz, par des petits tendons insinués entre les faisceaux striés.

Le niveau où les fibres striées font place aux fibres lisses et la part prise par chacune de ces deux variétés à la formation de la musculature de l'œsophage a donné lieu à des avis différents : Schwann, Skey (1837), Valentin, Trietz, Henle, Ranvier, décrivent des fibres striées dans la portion cervicale, lisses dans le reste de l'œsophage. — Welker et Schweiger-Seidel, Gillette, Klein, trouvent des fibres striées dans le quart supérieur, striées et lisses dans le deuxième quart, et lisses dans la moitié inférieure. Pour Kœlliker, les fibres lisses ne prédominent que dans le quart inférieur de l'œsophage ; comme d'autres auteurs (Luschka, Jolyet) K. a trouvé des faisceaux striés dans les parties les plus inférieures. — Todd et Bowman, Donders, placent la limite entre les deux sortes de fibres, tantôt dans la moitié supérieure de l'œsophage, tantôt à 3 cm. au-dessus du cardia. — D'après Treitz les fibres striées de la couche longitudinale descendent plus bas sur la paroi postérieure (souvent jusqu'à la bifurcation de la trachée) que sur la paroi antérieure (premier anneau de la trachée). Welker et Schweiger-Seidel, Schmauser, Jolyet ont constaté que les fibres striées descendaient plus bas sur la paroi postérieure que sur l'antérieure, et sur la couche longitudinale que sur la couche circulaire. D'après Klein, dans le deuxième quart de l'œsophage, la quantité absolue de muscles lisses est plus grande sur la paroi antérieure de la couche longitudinale et sur la paroi postérieure de la couche circulaire. — Schmauser, avance enfin que la quantité de fibres lisses est en rapport inverse avec l'épaisseur de la couche musculaire de la muqueuse.

2° La **muqueuse** de l'œsophage est grise rosée ; une ligne dentelée la sépare de la muqueuse gastrique ; une saillie annulaire, décrite par Franck chez le chien, retrouvée par H. Strahl (Arch. f. Anat., 1889, p. 177) chez l'homme, marque le passage de l'œsophage dans le pharynx. La muqueuse est lâchement unie à la couverture musculaire, par un tissu conjonctif qui constitue la *tunique sous-muqueuse* (tunica nervea s. vasculosa, couche externe ou profonde de la muqueuse, Henle). Formée de fibres conjonctives et élastiques, cette tunique contient dans son épaisseur des acini glandulaires, des vaisseaux et des nerfs destinés à la muqueuse. Grâce à l'épaisseur de cette tunique, la muqueuse peut se plisser quand la lumière de l'œsophage se resserre. Ces plis longitudinaux s'effacent par la tension. — La *muqueuse* proprement dite, épaisse de 0 mm. 5 à 0 mm. 15, est formée d'une couche épithéliale, d'un derme papillaire sous-jacent, et enfin d'une couche musculaire profonde. L'*Epithélium*, épais de 0 mm. à 0 mm. 2 est pavimenteux stratifié ; dépourvu de couche cornée, les cellules superficielles aplaties ont leurs noyaux. Le *Derme* formé de faisceaux conjonctifs et de nombreuses fibres élastiques, possède des *papilles* longues et fines, disposées en rangées longitudinales irrégulières ; quelquefois, le chorion présente des crêtes longitudinales, hérissées ou non de papilles (Strahl). Enfoncées dans l'épaisseur de la couche épithéliale, les papilles ne deviennent visibles à la surface de la muqueuse qu'après la chute de l'épithélium. Le volume des papilles augmente avec l'âge, elles peuvent devenir très volumineuses chez les vieillards (Ranvier). — Au-dessous du derme, entre lui et la tunique sous-muqueuse, il existe une couche de fibres musculaires lisses : la *muscularis mucosæ* de Brücke. Epaisse de 0,2 à 0,3 mm., elle est formée de fibres longitudinales, qui naissent par des faisceaux isolés les uns des autres à l'extrémité supérieure de l'œsophage, et se réunissent ensemble pour former, vers l'extrémité inférieure, une couche musculaire continue. — Les *glandes* œsophagiennes sont des glandes acineuses (en tube composé d'après Renaut, de Lyon). Moins nombreuses dans les deux tiers supérieurs que dans le tiers inférieur, et sur la paroi postérieure que sur l'antérieure (Klein), elles forment près du cardia une couronne ou anneau complet de 4 à 5 mm., de hauteur (Kœlliker, Ranvier) de 2 mm. (Cobelli) : ce sont les glandes cardiaques de Kœlliker. — L'acinus est situé dans l'épaisseur de la tunique sous-muqueuse, au-dessous de la musculaire muqueuse, sauf pour les glandes cardiaques, qui, plus petites et plus superficielles, sont enclavées dans l'épaisseur de la muqueuse (Kœlliker). — Leur canal excréteur long présente souvent près de sa naissance sur l'acinus une dilatation, son trajet à travers la muqueuse est sinueux : il se dirige d'abord parallèlement à la surface libre de la muqueuse, sur une certaine étendue, puis se contourne en arc vers la muscularis mucosæ qu'il perfore, pénètre dans le derme et, avant son embouchure à la surface de l'épithélium, il présente une nouvelle dilatation ampullaire. Celle-ci est due d'après Renaut, de Lyon (Arch. de physiol., 1881), à ce que, au moment du passage du bol alimentaire, l'orifice du canal se trouve

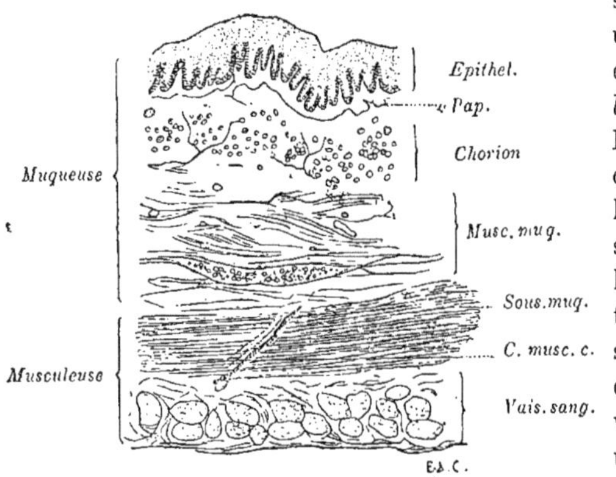

Fig. 80. — Coupe transversale de la partie moyenne de l'œsophage chez l'homme (d'après Stœhr).

bouché, sa lumière étant comprimée par la boutonnière musculaire de la musculaire muqueuse ; le produit de sécrétion retenu dans le canal, le dilate. D'après Ranvier et la plupart des auteurs ce sont des glandes muqueuses, tapissées de cellules cylindriques, et même de cellules caliciformes disposées sur une seule rangée. Renaut, de Lyon, en avait fait tout d'abord des glandes à mucus, comparables aux glandes de Brunner, 1873), plus tard il les a décrit comme des glandes mixtes, séro-muqueuses, à cellules cylindriques muqueuses et à croissants de Giannuzzi (1881). Le canal excréteur est tapissé de cellules cylindriques basses, presque pavimenteuses (Renaut).

La muqueuse œsophagienne présente une *infiltration lymphoïde* diffuse, ou circonscrite sous forme de follicules clos. D'après Max Flesch (Anatom. Anz., 1888, p. 283), le tissu lymphoïde occupe le tissu sous-muqueux et le derme de la muqueuse ; les acini glandulaires sont enfouis, enclavés dans des amas de tissu lymphoïde, véritables follicules diffus, qui entourent l'acinus et l'origine du canal excréteur. Le segment du conduit excréteur, compris entre l'épithélium œsophagien et la musculaire muqueuse, est de nouveau en rapport avec un follicule lymphatique, qu'il embroche et dont il s'entoure comme d'un collier ; d'autres fois, le follicule est simplement creusé d'une gouttière dans laquelle glisse le conduit excréteur. Grâce à ces rapports les leucocytes peuvent migrer dans l'intérieur du conduit glandulaire, à travers la paroi.

Vaisseaux et **nerfs.** — Les **artères** de l'œsophage viennent de sources différentes pour chacune des portions. La *portion cervicale* reçoit des branches de l'artère thyroïdienne inférieure, branche de la sous-clavière ; Luschka signale une artère qui naît directement de la sous-clavière et se rend dans l'œsophage. La *portion thoracique* reçoit : un rameau du tronc commun des artères bronchiques droite et gauche supérieures, branche de l'aorte ; un autre de l'artère bronchique gauche inférieure ; quelques fins rameaux des artères intercostales, et cinq ou six artères œsophagiennes venant directement de l'aorte thoracique. La *portion abdominale* reçoit des artères de deux sources : de l'artère coronaire stomachique, branche du tronc cœliaque, et des artères diaphragmatiques inférieures, branches de l'aorte abdominale.

2° Les **veines** de l'œsophage, forment deux plexus, l'un sous-muqueux, l'autre externe ou periœsophagien reliés entre eux par des veines perforantes qui traversent la couche musculaire. Le plexus sous-muqueux très riche et continu dans toute l'étendue de l'œsophage, est plus développé vers son extrémité inférieure. Au niveau du cardia, ce plexus s'arrête brusquement, aucun tronc important ne va se jeter dans les veines sous-muqueuses de l'estomac (Dusaussay). Les veines efférentes de ce plexus traversent la couche musculaire et arrivées sur la face externe de l'œsophage, elles s'anastomosent d'abord avec les veines du plexus périœsophagien bien moins développé que le sous-muqueux, et se rendent ensuite : celles du tiers inférieur de l'œsophage, dans la veine coronaire stomachique, tributaire de la veine porte ; celles des deux tiers supérieurs, dans les veines thyroïdiennes supérieures, péricardiques, bronchiques, grande et petite azygos, diaphragmatiques, tributaires du système veineux cave. Le plexus veineux sous-muqueux de l'œsophage constitue une large voie anastomotique entre les systèmes veineux cave et porte. Aussi, peut-on injecter très facilement, chez l'adulte, toutes les veines de l'œsophage par la veine porte.

Pour Dusaussay (thèse de Paris, 1877), la plupart des veines de l'œsophage se rendent dans la veine coronaire. Le plexus veineux sous-muqueux commence à 5 cm. au-dessous du cartilage cricoïde par des fins rameaux, augmente d'importance plus bas, et, dans la moitié inférieure de l'œsophage il est formé par quatre ou cinq troncs de 1 mm. de diamètre, longitudinaux, rectilignes réunis par des rameaux transversaux, d'où résulte un plexus à mailles longitudinales, qui s'arrête au niveau du cardia. Ce plexus est collecté par plusieurs troncs qui traversent la tunique musculaire et se rendent dans le plexus veineux externe ou périœsophagien. Celui-ci commence à 10 cm. au-dessous du cartilage cricoïde, au niveau de l'union du tiers supérieur et des deux tiers inférieurs de l'œsophage. D'abord très fin, il augmente plus bas, de façon qu'au niveau du tiers moyen de l'œsophage, on trouve trois troncs veineux longitudinaux, reliés par des rameaux transversaux. Dans les mailles qu'ils circonscrivent, on trouve des rameaux plus fins venant de la tunique musculaire. Dans les derniers 5 cm. de l'œsophage, le plexus externe acquiert tout son développement, ses veines se réunissent en trois ou quatre gros troncs, à la partie postéro-interne du cardia, et gagnent la petite courbure de l'estomac où ils se jettent dans la veine coronaire stomachique. En somme, d'après Dusaussay les veines des deux tiers inférieurs de l'œsophage se jettent dans la veine coronaire, donc dans le système porte. — Pour Duret, (Arch. génér. de méd., 1879) les veines œsophagiennes qui se rendent dans la veine coronaire stomachique proviennent du plexus sous-muqueux, traversent la couche musculaire un peu au-dessus du cardia, et après avoir parcouru 2 à 3 cm. au plus, se jettent dans la veine coronaire. Au-dessus de ce point, toutes les veines de l'œsophage se jettent dans les veines tributaires du système cave. Quant au plexus périœsophagien, il est réduit à un fin réseau, qui communique par des canaux de dérivation, à travers les couches musculaires, avec les veines porte sous-muqueuses et se rendent dans les veines diaphragmatiques. Donc, une petite partie des veines de l'œsophage, celles du tiers inférieur, se rendent directement dans la veine coronaire stomachique. — A Mariau (thèse de Lyon, 1893) accepte la description de Duret. Il ajoute avoir vu, le long de l'œsophage, dans le tissu cellulaire qui l'entoure, une veine de plusieurs centim. de longueur, collectant les veinules de la portion œsophagienne adjacente, et tributaire de la veine coronaire stomachique.

3° Les **lymphathiques** de l'œsophage naissent de la muqueuse où ils forment un réseau de capillaires à mailles longitudinales (Teichmann). Au niveau de la portion diaphragmatique, ce réseau, très fin, se continue avec celui de la muqueuse de l'estomac ; plus haut le réseau est formé par des radicules plus grosses et moins nombreuses (Sappey). Autour des glandes on trouve : tantôt un réseau de gros vaisseaux lymphatiques, tantôt un sac ou sinus lymphatique qui se prolonge sur le conduit excréteur (Kidd, 1876). Les troncs qui en naissent rampent sous la muqueuse, ascendants et parallèles. Ils échangent souvent des communications, d'où il résulte un plexus à mailles longitudinales, très allongées. Ces troncs parcourent un long trajet avant de traverser la couche musculaire : ceux qui naissent du tiers inférieur de l'œsophage remontent jusqu'à la portion cervicale pour se terminer dans les ganglions qui entourent le tronc veineux brachio-céphalique gauche. Les moins longs parcourent sous la muqueuse un trajet de 5 à 6 cm. (Sappey). Malgré l'avis de Sappey, la plupart des lymphatiques de l'œsophage se rendent à toutes les hauteurs, après avoir traversé la tunique musculaire, dans les ganglions du médiastin postérieur, et dans les périœsophagiens de Vésale.

4° Les **nerfs** de l'œsophage viennent : pour la portion cervicale des nerfs laryngés inférieurs ou récurrents et du sympathique cervical ; pour les portions thoracique et abdominale des nerfs vagues et du sympathique thoraco-abdominal. Dans l'épaisseur de la tunique musculaire, les nerfs forment un plexus analogue au plexus mésentérique d'Auerbach, muni de nodules ganglionnaires (Remak). Le plexus œsophagien diffère du plexus intestinal par la présence de fibres à myéline qui manquent sur ce dernier (Ranvier, 1880). La fibre à myéline, avant de se terminer dans les fibres musculaires, rencontre un ganglion nerveux ; au niveau de ses étranglements annulaires, elle reçoit une fibre sans myéline venant du plexus. Au delà, elle se rend directement à une éminence terminale, ou bien elle se divise et se subdivise de façon à fournir plusieurs éminences. Les arborisations ou éminences terminales sont extrêmement nombreuses dans le muscle œsophagien ; un même faisceau primitif du muscle peut en présenter plusieurs. Les rameaux nerveux se distribuent sur une grande étendue de la tunique musculaire, une branche venue du pneumogastrique droit peut innerver le côté gauche de l'œsophage et inversement.

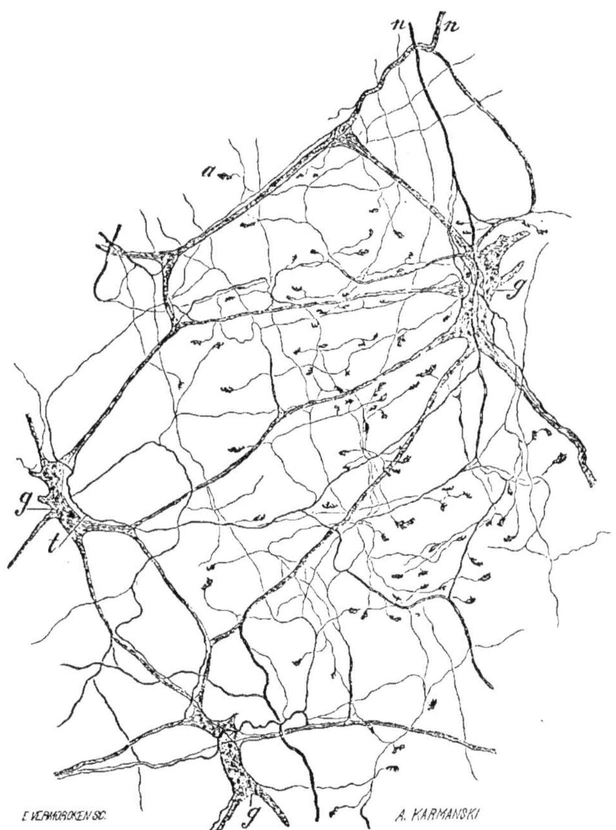

Fig. 81. — Plexus nerveux de l'œsophage du lapin, manifesté par la méthode de l'or.

n n, filets nerveux afférents ; *g*, ganglions nerveux ; *t*, tube nerveux à myéline longeant un ganglion sans y pénétrer ; *a*, arborisation terminale (d'après Ranvier).

Deux tubes nerveux provenant, l'un du pneumogastrique droit, l'autre du gauche, peuvent donner des terminaisons au même faisceau musculaire. Ainsi s'établirait la synergie des deux nerfs pneumo gastriques (Ranvier).

Les physiologistes ont cherché à mieux préciser l'innervation de l'œsophage, en étudiant l'influence de divers nerfs sur l'organe. Comme toujours, ils sont loin de s'entendre. Voici les principales opinions émises : ils s'accordent tous à voir dans le nerf vague le seul nerf sensitif de l'œsophage (Ch. Bernard, Colin, Chauveau, etc.). Quant à l'innervation motrice les avis diffèrent : pour Cl. Bernard, Colin, Ranvier, le nerf vague est le seul nerf moteur de l'œsophage. Beaucoup d'auteurs y ajoutent d'autres nerfs : Longet et Vulpian font innerver l'extrémité supérieure de l'œsophage, par la branche interne du spinal et par le nerf facial. Pour Chauveau, le nerf récurrent est l'unique nerf moteur de l'œsophage, chez le lapin ; chez les solipèdes, le récurrent innerve les deux tiers inférieurs, le laryngé supérieur et les nerfs pharyngiens, le tiers supérieur. — D'après Schiff, le grand sympathique est le nerf constricteur, le vague le nerf dilatateur. Pour Lannegrace (Gaz. hebd. de Montpellier, 1882-83) la portion trachéale de l'œsophage est innervée par les récurrents, laryngés supérieurs et les nerfs pharyngiens ; la portion sous-bronchique, par les nerfs vagues.

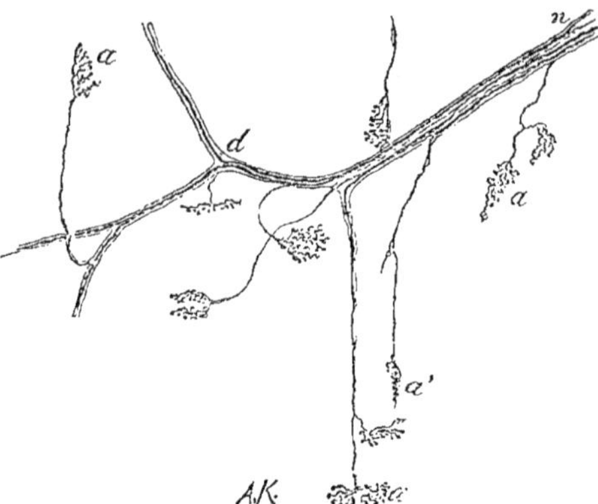

Fig. 82. — Arborisations terminales de l'œsophage du lapin.

n, nerf entouré de sa gaine de Henle ; *d*, bifurcation de ce nerf ; *a*, arborisation terminale vue de face ; *a*, arborisation terminale vue de profil (d'après RANVIER).

Tous les nerfs moteurs sont contenus primitivement dans les nerfs vagues, mais ils viennent en réalité des neuvième, dixième et onzièmes paires (glossopharyngien, pneumogastrique et spinal). Chez le chien, l'œsophage reçoit des filets moteurs du ganglion cervical supérieur du sympathique. — Oppenchowski de Dorpat (1889), et ses élèves ; Knaut (1886), Frantzen (1887), Hlasko (1887) dans leurs thèses, ont étudié spécialement l'innervation de l'orifice cardiaque de l'œsophage. Il admet que les filets venus du grand nerf splanchnique sont constricteurs, tandis que les nerfs dilatateurs sont fournis par le nerf dilatateur du cardia, rameau du vague, des filets du plexus aortique et du petit splanchnique. Tous ces filets se rencontrent dans un groupe spécial de ganglions nerveux, qui occupe l'épaisseur du cardia : ganglions cardiaques.

Anomalies. — Avec Brosset (Lyon médical, 1889), nous diviserons les anomalies et malformations de l'œsophage en six types : 1er type : absence d'une partie de l'œsophage ; le segment supérieur se termine en cul-de-sac à 3 ou 4 cm. du bord supérieur du cartilage thyroïde ; le segment inférieur s'abouche dans la trachée ou dans une bronche (47 cas). — 2e type : fissure trachéo-œsophagienne ; communication simple de l'œsophage avec la trachée ; état normal dans tout le reste des deux tubes (4 cas). — 3e type : absence de l'œsophage sur une plus ou moins grande partie de son trajet : un cordon fibro-musculaire réunit les deux culs-de-sac (14 cas). — 4e type : rétrécissements annulaires ou canaliculés de l'œsophage (7 cas). — 5e type : Ectasies et diverticules de l'œsophage. On les divise en acquis et congénitaux. Les derniers sont dus à des malformations. Les premiers ont été divisés par Zenker et Ziemsen en deux variétés : les diverticules par traction, qui siègent le plus souvent sur la paroi antérieure de la portion thoracique ; et les diverticules par pulsion qui occupent la paroi dorsale de la portion cervicale. Beaucoup d'auteurs considèrent tous les diverticules de l'œsophage comme ayant une origine congénitale (Virchow, von Bergmann). — 6e type : Division de l'œsophage avec réunion à son extrémité inférieure. Cette division peut être faite par une cloison longitudinale qui partage l'œsophage en deux moitiés symétriques ou être due à une véritable bifurcation de l'œsophage, les deux portions se réunissant de nouveau à sa partie inférieure.

CHAPITRE IV

ESTOMAC

L'Estomac (ventriculus, stomachus, γαστηρ, magen, stomach) représente l'extrémité supérieure dilatée de l'intestin primitif. C'est un réservoir ou poche conique, musculo-membraneux, interposé entre l'œsophage et la portion initiale de l'intestin, le duodenum. Situé au-dessous du diaphragme, dans la cavité abdominale, il occupe l'hypochondre gauche et une partie de l'épigastre. — Dans sa cavité, les aliments séjournent un certain temps et subissent des transformations importantes, qui aboutissent à la formation du *chyme*. La digestion stomacale ou chymification, est le résultat d'une double action : l'une chimique, due au suc gastrique, sécrété par la muqueuse ; l'autre mécanique, due à la contraction de la charpente musculaire. Une faible partie du produit de la digestion stomacale est absorbée sur place ; le reste passe dans la cavité intestinale.

Configuration externe. — Forme. — Direction. — On l'a comparé à une cornemuse, à une ∽ renversée, à un sac pyriforme (Henle) ; en réalité, c'est un *cône vertical*, à base supérieure arrondie, à sommet inférieur légèrement recourbé. Aplati d'avant en arrière à l'état de vacuité, arrondi après une distension moyenne sur le vivant, l'estomac présente la forme d'un cordon cylindrique, irrégulièrement rétréci, quand il est fortement contracté par la rigidité cadavérique. — On peut lui considérer deux parois : antérieure et postérieure ; deux bords : droit et gauche ; deux extrémités : base ou fond, et sommet ou canal pylorique ; un corps et deux orifices : œsophagien ou cardia, duodénal ou pylore.

Parois ou faces. — Plus ou moins convexes, suivant le degré d'amplitude, ordinairement lisses et régulières, elles sont dans certains cas creusées d'un sillon circulaire (estomac biloculaire). Franchement *antérieure* et *postérieure* dans les deux tiers supérieurs, ces faces deviennent légèrement *supérieure* et *inférieure* dans le tiers inférieur. Ce changement dans la direction des parois de l'estomac est dû aux organes qui se trouvent derrière et au-dessous de sa portion inférieure (angle duodéno-jéjunal, colon transverse, anses jéjunales), qu'elles repoussent en haut. Ce changement de direction est d'autant plus accentué que ces organes sont plus distendus.

Bords. — Le *bord droit* (petite courbure, curvatura minor) commence au cardia où il se continue, sans ligne de démarcation, avec le bord droit de l'œsophage. Il se dirige d'abord en bas, tantôt verticalement, tantôt obliquement à gauche, en décrivant une très légère courbe à concavité tournée à droite ; puis, il se recourbe brusquement, se porte à droite, légèrement en haut d'abord, en haut et en arrière ensuite, pour se continuer enfin avec le bord supérieur du duodénum. Dans son ensemble, ce bord est donc coudé ; l'angle que forment les deux branches du coude est plus ou moins ouvert. La branche verticale est unie et régulière ; sa branche horizontale ou obliquement ascendante pré-

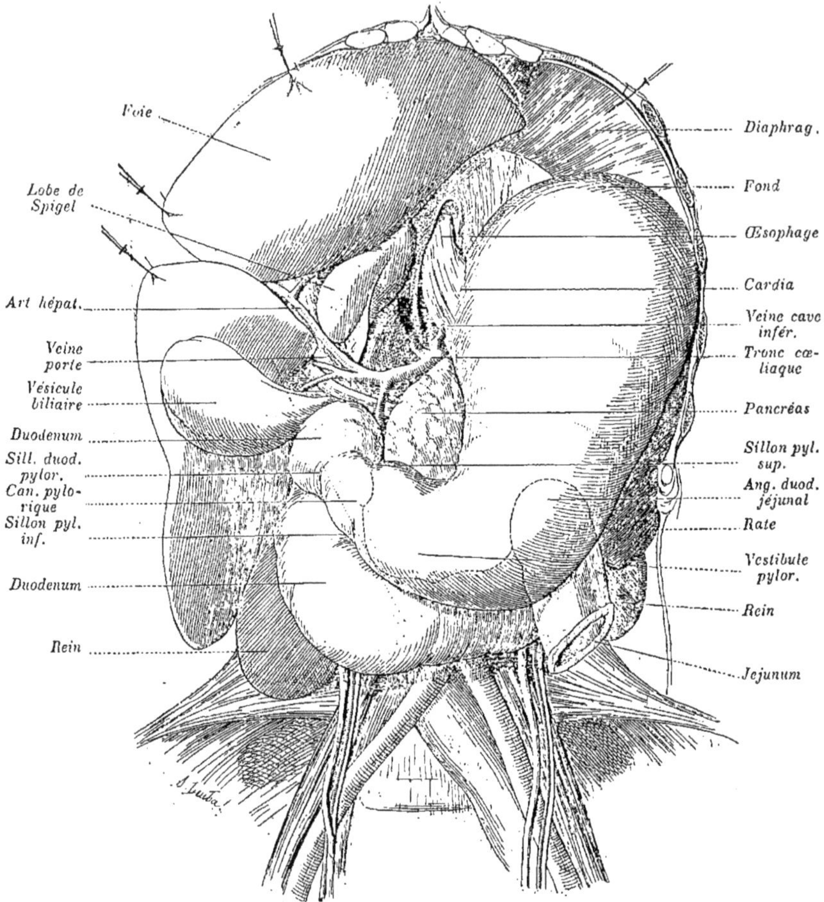

Fig. 83. — Forme et direction de l'estomac moyennement distendu.

sente une encoche, souvent très profonde, le *sillon pylorique supérieur*, séparant deux bosselures. Un sillon bien marqué, le *sillon duodéno-pylorique*, indique le passage dans le duodénum. — Le *bord gauche* (grande courbure, curvatura major) fortement convexe, est plus long que le précédent. Il commence au cardia, où il décrit avec le bord gauche de l'œsophage un angle très aigu, ouvert en haut, se dirige d'abord en haut et à gauche, contourne le fond, plonge ensuite presque verticalement en bas, parallèlement au bord droit, pour se recourber enfin comme lui, mais moins brusquement ; enfin, après avoir décrit une large courbe à convexité inférieure, il se dirige en haut, à droite et en arrière vers le bord inférieur du duodénum, avec lequel il se continue. Dans son ensemble, le bord gauche décrit les 3/4 d'un cercle. On peut lui distinguer quatre segments : un arc à convexité supérieure, une portion verticale ou légèrement oblique en bas et à droite, un arc à convexité inférieure et une portion ascendante. Uni et régulier dans les trois premières portions, il présente sur la dernière une forte encoche, *sillon pylorique inférieur*, et deux bosselures. Un sillon duodéno-pylorique le sépare du duodénum.

Extrémités. — Le *fond* (grand cul-de-sac, grosse tubérosité saccus cœcus, fundus ventriculi, portio lienalis), poche arrondie, dirigée en haut, au-dessus et à gauche de l'œsophage, forme un dôme qui surplombe le corps de l'estomac. Sa limite inférieure est indiquée par un plan horizontal passant par le bord inférieur du cardia. Peu développé chez l'enfant, il représente 1/6 de l'estomac chez l'adulte ; il a une hauteur moyenne de 4 cm. 1/2. — *Le canal pylorique* (pars pylorica, Luschka) est cette portion cylindrique à l'état de vacuité, légèrement bosselée après distension, et séparée du reste de l'estomac par les deux sillons pyloriques, que nous avons décrits sur les bords. Long de 3 cm. en moyenne, il est séparé du duodénum par un sillon annulaire, le *sillon duodéno-pylorique*. Sa direction est oblique en haut, à droite et en arrière. Chez le nouveau-né et chez l'enfant en bas-âge, il est plus long, toutes choses égales d'ailleurs, que chez l'adulte ; ses limites du côté de l'estomac sont aussi moins nettes. Cela tient à ce que, à cet âge, la poche gastrique qui le précède, le vestibule pylorique, n'est pas encore bien développée. En vain, j'ai cherché la description de ce canal dans les auteurs. Luschka l'a certainement vu, mais il le confond avec l'antre ou vestibule du pylore. Pourtant, je puis affirmer qu'il existe à tout âge, et qu'il est nettement distinct du vestibule pylorique. — Sur les deux parois, antérieure et postérieure, du canal pylorique, il existe souvent une légère dépression longitudinale au fond de laquelle on trouve une bandelette finement striée, dirigée dans le même sens et formée par des tractus élastiques et musculaires, allant de la tunique musculaire à la couverture séreuse et constituant les ligaments pyloriques (Helvetius). Très développées chez certains animaux ces bandelettes donnent au canal pylorique, distendu et bosselé, l'aspect du gros intestin.

Corps. — Compris entre le fond et le canal pylorique, il est large en haut et se rétrécit peu à peu en bas. Vertical dans les deux tiers supérieurs, il devient horizontal ou obliquement ascendant dans son tiers inférieur. Aussi, peut-on lui considérer deux portions : l'une plus longue (14 cm. en moyenne), verticale, c'est le corps proprement dit ; l'autre plus courte (7 cm.), horizontale ou obliquement ascendante, c'est le *vestibule du pylore* (petit cul-de-sac), petite tubérosité, portio pylorica, antrum pyloricum), qui est la partie la plus basse de l'estomac. — La forme et les dimensions du vestibule pylorique sont très variables : ordinairement, c'est une poche assez régulière, développée surtout du côté de la grande courbure ; mais il n'est pas rare de la voir subdivisée par des sillons plus ou moins profonds. Ajoutons qu'à son niveau, les parois de l'estomac subissent la légère modification de direction dont nous avons déjà parlé. La limite entre le corps proprement dit et le vestibule pylorique est indiquée par le changement de direction des bords ; elle se fait suivant un plan oblique de haut en bas et de droite à gauche, passant par le coude de la petite courbure.

Dans certains cas, la séparation des deux portions est plus nette ; elle est marquée par un sillon circulaire, plus ou moins profond, ce qui donne à l'estomac l'aspect *biloculaire* (E. biloculaire, en gourde de pèlerin, en sablier). — La biloculation est tantôt temporaire et disparaît après insufflation de l'estomac (Sappey) ou destruction des liens qui l'unissent aux organes voisins (Fromont) ; tantôt au contraire, elle est permanente. Dans le premier cas, elle peut être due à la contraction énergique et toute fortuite des fibres circulaires correspondantes (Sappey) ; dans le second, il s'agit d'une anomalie congénitale, qui rappelle l'estomac des rongeurs (E. Home). Dans ce cas, l'étranglement détermine, dans la cavité gastrique, tantôt une valvule (Fœrter, 1865), tantôt un canal plus ou moins étroit, muni d'un sphincter musculaire (R. Maier, Virchow's Arch., 102, p. 423). Ordinairement la poche supérieure est la plus vaste (Meckel), mais on peut voir le contraire (Max Kern, Inaug. Diss. Berlin, 1889).

Chabrié (Thèse de Toulouse, 1894) nie la biloculation de l'estomac d'origine congénitale (Cuvier, J. Struthers, Mazotti, R. Maïer, Kern, R. Saunby, Saake, Bouveret). Il nie aussi la biloculation d'origine cicatricielle, due à des ulcérations de l'estomac (R. Langerhans, W. Bauermeister, Schmidt, Nonnard). La contraction musculaire peut produire la biloculation ; mais, contrairement à l'avis de beaucoup d'auteurs (Labat, Bouveret, F. Glénard, Cruveilhier, Sappey, Laborde, Larger, Rosbach, Collin, Dameuve), la contracture, d'après Chabrié, ne serait qu'un phénomène consécutif, un effet d'une cause déterminée, la pression extérieure, opinion déjà défendue par Trolard. Dans la très grande majorité des cas, la biloculation serait due, en effet, à une compression extérieure (pression costale par les attaches des vêtements le plus souvent, pression hépatique et pression par le ligament suspenseur du foie plus rarement), provoquant au point comprimé une contracture d'abord, plus tard un raccourcissement réel. Ainsi, s'expliquerait son absence chez les enfants, sa grande fréquence chez la femme, sa coïncidence avec des déformations du thorax et du foie, et le prolapsus de ce dernier organe, ainsi que celui des reins et de l'intestin grêle.

Orifices. — L'*orifice œsophagien* (cardia, ostium ventriculi sinistrum, posterius, superius, orif. stomacal), ovalaire, à grand axe vertical, regarde à droite, et légèrement en haut et en avant. Situé sur le bord droit, au-dessous et à droite du fond, plus près de la paroi antérieure que de la postérieure, il n'est, d'ordinaire, indiqué extérieurement que par l'angle que forme l'œsophage avec le fond. Quelquefois, on trouve à son niveau un sillon circulaire ; la portion abdominale de l'œsophage, fortement dilatée, forme alors le vestibule de l'estomac (*antrum cardiacum*). — *L'orifice duodénal* (pylore ; jacutor ; ostium ventriculi dextrum, inferius, anterius) circulaire, regarde, vu la direction du canal pylorique, à l'extrémité duquel il se trouve, en haut, en arrière et légèrement à droite. Il est donc situé sur un plan presque frontal. Extérieurement, il est indiqué par le *sillon duodéno-pylorique* (sulcus pyloricus, Luschka), d'autant plus profond que la portion initiale du duodénum est plus dilatée (*antrum duodénale,* Luschka).

Direction. — Ayant indiqué la direction de chacune des parties de l'estomac, nous pourrons poser ici les conclusions suivantes : 1° la plus grande partie de l'estomac, les deux tiers, est verticale et légèrement oblique d'arrière en avant ; elle présente : une paroi antérieure et une postérieure ; deux bords : droit et gauche, et une base dirigée en haut. On pourrait appeler cette partie portion cardiaque. — 2° Une petite partie de l'estomac, le dernier tiers, présente trois courbures : l'une suivant les bords en vertu de laquelle elle se dirige horizontalement ou obliquement à droite et en haut, et deux autres suivant les faces ; ces dernières ont pour résultat de porter la face antérieure légèrement en haut et la postérieure en bas, la grande courbure en avant et la petite en arrière. On pourrait appeler cette seconde partie, portion pylorique. — 3° Pris dans son ensemble, l'estomac se dirige d'abord verticalement de haut en bas et très légèrement de gauche à droite et d'arrière en avant, ensuite il se porte transversalement, de bas en haut et d'avant en arrière. Après cela, peut-on parler d'un axe unique de l'estomac et lui donner une direction absolue, verticale ou transversale? Je ne le pense pas. Si on veut prendre comme axe idéal la ligne qui unit le cardia au pylore, on peut le considérer presque comme vertical, ces deux points se trouvant sur un plan très fortement oblique en bas et à droite, et décrivant un angle de 10° à peine avec le plan vertical médian. Si au contraire, on considère le point le plus haut, le sommet du fond, et le point le plus bas du vestibule pylorique, l'axe est encore presque vertical. Mais il faut convenir que l'axe réel représente une ligne brisée, à deux branches: l'une, longue, presque verticale, décrivant avec le plan vertical un angle de 8 à 10° au plus ; l'autre, courte, presque transversale, décrivant avec le plan horizontal un angle variant de 10° à 20°. L'angle que décrivent les deux branches entre elles est tantôt presque droit (60°), tantôt légèrement obtus, 70°, tantôt enfin un angle aigu de 40 à 50°.

L'estomac est absolument immobile ; dans aucun cas physiologique, il ne subit de mouvements de rotation quel que soit son degré d'ampliation. Des expériences nombreuses, m'ont démontré que dans les distensions les plus grandes, l'estomac reste immobile. Il se dilate, les parois et les bords s'écartent, le fond bombe de plus en plus, le vestibule pylorique s'agrandit et s'abaisse, mais la direction de l'organe reste la même. Il se développe donc sur place, dans tous les sens, sans subir aucun déplacement, sans changer autrement sa forme générale et ses courbures. Je n'ai jamais vu le mouvement de rotation ayant pour axe la petite courbure, et en vertu duquel la grande courbure se porterait en avant, la petite en arrière, la face antérieure en haut, la postérieure en bas (Huschke, Sappey, etc.).

La description que je viens de donner de la forme et de la direction de l'estomac est le résultat de nombreuses recherches. Elle est en contradiction, en bien des points, avec les conceptions classiques. Aussi vais-je résumer les principales opinions : 1° l'estomac est transversal ou très légèrement oblique de haut en bas, de gauche à droite et d'avant en arrière ; le fond est à gauche, le pylore à droite, la petite courbure en haut, la grande en bas, les faces sont antéro-supérieure et postero-inférieure (E. H. Weber, C. Fr. Th. Krause, Wil. Sharpey, W. Brinton, Huschke, Sabatier, Cruveilhier, Richet, Sappey, Tillaux, Morel et Duval, Quain, Ellis, His). — 2° Certains admettent une obliquité beaucoup plus prononcée en bas et à droite (Gegenbaur, Beaunis et Bouchard). — 3° D'après Cloquet, (Traité d'anatom.) l'estomac vide est presque transversal, très peu oblique ; lorsqu'il est rempli, son obliquité augmente, et se rapproche de la verticale. — 4° Luschka le premier, soutint « que la plus grande portion de l'estomac, contenue dans l'hypochondre gauche présente généralement une direction rigoureusement verticale, et ce n'est que la portion pylorique, longue de 6 cm. qui prend une direction presque transversale. » (Prager Vierteljahr., t. 101, 1869, p. 114). Dans un travail ultérieur, il ajoute que « le degré d'inclinaison de l'estomac peut être mesuré par l'angle que forme un plan suivant le trajet des artères coronaires avec un plan frontal (transversal). Cet angle mesure en moyenne 48° et reste toujours le même que l'estomac soit contracté ou dilaté. L'estomac ne subit pas de rotation, en passant de l'état de vacuité à celui de plénitude ; les courbures stomacales ne changent pas de position » (die Lage der Bauch-Organe, Carlsruhe, 1873). Cette opinion admise avec certaines restrictions par quelques auteurs (Betz, Henle, Lesshaft), je l'ai soutenue moi-même à deux reprises (Progrès méd. 1889 et Gazette des hôp., 1891). — Fromont (thèse de Lille, 1890), sur quarante cas, a trouvé l'estomac : vertical dans son entier, vingt fois ; vertical avec une partie (1/6) horizontale, quatre fois ; oblique en bas et en dedans, six fois ; oblique en bas et en dehors, sept fois ;

et horizontal, trois fois. — Reynier et Souligoux (Bull. soc. anat. Paris, 1891, p. 709) disent que le véritable axe de l'estomac, celui qui va du sommet de la grosse tubérosité au pylore, est légèrement oblique, presque transversal. Quand l'estomac est plein, sa petite courbure se redresse et prend la forme d'une ligne droite; alors il paraît vertical. Mais sa direction n'est pas sensiblement changée, car son grand axe ne varie que fort peu. Tout dépendrait donc, d'après ces auteurs, de la façon dont on comprend l'axe de l'estomac.

Dimensions. — Rien de plus variable que les dimensions de l'estomac. Ces variations dépendent de l'âge, du sexe, des habitudes alimentaires. Toutes choses égales d'ailleurs, il est plus petit chez l'enfant et chez la femme que chez l'homme adulte; il est plus petit aussi chez les individus nourris d'une manière insuffisante et chez ceux qui ont une nourriture plutôt animale que végétale. Voici quelle est en moyenne la longueur des diamètres de l'estomac moyennement distendu : Longueur ou diamètre vertical (du sommet du fond à l'orifice duodénal) 28 cm. 1/2 = fond, 4 1/2, corps 14, vestibule pylorique, 7, canal pylorique, 3 (24 à 26 mm. Sappey ; — 26 à 31, Henle ; — 34, Luschka ; — 1 pied, Huschke) ; — Diamètre frontal (d'un bord à l'autre) 12 cm. au niveau du cardia (8 à 10, Henle ; — 10 à 12, Sappey; — 11 1/2 à 15, Luschka; — 4 pouces 1/2, Huschke), 3 cm. au niveau du canal pylorique (2,6, Henle ; — 3, 7, Luschka ; — 1 1/2 à 2 pouces, Huschke) ; — Diamètre sagittal (d'une paroi à l'autre) 9 cm. au niveau du cardia (8 à 9, Sappey), 2 1/2 au niveau du canal pylorique.

Sa capacité est très variable. Dans la réplétion moyenne, on l'a évaluée à : 2,5 à 5,5 kilog. d'eau (Sœmmering) ; 1 litre 1/2 à 2 (Luschka) ; — Beneke (Deutsch. Med. Woch., 1880, p. 433 et 448) l'a trouvée : chez le nouveau-né de 35 à 43 cm. cubes ; au bout de 14 jours, elle atteint 153 à 160 cm. cubes, et vers l'âge de deux ans 700 cm. cubes. L'augmentation se fait progressivement.

Chez l'adulte, la capacité de l'estomac varie entre 600 et 2000 cmc. (Ewald, Legendre, Chabrié). Sa capacité moyenne est de 1200 cm. c. (Ewald, Charpy, Chabrié).

Situation. — Rapports. — La cavité abdominale est divisée en deux étages superposés, par une cloison transversale et mobile le mésocolon transverse. L'étage supérieur, gastro-spléno-hépatique, contient surtout le foie et l'estomac, l'inférieur les anses de l'intestin grêle. Le premier seul nous intéresse pour le moment. Extérieurement, l'étage supérieur est limité par deux plans horizontaux : un supérieur passant en arrière, par le corps de la huitième vertèbre dorsale; en avant, par le sternum, au niveau de l'union du quart inférieur avec les trois quarts supérieurs de cet os ; latéralement, sur la ligne axillaire, ce plan coupe la cinquième côte vers son milieu de façon qu'il passe dans le cinquième espace intercostal en arrière, et dans le quatrième en avant. Le plan inférieur passe : en arrière, par le corps de la quatrième vert. lomb.; en avant, à deux travers de doigt au-dessous de l'ombilic ; latéralement, au-dessous des fausses côtes. Cet étage comprend les régions épigastrique et hypochondriaques. Ses parois sont formées de la façon suivante : en *haut,* par la voûte diaphragmatique, fortement saillante dans la cavité thoracique ; en *bas,* par un plancher oblique d'arrière en avant et de haut en bas, très mobile dans le sens vertical : le mésocolon transverse ; en *arrière,* par une charpente ostéo-fibreuse formée par la colonne vertébrale dorso-lombaire (les cinq dernières vertèbres dorsales et les trois premières lombaires), les cinq dernières côtes d'une part, et par l'épais ligament lombo-costal (Henle) qui comble l'espace angulaire laissé libre entre la dernière côte et la colonne vertébrale, d'autre part ; en *avant*, par la paroi thoracique inférieure tapissée en dedans par les digitations du diaphragme et celles des tranverses de l'abdomen,

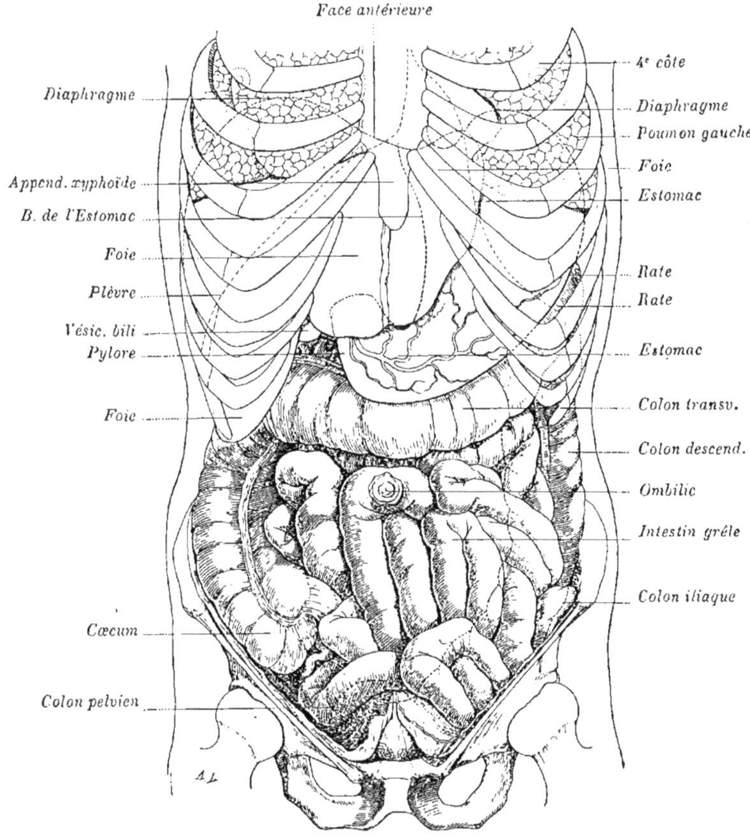

Fig. 84. — Face antérieure

par les cartilages des 5e, 6e, 7, 8e, 9e, 10e et 11e côtes, une petite portion des extrémités osseuses antérieures des dixièmes côtes et les espaces qui les séparent, le quart inférieur du sternum, l'appendice xyphoïde, et par une partie de la paroi abdominale antérieure molle (portion épigastrique), comprise dans l'espace triangulaire à base inférieure que limitent les rebords cartilagineux des fausses côtes. *Latéralement*, l'étage supérieur est limité par une paroi fortement concave en dedans formée par la portion inférieure de la cage thoracique (cinquième à onzième côtes et quatrième à dixième espaces intercostaux tapissée par les digitations du diaphragme, et du transverse. — Ainsi délimité, l'étage abdominal supérieur peut être divisé, par un plan vertico-médian en deux compartiments : l'un, droit, contient la plus grande partie du foie, le rein droit et sa capsule surrénale, une portion du duodénum et du pancréas, et une très faible partie de l'estomac (le canal pylorique) ; l'autre, gauche, est occupé par la plus grande partie de l'estomac, la rate, le rein gauche et sa capsule surrénale, l'angle splénique du colon, une partie du pancréas et une petite portion du foie. — Le premier compartiment pourrait être appelé *loge ou fosse hépatique,* le second, *loge ou fosse gastrique.* Ces deux loges communiquent librement, et, comme nous venons de le dire, les viscères passent de l'une dans l'autre ; chacune d'elles comprend un des hypochondres et la moitié de l'épigastre.

Les termes d'hypochondre et épigastre demandent une courte explication. La paroi antérieure abdominale est divisée artificiellement en plusieurs zones et régions de la manière suivante : Deux *lignes horizontales* passant : l'une au-dessous des fausses côtes (*ligne sous-costale*), l'autre au-dessus des crêtes iliaques (*ligne sus-iliaque*), divisent cette paroi en trois zones superposées : la *zone épigastrique,* située au-dessus de la première ligne ; la *zone ombilicale,* comprise entre les deux lignes ; et la *zone hypogastrique* sous-jacente à la ligne sus-iliaque. — Deux lignes verticales, passant par le milieu des arcades crurales, subdivisent chacune de ces zones en trois régions secondaires : une médiane et deux latérales. Nous trouvons donc : dans la zone épigastrique, la région épigastrique ou *épigastre* au milieu, les *hypochondres,* gauche et droit, sur les côtés ; dans la zone ombilicale : la *région ombilicale* au centre, les *flancs* droit et gauche, latéralement ; dans la zone hypogastrique : la *région hypogastrique* au milieu, les *fosses* ou *régions iliaques* droite et gauche, sur les côtés.

En possession de ces notions, nous allons étudier la situation et les rapports de l'estomac avec les parois de sa loge et avec les viscères qui l'entourent.

A. — **Avec les parois.** — Les 8/9 de l'estomac sont situés à gauche de la ligne médiane du corps, dans la fosse gastrique, et 1/9, le canal pylorique et une petite partie du vestibule pylorique, à droite de cette ligne, dans la fosse hépatique. — Le *fond,* point le plus haut de l'organe, touche à la voûte diaphragmatique. Par cette voûte, qui le coiffe, il est en rapport avec le péricarde et le cœur, la plèvre et la base du poumon gauche. Son sommet répond : en avant, au milieu du quatrième espace intercostal gauche, un peu en dedans de la ligne mamillaire ; en arrière, au bord supérieur de la huitième côte, sur la verticale abaissée de la pointe de l'omoplate gauche. Le *canal pylorique,* profondément situé, monte à droite et en arrière sur le flanc droit du corps de la deuxième v. lomb. et atteint le bord inférieur du corps de la première v. l où se trouve l'*orifice duodénal.* En avant, il est recouvert par le foie, et se trouve sur une ligne verticale passant par le bord droit du sternum, son bord inférieur est à 7 cm. de l'ombilic, le supérieur à 11 cm. Le centre de l'orifice duodénal répond au point de rencontre de la ligne précédente avec une autre horizontale, unissant les points d'union de l'extrémité interne du cartilage des septièmes, avec ceux des huitièmes côtes.—*L'orifice œsophagien* ou *cardia* situé devant le pilier gauche du diaphragme, répond : en arrière, au flanc gauche du corps de la dixième v. dorsale, c'est-à-dire à gauche de l'apophyse épineuse de la neuxième v. d. ; en avant, à l'extrémité sternale du cartilage de la septième côte gauche et du sixième espace intercostal, à 2 cm. en dehors du bord gauche du sternum et de l'appendice xyphoïde. — Le *bord droit* (petite courbure) longe par sa portion verticale le flanc gauche de la colonne vertébrale (de dixième v. d. à première v. l.) en s'écartant plus ou moins vers la gauche ;

la portion recourbée passe sur le corps de la deuxième v. l. En avant, la première portion se trouve sur la verticale abaissée par le bord gauche du sternum ; la deuxième est un peu à gauche de la ligne ombilico-xyphoïdienne, à trois travers de doigt (7 cm. 1/2) au-dessous de l'appendice xyphoïde. — Le *bord gauche* (grande courbure) présente deux segments : l'un supérieur, en rapport avec les parois supérieure et latérale de la fosse gastrique, l'autre inférieur, situé derrière sa paroi antérieure. Le point où le premier segment situé dans l'hypochondre gauche et

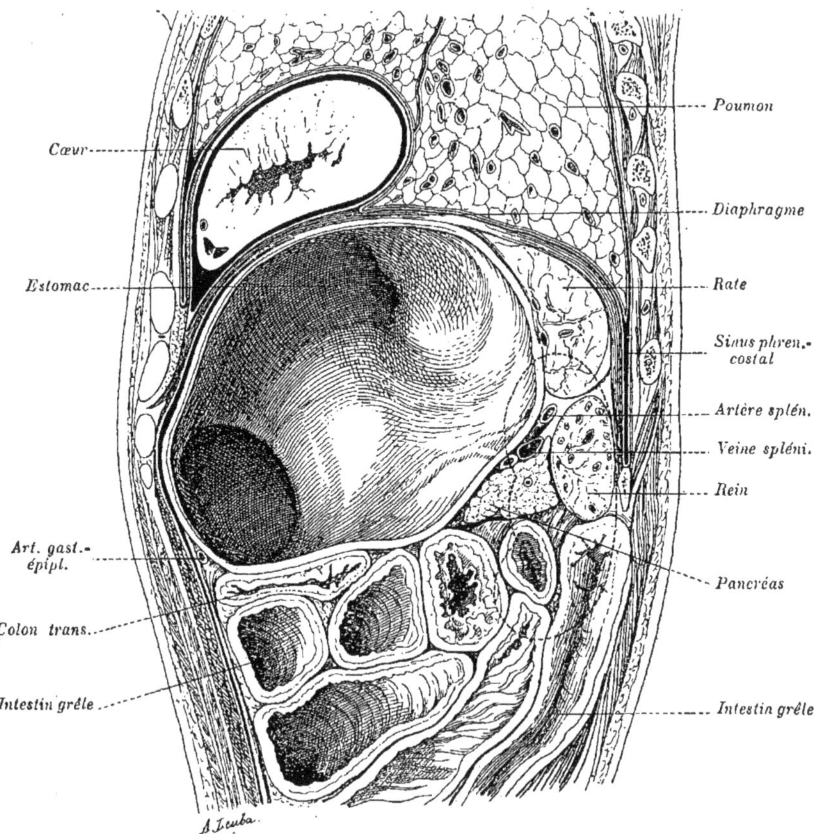

Fig. 85. — Coupe sagittale de l'hypochondre gauche, passant au milieu de l'espace qui sépare les lignes parasternale et mamillaire, sur un sujet dont l'estomac était très ditaté (d'après Luschka).

caché par la cage thoracique, passe dans le second, situé dans l'épigastre, se trouve à trois travers de doigt au-dessus de l'extrémité antérieure de la onzième côte gauche, sur le bord inférieur du cartilage de la dixième côte. Le premier segment suit d'abord le contour du fond : il passe successivement derrière le cartilage de la sixième côte, le cinquième espace intercostal, le cartilage de la cinquième côte, le milieu du quatrième espace intercostal, l'extrémité interne de la cinquième côte, puis descend presque verticalement le long de la paroi interne de la cage thoracique (sixième à huitième côtes et cartilages des huitième, neuvième et dixième côtes). Le segment épigastrique se dirige, derrière la paroi épigastrique, d'abord légèrement en bas et en dedans, puis en haut. Le point où se produit ce changement de direction, *point le plus bas de l'estomac* (vestibule pylorique), se trouve sur la ligne médiane; il répond : en arrière, au disque qui sépare la troisième de la quatrième v. lomb., ou mieux entre les apophyses épineuses des mêmes vertèbres ; en avant, trois travers de doigt (7 cm. 1/2) au-

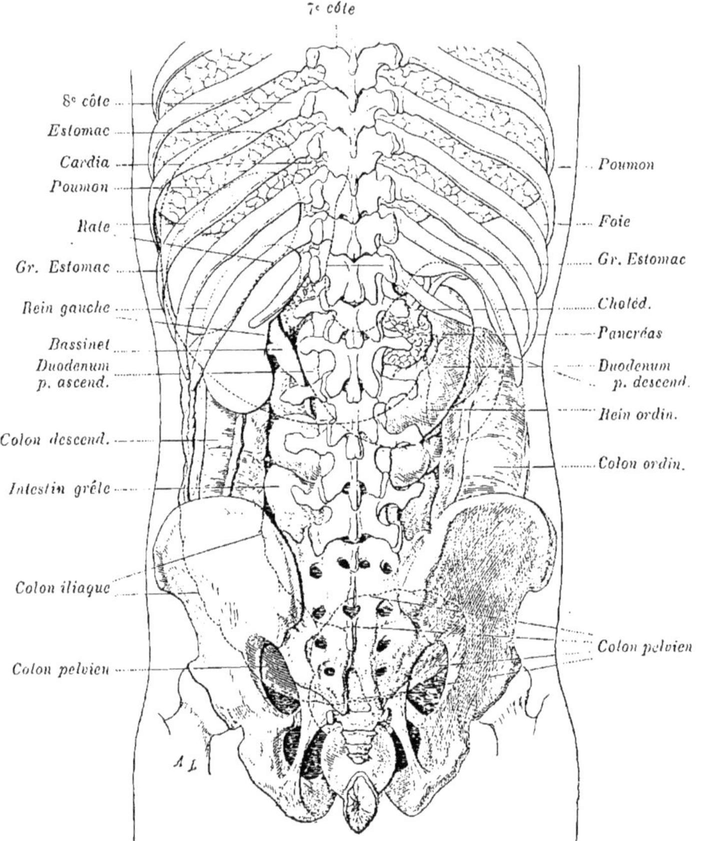

Fig. 85. — Face postérieure.

dessus de l'ombilic, au point de rencontre de la verticale ombilico-xyphoïdienne avec une ligne horizontale unissant les bords inférieurs convexes des cartilages des dixièmes côtes. — Cette seconde ligne est facile à tracer : en se guidant sur l'extrémité antérieure de la onzième côte, mobile et dépressible, on trouve immédiatement au-dessus d'elle, à un travers de doigt environ, le bord inférieur du cartilage de la dixième. — La *paroi postérieure* présente deux portions : l'une verticale, l'autre légèrement horizontale (postéro-inférieure). La première touche au diaphragme en haut ; elle en est séparée plus bas par la rate, la capsule surrénale et le rein gauches. La seconde passe devant le corps des deuxième et troisième v. l., et repose sur le pancréas et sur le mésocolon transverse (plancher de l'étage abdominal supérieur). Celui-ci la sépare de l'angle duodéno-jéjunal et des anses de l'intestin grêle. Ajoutons encore que la première portion est écartée de la cage thoracique, par le sinus costo-diaphragmatique dans lequel s'insinuent le cul-de-sac pleural et le poumon gauches. — La *paroi antérieure* présente aussi deux portions : l'une supérieure verticale, située derrière la cage thoracique, dans l'hypochondre gauche ; l'autre inférieure, légèrement horizontale (antéro-supérieure) située derrière la paroi abdominale antérieure molle, dans l'épigastre. La portion verticale est séparée de la cage thoracique en haut et à droite par le lobe gauche du foie. Dans le reste de

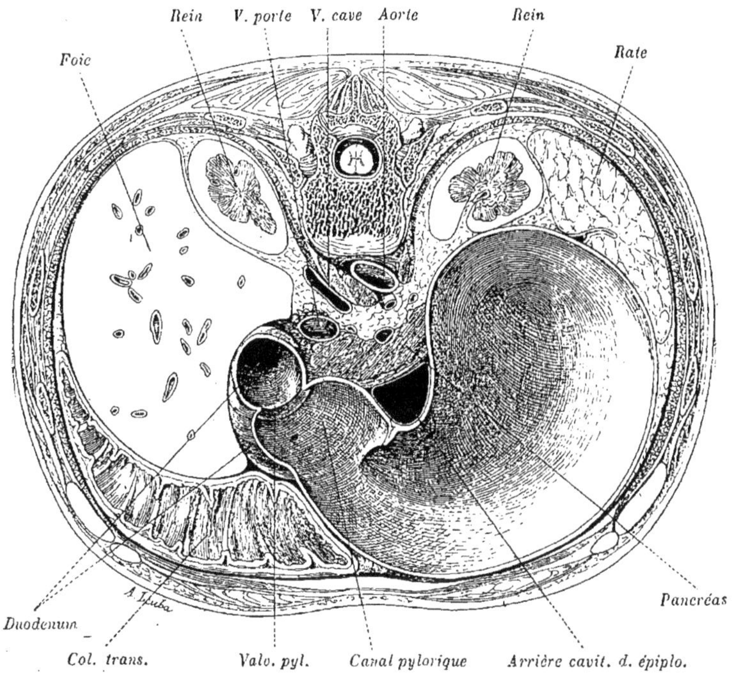

Fig. 87. — Coupe transversale de l'abdomen, légèrement oblique en avant et en bas, passant en arrière par le corps de la 12e vertèbre dorsale et en avant à 6 cent. au-dessus de l'ombilic (d'après Luschka).

son étendue, les digitations du diaphragme et du transverse de l'abdomen la séparent de la cage thoracique. C'est l'opinion classique, elle est incomplète. Les rapports avec la cage thoracique, depuis surtout qu'on a essayé de l'aborder par cette voie (Hahn), méritent d'être précisés : la portion hypochondriaque de la paroi antérieure de l'estomac est recouverte et croisée par les cartilages des cinquième, sixième, septième, huitième et neuvième côtes gauches et les espaces qu'ils limitent, dont la largeur diminue de haut en bas. (Voy. Fig. 84). Du quatrième espace intercostal jusqu'au cartilage de la sixième côte, quelquefois jusqu'au milieu du sixième espace inter-cartilagineux, la paroi stomacale est écartée de la cage thoracique, par le sinus costo-diaphragmatique antérieur dans lequel s'insinue un cul-de-sac pleural et un prolongement du poumon gauche; le cul-de-sac pleural descend encore plus bas : il passe derrière le milieu du cartilage de la 7ᵉ côte, puis derrière le 6ᵉ espace intercostal et l'extrémité antérieure de la 8ᵉ côte. Ainsi, le segment de la paroi antérieure de l'estomac situé au-dessus d'une ligne passant obliquement en bas, en dehors et à gauche, parallèle et sous-jacente au bord inférieur du cartilage de la huitième côte, est séparé de la cage thoracique par le cul-de-sac pleural en bas, par lui et le poumon plus haut. Le segment sous-jacent, au contraire, n'est séparé de cette cage que par les digitations des muscles cités. — La *portion épigastrique* est appliquée immédiatement contre la paroi abdominale antérieure. Le foie n'en recouvre d'ordinaire qu'un petit segment; exceptionnellement, elle est cachée en grande partie derrière les lobes gauche et carré. Nous dirons que la portion épigastrique de la paroi antérieure de l'estomac se trouve circonscrite de la façon suivante : en haut et en bas, par deux plans horizontaux et parallèles : un passant à trois travers de doigt au-dessous de l'appendice xyphoïde, l'autre à un travers de doigt au-dessus de l'extrémité antérieure libre des onzième côtes, ou encore dans la dépression facilement tangible qui sépare le onzième du dixième cartilage costal; — en dedans, par le plan vertical ombilico-xyphoïdien; en dehors, par le rebord des fausses côtes (cartilage des huitième, neuvième et dixième côtes gauches). Toute incision de la paroi abdominale, quelle qu'en soit la direction, faite dans cette zone, découvre la paroi antérieure de l'estomac.

Telle est la situation de l'estomac moyennement distendu. Mais il nous faut dire qu'elle peut varier. Des organes creux sous-jacents (anses intestinales) distendus peuvent le repousser en haut. L'estomac rempli peut descendre par son propre poids au-dessous des limites que nous lui avons données. Les mouvements du diaphragme peuvent modifier la situation de l'estomac distendu. Ces modifications dépendent en partie du diaphragme, en partie du foie et de la rate, et de la pression en sens inverse des organes situés au-dessous (Gerhardt, Eichhorst). D'après Hasse (Arch. f. Anat., 1886), les grands mouvements d'inspiration, repoussant le fond de l'estomac en bas, en avant et un peu en dedans, aident la contraction de la musculature stomacale et favorisent l'évacuation vers le pylore. — Braune (Arch. der Heilk., 1874, p. 76) a étudié les variations de siège du pylore suivant que l'estomac est vide ou rempli : lorsque l'estomac est vide, le pylore se trouve sur la ligne médiane à la hauteur de la première v. lomb. ou de la douzième v. dorsale. Lorsque l'estomac est rempli, le pylore se trouve jusqu'à 7 cm. à droite de la ligne médiane.

B. — **Rapports avec les organes voisins.** — L'estomac, entouré du péritoine, se trouve au milieu d'organes qui eux-mêmes sont entourés, ou simplement recouverts, sur leur face gastrique, par la séreuse. Aussi, se trouve-t-il pour ainsi dire isolé au milieu d'eux. Nulle part, il n'a un accolement intime, ce qui lui permet de se développer à son aise en glissant sur les viscères voisins. Des liens pourtant le rattachent à certains d'entre eux; mais ce sont de longs replis péritonéaux, conducteurs de vaisseaux, qui ne diminuent aucunement son indépendance relative. Je les décrirai plus loin. — Nous avons déjà cité les viscères qui entourent l'estomac, et indiqué leurs rapports; il ne s'agit plus que de les préciser. — Le *foie* recouvre par le lobe carré le canal pylorique, et par le lobe gauche le bord droit (petite courbure) et une partie de la paroi antérieure. Le lobe gauche pénètre dans l'hypocondre gauche jusqu'au milieu des cartilages des cinquième, sixième et septième côtes; il recouvre ainsi le tiers interne de la portion de l'estomac contenue dans l'hypocondre appartenant au corps et au fond, et le cardia; mais il laisse à découvert une grande partie de la portion hypochondriaque et presque toute la portion épigastrique. Sur tous les organes qui l'entourent l'estomac marque son empreinte : la portion du lobe gauche du foie accolée à la petite courbure forme un bourrelet saillant (tuber omentale, His), tandis que celle qui recouvre la paroi antérieure est plus ou moins déprimée (empreinte gastrique).

Si on soulève la partie du foie qui recouvre l'estomac, on découvre le canal pylorique et la petite courbure. Ceux-ci limitent une petite région de la paroi postérieure abdominale sur laquelle le lobe gauche du foie tombe comme un couvercle : la *région cœliaque* (Luschka). Circonscrite à gauche et en bas par le bord droit de l'estomac continué par le bord supérieur du canal pylorique et de la portion initiale du duodénum, cette région est ainsi constituée : le squelette, formé par les trois dernières vertèbres dorsales, les parties initiales des deux dernières paires costales, par la première v. lombaire, est recouvert par la portion lombaire du diaphragme. A droite de la ligne médiane, le lobe de Spigel et la veine cave inférieure s'adossent au pilier droit du diaphragme. En avant de la veine cave, monte le tronc de la veine porte ayant à sa gauche, puis devant elle, le tronc de l'artère hépatique, et à sa droite les voies biliaires. A gauche de la ligne médiane et tout à fait en arrière, passe la portion de l'aorte abdominale qui chemine dans le canal aortique du diaphragme, masquée en grande partie par l'entrecroisement des piliers. Derrière elle, se trouve le commencement du canal thoracique (citerne de Pecquet). De sa face antérieure et immédiatement au-dessus du diaphragme partent les artères diaphragmatiques, et 2 cm. plus bas, le tronc cœliaque. Des trois branches de ce tronc : l'artère splénique longe le bord supérieur du pancréas à gauche et croise la portion verticale de la petite courbure, pour glisser ensuite derrière l'estomac, sur un plan passant par le milieu du cartilage de la septième côte gauche (Luschka). L'artère coronaire stomachique monte en formant un arc à convexité supérieure, puis elle suit la petite courbure de gauche à droite. L'artère hépatique, après un court trajet transversal, se divise en artère hépatique proprement dite et en artère gastro-duodénale, celle-ci donne l'artère pylorique avant de passer, à droite du canal pylorique, derrière la portion initiale du duodénum. Près du tronc cœliaque, s'étale le plexus solaire dont les deux ganglions semi-lunaires se trouvent sur les côtés de son origine, et reçoivent en haut les nerfs splanchniques et le vague droit. A la limite inférieure de la région, au niveau de l'angle que forme la petite courbure apparaît un segment du pancréas. Tous ces organes sont recouverts directement par le péritoine (paroi postérieure de l'arrière cavité des épiploons) dont se détache un pli, soulevé par l'artère coronaire stomachique et allant se perdre, comme cette artère, le long de la petite courbure de l'estomac (le *ligament profond de l'estomac* ou *repli de l'artère coronaire*). Ajoutons enfin qu'après avoir soulevé le couvercle hépatique, le lobe gauche, on n'a pas une vue immédiate sur cette région. On l'aperçoit à travers un voile mince et transparent par place, épais et opaque ailleurs, formé par un repli péritonéal allant de la petite courbure au foie, le *ligament gastro-hépatique* (petit épiploon), qu'il faut enlever à son tour en l'incisant pour examiner la région.

Par sa paroi postérieure l'estomac est en rapport avec : la rate, le rein gauche et sa capsule surrénale, le pancréas, le duodénum et l'angle splénique du colon ; Cette paroi est séparée par la loge rétro-stomacale de l'arrière-cavité des épiploons.

La *rate* ne se trouve pas à côté de l'estomac, mais derrière lui, de sorte qu'elle n'est pas visible et n'apparaît que lorsque l'estomac a été refoulé à droite (Luschka). Très souvent pourtant, on aperçoit son extrémité inférieure à gauche et vers le milieu de la grande courbure (Lesshaft). Ceci s'explique par le trajet très oblique de la rate, d'arrière en avant et de haut en bas; située entre le bord supérieur de la neuvième côte et le bord inférieur de la onzième, l'extrémité supérieure (tête) de la rate, cachée par le corps et non par le fond de l'estomac, est à 2 cm. de la colonne vertébrale. L'extrémité inférieure située à 12 cm. en dehors de l'extrémité supérieure de la onzième côte ne dépasse pas une ligne menée par l'articul. sterno-claviculaire gauche au sommet de la onzième côte du même côté (Luschka); elle déborde souvent un peu la grande courbure. L'estomac marque son empreinte sur la face interne de la rate, la surface gastrique. Nous verrons plus loin les liens vasculaires (vaisseaux courts) et le repli péritonéal (ligament gastro-splénique) qui unissent les deux organes. — Le *rein gauche* et sa *capsule surrénale,* situés très profondément sur la paroi postérieure de la fosse gastrique, sont séparés de la paroi postérieure de l'estomac par le pancréas, l'angle gauche du colon et l'angle duodéno-jéjunal. Aussi, il reste bien peu de points de contact entre eux et l'estomac. Celui-ci pourtant exerce son influence sur la forme du rein gauche, dont la face antérieure présente en haut une excavation, souvent très marquée, en forme de coque (*empreinte gastrique,* His). — Le *Pancréas* peut être divisé en deux portions bien distinctes : une, formée par la tête ou portion duodénale, se trouve en grande partie au-dessous du mésocolon transverse ; l'autre, portion gastrique, formée par un segment de la tête, le corps et la queue, est au-dessus de ce dernier. La face postéro-inférieure du vestibule pylorique repose sur la portion duodénale dont la sépare le mésocolon, tandis que la portion gastrique a des rapports plus intimes avec la paroi postérieure du corps de l'estomac. La portion gastrique du pancréas se dirige obliquement en haut et à gauche, sur le corps de la première v. l., passe derrière le vestibule pylorique et le segment transversal de la petite courbure qu'elle déborde légèrement en haut, et pénètre dans l'hypocondre gauche, en croisant le segment vertical de la petite courbure ; plus loin, elle passe derrière le corps de l'estomac pour aboutir finalement au hile de la rate, à environ trois travers de doigts en dehors de la tête de la onzième côte gauche (Luschka). A partir de la ligne médiane de la colonne vertébrale, le bord supérieur du pancréas est longé par *l'artère splénique,* qui croise de la même façon la portion verticale de la petite courbure. La face gastrique (antérieure) du pancréas porte les traces de ses rapports avec l'estomac. Elle est excavée en une gouttière oblique, dans laquelle l'estomac descend, et la portion qui passe devant la colonne vertébrale est incurvée en forme de selle, pour correspondre à l'incurvation par laquelle l'estomac s'adapte de son côté, comme nous l'avons vu, à la saillie de la colonne vertébrale. Le segment qui déborde la petite courbure de l'estomac forme un bourrelet saillant, épais, qui domine cette dernière. Ce bourrelet se trouve dans la région cœliaque, que nous avons étudiée ; il est sous-jacent au lobe gauche du foie, dont il est séparé par le petit épiploon d'où le nom de bourrelet épiploïque du pancréas (*tuber omentale* (His). A droite du bourrelet, le pancréas, passant derrière le canal pylorique, est de nouveau aplati. — Ajoutons que la portion gastrique du pancréas, située derrière l'arrière-cavité des épiploons, est en général peu mobile; mais souvent son extrémité gauche (queue) se détache de la paroi abdominale postérieure, s'entoure plus ou moins de la séreuse et présente une mobilité assez grande pour que ses rapports avec l'estomac puissent varier dans une certaine mesure. Cette même portion est reliée à la rate par un repli péritonéal (ligament pancréatico-splénique) soulevé par les vaisseaux spléniques, et par le pancréas qui les suit fidèlement.

Le *duodénum* est divisé par la racine du mésocolon transverse en deux segments: l'un sus, l'autre sous-jacent à cette cloison. Le premier, formé par la portion initiale et une partie de la branche descendante, se trouve dans l'étage abdominal supérieur, à droite de la ligne médiane (loge hépatique) ; la portion de la branche duodénale descendante est longée, en dedans, par la portion ascendante de la grande courbure de l'estomac. Le segment sous-jacent au mésocolon transverse, comprenant une portion de la branche descendante, la branche horizontale, la branche ascendante et l'angle duodéno-jéjunal, est situé dans l'étage abdominal inférieur; il s'insinue derrière la portion épigastrique de l'estomac, dont il est séparé par toute l'épaisseur du mésocolon transverse.

Les *anses jéjunales,* quoique situées dans l'étage abdominal inférieur et séparées de la face postéro-inférieure du segment épigastrique de l'estomac par toute l'épaisseur du mésocolon transverse, doivent être indiquées. Ce rapport en effet est médiat, mais les anses intestinales forment un coussinet élastique sur lequel repose l'estomac : distendues, elles le repoussent en haut et modifient sa forme. Le *colon transverse* suit, dit-on, la grande courbure de l'estomac. Oui et non. Voici en effet quels sont, dans la majorité des cas, ses rapports avec l'estomac : le colon transverse commence à droite au-devant de la portion descendante du duodénum, et tout contre la portion ascendante de la grande courbure de l'estomac; de là, il se dirige à gauche, suit, à une distance variable, quelquefois de très près, la portion épigastrique de la grande courbure; au niveau du rebord cartilagineux des fausses côtes gauches (cartilage des neuvième et dixième côtes), il passe dans l'hypocondre gauche; il quitte ensuite la grande courbure, et se dirige en haut, à gauche et en arrière sur la paroi postérieure du corps de l'estomac. Arrivé à l'extrémité inférieure de la rate, au-devant et à gauche du rein gauche, il se coude brusquement, décrit un angle sous-splénique et se continue dans le colon descendant qui plonge verticalement en bas. — En somme, le colon transverse suit la grande courbure de la portion épigastrique et la paroi postérieure de l'estomac.

Si nous résumons, dans une vue d'ensemble, les rapports de l'estomac avec les viscères qui l'entourent, nous voyons : le foie en avant et à droite; en arrière, la rate, le pancréas et l'angle splénique du colon, sur un premier plan; le rein gauche avec son bassinet, son uretère et sa capsule surrénale, sur un second plan; en bas, le colon transverse, le duodénum et les anses du jéjunum. Ces organes limitent un espace, dans lequel se trouve logé l'estomac. Celui-ci a une grande influence, comme nous l'avons vu, sur la forme des organes qui l'entourent. Aussi, après l'avoir enlevé, on peut encore voir sa forme, d'après la forme de la surface des organes avoisinants (His). Quand l'estomac se distend, cet espace s'agrandit : en haut, par suite de l'aplatissement du lobe gauche du foie, par le relèvement de tout le foie et du diaphragme et par l'élargissement de l'espace situé entre le lobe gauche du foie et la rate; en bas, par un léger déplacement du pancréas, par le déplacement en avant de la paroi abdominale antérieure, le déplacement en bas, l'aplatissement du colon transverse, et l'abaissement du plancher mésocolique (mésocolon transverse) et du coussinet élastique formé par les anses intestinales sous-jacentes. Quand l'estomac diminue, l'espace se trouve rempli par les organes qui reprennent leur forme et reviennent sur eux-mêmes, et surtout par l'angle splénique du colon, qui s'insinue profondément dans l'hypocondre gauche.

Péritoine stomacal. — Le péritoine entoure presque entièrement l'estomac, et l'unit aux organes voisins et aux parois de sa loge, par un certain nombre de replis. Ce sont : le ligament *gastro-hépatique,* tendu de la petite courbure au foie; les ligaments *gastro-*

phrénique, gastro-splénique et *gastro-colique*, trois segments d'un seul et même repli allant de la grande courbure au diaphragme, à la rate et au colon transverse. Enfin le *ligament profond de l'estomac* ou *gastro-pancréatique*, pli vasculaire, soulevé par l'artère coronaire stomachique et allant comme celle-ci de la petite courbure à la paroi abdominale postérieure.

Pour bien comprendre la description des ligaments, il est indispensable d'avoir une idée exacte sur la disposition générale du péritoine autour de l'estomac.

A. — L'estomac est recouvert par deux lames péritonéales, l'une antérieure, l'autre postérieure. Elles prennent une part inégale dans la formation de la tunique séreuse ; et se prolongent d'une façon différente, et souvent indépendante l'une de l'autre, sur les parties voisines. Il faut donc les étudier séparément.

a). *La lame antérieure* recouvre toute la paroi antérieure de l'estomac et une partie de sa paroi postérieure. — Pour pouvoir suivre son trajet, il faut renverser le lobe gauche du foie ou mieux encore l'enlever complètement, en sectionnant l'organe tout le long de sa base sur le sillon antéro-postérieur gauche. — Poursuivons son trajet, au-dessus du cardia, le long de la petite et de la grande courbures : — au-dessus du cardia, c'est-à-dire de l'orifice œsophagien, la lame antérieure passe sur la paroi antérieure de l'œsophage abdominal, et, après l'avoir entièrement recouverte, s'étend sur le diaphragme ; elle rencontre bientôt l'extrémité gauche du ligament coronaire et le ligament triangulaire gauche qui lui fait suite ; elle se continue avec leur feuillet inférieur. — Du bord droit de l'œsophage et de toute la longueur de la petite courbure, la lame péritonéale saute par-dessus le lobule de Spigel et toute la région cœliaque, pour se porter sur la face inférieure du foie : elle forme ainsi le feuillet antérieur du ligament gastro-hépatique. — Au delà du bord gauche de l'œsophage et de la grande courbure, son trajet est plus compliqué ; nous le diviserons pour le rendre plus clair en trois portions : une supérieure, sus-splénique ; une moyenne, splénique ; et une troisième inférieure, colique. — Pour poursuivre le trajet de la lame péritonéale dans les deux premières régions, il faut attirer et renverser fortement à droite et en bas le fond de l'estomac. On voit alors, 1° dans l'angle que forme le bord gauche de l'œsophage avec la grande courbure, un petit repli séreux, le ligament phréno-gastrique entièrement formé par la lame gastrique antérieure. Celle-ci, en effet, est tendue entre ces parties, et adossée à elle-même. Derrière le repli, la lame passe directement du bord gauche de l'œsophage, et de la portion voisine de la grande courbure sur le pilier gauche du diaphragme et se réfléchit à gauche, dans le péritoine pariétal. — 2° Plus bas, là où la rate est intimement liée à la paroi postérieure du corps de l'estomac, par des liens vasculaires (vaisseaux courts, artère gastro-épiploïque gauche), la lame gastrique antérieure recouvre d'abord la grande courbure, puis passe sur la paroi postérieure, en tapisse une petite partie, et rencontre l'éventail vasculaire qui constitue le pédicule gastro-splénique. Ne pouvant continuer sa marche sur la paroi postérieure de l'estomac, elle passe devant les vaisseaux, qui la conduisent sur la face gastrique de la rate ; elle coiffe les deux tiers de la rate, et la quitte ensuite pour continuer sa marche vers la portion lombaire du diaphragme, où elle se réfléchit à gauche dans le péritoine pariétal. Nous voyons ainsi que dans cette région la lame gastrique antérieure forme : le feuillet antérieur du ligament gastro-splénique, presque la totalité de l'enveloppe séreuse de la rate, et enfin le feuillet gauche du ligament phréno-splénique. — 3° Du reste de la grande courbure, c'est-à-dire de la portion comprise entre le ligament gastro-splénique à gauche, et le pylore à droite, se détache la lame antérieure du grand épiploon. La lame gastrique antérieure passe dans le feuillet antérieur de ce dernier. Mais le grand épiploon, chez l'adulte, ne garde pas une indépendance absolue. A une certaine distance au-dessous de l'estomac, il adhère intimement, par tous ses feuillets, aux organes qui entourent la grande courbure de l'estomac, c'est-à-dire l'angle splénique du colon, le colon transverse, l'angle hépatique du colon, et enfin une portion de la branche descendante et la branche initiale du duodénum. De cette adhérence, il résulte un grand ligament tendu de haut en bas de la grande courbure de l'estomac aux divers organes cités : c'est le ligament gastro-colique, qui se continue à gauche avec le ligament gastro-splénique, et dont le feuillet antérieur est formé par la lame gastrique antérieure. Enfin l'angle splénique du colon est attaché à la paroi de l'hypochondre gauche par un ligament : le ligament phréno-colique, formé lui aussi en grande partie par le grand épiploon. — En somme, la lame gastrique antérieure forme le feuillet antérieur du ligament gastro-colique et passe aussi dans le ligament phréno-colique. — Bien entendu, au-dessous de ces diverses portions du colon, le grand épiploon recouvrant sa liberté, la lame gastrique antérieure continuera à en former le feuillet antérieur.

b). *La lame postérieure* appartient à l'arrière-cavité des épiploons, dont elle forme la paroi antérieure. Aussi pour en suivre le trajet, il faut ouvrir cette dernière. Une incision curviligne et parallèle à la grande courbure, portant sur toute l'étendue du ligament gastro-colique, depuis la limite inférieure de la rate jusqu'à l'angle que décrit le premier segment du duodénum avec sa branche descendante, donnera un accès facile dans l'arrière-cavité des épiploons. Ceci fait, renversez l'estomac en haut. Examinez alors la paroi postérieure de l'estomac et suivez le trajet de la lame péritonéale qui la recouvre. Ce qui frappe tout de suite, c'est que cette paroi paraît moins grande que l'antérieure. En effet, on n'aperçoit ni le cardia, ni la portion abdominale de l'œsophage, ni une grande partie du fond. Toutes ces régions de l'estomac n'ont pas de couverture péritonéale sur leur face postérieure ; elles reposent directement sur la portion lombaire du diaphragme et le tissu cellulo-graisseux. C'est pourquoi elles sont inaccessibles par l'arrière-cavité des épiploons. La lame péritonéale postérieure de l'estomac est donc moins étendue que l'antérieure, car au lieu de s'étendre en haut, sur le cardia et sur l'œsophage abdominal à droite, sur le fond

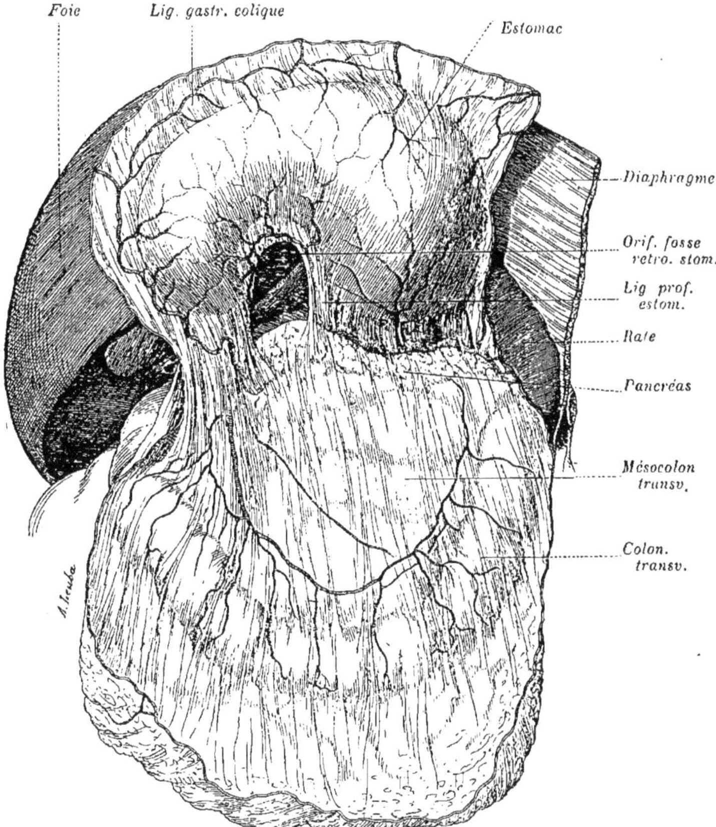

Fig. 88. — Montre le ligament profond de l'estomac. L'arrière-cavité des épiploons, chambre rétro-stomacale, est largement ouverte par l'incision du ligament gastro-colique. L'estomac est renversé en haut (nouveau-né).

à gauche, elle s'arrête brusquement vers la partie supérieure du corps avant d'atteindre ces parties, et se réfléchit en arrière et en bas, pour se continuer sur la paroi postérieure de l'arrière-cavité des épiploons. Au fond du cul-de-sac ainsi formé, on voit une série de plis séreux, deux ou trois, concaves et saillants en avant, allant de la paroi gastrique à la paroi abdominale postérieure. Ces plis sont formés par des branches de l'artère splénique allant directement vers l'estomac.

Etudions maintenant la façon dont se prolonge cette lame péritonéale le long de la grande courbure : Tout à fait en haut, c'est-à-dire au fond de l'arrière-cavité des épiploons, elle se détache, non pas de la grande courbure mais de la paroi postérieure de l'estomac, et se dirige profondément sur le pilier gauche du diaphragme. Un peu plus bas, elle quitte la grande courbure même et se porte sur la face profonde du pédicule vasculaire qui réunit la rate à l'estomac, pour aboutir ensuite à la paroi postérieure abdominale. Ici, elle se réfléchit en dedans et se continue dans la paroi postérieure de l'arrière-cavité des épiploons. Elle forme ainsi le feuillet droit du ligament gastro-splénique. Ajoutons encore que, au point où cette lame atteint la paroi postérieure de l'arrière-cavité, elle rencontre la queue du pancréas : elle passe tantôt directement sur elle en l'appliquant contre la paroi postérieure abdominale ; tantôt, au contraire, elle l'enveloppe plus ou moins complètement en lui formant un petit méso qui la relie à la rate à gauche et à la paroi postérieure abdominale en arrière, c'est le ligament *pancréatico-splénique*. Dans ce ligament, on voit aussi l'artère splénique et les branches qui en partent pour se diriger vers l'estomac (vaisseaux courts).

Au delà de l'extrémité inférieure de la rate et jusqu'au pylore, la lame péritonéale postérieure de l'estomac se détache de la grande courbure et s'applique à la lame antérieure en constituant ainsi le grand épiploon. Nous avons vu plus haut comment ce dernier s'insère sur tous les organes qui longent la grande courbure et forme le ligament gastro-colique. Nous ajouterons que la lame péritonéale postérieure de l'estomac se comporte de la même façon que l'antérieure.

Au niveau de la petite courbure, l'artère coronaire stomachique refoule en avant la lame péritonéale postérieure en formant un pli (ligament profond de l'estomac), qui fait saillie dans l'arrière-cavité des épiploons et partage ainsi cette cavité en deux loges : l'une située à gauche et derrière l'estomac, l'autre à droite sous le foie. La première de ces cavités constitue la bourse retro-stomacale (bursa omentalis major), la seconde la bourse sous-hépatique (bursa omentalis minor). Les deux bourses communiquent ensemble par un orifice délimité par le bord concave du ligament et par la portion pylorique de la petite courbure.

Telles sont les particularités du trajet de la lame péritonéale postérieure de l'estomac vue par la portion retro-stomacale de l'arrière-cavité des épiploons.

A droite du ligament profond de l'estomac, la lame péritonéale postérieure se détache le long de la petite courbure et du bord droit de l'œsophage et s'applique à la lame antérieure pour former ensemble le ligament gastro-hépatique.

Pour terminer cette vue d'ensemble des lames péritonéales gastriques, il nous reste à préciser la façon dont elles se prolongent à droite au delà du pylore. La lame antérieure passe sur le duodénum tandis que la lame postérieure, après un court trajet sur le duodénum, se réfléchit à gauche sur la paroi postérieure de l'arrière-cavité des épiploons au niveau de la tête du pancreas.

B. — Etudions maintenant en détail chacun des ligaments que nous venons de mentionner.

1. — *Ligament gastro-hépatique* (petit épiploon). Ce ligament va du bord droit de l'œsophage et de l'estomac à la face inférieure du foie et au diaphragme. Il présente : un bord libre, un bord gastro-œsophagien, un bord hépatique et un sommet s'attachant au diaphragme. *Le bord gastro-œsophagien* s'insère le long de la petite courbure de l'estomac et du bord droit de l'œsophage. Au niveau du pylore, ce bord passe sur le duodénum et se continue le long de la face profonde de la première portion du duodénum et de son angle. *Le bord hépatique* décrit sur la face inférieure du foie une ligne brisée dont la branche postérieure suit le segment postérieur du sillon longitudinal gauche et le cordon fibreux du canal veineux d'Arantius et dont la branche antérieure longe le sillon transverse. L'angle formé par ces deux segments est très ouvert de sorte que, dans son ensemble, le bord hépatique paraît situé sur un plan frontal. Souvent, ce bord se prolonge plus à droite vers la vésicule biliaire et même jusqu'au fond de cette dernière. *Le sommet* est intercalé dans l'angle formé par le bord postérieur du foie et le bord droit de l'œsophage et va s'insérer sur le diaphragme immédiatement au-dessous du ligament triangulaire gauche du foie. *Le bord libre* regarde à droite, il est limité en général par le pédicule hépatique et constitue à ce niveau le *ligament hépatico-duodénal*. Très souvent, il se prolonge à droite et alors il se continue par le *ligament cystico-colique*.

En résumé, les ligaments gastro-hépatique, hépatico-duodénal et cystico-colique ne sont que les segments du même repli péritonéal tendu entre l'œsophage, l'estomac, le duodénum et l'angle sous-hépatique du colon d'une part et le diaphragme, le foie et la vésicule biliaire d'autre part.

Ce ligament ne présente pas le même aspect dans toute son étendue et on peut lui considérer trois portions : *une portion supérieure* (pars condensa, Toldt) opaque et consistante ayant un aspect aponévrotique dû à la présence de tractus fibreux. On y trouve des branches du nerf vague gauche, qui se dirigent de l'œsophage vers le foie en passant dans l'épaisseur du ligament; *une portion moyenne, pré-cœliaque* (pars flaccida, Toldt), mince et transparente, laissant voir l'extrémité libre du lobe de Spigel, le pancréas, en un mot presque tout le plancher de la région cœliaque; *une portion droite* ou *ligament duodéno-hépatique* contenant dans son épaisseur la veine porte flanquée de l'artère hépatique et des canaux cystique, hépatique et cholédoque.

En avant, ce ligament est recouvert par le lobe gauche du foie : en arrière, il forme la paroi antérieure de la portion sous-hépatique de l'arrière-cavité des épiploons et, par son bord libre, il limite en avant l'hiatus de Winslow.

2. — *Ligament profond de l'estomac ou cloison médiane de l'arrière-cavité des épiploons* (lig. gastro-pancréatique de Huschke). Ce ligament forme dans l'arrière-cavité des épiploons une cloison oblique se portant de droite à gauche et d'arrière en avant, de la paroi abdominale postérieure au bord droit de l'œsophage et à la petite courbure de l'estomac, de telle sorte que sa face droite regarde surtout en haut, tandis que la gauche regarde en arrière et se trouve inclinée vers la paroi postérieure de l'arrière-cavité des épiploons. Il a la forme d'un triangle dont le sommet est dirigé en haut, et s'insère au diaphragme. Sa base, libre, est concave et ses deux côtés adhèrent à la paroi abdominale et à l'estomac. Le côté gastrique ou gauche s'insère sur la lèvre postérieure du bord droit de l'œsophage et sur la face postérieure de la petite courbure de l'estomac. Il est convexe, beaucoup plus long que l'opposé et s'étend en bas jusqu'à environ un centim. du duodénum. — Le côté pariétal ou droit s'insère sur le pilier droit du diaphragme et longe l'aorte abdominale jusqu'au niveau du tronc cœliaque. Exceptionnellement, il dépasse ce dernier et s'insère

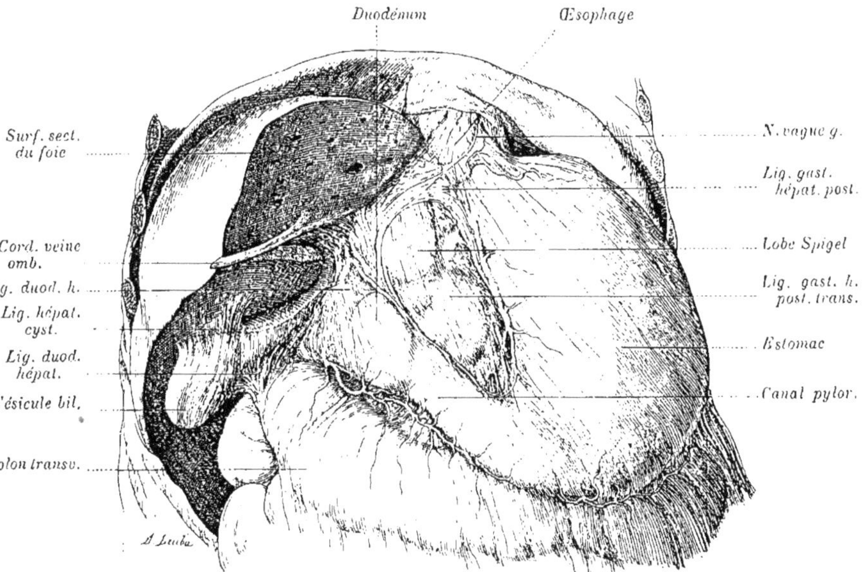

Fig. 89. — Montre le ligament gastro-hépatique. Le lobe gauche du foie a été enlevé (nouveau-né).

alors sur le pancréas. La base flotte librement dans l'arrière-cavité des épiploons ; elle est semi-lunaire avec la concavité dirigée à droite et en avant. Sa corne droite s'insère à la naissance de l'artère coronaire stomachique et plus rarement sur le pancréas ; elle se continue directement avec un repli péritonéal soulevé par le tronc de l'artère hépatique ; tandis que sa corne gauche ou gastrique se perd insensiblement à un centim. du duodénum dans le ligament gastro-hépatique. Cette base contient dans son épaisseur l'artère coronaire stomachique. La face antérieure du ligament constitue la paroi postérieure et droite de la bourse sous-hépatique et se trouve en rapport avec le lobe de Spigel. La face postérieure constitue la paroi antérieure et gauche de la bourse rétro-stomacale. Elle est couchée sur le corps du pancréas. — Ce ligament est formé par ce fait que l'artère coronaire stomachique, branche du tronc cœliaque, devant aborder l'estomac, au lieu de contourner tout le fond de l'arrière-cavité des épiploons, se dirige presque directement en avant et à gauche en refoulant devant elle le péritoine dont elle se coiffe. Ainsi se forme un pli séreux à deux feuillets qui n'est autre que le ligament triangulaire que nous venons de décrire.

3. — *Ligament phrénico-gastrique.* Ce ligament est situé au niveau de l'angle formé

par l'œsophage et le fond de l'estomac. Il présente deux portions : 1° un repli triangulaire tendu entre le diaphragme, le bord gauche de l'œsophage et la grosse tubérosité ; 2° une partie, formée en général d'un seul feuillet péritonéal tendu entre le pilier gauche du diaphragme et l'œsophage en haut et le fond de l'estomac en bas. — Le repli triangulaire (ligament phréno-gastrique de certains auteurs), présente : un bord droit adhérent en haut au diaphragme et plus bas au bord gauche de l'œsophage ; un bord gauche libre et un bord inférieur adhérent au fond de l'estomac. — Ainsi constitué, ce repli est formé de deux feuillets appartenant tous les deux au feuillet péritonéal antérieur de l'estomac qui se réfléchit sur lui-même pour les former. C'est ce même feuillet qui, derrière ce repli, se porte sur le pilier gauche du diaphragme, où il se réfléchit dans le péritoine pariétal. En somme, nous voyons que le ligament phréno-gastrique n'est formé que par la lame péritonéale antérieure de l'estomac, tandis que la lame postérieure, se continuant dans les parois de la bourse rétro-stomacale, n'atteint qu'exceptionnellement le fond de l'estomac, de sorte que cet organe présente, comme nous l'avons vu, un segment dépourvu de revêtement péritonéal et reposant directement sur la paroi abdominale postérieure.

4. — *Ligament gastro-splénique.* Ce ligament est tendu entre la paroi postérieure de l'estomac et le hile de la rate. Sa direction est oblique de haut en bas et d'arrière en avant. Il se réfléchit sur l'estomac de sorte que sa face antérieure est tournée à droite et sa face postérieure à gauche. De longueur variable, ce ligament se continue en haut avec le repli phréno-gastrique et en bas avec le ligament gastro-colique (grand épiploon). Il est formé de deux feuillets péritonéaux, dont l'un est la continuation de la lame péritonéale antérieure de l'estomac et l'autre la continuation de la lame postérieure. Ce ligament contient dans son épaisseur les vaisseaux courts.

5. — *Ligament gastro-colique.* Ce ligament est formé par le segment du grand épiploon qui s'étend de la grande courbure de l'estomac vers l'angle colique gauche, le colon transverse, l'angle colique droit et le duodénum. Sa longueur varie avec la forme du colon. Il complète la paroi antérieure de la bourse rétro-stomacale et contient dans son épaisseur les vaisseaux épiploïques.

Moyens de fixité. — Nous venons de voir comment l'estomac est fixé par le péritoine aux parois de sa loge et aux organes voisins. Nous n'y reviendrons pas. Un second moyen de fixité de l'estomac est formé par les *artères* qui l'abordent. Le tronc cœliaque et ses trois branches, la coronaire stomachique et la splénique à gauche et en haut, l'hépatique à droite, fixent la petite courbure et le fond contre la paroi abdominale postérieure et contre la rate. Cette dernière, collée à son tour à la paroi par d'étroits liens péritonéaux, contribue à la fixité de l'estomac. L'œsophage en haut, le duodenum en bas, et le coussinet élastique formé par les anses de l'intestin grêle flottant en bas et en arrière, complètent l'appareil de fixation de l'estomac en immobilisant ses deux extrémités. — Grâce à tous ces moyens, l'estomac est bien immobilisé surtout à ses deux extrémités. Le cardia et le fond, dépourvus de péritoine sur leur face postérieure, sont collés à la paroi postérieure de la fosse gastrique par la réflexion du péritoine autour d'eux. C'est le point le plus fixe de l'estomac. Le canal pylorique, grâce au duodenum qui lui fait suite, présente une fixité assez grande ; pourtant, dans les cas pathologiques surtout, il peut subir un léger degré de déplacement en bas et à droite. La portion de l'estomac comprise entre le lig. gastro-splénique à gauche et le canal pylorique à droite est la plus mobile, mais seulement dans le sens vertical, tout mouvement de rotation sur son axe ayant pour résultat de porter sa grande courbure en avant, la petite en arrière est impossible : le déplacement de la grande courbure en avant devant être suivi immédiatement d'un tiraillement de la rate, qui s'y refuse, vu ses attaches péritonéales. — En résumé, l'estomac ne peut qu'augmenter sur place, en développant surtout sa grande courbure dirigée à gauche et en bas. Ses parois, en se développant, glissent sur les organes voisins dont elles sont séparées par des surfaces séreuses, voir même par une vaste bourse séreuse (la fosse retro-stomacale). Il ne peut se déplacer, dans sa totalité, ni latéralement, ni verticalement. Son extrémité inférieure (vestibule et canal pyloriques) peut subir de légers déplacements dans les deux sens transversal et vertical. Son fond et le corps situés dans l'hypochondre gauche sont absolument immobiles dans tous les sens.

Configuration interne. — Examiné par sa cavité, l'estomac se présente sous la forme d'une poche subdivisée par des plis plus ou moins saillants en plusieurs segments. Sur la petite courbure on remarque souvent un pli semi-lunaire, répondant au point même où elle se coude; dans quelques cas, ce pli peut être circulaire (estomac biloculaire) : il marque la séparation de la cavité du fond et du corps de l'estomac d'avec le vestibule pylorique. — Vers le pylore, on trouve deux autres plis, un sur la petite, l'autre sur la grande courbure; semi-lunaires, toujours bien marqués, ils répondent aux sillons pyloriques décrits sur la face externe : ce sont les *plis pyloriques* (plica prepylorica, Luschka). Ils séparent le vestibule du canal pylorique. — L'orifice œsophagien ou cardia est muni, dans sa partie supérieure et gauche, d'un repli valvulaire, semi-lunaire, souvent très marqué, formé par l'adossement des parois œsophagienne et gastrique au niveau de l'angle aigu que forme l'œsophage avec le fond de l'estomac. On pourrait l'appeler : *valvule cardiaque*. Quelquefois on y trouve un pli circulaire rétrécissant l'orifice œsophagien : *pli cardiaque*. — L'orifice pylorique est entouré d'un bourrelet annulaire, le *bourrelet pylorique (valvule pylorique)*. — L'aspect général de la surface interne, sa couleur, etc., seront étudiés avec la muqueuse.

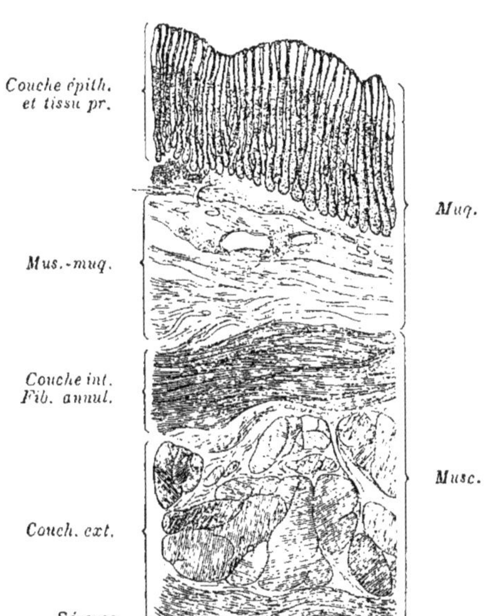

Fig. 90. — Coupe perpendiculaire de la paroi stomacale de l'homme (grossie 15 fois, d'après Stœhr).

Structure. — L'estomac est formé de trois tuniques superposées et emboîtées les unes dans les autres : une superficielle ou séreuse ; une moyenne, musculaire ; et une interne, muqueuse. On peut ajouter une quatrième tunique interposée entre les deux dernières, la tunique celluleuse ou sous-muqueuse.

1) La **tunique séreuse** est formée par le péritoine, nous la connaissons. Elle adhère intimement à la tunique musculaire sur les deux parois, mais moins sur les bords. Là, les gros vaisseaux, entourés souvent de graisse, séparent les deux tuniques.

2) La **tunique musculaire**. — La charpente musculaire de l'estomac est formée de deux ordres de fibres, les unes longitudinales, les autres circulaires.

Les fibres circulaires constituent un plan continu et épais, recouvert sur ses deux faces par des fibres longitudinales. Cette tunique est donc formée de trois plans musculaires : un superficiel, à fibres longitudinales ; un moyen, à fibres circulaires ; et un profond, à fibres longitudinales ; mais, les fibres d'un plan pénètrent souvent entre celles du plan sous-jacent, ce qui complique leur étude.

a) Le **plan superficiel** est formé surtout par la couche musculaire superficielle de l'œsophage, se continuant sur l'estomac. Au niveau du cardia, cette couche s'épanouit et les faisceaux qui la constituent descendent sur l'estomac. Ils forment le long de la petite courbure une bande musculaire très développée, qui a reçu

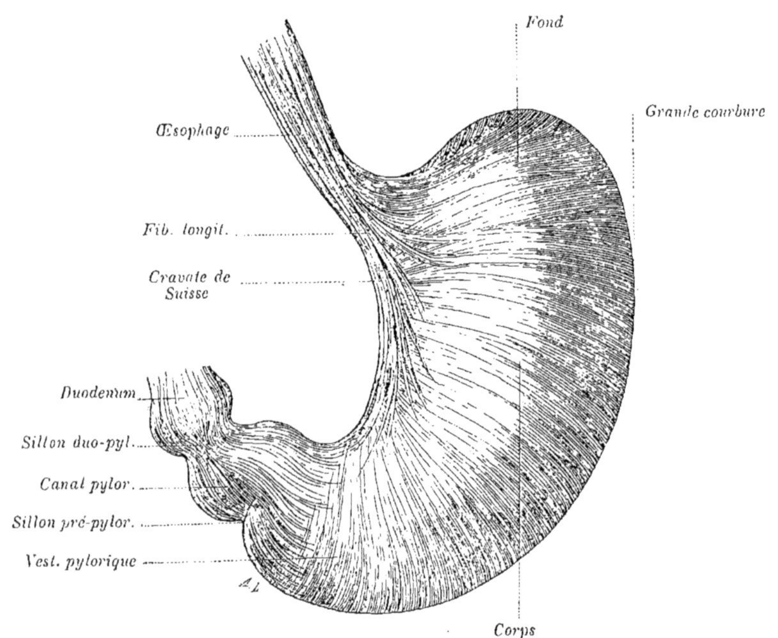

Fig. 91. — Tunique musculaire de l'estomac. Couche superficielle, disséquée après avoir enlevé la couverture séreuse (d'après Luschka).

le nom de *cravate de Suisse,* et rayonnent ensuite sur les parois antérieure et postérieure. Quelques-unes de ses fibres pénètrent dans la profondeur entre les fibres annulaires sous-jacentes et se terminent sous la muqueuse (Luschka). — Luschka et Lesshaft décrivent sous le nom de *fibres longitudinales indépendantes,* un système de fibres longitudinales propres à l'estomac. Elles existent sur les deux parois, marchent parallèlement au grand axe de l'estomac, depuis le fond jusqu'au pylore. A droite, elles se perdent dans les fibres longitudinales du duodénum ; à gauche, elles disparaissent peu à peu entre les faisceaux des fibres annulaires ; quelques-unes seulement arrivent au fond de l'estomac (Luschka). Très mince sur la partie moyenne des deux parois, le plan musculaire superficiel, devient plus épais vers le pylore. Ici, les faisceaux se condensent, en formant des bandes placées au milieu des parois du canal pylorique et de son vestibule : ce sont les *ligaments pyloriques* (Helvétius). D'après Luschka, les fibres longitudinales du plan superficiel constitueraient un appareil musculaire dilatateur des deux orifices œsophagien et duodénal de l'estomac. D'après Rüdinger et Klaussner, cette disposition n'existerait qu'au niveau du pylore. Là, en effet, les fibres longitudinales prendraient part à la formation du sphincter pylorique en s'enchevêtrant avec les fibres circulaires : il y aurait un constricteur et un dilatateur du pylore. — Lesshaft a vu (deux cas) des faisceaux musculaires striés, se détacher de la portion postérieure du diaphragme, et passer sous le péritoine, à gauche du ligament phrenico-gastrique, pour arriver sur la paroi antérieure de l'estomac, immédiatement à gauche du cardia, où ils se perdaient parmi les fibres circulaires. Ces faisceaux réunis formaient ensemble un petit muscle, long de 4,5 à 5 cm., large de 4 à 4,5 cm. et épais de 1,5 à 2 mm., qu'il propose d'appeler : *muscle phrénico-gastrique*.

b) **Plan moyen** ou **circulaire**. — Les deux tiers de la charpente musculaire de l'estomac sont constitués par des faisceaux circulaires, perpendiculaires au grand axe de l'organe. Ces faisceaux, larges de 5 mm., sont séparés par des intervalles étroits et s'envoient de nombreuses anastomoses à angle aigu (Henle). Dans leur ensemble, ils forment une couche continue depuis le fond de l'estomac jusqu'à l'orifice duodénal. Sur le fond, les faisceaux décrivent des petits cercles ou tourbillons ; ils y sont peu développés. Sur le canal pylorique, les faisceaux deviennent de plus en plus épais et serrés. Au niveau de l'orifice pylorique, ils s'accumulent et représentent un véritable sphincter, le *sphincter pylorique*, qui figure un anneau prismatique plus ou moins épais (5,6, 8 mm.) et plus ou moins court. Le sphincter, en soulevant la muqueuse, forme le bourrelet ou valvule pylorique. L'épaisseur du bourrelet pylorique n'est pas toujours égale sur tout son pourtour; aussi, l'orifice pylorique, ordinairement central peut être latéral, et s'approcher de l'une ou de l'autre paroi du canal pylorique. Le bourrelet disparait peu à peu du côté de la cavité stomacale, brusquement du côté de l'intestin. — D'après Lesshaft, ce plan présente l'épaisseur suivante : 0,8 à 1 mm. au fond ; 1,5 mm. au milieu de l'estomac; 2 mm. dans la portion pylorique; et 3 mm. dans le voisinage de l'orifice duodénal. Il est plus épais sur la petite courbure que sur la grande. D'après le même auteur, ce plan serait formé par des fibres musculaires propres de l'estomac et ne serait pas, comme on le dit d'ordinaire, la continuation des fibres circulaires de l'œsophage. Celles-ci se continueraient, en effet, dans le dernier plan musculaire formé de fibres elliptiques.

c) **Plan profond** (fibres elliptiques, fibres obliques, fibres à anse, fibres paraboliques). — Ce plan a été découvert par Th. Willis (1682) et bien décrit ultérieurement par Helvétius (1719), Winslow et surtout par Bertin (1761). Pour l'étudier, il faut retourner l'estomac et enlever la muqueuse. On constate alors que le plan à fibres circulaires est recouvert en dedans par un plan formé de fibres à direction spéciale. Pris dans leur ensemble, les faisceaux de ce plan forment une anse, à cheval sur le côté gauche du cardia, dans l'angle que forme l'œsophage avec le fond, anse dont les branches se portent obliquement à droite, sur chacune des parois de l'estomac. — Les fibres les plus élevées forment un ruban qui se prolonge en avant et en arrière, parallèlement à la petite courbure, jusqu'au niveau du canal pylorique ; les inférieures, au contraire, après être restées un certain temps parallèles aux précédentes, se dirigent obliquement en bas en se recourbant vers la grande courbure, et finissent par se mêler aux fibres circulaires dont elles partagent ensuite la direction. D'après Luschka, vers le fond de l'estomac et vers la grande courbure, les faisceaux musculaires se disposent en un véritable réseau avec des fentes allongées. De ce réseau naissent des faisceaux délicats qui s'unissent en partie aux faisceaux circulaires, et en partie, à l'aide de fins tendons élastiques, se perdent dans la tunique sous-muqueuse (Treitz). D'après le même auteur quelques faisceaux du plan profond entourent complètement le cardia, où ils s'unissent intimement aux fibres annulaires, qui se prolongent de l'œsophage sur l'estomac. Cette espèce de sphincter du cardia (cravate d'Helvétius) est décrit par certains auteurs (Spigel, 1632 ; Fantoni, 1745 ; Luton).

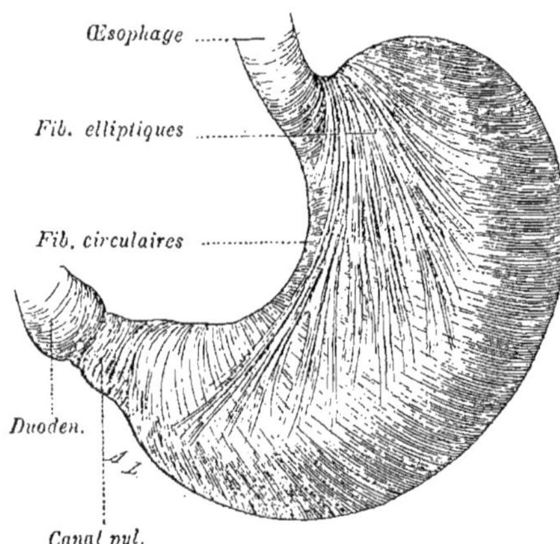

Fig. 92. — Tunique musculaire de l'estomac. Couches circulaire et elliptique vues sur l'estomac qui a été retourné et dont on a enlevé la muqueuse (d'après Luschka).

Pour la plupart des auteurs, ce plan n'est que la continuation des fibres circulaires de l'œsophage (Sappey, Retzius, Gillenskœld, etc.) : au niveau du cardia, dit Lesshaft, la moitié droite des faisceaux circulaires rayonne en se dirigeant à gauche sur le fond, la moitié gauche au contraire se sépare de la précédente en la croisant perpendiculairement, et descend sur les parois de l'estomac et sur sa portion pylorique, constituant ainsi le plan profond. — Pour Luschka au contraire, les fibres circulaires de l'œsophage se continuent uniquement dans le plan circulaire de l'estomac ; le plan profond est surajouté, propre à l'estomac.

D'après Luschka, les fibres du plan profond rapprochent la portion pylorique du cardia, la grande courbure de la petite et les parois l'une de l'autre. La partie la plus compacte formerait, en se contractant, un canal qui longe la petite courbure et à travers lequel les liquides ingérés pourraient se rendre directement de l'œsophage dans le vestibule pylorique.

3) **Tunique celluleuse ou sous-muqueuse.** — La tunique celluleuse est une couche de tissu conjonctif qui unit la musculaire à la muqueuse. Faiblement adhérente à la première, elle est au contraire solidement fixée à la muqueuse avec laquelle elle est en continuité de tissu. Elle est pour ainsi dire le *carrefour* de tous les vaisseaux et nerfs qui vont à la muqueuse ou qui en partent (Nicolas).

4) **Tunique muqueuse.** — La muqueuse de l'estomac présente une *coloration* très variable. Sur l'estomac frais, examiné immédiatement après la mort

(chez les suppliciés ou chez les individus morts d'une mort violente, Billard) et quand elle est parfaitement saine, elle est d'une couleur gris rougeâtre semblable à celle que présentent les circonvolutions cérébrales lorsqu'elles ont été dépouillées des membranes qui les recouvrent (Sappey). Elle tranche nettement sur la muqueuse blanche, brillante de l'œsophage. Si on l'examine quelque temps après la mort, sa couleur n'est plus la même, ce qui tient à la putréfaction, la muqueuse de l'estomac étant essentiellement altérable. Pendant la digestion, elle devient turgescente et prend une couleur qui va du rose au rouge intense (Cl. Bernard).

Son *épaisseur* va en augmentant du cardia au pylore chez l'adulte et même chez le nouveau-né (Klein). Elle est de 1/2 mm. à 1 mm. 1/2 vers le cardia, de 2 mm. à 2 mm. 2 vers le pylore (Kœlliker). Sur le fond elle peut se réduire à 1/2 mm. (Sappey).

Sa *consistance* est variable. A l'état frais, elle est ferme et résistante ; elle peut se ramollir très vite sur le cadavre par l'action du suc gastrique (Simpson).

Sa *surface libre* n'est pas lisse, mais au contraire très inégale et pourvue de saillies ou plis plus ou moins élevées, qui s'entrecroisent et circonscrivent ainsi des sillons plus ou moins profonds. Les plis sont, les uns longitudinaux, dirigés parallèlement au grand axe de l'estomac, du cardia au pylore, les autres transversaux, et, tous, plus ou moins ondulés. Ces plis sont produits par le soulèvement de toute la muqueuse, sous l'influence de la contraction de la tunique musculaire sous-jacente. Aussi, ils disparaissent dans la distension. A côté de ces plis et dépressions, la surface libre de la muqueuse présente de fins sillons bien plus superficiels et qui persistent même après une distension prononcée de l'organe. — Ces fins sillons sont flexueux, ils limitent des espaces ou compartiments de 3 à 4 mm. de diamètre, losangiques, hexagonaux ou polygonaux qui font une saillie plus ou moins marquée ; ce sont les *mamelons*. Ils ont souvent une étendue de 1 à 6 mm. carrés (Sappey), et dans certains cas pathologiques ils peuvent s'accentuer encore plus (état mamelonné de Louis). La surface libre des mamelons est criblée de petits trous qui représentent de petites fossettes (follicules gastriques de Frey) au fond desquelles s'ouvrent plusieurs tubes glandulaires.

Les *villosités*, niées par la plupart des auteurs, sont décrites par d'autres. — D'après Ulmann (Dissert. inaug. Dorpat. 1855), elles sont nombreuses et plus fortes dans la région pylorique, mais on en trouve aussi vers le cardia, le long de la petite courbure, et rarement, le long de la grande courbure. Elles sont tantôt plates et filiformes, hautes de 0,05 mm. ; tantôt coniques, hautes de 0,15 à 0,20 mm. ; tantôt enfin cylindriques. En général, elles sont dépourvues de recouvrement épithélial, et ne contiennent pas de système vasculaire comparable à celui des villosités intestinales (Henle).

Structure. — La muqueuse de l'estomac est formée des couches suivantes : l'épithélium, la membrane basale, le chorion avec les glandes, la musculaire muqueuse ; elle contient des vaisseaux et des nerfs.

1. —**L'épithélium**. — La surface interne de l'estomac est tapissée d'un revêtement épithélial, formée d'une seule couche de cellules, qui se continue insensiblement avec l'épithélium de l'intestin. Au niveau du cardia, au contraire, il est séparé, brusquement, par une ligne dentelée, de l'épithélium pavimenteux de l'œsophage. L'épithélium stomachal recouvre toutes les saillies et

s'enfonce dans les dépressions ou sillons de la muqueuse; il s'insinue même jusqu'à une certaine profondeur dans le canal excréteur des glandes.

Les cellules épithéliales de l'estomac sont cylindriques, prismatiques ou en pyramides tronquées à six pans. On les rencontre sous trois formes principales, qui représentent trois étapes de leur transformation muqueuse. Les unes ont un contour uniformément granuleux ; d'autres, les plus nombreuses, en voie de transformation muqueuse, présentent plusieurs zones ; les dernières sont des cellules caliciformes fermées ou ouvertes. Les cellules, en voie de transforma-

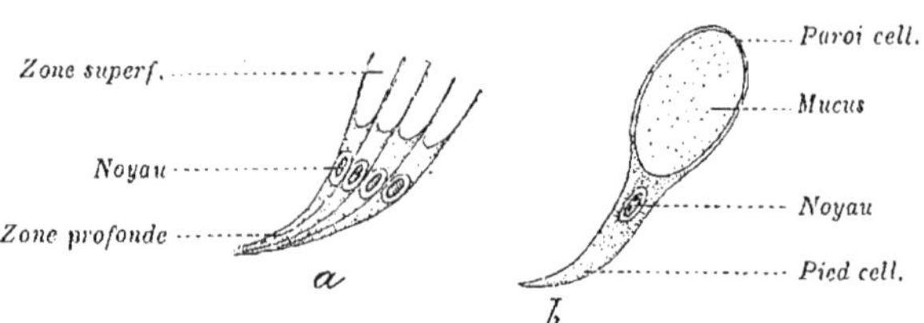

Fig. 93. — Cellules épithéliales de la muqueuse stomacale du chat. *a*) Quatre cellules cylindriques ouvertes, par la transformation muqueuse de la fosse superficielle. *b*) Cellule caliciforme fermée et gonflée par le bouchon muqueux (d'après Trinkler).

tion muqueuse présentent deux *zones* : l'une *superficielle*, plus ou moins gonflée, presque homogène, et sans contours bien nets ; l'autre *profonde*, amincie, fortement granuleuse, renfermant un noyau elliptique ou arrondi, avec un, deux ou plusieurs nucléoles, et se prolongeant souvent par un pied plus ou moins grêle vers la membrane basale (Kuppfer). Le contenu de la première zone est du mucus (Schultze) ou du protoplasma en train de subir la transformation muqueuse (P. Moschner). Le mucus, une fois formé, s'échappe de la cellule, fait hernie à sa surface sous la forme d'un *bouchon* muqueux, et constitue une troisième zone (Moschner).

Les cellules de l'épithélium stomacal sont munies d'une membrane d'enveloppe, incomplète pour certains auteurs, complète pour d'autres. Pour les premiers, la membrane manque sur la face superficielle de la cellule, qui est toujours ouverte (Fr. E. Schultze, Blezer, Biedermann, Raptchewski, Glinsky, Moschner). Pour Heidenhain, Stœhr, Kuppfer, la membrane entoure complètement la cellule, qui est toujours fermée. D'autres enfin (Ebstein, Trinkler) trouvent à la fois des cellules ouvertes et des cellules fermées, suivant le stade de la transformation muqueuse auquel on l'étudie. En effet, une fois cette transformation accomplie, le bouchon muqueux quitte la cellule en détruisant la membrane.

Entre les pieds amincis des cellules épithéliales, on trouve des éléments cellulaires de forme variable : Fr.-E. Schulze les a signalés comme des cellules jeunes. Ebstein les considère comme des *cellules de remplacement*. D'après certains auteurs, ce seraient des leucocytes migrateurs (Nicolas),

Chez certains animaux, l'épithélium stomacal renferme des cellules à cils vibratiles (amphibiens).

2. — **Membrane basale.** — La membrane basale sépare l'épithélium du chorion de la muqueuse. Sa nature est très discutée. Lamelle hyaline et partout continue pour les uns, elle serait interrompue par place, trouée, d'apparence fenêtrée pour d'autres. Debove en fait une couche *endothéliale sous-épithéliale*. D'après Trinkler, la membrane basale ne serait que la partie interglandulaire de la membrane propre des glandes.

3. — **Le chorion.** — Le chorion est formé de tissu conjonctif plus ou moins riche en fibres élastiques, et dont les fibrilles sont, ou isolées, ou réunies

en faisceaux délicats. Il contient des éléments cellulaires étoilés avec des prolongements plus ou moins nombreux et des amas de leucocytes. Les glandes gastriques sont enfouies dans l'épaisseur du chorion. Aussi lui décrit-on deux zones : une zone inter-glandulaire et une zone sous-glandulaire. Dans la zone *inter-glandulaire* le stroma est aréolaire, moins dense ; plus développé au niveau du col des glandes, il adhère aux tubes glandulaires si intimement qu'il est souvent difficile de les isoler. La zone *sous-glandulaire* sépare le fond des glandes de la musculaire muqueuse ; le tissu conjonctif y est plus dense.

Le chorion présente, surtout dans la région pylorique, une *infiltration lymphoïde* dont l'abondance et la nature sont très discutées. — Certains auteurs (Gruby, Frerichs, Bruch, Bischoff, Kœlliker, Frey, Cadiat, Stœhr, Glinsky) y décrivent de véritables *follicules* lymphatiques, isolés ou agminés, comme dans l'intestin. — H. Wathey (1874) admet l'existence d'un *reticulum adénoïde* en continuité directe avec les lymphatiques de la muqueuse. — Klein nie l'existence des follicules ; l'infiltration lymphoïde diffuse même ne serait pas constante d'après lui. — D'après Garel (thèse, Lyon, 1879), on trouve dans la zone sous-glandulaire du chorion au-dessus de la musculaire muqueuse des organes lymphatiques de deux ordres : *a)* des petits follicules arrondis, limités par une coque fibreuse fenêtrée, qui communiquent par des ruisseaux lymphatiques, à travers la musculaire muqueuse, avec les vaisseaux lymphatiques de la tunique sous-muqueuse. — *b)*. Une infiltration de cellules lymphatiques formant des traînées inter-glandulaires ; — et *c*) un vaste espace sous-glandulaire à reticulum rempli de leucocytes et dans lequel le cul-de-sac glandulaire est plongé comme dans une *cavité séreuse cloisonnée*. — Pour d'autres enfin, il ne s'agit en général que d'une infiltration diffuse de leucocytes. Quant aux amas plus ou moins saillants à la surface, « ils n'ont pas la signification d'organes définitifs, comparables aux follicules de l'intestin ; ils sont le résultat d'une infiltration de cellules migratrices poussée à un degré énorme, mais n'ont qu'une existence temporaire » (Nicolas).

4. — **La musculaire muqueuse**. — La musculaire muqueuse sépare le chorion de la couche sous-muqueuse. Elle se continue dans l'œsophage et dans l'intestin. Epaisse de 50 μ à 100 μ, cette couche présente deux plans de fibres musculaires lisses : un plan interne *circulaire* et un plan externe *longitudinal*. Les fibres des deux plans ne gardent pas constamment la même direction : elles passent d'un plan dans l'autre, s'entrecroisent et changent de direction. Entre les deux plans, il existe une mince couche intermédiaire de tissu conjonctif fibrillaire très lâche par place. Trinkler ajoute à ces deux plans un troisième plan situé au-dessous du plan longitudinal et formé de fibres à direction oblique. Quoi qu'il en soit, des faisceaux de fibres lisses naissent des deux plans, se dirigent vers la surface libre de la muqueuse, dans l'épaisseur des espaces inter-glandulaires, en suivant un petit vaisseau sanguin ; ils forment autour des glandes de petits paniers ou de petites poches musculaires. Arrivées sous l'épithélium superficiel de la muqueuse, les fibres changent brusquement de direction, de verticales, elles deviennent horizontales et rampent parallèlement à la muqueuse.

La musculaire muqueuse est séparée de la couche sous-muqueuse, par une lame, homogène, brillante formée de tissu conjonctif modifié, c'est la *lame de Zeissel*.

5. — **Les glandes**. — Les glandes de l'estomac occupent presque toute l'épaisseur de la muqueuse et y forment une couche glandulaire continue depuis le fond jusqu'au pylore. Ce sont des glandes en tubes ramifiés (Renaut) mais dont la forme, la dimension et la structure varient suivant les régions de l'estomac qu'on considère. Leur nombre total serait d'après Sappey de près de 5 millions. Bischoff le premier (1838) les divisa en deux variétés, en glandes pyloriques formées par des tubes ramifiés, et en glandes cardiaques qui ne sont que de sim-

ples tubes dirigés perpendiculairement à la muqueuse. Kœlliker (1854) ajouta un autre caractère différenciel des glandes cardiaques et pyloriques, leur structure : les premières contiennent des cellules spéciales, cellules à pepsine, ce sont les glandes à pepsine ; tandis que les glandes pyloriques ne sont que de simples glandes muqueuses. Nous dirons plus loin ce qu'il faut penser à l'heure qu'il est de cette division. Nous décrirons successivement leur forme, leur dimension, leur situation, et leur structure. Leur *longueur* varie, avec l'épaisseur de la muqueuse, entre 0 mm. 3 au niveau du cardia et du fond, et 1 mm. 1/2. Elles ont un *diamètre* variable de 0 mm. 05 à 0 mm. 07 à leur partie moyenne, et se renflent en massue à leur extrémité profonde. Elles se réunissent en général par petits groupes formés de deux ou trois glandes pour s'ouvrir ensemble au fond d'une dépression de la muqueuse, profonde de 0 mm. 2 et tapissée de l'épithélium superficiel. Les orifices glandulaires sont tellement rapprochés les uns des autres que les espaces qui les séparent ont à peine 0 mm. 02 à 0 mm. 06 de large. La *forme* des glandes varie beaucoup suivant la variété à laquelle elles appartiennent. D'une façon générale, elles sont formées d'un conduit excréteur d'une longueur variable, égale au quart ou au tiers de l'étendue totale de la glande, auquel succèdent des branches et des rameaux qui se terminent par des culs-de-sac simples ou multiples. Sur les glandes cardiaques ou à pepsine, qui occupent toute l'étendue de l'estomac jusqu'au vestibule pylorique, les premières divisions du conduit excréteur sont généralement fournies par deux à trois tubes parallèles et d'un même calibre ou d'un calibre inégal. Chacun de ces tubes se divise plus ou moins haut en deux branches ; et enfin chacune de ces dernières se bifurque à son tour (Henle). De cette façon, la glande très ramifiée se présente sous l'aspect d'une racine chevelue. Vers le fond et vers la petite courbure, les glandes deviennent plus courtes et moins ramifiées; mais, surchargées sur leurs parois de nombreux culs-de-sac, elles prennent un aspect plus bombé (Sappey). Du reste leur forme peut varier d'une région à l'autre. — Les *glandes pyloriques* ou muqueuses entourent l'orifice pylorique et tapissent le canal pylorique et la paroi concave du vestibule ; elles ne s'avancent pas d'ordinaire au delà de 4 à 5 cm. (Sappey). Leur longueur est en général égale à celle des glandes cardiaques. Leur tronc ou conduit excréteur présente une étendue variable. Tantôt il se divise en deux ou trois branches principales, dès son origine ; tantôt la division se fait un peu plus bas, et, sur certains points, au niveau seulement de la partie moyenne de la glande. Le tronc

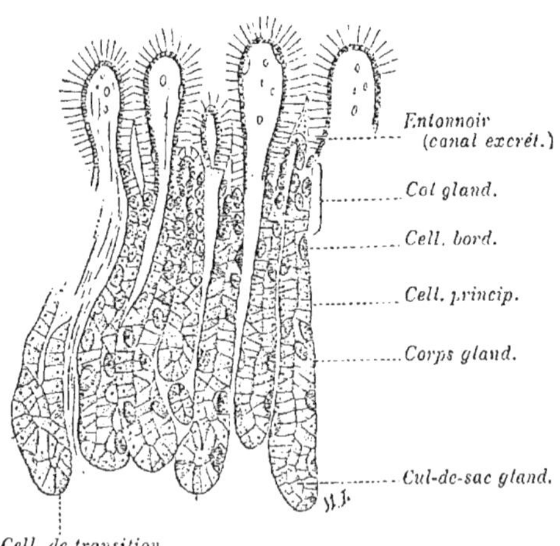

Fig. 94. — Coupe de la muqueuse stomacale du chien. Glandes du fond (d'après TRINKLER).

et ses premières divisions sont parfaitement cylindriques, rectilignes et dépourvus de tout cul-de-sac glandulaire. Mais, à mesure que l'extrémité terminale de leur division se rapproche de la tunique musculaire, elle se couvre de culs-de-sac allongés et arrondis. Ceci leur donne l'aspect des glandes de grappe. Ce qui caractérise la configuration spéciale des glandes pyloriques c'est le contraste qu'on remarque entre leur moitié supérieure formée de tubes parallèles et juxtaposés, de couleur claire, et leur moitié inférieure, plus sombre et irrégulièrement bosselée. En somme, les glandes pyloriques diffèrent des cardiaques : 1° par le nombre moins considérable de leurs divisions ; 2° par la situation des culs-de-sac glandulaires rejetés à l'extrémité terminale de la glande sur les premières, tandis que dans les secondes, ils sont irrégulièrement échelonnés sur leurs divisions (Sappey). Ajoutons encore que les glandes cardiaques ont un aspect foncé, tandis que les pyloriques sont plus claires.

Les glandes de l'estomac sont formées d'une membrane limitante revêtue intérieurement d'un épithélium. La membrane présente une structure identique sur les deux variétés de glandes. Le revêtement épithélial au contraire diffère suivant qu'on le considère sur les glandes cardiaques ou sur les glandes pyloriques.

La **membrane** propre des glandes est une lamelle très mince, homogène et réfringente qui se moule exactement sur les éléments glandulaires. Elle est formée par des cellules dont on peut mettre en évidence les noyaux. Henle a décrit en outre à sa surface externe des cellules étoilées, munies de prolongements ramifiés et anastomosés. Ces derniers éléments, qu'il a pris pour des prolongements nerveux, ne sont du reste pas particuliers à la membrane des glandes gastriques ; on la retrouve, d'après Henle, dans d'autres glandes de l'économie.

L'épithélium glandulaire. — Kœlliker démontra le premier que l'épithélium des glandes du fond était formé de cellules spéciales, les cellules à pepsine, tandis que celui des glandes pyloriques était un épithélium cylindrique, muqueux ordinaire. Cette opinion fut acceptée par presque tous les auteurs (Henle, Donders, Leydig). Quoiqu'on ait trouvé dans la région pylorique des tubes glandulaires tapissés de cellules à pepsine (Mayer, Henle, Todd et Bowman, Gerlach), et dans le fond des glandes à épithélium cylindrique muqueux (Klein), la division de Kœlliker en glandes du fond ou à pepsine et glandes pyloriques ou muqueuses, reste encore debout. Aussi allons-nous étudier le revêtement épithélial sur ces deux variétés de glandes.

a) **Glandes cardiaques** ou glandes du *fond* (glandes à pepsine). Heidenhain, d'une part, Rollet, d'autre part, montrèrent en même temps (1871) que l'épithélium de ces glandes est formé de deux variétés de cellules : les cellules de bordure (Heidenhain) ou delomorphes (Rollet) et les cellules principales (Heidenhain) ou adelomorphes (Rollet). Les *cellules de bordure* ou bordantes sont arrondies, polygonales ou elliptiques, finement granuleuses, riches en albumine et se laissent facilement distinguer des cellules principales. Moschner leur décrit deux portions : un *corps* ou partie inférieure ventrue, contenant le noyau ; un *col* s'amincissant progressivement en haut, et formant un prolongement qui s'insinue entre les cellules voisines. Les cellules *principales* forment dans leur ensemble une masse diffuse dans laquelle il est impossible d'apercevoir les contours de chaque cellule, d'où le nom de adelomorphes (Rollet). Quoi qu'il en soit, elles sont pyramidales, d'apparence claire ou très grossièrement granuleuse. Ce sont des éléments muqueux, très pauvres en albumine. Ces deux variétés de cellules occupent des régions spéciales du tube glandulaire. — Celui-ci peut être divisé en trois portions : le canal excréteur, le cou et le corps. — 1° Le *canal excréteur* (orifice) cratériforme n'est qu'un enfoncement de l'épithélium superficiel dans lequel débouchent plusieurs tubes glandulaires. Il est tapissé par des éléments cylindriques, muqueux, analogues à ceux de l'épithélium superficiel, mais plus bas. Par place, on trouve pourtant quelques cellules bordantes isolées (Schultze, Bentkowski, Sthœr, etc.) Près du col de la glande, les cellules cylindriques sont plus granuleuses, et en dehors d'elles, on voit encore quelques cellules bordantes. — 2° Le *col (pièce intermédiaire externe,* Rollet) présente de nombreuses et volumineuses cellules bordantes, et, entre elles, des cellules principales de forme conique dont la base élargie répond à la paroi du tube glandulaire. D'après Rollet, les cellules principales manquent à cet endroit. — 3° Le *corps (pièce intermédiaire externe* et *pièce terminale* de Rollet) est tapissé des deux variétés de cellules ainsi disposées : les cellules principales, devenues volumineuses, à limites plus apparentes, à noyau plus ou moins visible, forment dans leur ensemble un tube épithélial absolument clos, que limite la lumière du tube glandulaire. En dehors d'elles, se trouvent des cellules bordantes disséminées çà et là, en nombre variable, entre la surface externe du tube épithélial et la membrane propre. Les cellules bordantes n'atteignent donc jamais la lumière glandulaire, elles tendent au

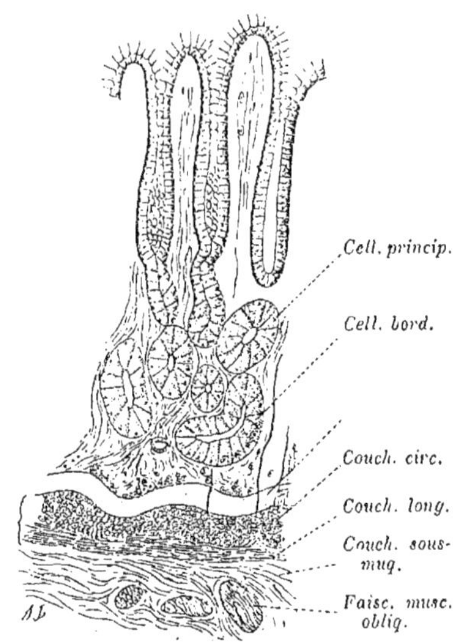

Fig. 95. — Portion pylorique de la muqueuse de l'estomac du chat (d'après Trinkler).

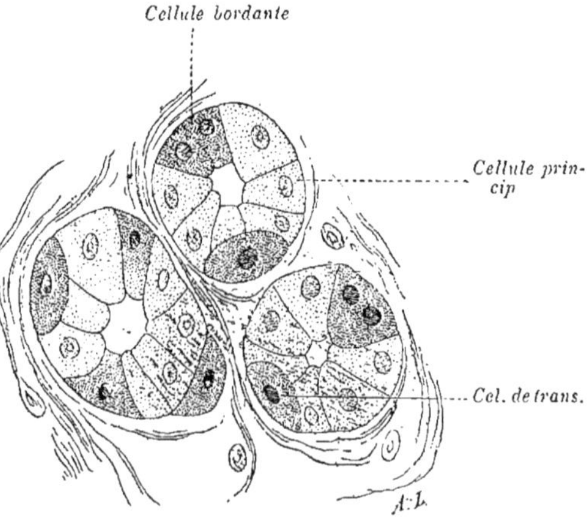

Fig. 96. — Coupe passant par la portion inférieure d'une glande du fond de l'estomac du chien (d'après Trinkler).

contraire à faire saillie en dehors, ce qui donne au tube glandulaire une apparence bosselée.

Certains auteurs (Stœhr, Edinger, Kupffer, Trinkler, Moschner et Montané), décrivent aux cellules bordantes un prolongement qui émane du corps cellulaire et s'insinue à travers les cellules principales jusqu'à la lumière glandulaire. — Erik Muller d'une part, C. Golgi d'autre part viennent de décrire un réseau canaliculaire peri-cellulaire autour des cellules bordantes. D'après Golgi (Arch. ital. de Biol., 1893, p. 448), chaque cellule bordante possède son réseau dont les branches confluent, vers la lumière glandulaire, en deux ou trois canalicules qui se réunissent bientôt en un canalicule unique, lequel se jette à angle droit dans le canal central de la glande. Ce sont ces réseaux canaliculaires et leurs confluents qui ont été considérés comme des prolongements cellulaires. Le réseau peut occuper non seulement la périphérie mais aussi le corps cellulaire, tout entier. Cette disposition propre aux cellules bordantes prouverait encore une fois la valeur morphologique de ces éléments et leur individualité par rapport aux cellules principales. Nous verrons plus loin que ce fait est très contesté.

Certains auteurs (Stœhr, Heidenhain, Hamburger) ont vu dans l'épaisseur du protoplasma des cellules bordantes, surtout après l'ingestion d'aliments, des *vacuoles* plus ou moins grandes. Elles sont situées près du noyau, et communiquent souvent avec la lumière du tube glandulaire par un fin canalicule. Celui-ci n'a pas de paroi propre, il est simplement flanqué de deux cellules principales.

Hamburger (Arch. f. Mik. Anat., 1889, p. 225) a trouvé dans le protoplasma des cellules bordantes, des corpuscules arrondis, qui ne seraient que des *leucocytes migrateurs*, il les a vus pénétrer de la lumière glandulaire dans l'épaisseur de la cellule.

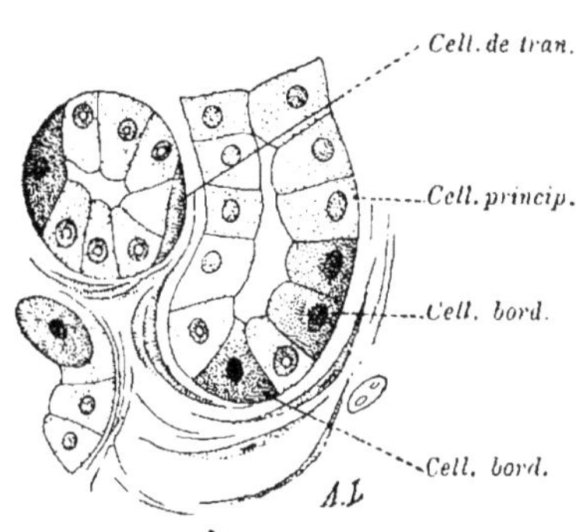

Fig. 97. — Coupe d'un groupe glandulaire de la muqueuse stomacale d'un chien alimenté (d'après TRINKLER).

b) **Glandes pyloriques.** — D'après Ebstein (1870), ces glandes sont tapissées exclusivement de cellules cylindriques identiques aux cellules principales des glandes du fond. Ce sont des éléments prismatiques, clairs, à gros noyau situé près de la portion périphérique (Moschner).

L'opinion de Ebstein a été très discutée dans ces derniers temps. Tout d'abord, un certain nombre d'auteurs (Stœhr, Bentkowski) et Ebstein lui-même admettent l'existence entre la région pylorique et la région du fond, d'une zone de transition large de 1 cm. à 1 cm. 1/2, dans laquelle on trouverait mélangées des glandes muqueuses et des glandes à pepsine. — Puis, dans les glandes pyloriques même, on a découvert d'autres éléments cellulaires, différents des cellules cylindriques muqueuses, et dont la nature est diversement interprétée : Nussbaum y décrit des éléments à gros corps cellulaire, et munis de nombreuses granulations ; Stœhr décrit des cellules triangulaires, reposant sur la membrane propre par leur base très large, arrivant par leur sommet étroit jusqu'à la lumière glandulaire, et ayant dans leur moitié basale un noyau rond ou ovale. — Nüssbaum et Stœhr considèrent leurs cellules comme des éléments identiques, qui ne seraient que des cellules bordantes analogues à celles des glandes du fond. Trinkler est du même avis. Moschner, a bien vu des éléments du même genre, mais il leur refuse la nature de cellules bordantes. Beaucoup d'auteurs sont de cet avis (Ellenberger et Hoffmiester, Cadiat, Pauli, etc.). Hamburger nie d'abord l'identité des cellules de Nüssbaum avec les cellules de Stœhr ; il nie aussi qu'il s'agisse là de cellules bordantes : les cellules de Stœhr seraient plutôt des cellules pyloriques modifiées ; quant aux cellules de Nüssbaum elles ont une individualité propre, elles ne sont ni des cellules bordantes ni des cellules pyloriques ; mais leur rôle reste encore inconnu.

Nous venons de voir qu'il existe dans les glandes de l'estomac au moins deux ordres de cellules : les cellules bordantes et les cellules principales. Ces cellules sont-elles aussi indépendantes qu'on l'a dit, ou représentent-elles, au contraire, les divers stades d'un seul et unique élément cellulaire ? Les recherches les plus récentes tendent à faire admettre cette dernière opinion (Stœhr, Edinger et Orth, Trinkler, Pilliet). Ces auteurs ont pu voir des éléments cellulaires intermédiaires, des formes de transition entre les cellules bordantes et principales.

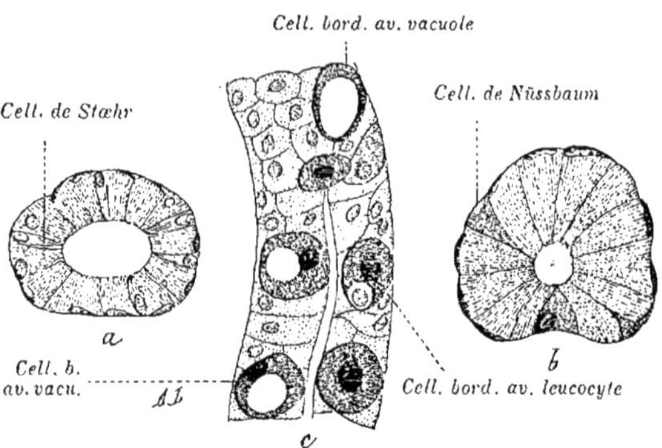

Fig. 98. — Cellules des glandes pyloriques et du fond de l'estomac du chien (d'après Hamburger).

a) Coupe transversale d'une glande pylorique d'un chien tué dans la 5e heure de digestion; cellules de Stœhr. — *b*) Dessin schématique de la coupe transversale d'une glande pylorique d'un chien dans la 5e heure de la digestion ; trois cellules de Nüssbaum. — *c*) Coupe longitudinale du col glandulaire et de la portion supérieure du corps d'une glande du fond de l'estomac du chien dans la 8e heure de la digestion ; on y trouve des cellules bordantes les unes creusées de vacuoles, d'autres contenant des leucocytes.

Pour certains (Edinger, Orth) les cellules bordantes dérivent des cellules principales en augmentant de volume et en se remplissant de ferment. Pour d'autres (Sewall, Raptschewski, Glinsky) au contraire, ce seraient les cellules principales qui naîtraient aux dépens des cellules bordantes. Quoi qu'il en soit, on est presque d'accord aujourd'hui pour admettre que les glandes stomacales ne renferment qu'une seule sorte d'éléments cellulaires, pouvant affecter des formes diverses, suivant le stade de leur évolution pendant lequel on les examine. Les cellules bordantes, riches en protoplasma, représenteraient des éléments jeunes ; les cellules principales au contraire seraient le terme ultime de la différenciation. L'élaboration de la pepsine, ou mieux de la substance pepsinogène, commencée peut-être déjà dans les cellules bordantes, atteindrait son maximum dans les cellules principales (Nicolas).

Pour compléter cette description, il nous faut ajouter un rapide résumé de l'aspect des *glandes à l'état d'activité*. Avec Nicolas, nous réduirons les nombreuses recherches faites sur les modifications subies par les cellules glandulaires, pendant leur activité, à trois opinions : ceux qui font jouer le rôle principal aux cellules principales ; ceux qui, au contraire, attribuent aux cellules bordantes le rôle sécrétoire ; et ceux enfin qui confondent les deux variétés de cellules en un seul élément pouvant se montrer aux divers stades de ses transformations. — 1° D'après Heidenhain, au début de la digestion (première heure) les glandes du fond augmentent de volume ; les cellules principales se gonflent et sont remplies par une masse finement grenue. Ces changements sont plus apparents dans le fond des tubes, mais ils envahissent bientôt les cellules rapprochées de l'orifice glandulaire. Après avoir atteint son maximum de développement, cet état cesse ; les tubes diminuent de volume, les cellules principales, tout en restant troubles pendant quelque temps, se rapetissent et perdent progressivement les caractères qu'elles avaient temporairement acquis.

Quant aux cellules bordantes, elles gardent, pendant toute la période de digestion, le même aspect et les mêmes réactions qu'à l'état de repos. — Les cellules ne fondent pas en sécrétant. Les cellules principales sécrètent la pepsine, les bordantes l'acide. — Cette théorie fut défendue avec des arguments divers par beaucoup d'auteurs (Ebstein et Grützner, Klemensiewics, Pratsch). Langley put même saisir les phénomènes intimes de la sécrétion cellulaire. Il démontra que la pepsine n'est pas sécrétée en tant que pepsine, mais elle est élaborée à l'état de substance zymogène (Heidenhain) ou de granulations pepsinogènes (Langley). Ces granulations sont englobées dans la substance hyaline des cellules principales, et, au moment de l'activité, leur nombre diminue, alors que le réseau protoplasmique et surtout la substance hyaline augmente. La période de sécrétion comprendrait trois stades successifs : accroissement du protoplasma, formation des granulations pepsinogènes, évacuation de ces granulations. En somme, de ces recherches il résulterait : *a*) que les cellules principales sécrètent seules la pepsine ; *b*) que les glandes pyloriques, dont les cellules sont identiques aux cellules principales, sécrètent la pepsine (Ebstein) ; *c*) que les cellules bordantes d'après Edinger et Trinkler ne sécréteraient même pas l'acide. — 2° D'après Nussbaum, les cellules bordantes seules sécrètent le ferment peptique. Il se base, pour arriver à cette conclusion, sur la propriété des cellules à ferment de se colorer par l'acide osmique. Or les cellules bordantes seules présentent cette propriété. — 3° La troisième opinion a déjà été exposée : les cellules principales et les cellules bordantes ne sont pas des éléments spécifiques, elles représentent des formes d'un même élément à différents stades de différenciation.

Cobelli (1865) décrit de véritables *glandes acineuses* dans la portion pylorique de l'estomac, disposées en cinq à sept rangées, partant du pylore en rayonnant. A leur niveau la muqueuse est soulevée, et présente des saillies disposées en séries ou des plis plus ou moins marqués. Chaque rangée contient neuf à douze groupes de glandes. Les rangées disparaissent peu à peu vers l'entrée du vestibule pylorique. On trouve aussi des glandes isolées dans l'intervalle des rangées. Elles se distinguent des glandes acineuses du duodénum (glandes de Brunner), en ce qu'elles sont entièrement contenues dans l'épaisseur de la muqueuse. A la limite de l'estomac et de l'intestin immédiatement au-dessous du sphincter pylorique, les glandes acineuses, sur une étendue de 3 mm., se trouvent en partie dans la muqueuse, en partie dans le tissu cellulaire sous-muqueux. Peu à peu, elles deviennent entièrement sous-muqueuses. — La description de Cobelli n'a pas été confirmée depuis. Pourtant je dois faire remarquer que certains auteurs ont avancé que les glandes pyloriques et les glandes de Brünner du duodénum sont identiques (Bentkowski, Schiefferdecker, Glinsky),

Vaisseaux et nerfs. — Artères. — L'estomac est entouré d'un *cercle artériel* qui longe les bords, entre les deux lames péritonéales, avec du tissu cellulaire graisseux, de nombreuses veines, des vaisseaux et des ganglions lymphatiques. Quand l'estomac est peu distendu ou vide, le cercle artériel ne touche pas la grande et la petite courbure ; il en est distant de 1 à 2 cm. ; il est, au contraire, immédiatement collé à ces dernières quand l'estomac se remplit. Ce cercle est formé par la réunion de plusieurs artères venant du tronc cœliaque et de ses branches ; de lui naissent toutes les artères de l'estomac.

a) **Artères afférentes.** — Le cercle artériel gastrique est formé par les artères suivantes : la coronaire stomachique et la pylorique d'une part ; les gastro-épiploïques droite et gauche, et les artères courtes d'autre part. — 1) L'artère *coronaire stomachique* (coronaria ventriculi major, coronaria ventriculi sinistra, gastrica major, gastrica sinistra superior) naît du tronc cœliaque ordinairement seule, quelquefois par un tronc commun avec l'artère hépatique ou avec une de ses branches. Plus rarement, elle naît de l'aorte directement, ou par un tronc commun avec les artères diaphragmatiques. Quoi qu'il en soit, elle se dirige à gauche et en avant vers la petite courbure, qu'elle atteint vers son milieu. Dans ce trajet, elle décrit une courbe à concavité tournée en bas, en avant et à droite, et chemine dans l'épaisseur du bord libre du ligament profond de l'estomac ou lig. de l'artère coronaire. Sur la petite courbure, le tronc coronaire se divise en deux branches, qui se dirigent parallèlement, vers le pylore, sur les versants antérieur et postérieur de la petite courbure. Ces branches cheminent, l'antérieure dans l'épaisseur du bord gastrique du ligament gastro-hépatique, la postérieure dans l'épaisseur du bord libre du ligament profond de l'estomac. Près de l'orifice pylorique, à 3 cm. environ, les deux branches de la coronaire s'anastomosent à plein canal, par inosculation, avec les deux branches de l'artère pylorique.

2) L'*artère pylorique* (coronaire stomachique droite, coronaria ventriculi dextra, coronaria ventriculi dextra superior, gastrica dextra superior, pylorica superior), naît de l'artère hépatique proprement dite, dans l'épaisseur du ligament gastro-hépatique, et se dirige de droite à gauche en longeant le bord supérieur du duodenum d'abord, dont elle est assez écartée, puis le bord supérieur du canal pylorique. Vers le point de jonction du pylore et du duodénum, elle se divise en deux branches : l'une antérieure, l'autre postérieure. Celles-ci continuent leur route à gauche, et, 3 cm. plus loin, elles s'anastomosent à plein canal avec les branches de bifurcation de la coronaire stomachique. Assez souvent, ces deux branches de l'artère pylorique sont séparées dès leur origine ; elles naissent alors séparément, soit du tronc de l'artère hépatique proprement dite, soit l'une de ce tronc, l'autre de l'artère gastro-duodénale. Il n'est pas rare enfin de voir une petite branche pylorique se détacher de l'artère hépatique proprement dite et se porter directement sur le duodénum et sur le pylore pour s'y terminer. Quoi qu'il en soit, l'artère pylorique et ses branches cheminent entre les deux feuillets du ligament gastro-hépatique. Nous voyons, en résumé, que les deux tiers de la moitié inférieure de la petite courbure sont longés par une double arcade artérielle, l'une antérieure, l'autre postérieure. Ce fait, qui est constant, n'est pas mentionné par les auteurs, mais il est représenté par Bourgery. — 3) L'artère *gastro-épiploïque droite* (coronoria ventriculi dextra inferior, gastrica dextra inferior) naît de la bifurcation de l'artère gastro-duodénale, branche de bifurcation du tronc de l'artère hépatique (a. hépatique commune des allemands), derrière le bord supérieur de la portion initiale du duodénum. Puis, elle chemine derrière celle-ci, et, arrivée sur le bord inférieur du duodénum, elle se dirige de droite à gauche en longeant la grande courbure. Vers le milieu du corps de l'estomac, elle s'anastomose à

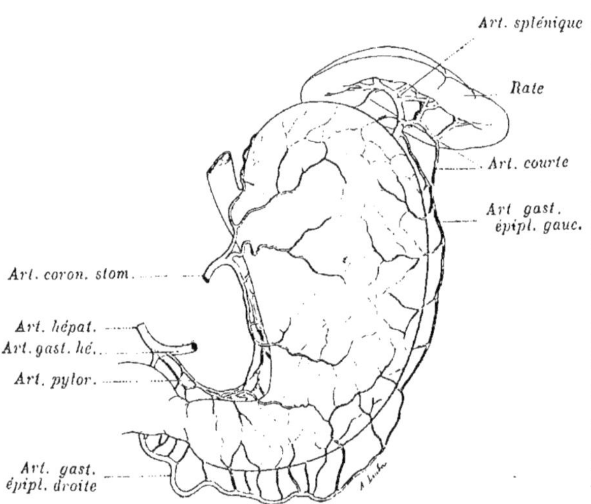

Fig. 99. — Artères de l'estomac. Vue antérieure.

plein canal avec la gastro-épiploïque gauche. Nos auteurs classiques, à tort, font naître cette artère du tronc de l'artère hépatique. En réalité, le tronc de l'artère hépatique se divise en deux branches : l'une monte vers le foie ; c'est l'artère hépatique proprement dite ; l'autre descend vers le duodénum : c'est l'artère gastro-duodénale. Celle-ci se divise à son tour en deux branches : les artères duodéno-pancréatique et gastro-épiploïque droite. — 4) L'artère *gastro-épiploïque gauche* (coronoria ventriculi sinistra inferior, gastrica sinistra inferior) naît de l'artère splénique à 3 ou 4 cm. de la rate. Tantôt elle forme une branche de bifurcation de l'artère splénique, tantôt elle se détache du tronc de l'artère avant sa ramification. Elle passe d'abord de droite à gauche et de haut en bas sur la face postérieure du corps de l'estomac, en cheminant contre la lame interne du ligament gastro-splénique. Plus bas, au niveau de l'extrémité inférieure de la rate, elle se recourbe et se dirige ensuite de gauche à droite. Dans cette dernière portion de son trajet, elle ne longe pas le bord même de la grande courbure, mais bien sa face postérieure, de telle sorte qu'elle est cachée quand on regarde l'estomac par sa face antérieure. Vers le milieu du corps de l'estomac, elle passe sur le bord même de la grande courbure et s'y anastomose avec l'artère gastro-épiploïque droite. Dans sa première portion, elle chemine donc sous la lame péritonéale postérieure de l'estomac. — 5) Les *artères courtes* (gastricæ breves) en nombre variable, 3 à 6, naissent de l'artère splénique à divers niveaux. Une première quitte l'artère splénique au niveau de la petite courbure, sur le bord supérieur du corps du pancréas ; les autres se détachent à des intervalles irréguliers, de la portion de cette artère qui croise la face postérieure de l'estomac ; il n'est pas rare enfin de voir une ou deux branches naître des ramifications de l'artère splénique au niveau du hile de la rate. Quoiqu'il en soit, elles se portent les unes en se dirigeant directement en haut, les autres à gauche, sur le fond et la partie supérieure du corps de l'estomac, où elles s'anastomosent avec des branches de l'artère coronaire stomachique et de la gastro-épiploïque gauche. Elles cheminent, les unes sous la paroi postérieure de l'arrière-cavité des épiploons, les autres, celles qui naissent au niveau du hile de la rate, sous le feuillet antérieur du ligament gastro-splénique. — Il est hors de doute que les artères courtes et l'artère gastro-épiploïque gauche, représentent des ramifications terminales de l'artère splénique et non pas des collatérales insignifiantes. L'artère splénique est en réalité, et l'embryologie nous le prouve, tout d'abord une

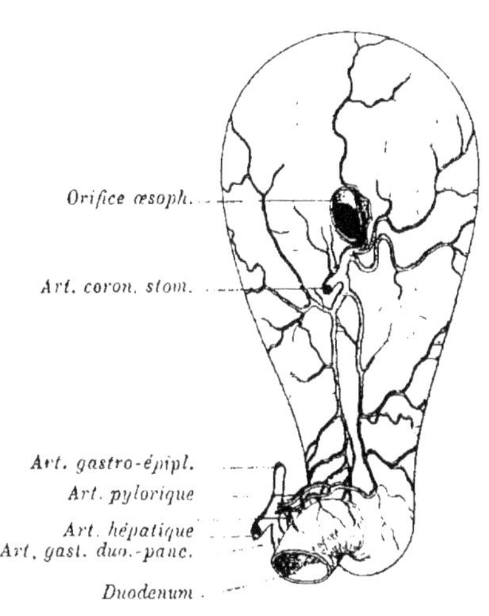

Fig. 100. — Artères de l'estomac, destinées à montrer la double arcade qui longe la petite courbure.

artère gastrique, elle ne devient splénique que plus tard, alors que la rate s'est développée.

b) **Branches efférentes** — Des deux arcades ainsi formées le long de la grande et de la petite courbure, naissent deux ordres de branches : les unes *gastriques,* les autres *épiploïques,* et quelques rameaux inconstants destinés aux organes voisins. — 1) Les *rameaux gastriques,* en nombre variable, se détachent à des intervalles irréguliers et se portent, les uns sur la paroi antérieure de l'estomac, d'autres sur la postérieure ; ils rampent d'abord sous la couverture séreuse, s'y divisent, et décrivent des arborescences sur les parois gastriques, avant de plonger profondément à travers les tuniques musculaire et celluleuse, jusque dans la muqueuse où nous les retrouverons. Parmi ces rameaux, il y en a deux, quelquefois trois, qui se détachent du tronc de l'artère coronaire stomachique, et qui se portent vers le cardia et la portion abdominale de l'œsophage. Ces rameaux *cardio-œsophagiens* naissent de la convexité de l'arc que décrit cette artère avant de se diviser ; ils se portent en haut et à gauche, et cheminent entre les deux lames du ligament profond de l'estomac ; arrivés sur la petite courbure et sur le bord droit de l'œsophage, ils s'insinuent sous la lame péritonéale antérieure de l'estomac et de l'œsophage, et se divisent en plusieurs branches : les unes montent sur l'œsophage (rami œsophagei inferiores), les autres sur le cardia (rami cardiaci). Ces dernières, contournent l'angle que forme à gauche l'œsophage avec le fond de l'estomac et vont, sur la paroi postérieure de celui-ci, s'anastomoser avec des rameaux des artères courtes. — 2) Les *rameaux épiploïques* se portent de l'arc de la grande courbure dans l'épaisseur du grand épiploon (ligament gastro-colique). — 3) Un *rameau hépatique* inconstant, mais très fréquent (Theile) naît de la convexité du tronc de l'artère coronaire stomachique et se porte, en cheminant entre les deux feuillets du ligament profond de l'estomac, dans le lobe gauche du foie.

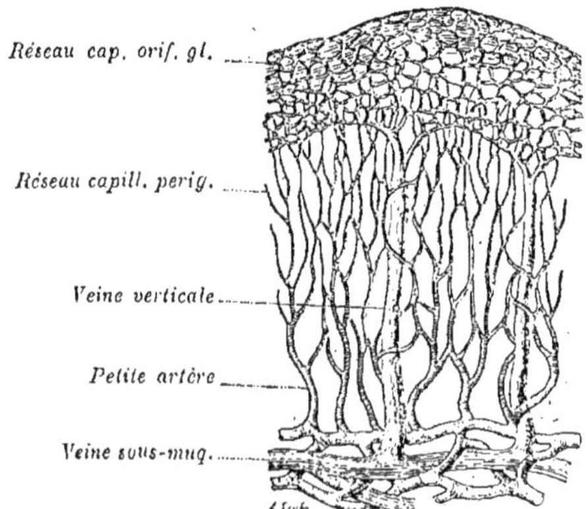

Fig. 101. — Vaisseaux sanguins de la muqueuse gastrique (d'après Brinton).

c) **Terminaisons des artères dans les tuniques de l'estomac.** — Les rameaux artériels traversent la tunique musculaire, lui abandonnent quelques ramuscules, et passent ensuite dans la tunique celluleuse. Là, ils se divisent en ramuscules, à la manière des branches d'un arbre. De fins ramuscules s'élèvent obliquement jusqu'à la face profonde de la muqueuse, et y forment un premier réseau au-dessous des culs-de-sac glandulaires : c'est le *réseau sous-glandulaire.* — De ce réseau partent des ramuscules très fins (de 0,0070 à 0,0088 mm. de diamètre) qui montent parallèlement dans l'épaisseur du chorion, ils cheminent dans les intervalles glandulaires, entourés des fibres musculaires, et forment, en s'anastomosant souvent autour des glandes, un riche réseau de capillaires, le *réseau péri-glandulaire.* — Celui-ci se résume, enfin, dans un dernier réseau de capillaires plus forts (0,018 mm. de diamètre), situé dans l'épaisseur des ponts qui séparent les orifices glandulaires, immédiatement au-dessous de l'épithélium superficiel : c'est le *réseau sous-épithélial.* Les mailles arrondies de ce réseau entourent les orifices glandulaires et forment ainsi la *couronne vasculaire des glandes* (corona tubulorum, Frey, Gerlach, Brinton).

Chaque rameau artériel qui pénètre la paroi stomacale parait conserver une certaine indépendance. Les anastomoses entre ces rameaux seraient rares ou se feraient par des capillaires très fins. — Ainsi les artères de l'estomac seraient des artères *terminales,* chaque rameau irriguerait un territoire limité de la muqueuse gastrique ; quand un obstacle quelconque, pathologique ou physiologique, obstrue un rameau, le territoire de la muqueuse irrigué par lui perd sa vitalité et sa résistance, il se nécrose et s'ulcère ; le rameau voisin étant incapable de le suppléer. C'est ce qui résulte des observations anatomo-pathologiques (Virchow, Rindfleisch et Merkel, Godinier, Hayem) et de nombreuses expériences (Leber, Prevost et Cottard).

D'après Frey, le fin réseau capillaire périglandulaire agirait dans la sécrétion des glandes ; tandis que le large réseau capillaire superficiel aurait pour rôle l'absorption du contenu liquide de l'estomac. — Pour Henle, le dernier réseau serait le siège de la *respiration stomacale ;* le sang veineux des glandes s'y transformerait en sang artériel, en changeant son acide carbonique pour l'oxygène de l'air contenu dans l'estomac. Insignifiante chez l'homme, la respiration stomacale et intestinale serait très importante chez certains vertébrés où elle pourrait remplacer la respiration par les branchies.

Veines. — Les veines de l'estomac naissent du réseau capillaire superficiel de la muqueuse ou *réseau sous-épithélial.* Les radicules convergent à la surface de la muqueuse, comme les *rayons* d'une *étoile,* vers un point central d'où part un petit rameau veineux. Ces rameaux veineux augmentent rapidement de diamètre et forment des troncs plus volumineux, qui traversent verticalement la muqueuse, en passant entre les glandes pour se jeter, au-dessous de cette membrane, dans un réseau veineux horizontal à larges mailles polygonales, dans l'épaisseur de la tunique celluleuse. — De ce réseau naissent les troncs veineux collecteurs qui traversent la tunique musculaire, glissent ensuite sous la couverture séreuse, en suivant le trajet des branches artérielles, dont elles sont les satellites. Là, ils forment, sur les deux parois de l'estomac, des arborescences qui s'anastomosent entre elles, dessinent des arcades, limitent des polygones comblés par des plexus de branches plus fines. Ils convergent enfin vers la grande et la petite courbure et y forment des arcs veineux, qui recouvrent et cachent les arcs artériels. Le cercle veineux gastrique est résumé par plusieurs troncs collecteurs qui vont se jeter dans les branches ou le tronc de la veine porte. — Ces *troncs collecteurs* sont :

1° Les *veines courtes* (vaisseaux courts veineux, v. gastricæ breves.), se détachent en nombre égal à celui des artères courtes du fond et de la partie voisine du corps de l'estomac et se jettent, soit dans les radicules de la veine splénique, soit dans son tronc même, à une certaine distance du hile de la rate. Une ou deux veines courtes naissent isolément de la paroi postérieure de l'estomac, très loin du hile de la rate, et se jettent dans le tronc de la v. splénique, plus près de sa terminaison que de son origine (A. Mariau, th. de Lyon, 1893, p. 19). Ces veines accompagnent les artères courtes qui ont la même disposition.

2° La v. *gastro-épiploïque gauche* (v. gastrica sinistra inferior), la plus volumineuse des veines gastriques, s'anastomose sur la grande courbure en plein canal avec la gastro-épiploïque droite. Elle passe bientôt sur la face postérieure du corps de l'estomac et se jette, tantôt dans le tronc de la veine splénique assez loin du hile de la rate, en face des veines courtes, tantôt dans une de ses branches. Elle reçoit des veines gastriques et des veines épiploïques.

3° La *veine gastro-épiploïque droite* (v. gastrica dextra inferior) longe la moitié droite de la grande courbure, s'engage derrière le canal pylorique et va se jeter tantôt, le plus souvent d'après Luschka, dans la veine mésentérique supérieure (petite mesaraïque), tantôt dans le tronc même de la veine porte. Elle reçoit des veines gastriques, épiploïques, duodénales et pancréatiques. Elle se réunit souvent avec la v. colique droite, et forme avec cette dernière la veine gastro-colique, qui se jette dans le tronc de la v. porte (Theile).

4° La *veine de la petite courbure* (v. coronaire ventriculaire supérieure, Luschka; v. gastrica superior, Weber; v. pylorique; v. coronaire stomachique) représente les artères coronaire stomachique et pylorique. Elle longe la petite courbure du cardia au duodénum, c'est pourquoi je lui ai donné ce nom. Elle se jette, soit dans le tronc de la v. porte, près de sa terminaison dans le foie, soit directement dans le foie. Dans le dernier cas elle chemine dans l'épaisseur du ligament gastro-hépatique et représente une veinule porte accessoire (premier groupe de Sappey), ramifiée à ses deux extrémités, dans les parois de l'estomac et dans les lobules du lobe gauche du foie voisins du point qu'elle aborde. Elle reçoit des veines des parois de l'estomac, du cardia, de la portion abdominale de l'œsophage, du canal pylorique, du péritoine diaphragmatique, et du tissu cellulo-graisseux contenu entre les deux feuillets du ligament gastro-hépatique. — Quand elle se jette dans le tronc de la v. porte, les veinules du ligament gastro-hépatique constituent à elles seules un petit système porte accessoire; car elles se jettent dans les veines de la petite courbure de l'estomac d'une part, et dans les lobules hépatiques voisins du sillon transverse d'autre part.

Toutes les veines de l'estomac ne se rendent pas dans ces gros troncs collecteurs, et par leur intermédiaire dans le tronc ou les branches de la v. porte. Un certain nombre, en effet, se jettent isolément dans les affluents du système veineux cave. Elles font partie de l'ensemble des veines sous-péritonéales que Retzius a décrit tout le long de la portion sous-diaphragmatique du tube digestif, et qui établissent une importante voie anastomotique entre les deux grands systèmes veineux porte et cave. Ce sont des ramuscules veineux qui naissent de la couverture séreuse de la paroi postérieure de l'estomac, s'anastomosent avec les veines propres de l'organe et vont se jeter dans les veines capsulaires moyenne et inférieure (Mariau). — Schmiedel décrit les anastomoses de la veine coronaire stomachique (v. de la petite courbure) avec la veine rénale gauche, de la v. pylorique avec des v. azygos et des v. courtes avec la v. phrénique. — Luschka a vu des veinules stomacales monter sur la paroi œsophagienne, qu'elles perforent après un court trajet, pour passer finalement dans les v. azygos et semi-azygos.

F. Hochstetter (Arch. f. Anat., 1887) a vu dans les veines de l'estomac des valvules capables de s'opposer au reflux du sang vers l'estomac. Chez le nouveau-né, ou quelque temps après la naissance, on en trouve presque dans toutes les branches des veines gastro-épiploïque droite, gastro-épiploïque gauche, veines courtes, veine coronaire stomachique et pylorique. Elles sont placées au point où les affluents de ces veines se jettent dans les troncs principaux, ou près de ce point. Dans chaque rameau, on trouve ordinairement une seule valvule ; exceptionnellement, on peut trouver dans les veines gastriques courtes et dans les rameaux supérieurs de la v. coron. stom., deux valvules. Ces valvules sont plus délicates que les valvules du système veineux général, et se déchirent quand l'injection est faite à haute pression. — Avec l'âge, les valvules deviennent de plus en plus insuffisantes. Elles disparaissent d'abord dans les rameaux gastriques de la veine gastro-épipl. droite près du pylore, puis dans celles qui se trouvent au niveau de la grande courbure et enfin dans celles de la v. gastro-épiploïque gauche et des veines courtes. Elles persistent plus longtemps dans les rameaux qui font communiquer les deux veines gastro-épiploïques. — Vers l'âge de vingt ans, les veines qui siègent sur la grande courbure ne présentent plus de valvules suffisantes. Mais on trouve encore des valvules suffisantes dans les rameaux veineux tributaires de la v. coron. stomach., et surtout dans les veines du grand épiploon où elles persistent même à un âge très avancé. — La présence de valvules sur les veines du système porte a été signalée chez les mammifères par Hyrtl, Weigel, Leisering et Muller. Chez les carnivores, elles sont très marquées ; chez les ruminants au contraire, elles sont rudimentaires : elles n'existent que dans le jeune âge, comme chez l'homme, et s'atrophient ensuite ou deviennent tout à fait insuffisantes. — Mariau dit avoir vainement cherché ces valvules.

Lymphatiques. — Les lymphathiques de l'estomac naissent dans l'épaisseur de la muqueuse où ils forment, d'après Lowen (1873), un système de

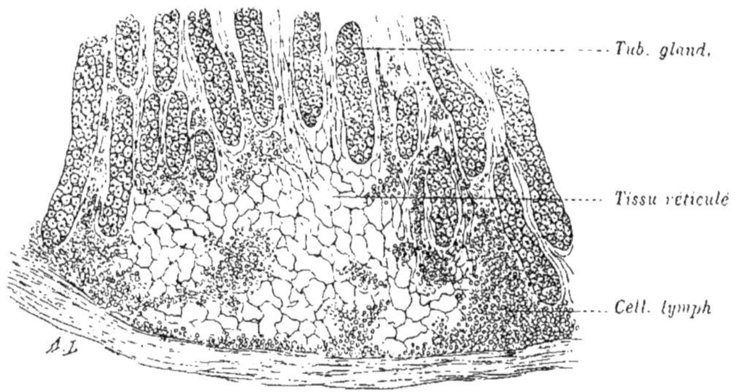

Fig. 102. — Organes lymphatiques de la muqueuse stomacale (d'après Garel).
Estomac de supplicié. Coupe traitée par le pinceau. Les tubes glandulaires sont séparés par des éléments lymphatiques et du tissu réticulé qui forme la charpente du point lymphatique.

cavités ou *lacunes lymphatiques*, abondamment répandues dans le derme muqueux et formant même des *gaines* autour des tubes glandulaires, comme autour des vaisseaux sanguins. Ces espaces lymphatiques communiquent avec des vaisseaux lymphatiques formant deux réseaux réunis par des canaux verticaux : *a)* le *réseau superficiel*, situé immédiatement au-dessous de la surface libre de la muqueuse, imparfait chez l'homme, bien développé chez certains animaux (veau, mouton, lapin). — *b)* Le *réseau sous-glandulaire*, situé immédiatement au-dessus de la couche musculaire muqueuse, au-dessous et autour des extrémités inférieures des glandes, il est simple dans la région des glandes à pepsine et forme plusieurs couches dans la région pylorique. C'est le réseau superficiel de Teichmann. Les *canaux verticaux*, ou *sinus lymphatiques inter-glandulaires*, descendent dans les espaces inter-glandulaires. Ils communiquent entre eux par des rameaux latéraux, et se jettent dans les deux réseaux précédents, qu'ils font communiquer largement. Des *canaux courts* partent du réseau sous-glandulaire, traversent la musculaire muqueuse et vont se jeter dans un *réseau sous-muqueux,* ou réseau profond de Teichmann, qui occupe la tunique cellulaire. De ce dernier prennent naissance des vaisseaux lymphatiques pourvus de valvules, qui traversent perpendiculairement la tunique musculaire, et se rendent dans le *réseau sous-séreux,* sur lequel on remarque un grand nombre de dilatations variqueuses qui en rendent l'injection fort difficile (Sappey).

Parvenus à la circonférence de l'estomac, les vaisseaux se jettent aussitôt dans de très petits ganglions (trois à cinq ganglions le long de la petite courbure,

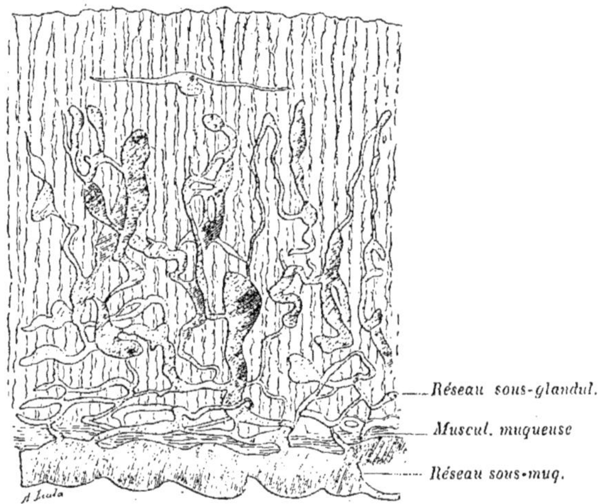

Fig. 103. — Lymphatiques de la muqueuse de l'estomac (d'après Loven).

quatre à sept le long de la grande), compris entre les lames des ligaments gastro-hépatique et gastro-colique, en se divisant en trois groupes parallèles aux artères coronaire stomachique, gastro-épiploïque droite et gastro-épiploïque gauche. 1) Le groupe des vaisseaux coronaires marche de droite à gauche, du pylore vers le cardia, là il se réunit à des vaisseaux de la face inférieure du foie et se dirige ensuite en bas et à droite pour se terminer dans les ganglions sous-pancréatiques. 2) Le groupe des vaisseaux gastro-épiploïques droits marche de gauche à droite, se confond derrière la portion initiale du duodénum avec les lymphatiques du foie, et se termine avec eux. 3) Le groupe des vaisseaux gastro-épiploïques gauches se dirige en haut et à gauche vers les vaisseaux spléniques, et se termine dans les mêmes ganglions que les vaisseaux de la rate (Sappey).

Nerfs. — Les nerfs de l'estomac viennent des deux n. pneumo gastriques et du plexus cœliaque du grand sympathique abdominal. Le *nerf vague gauche,* devenu *antérieur,* passe sur la paroi antérieure de l'œsophage abdominal et de l'estomac. Il s'y divise en un bouquet de rameaux et forme au niveau de la région antérieure et médiane du cardia un plexus : c'est le *plexus stomacal antérieur* (plexus gastricus anterior). Celui-ci forme tantôt une plaque blanchâtre de la grandeur d'une pièce de cinq francs, tantôt un plexus très lâche (Luschka). Quoi qu'il en soit, une partie des rameaux de ce plexus passe entre les deux feuillets du ligament gastro-hépatique, et va au hile du foie. La plus grande partie des rameaux rayonnent le long de la petite courbure, dans la paroi antérieure de l'estomac, et s'anastomosent là avec les filets du sympathique qui viennent du plexus cœliaque, autour de l'artère coronaire stomachique. Un filet plus fort naît du plexus stomacal antérieur, marche le long de la petite courbure jusqu'au pylore, et s'unit là avec un ramuscule du sympathique qui accompagne l'artère pylorique de droite à gauche. Le vague gauche s'anastomose encore avec le sympathique abdominal par un fort rameau, inconstant, qui naît, tantôt du ganglion semi-lunaire gauche, tantôt du réseau qui accompagne l'artère diaphragmatique gauche, et contourne le côté gauche du cardia pour gagner la paroi antérieure, où il s'anastomose avec les rameaux du vague (Luschka). — Le nerf *vague droit* ne donne à l'estomac qu'une faible partie de ses branches (le 1/3 d'après Luschka) ; celles-ci forment sur la paroi postérieure de l'organe un plexus très fin : le *plexus stomacal postérieur* (plexus gastricus posterior), tendu au-dessous du cardia, le long de la petite courbure. Le reste de ses branches (les 2/3) rayonne dans la région de l'origine de l'artère coronaire stomachique, se disperse à droite et à gauche pour se rendre en partie directement, et en partie après anastomose préalable avec le ganglion semi-lunaire droit du plexus cœliaque qu'il traverse, vers le foie, la rate, le pancréas, les reins, les capsules surrénales et l'intestin grêle (Luschka). J'ai vu des rameaux du vague droit cheminer dans l'épaisseur du ligament profond de l'estomac et arriver par cette voie jusqu'au canal pylorique.

Terminaison des nerfs dans les tuniques de l'estomac. — Les rameaux nerveux du vague et du sympathique, partis des plexus superficiels de l'estomac, pénètrent dans l'épaisseur de ces tuniques et y forment deux grands plexus : le plexus *intra-musculaire* situé dans l'épaisseur de la tunique musculaire, entre le plan longitudinal externe et le plan circulaire ; il correspond au *plexus d'Auerbach* de l'intestin ; il est étendu parallèlement à la surface et est formé de fibres nerveuses de Remak avec des ganglions qui se surajoutent aux nœuds des mailles. Il est destiné à la tunique musculaire. Le *plexus sous-muqueux*, situé dans l'épaisseur de la tunique celluleuse ou sous-muqueuse correspond au *plexus de Meissner* de l'intestin. Il est aussi étendu parallèlement à la surface. Il est formé de fibres pâles, et pourvu de ganglions nerveux. Il est destiné à la musculaire muqueuse et à la muqueuse. Voyons comment se terminent ces nerfs dans la tunique musculaire et dans la t. muqueuse.

a) **Terminaison des nerfs dans la tunique musculaire.** — Elle vient d'être étudiée par Erik Muller (Arch. f. Mikrosko, Anatom., t. 40, 1892, p. 390). En employant la méthode de Golgi, sur l'estomac de la grenouille et du chien, cet auteur est arrivé aux résultats suivants : de nombreux faisceaux nerveux partent du plexus d'Auerbach pour pénétrer dans la tunique musculaire à angle presque droit avec la direction des fibres musculaires. Ces faisceaux sont de deux sortes : 1) des faisceaux qui s'y ramifient et s'y terminent, en entrant en relation avec les cellules musculaires ; 2) des faisceaux qui traversent obliquement la tunique musculaire pour se réunir au plexus de Meissner et au plexus sous-séreux. — La tunique musculaire contient un très grand nombre de fibres nerveuses. Les faisceaux nerveux venus du plexus d'Auerbach se subdivisent à angle presque droit en rameaux dirigés dans le même sens que les travées musculaires. De ces derniers partent des faisceaux nerveux qui croisent les travées musculaires et qui se subdivisent à leur tour en plusieurs ramuscules, et ainsi de suite. Les faisceaux, en se subdivisant, deviennent de plus en plus fins et leurs dernières ramifications sont formées de fibres très fines. Dans leur ensemble, ces faisceaux forment un puissant *réseau*. — Les ramifications terminales présentent des formes très variables, mais affectent le même type que celui qu'elles présentent dans le muscle strié. Avant de se ramifier, les fibres nerveuses ont un trajet parallèle aux fibres musculaires, leurs ramifications suivent ou bien la même direction ou bien une direction moins régulière. Les rameaux les plus fins se terminent librement, par un *renflement piriforme* qui se pose sur une cellule musculaire. Ces renflements siègent non seulement à l'extrémité des fibres terminales, mais encore tout le long de ces fibres ; ils sont pédiculés et sont chacun en rapport avec une cellule musculaire, ce qui fait qu'une seule fibre nerveuse peut suffire à plusieurs cellules musculaires. Le renflement terminal du nerf se pose sur le corps cellulaire même, le touche mais n'y pénètre jamais : contrairement à ce que prétendent certains auteurs (Arnold, Lustig, Obregia, etc.) qui font pénétrer la fibre nerveuse dans la cellule, et la mettent en rapport avec son noyau. — La quantité de ces fibres terminales est énorme, chaque cellule musculaire étant en rapport avec une fibre nerveuse.

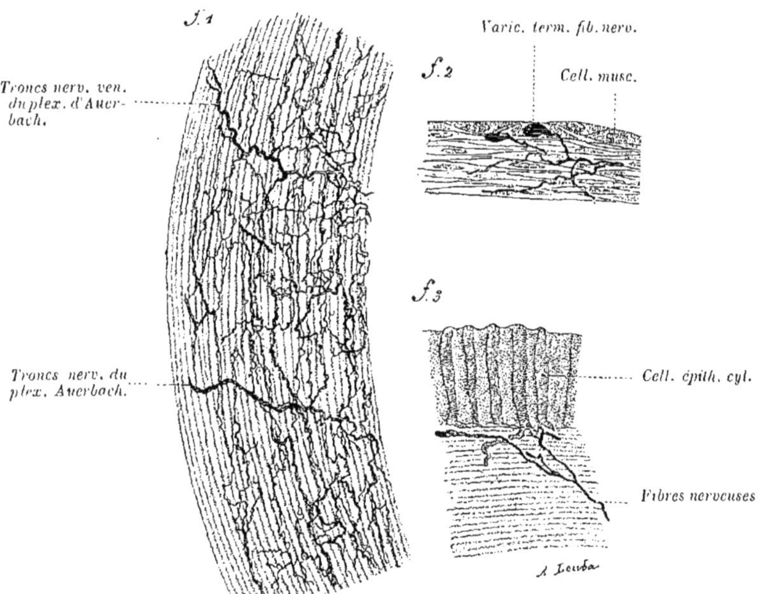

Fig. 104. Terminaisons nerveuses dans les tuniques musculaire et muqueuse de l'estomac de la grenouille : fig. 1, plexus nerveux dans la couche circulaire de la tunique musculaire ; — fig. 2, terminaisons nerveuses dans la tunique musculaire ; — fig. 3, fibre nerveuse terminale dans la muqueuse (d'après Erik Müller).

b) **Terminaisons nerveuses dans la tunique muqueuse.** — Du plexus de Meissner des fibrilles nerveuses montent dans l'épaisseur du chorion muqueux, entourent les glandes et arrivent jusqu'à l'épithélium superficiel. Rabe a vu autour des glandes de l'estomac (chez le cheval) un riche plexus nerveux dont les prolongements se terminaient par des corps fusiformes. — Cacciola (1886) décrit aussi un réseau sous-glandulaire et un plexus périglandulaire à larges mailles, dont les fines fibrilles montent jusqu'à la surface libre de la muqueuse. — Navalichin (Arch. Slaves de Biologie, 1886) a vu des cylindres axes, émanés d'un fascicule nerveux, perforer la membrane propre des glandes pepsinifères, pénétrer à l'intérieur d'une cellule pariétale et se terminer dans une des granulations réfringentes (granulations pepsinogènes de Langley), que l'auteur considère comme des organes nerveux terminaux. — Andrea Capparelli (Biolog. Centralblatt. t. XI, 1891, p. 27) a étudié par la méthode de Golgi le mode de terminaison des nerfs dans la couche épithéliale de la muqueuse (chez la grenouille et chez le chien). Les fibrilles nerveuses décrivent un réseau très fin entre les éléments épithéliaux. Elles se terminent souvent par un renflement sphérique ou en massue enclavé entre les cellules épithéliales. Quelques-unes se mettent en rapport avec le prolongement profond des cellules caliciformes. Celui-ci aurait bien tous les caractères des terminaisons nerveuses, mais l'auteur n'a jamais pu constater sa continuité directe avec la fibrille nerveuse ; pourtant elle lui paraît certaine. — D'après Erik Muller (loc. cit.), on trouve dans la muqueuse stomacale de nombreux réseaux nerveux analogues à ceux de la muqueuse intestinale. Ils entourent les glandes et s'étendent jusqu'à l'épithélium cylindrique. Les nerfs se terminent par des extrémités libres souvent renflées qui arrivent jusque sous l'épithélium ou jusqu'aux extrémités basales des cellules (Arnstein et Gonaïew). Ils ne pénètrent jamais dans les cellules,

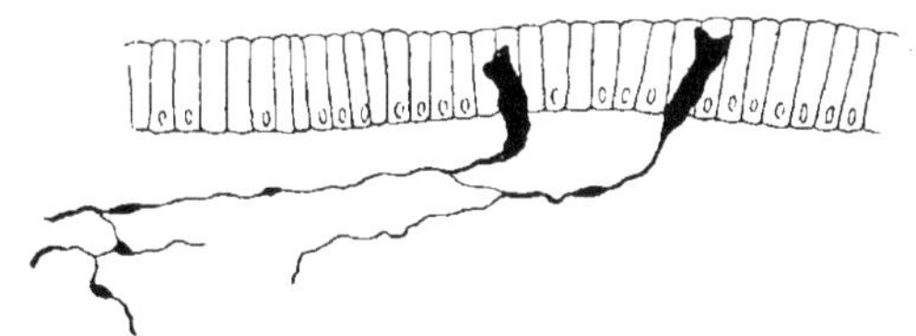

Fig. 105. — Cellules épithéliales de la muqueuse stomacale du chien en rapport avec des fibres nerveuses (d'après Capparelli).

Openchowski (Berl. Klin, Woch., 1889) décrit dans l'estomac un certain nombre de ganglions nerveux analogues aux ganglions nerveux intra-cardiaques. Il en a compté onze au cardia, sept au pylore, et quelques autres disséminés dans la paroi gastrique. C'est de ces ganglions que dépendent les mouvements automatiques de l'estomac.

CHAPITRE CINQUIÈME

INTESTIN GRÊLE

L'intestin grêle (intestinum tenue, gracile; εντερον; dündarm; small intestine) est un tube cylindrique, musculo-membraneux, unissant l'estomac au gros intestin. Le sillon duodeno-pylorique extérieurement, la valvule pylorique en dedans, le séparent de l'estomac; un sillon circulaire (sillon iléo-colo-cœcal) et la valvule iléale (v. iléo-cœcale) marquent sa limite inférieure. Dans sa cavité débouchent les canaux excréteurs du foie et du pancréas. Le chyme y rencontre le suc intestinal, la bile et le suc pancréatique, qui lui font subir des modifications importantes et le transforment en chyle. Celui-ci est absorbé par un vaste réseau vasculaire. L'intestin grêle est donc à la fois un organe de digestion et d'absorption. Il traverse la cavité abdominale de l'épigastre à la fosse iliaque droite. On lui décrit deux segments : l'un profondément situé, appliqué contre la paroi abdominale postérieure, c'est la *portion fixe* de l'intestin grêle ou *duodenum;* l'autre superficiel, mobile, muni d'un long pédicule vasculaire et péritonéal, le mésentère, traverse en serpentant la cavité abdominale : c'est la *portion flottante* de l'intestin grêle ou *jejuno-iléon.* — Les deux segments ont la même structure. Nous décrirons donc : le duodénum, le jejuno-iléon et leur structure. Mais avant, nous devons indiquer les dimensions de l'intestin grêle pris dans son ensemble.

Longueur. — L'intestin grêle présente, chez l'adulte, une longueur moyenne de 7 mètres 1/2; il peut être réduit à 2m30 ou 2m78 (Cruveilhier) ou aller jusqu'à 9 et même 11 mètres (J. Weber). Il représente en général les 4/5 de la longueur totale de l'intestin, et égale quatre à cinq fois la longueur du corps, chez le sujet d'une taille moyenne.

La longueur de l'intestin grêle est très variable. Ces variations sont dues à des causes nombreuses que nous allons étudier : 1° la *méthode* employée pour la *mensuration* : in situ, en conservant les liens mésentériques, il présente la longueur moyenne déjà indiquée (7 1/2 m.) ; détaché et tendu, il s'allonge de 1/5 et plus et peut atteindre 9 à 13 m. — 2° *L'état de l'intestin* : *a)* la rigidité cadavérique raccourcit l'intestin (Tarenetzky), surtout le jéjuno-iléon; le raccourcissement est plus prononcé chez l'enfant que chez l'adulte (Rolssenn). *b)* L'intestin rempli de gaz ou de liquide, et l'intestin en état de putréfaction sont plus longs (Tarenetzky). Le jéjuno-iléon fortement insufflé peut s'allonger de 4,9 à 6,1 pieds (Rolssenn). *c) Les états pathologiques :* chez les tuberculeux, la capacité intestinale (313 cm. c.) est moindre que chez les sujets sains (407 cm. c., Beneke). Les maladies chroniques des reins, du foie, de l'intestin et du péritoine raccourcissent considérablement le jéjuno-iléon (de 1,2 à 3,5 pieds, Rolssenn). — 3° *L'âge :* chez le nouveau-né et chez l'enfant, toutes choses égales d'ailleurs, l'intestin grêle est relativement plus long que chez l'adulte. D'après Huschke, le rapport entre la longueur totale du corps et la longueur de l'intestin est, chez le nouveau-né, comme 1 est à 7,5 ; pour Sappey, il mesure huit fois la longueur totale du corps. Beneke (Deutsch, Mediz. Woch, 1880, p. 433 et 448) arrive aux conclusions suivantes : le nouveau-né et l'enfant jusqu'à l'âge de 9 à 12 ans ont un intestin qui, relativement à la longueur du corps, est de beaucoup plus long que celui de l'adulte; la capacité de l'intestin grêle chez l'enfant est aussi plus considérable que chez l'adulte. Cette supériorité relative de la surface intestinale de l'enfant est une condition nécessaire à la croissance, elle permet une absorption relativement plus grande des aliments. Aussi cesse-t-elle avec la période de croissance (20e année). — A. Tarenetzky (Mém. de l'Acad. des Sciences de Saint-Pétersbourg, 7e série, t. XXVIII, no 9, 1881) en comparant la longueur de l'intestin grêle mesuré in situ, avec la longueur du corps (distance entre le vertex et le bord supérieur de la 1re v. coccygienne), conclut que la longueur relative de l'intestin grêle croît jusqu'à l'âge de 16 ans, pour diminuer ensuite. La longueur relative du jéjuno-iléon est plus considérable chez les enfants que chez les adultes. Sa longueur absolue est au contraire plus considérable chez l'adulte que chez l'enfant. — 4o Le *sexe :* chez la femme, toutes choses égales d'ailleurs, l'intestin grêle est plus court que chez l'homme. Les calculs de Rolssenn montrent que la longueur relative du jéjuno-iléon chez la femme est moindre (de 0,4) que chez l'homme ; il en est de même de sa longueur absolue. — 5o Les *races:* la longueur absolue aussi bien que la longueur relative de l'intestin grêle paraît présenter des différences marquées suivant les nationalités. Nous verrons plus loin à quoi on les a attribuées.

Chez les Russes, d'après l'avis de W. Gruber (communication orale faite à Küttner), l'intestin grêle aurait une longueur absolue plus considérable que chez les Français et les Allemands. C'est aussi l'avis de Zoege von Manteuffel qui prétend que l'intestin des Russes et des habitants de l'Esthonie serait plus long de 3 pieds que celui des Allemands. Mais si on ne consulte que les mensurations très précises de Sappey, de Tarenetzky, et de Rolssenn, on est forcé de conclure que l'intestin grêle des Français est le plus long; ensuite viendrait celui des Allemands, celui des Russes serait le plus court. La cause de ces différences doit sans doute être cherchée dans le régime alimentaire.

Calibre. — Le calibre de l'intestin grêle n'est pas uniforme. Large à son origine, il se rétrécit peu à peu vers sa terminaison; il représente dans son ensemble un tube infundibuliforme.

Voici quel est le calibre moyen des divers segments de l'intestin grêle légèrement distendus :

Duodénum, circonférence extérieure : 15cm, diamètre 47mm (Sappey 3 1/2 à 4cm).
Jéjunum, près de l'angle duodéno-jéjunal : 12cm, — 37mm (Sappey 2 1/2 à 3cm).
Iléon, près de l'embouchure dans le gros intestin : 9cm, — 27mm (Sappey 2cm).

Cruveilhier donne des chiffres beaucoup trop élevés; d'après lui, l'intestin grêle, jéjuno-iléon, médiocrement distendu, aurait : 17 cm. 1/2 de circonférence à son origine; 11 cm. 1/2 à sa partie moyenne, et 9 cm. 1/2 un peu au-dessus de son embouchure dans le gros intestin. — D'après Luschka (1873), la circonférence de l'intestin grêle est de 12, 8 cm. à son extrémité supérieure, il décroît progressivement vers son extrémité inférieure pour n'y mesurer que 9,5 cm. — Chaput et Lenoble (Bull. soc. anat., Paris, 1894) ont obtenu pour le jéjuno-iléon, après une insufflation modérée, la circonférence extérieure maxima variable entre 110 et 90 mm.; et minima de 78 à 80 mm. — Les mêmes auteurs ont cherché à préciser la circonférence intérieure du jéjuno-iléon. Voici leurs résultats : le calibre maximum se rencontre dans les deux premiers mètres du jéjunum, il varie entre 51 et 87 mm. Le calibre minimum varie entre 21 et 41 mm.

La *capacité* (déterminée sur l'intestin séché et gonflé) mesure, d'après Luschka, 10 onces par pied dans sa portion la plus large, et 6 onces dans sa portion la plus étroite. La capacité totale du tube intestinal grêle est en moyenne de 6 litres (Luschka).

§ 1. — DUODÉNUM

Le duodénum (εκφυσις, Aristote ; δωδεκα δάκτυλον, Hérophile; duodénum ; Zwœlffingerdarm ; intestin pancréatique ou pancréatico-biliaire, Luschka ; anse fixe de l'intestin grêle, Jonnesco) est la partie initiale de l'intestin grêle. Il décrit, entre le pylore et le jéjunum, un anneau ouvert en haut et à gauche. Il se différencie du reste de l'intestin grêle, par sa situation profonde, sa fixité, son calibre, ses connexions avec les canaux excréteurs du foie et du pancréas et par quelques particularités de structure.

Limites. — Son origine nettement indiquée par le sillon duodéno-pylorique extérieurement, par la valvule pylorique intérieurement, répond au flanc droit de la 1re v. lomb.; sa terminaison est marquée : 1° par un angle, ou mieux une coudure, que décrit la portion fixe avec la portion flottante de l'intestin grêle, sur le flanc gauche du corps de la première ou deuxième v. lomb. : *angle duodéno-jéjunal* (flexura duodeno-jejunalis); 2° par un muscle qui fixe solidement cet angle à la paroi abdominale postérieure : le *muscle suspenseur* du duodénum ou m. de Treitz.

Les classiques limitent le duodénum au point où les vaisseaux mésentériques supérieurs passent au-devant de lui. C'est une erreur, car, à gauche de ces vaisseaux, il existe encore un long segment du duodénum, que ces auteurs méconnaissent. — Glisson avait établi la limite inférieure du duodénum au lieu d'abouchement des canaux cholédoque et pancréatique. Cette opinion est exacte chez l'embryon. His (1885) a vu chez l'embryon de la cinquième semaine le duodénum limité en bas par l'embouchure du canal pancréatique; il n'a ni sa portion horizontale inférieure, ni sa portion ascendante. Mais, dès la sixième semaine, il prend la forme d'une anse, grâce à la formation d'une portion intermédiaire, entre l'embouchure du canal pancréatique et l'angle duodéno-jéjunal. Cette portion entoure de bas en haut la tête du pancréas; elle représente la portion horizontale inférieure du duodénum (Toldt, 1893). Quant à la portion terminale ou ascendante à peine indiquée chez l'embryon de six semaines (Toldt), elle n'appartiendrait pas en principe au duodénum; elle ne serait que la portion initiale de l'anse ombilicale, irriguée comme cette dernière par l'artère mésentérique supérieure (Brœsike, 1891). Quoi qu'il en soit, dès la fin du troisième mois embryonnaire, les deux points limites du duodénum, l'origine et l'angle duodéno-jéjunal, sont fixés à la paroi abdominale postérieure, et l'anse fixe de l'intestin grêle est constituée avec les caractères qu'elle aura ultérieurement chez l'adulte.

Direction. — Forme. — Parti de l'extrémité pylorique de l'estomac, à la hauteur de la première v. lomb., le duodénum se dirige d'abord en haut, à droite, et

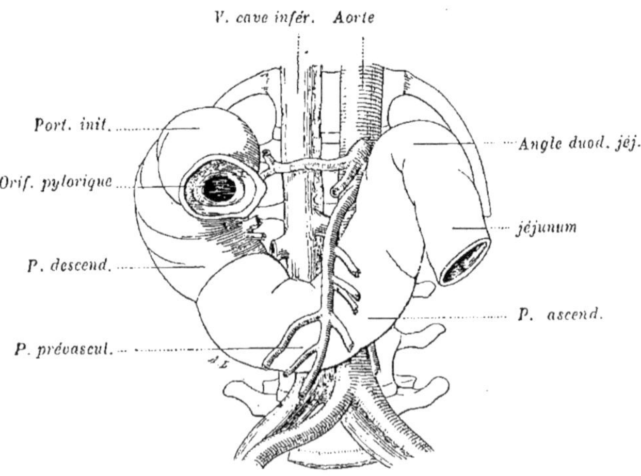

Fig. 106. — Duodénum annulaire.

en arrière jusque sous le col de la vésicule biliaire. Là, il se coude brusquement (angle sous-hépatique, flexura prima duodeni) et descend verticalement le long du flanc droit de la colonne lombaire, entre le rein droit et la veine cave inférieure. Arrivé à l'extrémité inférieure du rein, il se coude de nouveau (seconde courbure, flexura secunda), pour se porter transversalement de droite à gauche. Il passe sous les vaisseaux mésentériques supérieurs, sur la saillie vertébrale (corps de la quatrième ou cinquième v. l.) sur les gros vaisseaux (aorte et veine cave) et atteint le flanc gauche de la colonne et de l'aorte. Là, il se coude une troisième fois et remonte vers le bord inférieur du corps du pancréas et vers la racine du mésocolon transverse, où il se porte brusquement en avant pour se continuer avec le jéjunum. Le passage du duodénum dans le jéjunum se fait à la hauteur de la première ou deuxième v. l.; il est marqué par un quatrième et dernier coude, plus brusque que les deux précédents et caché derrière l'estomac : c'est l'*angle duodéno-jéjunal*.

Ce trajet nous montre que le duodénum présente quatre portions : la première, obliquement ascendante, va du pylore au col de la vésicule biliaire, en se dirigeant en haut en arrière et à droite, sous le foie : c'est la *première portion* ou *portion sous-hépatique ;* — la deuxième, verticalement descendante, s'étend du col de la vésicule biliaire à l'extrémité inférieure du rein droit, longeant le bord interne de ce rein : c'est la portion *descendante* ou prérénale ; — la troisième,

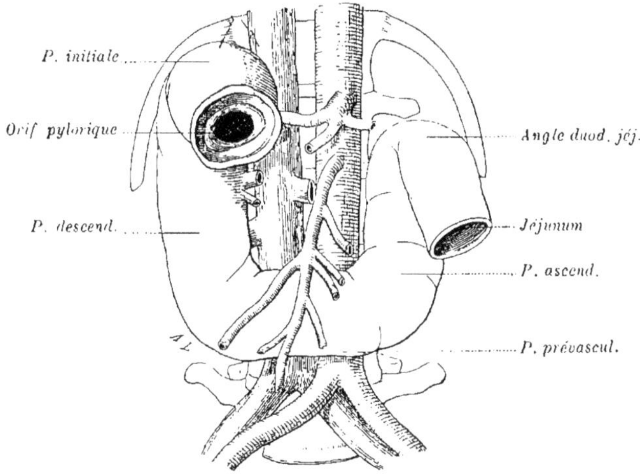

Fig. 107. — Duodénum en U.

horizontale, passe devant la veine cave et l'aorte : c'est la portion *horizontale* ou *préaortique ;* — la quatrième, verticalement ascendante, longe le flanc gauche de la colonne vertébrale et de l'aorte : c'est la portion *ascendante*.

D'une façon générale, le duodénum décrit entre ses deux extrémités un anneau de cercle ouvert, partant du pylore et retournant de nouveau au voisinage de celui-ci, derrière la paroi postérieure de l'estomac. Mais il peut présenter de nombreuses variétés, qu'on peut réduire à trois types : — 1er *type :* les quatre portions du duodénum passent les unes dans les autres par des courbes douces ; il décrit dans son ensemble un anneau ouvert en haut dont les deux extrémités, pylorique et jéjunale, se trouvent au même niveau, sur un plan frontal passant par le corps de la première v. lomb., c'est le *duodénum annulaire*. Ce type, déjà très net dans la seconde moitié de la vie intra-utérine (Toldt), se trouve presque toujours chez l'enfant, mais moins souvent chez l'adulte. Je l'appelle le *type infantile*. — 2° *type :* la portion horizontale ou préaortique est très longue; elle décrit avec les portions descendante et ascendante un U majuscule : c'est le *duodénum en U*. — 3ᵉ *type :* la portion horizontale manque ; la portion descendante est verticale ; la portion ascendante se dirige obliquement en haut et à gauche et croise en écharpe l'aorte. Ces deux dernières portions, très longues, sont réunies par un angle aigu (25 à 40 degrés) ouvert en haut et à gauche ; elles représentent les deux branches d'un V : c'est le *duodénum en V*. L'angle du V, quelquefois transformé en une

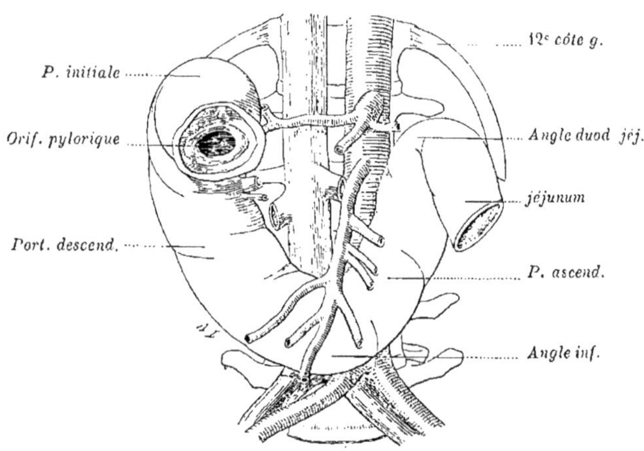

Fig. 108. — Duodénum en V.

courbure plus ou moins douce, est déjeté à droite de la ligne médiane, contre la veine cave : c'est l'*angle inférieur* du duodénum ou *courbure précave*. — Ces deux derniers types, très fréquents chez l'adulte, sont rares chez l'enfant.

Chez le nouveau-né et chez l'enfant en bas âge (2 à 3 ans), les reins, relativement volumineux, proéminent fortement dans la cavité abdominale et se trouvent sur le même plan que la saillie vertébrale ; la paroi abdominale postérieure est alors une surface plane, sur laquelle repose l'anneau duodénal. Chez l'adulte, la saillie vertébrale est très accusée, les reins, relativement moins volumineux, sont profondément situés, sur un plan postérieur à la colonne, dans les fosses lombaires. La paroi abdominale postérieure devenant irrégulière, l'anneau duodénal qui se moule sur les saillies et dépressions, s'incurve suivant ses faces ; au lieu d'être sur le même plan frontal, ses segments occupent des plans différents : l'orifice pylorique est superficiel et regarde en avant ; la première portion, couchée sur le flanc droit de la col. vert., devient sagittale ; la portion descendante glisse sur le flanc de la colonne v. dans le fond de la fosse lombaire droite ; la portion horizontale s'incurve en se moulant sur la saillie vertébrale et les gros vaisseaux ; la portion ascendante longe d'abord le flanc gauche de l'aorte et est superficielle, mais plus haut, elle devient profonde en glissant sur le flanc de la colonne vertébrale, vers la fosse lombaire gauche ; l'angle duodéno-jéjunal, insinué derrière l'estomac, présente une direction sagittale ; l'orifice jéjunal regarde en avant, et est situé sur un plan frontal plus profond que celui de l'orifice pylorique. — Dans son ensemble, le duodénum de l'adulte représente un anneau ouvert en haut, dont les deux moitiés seraient tordues sur elles-mêmes.

A l'état de vacuité, le duodénum est un tube aplati et régulier ; mais après distension sur place, il devient irrégulier et présente des parties bosselées séparées par des points rétrécis. La première portion forme une poche nettement séparée de l'estomac et de l'angle sous-hépatique : c'est le *vestibule du duodé-*

num (antrum duodenale) ; — sur la paroi antérieure de la portion descendante, il existe un sillon oblique de haut en bas et de gauche à droite, formé par les vaisseaux coliques droits supérieurs ; — la portion horizontale présente un point rétréci, *isthme du duodénum,* déterminé par les vaisseaux mésentériques supérieurs et par l'aorte, qui l'enserrent comme dans un étau ; — la portion ascendante est uniformément cylindrique.

La description qui précède diffère notablement de celle des auteurs classiques : d'après la plupart, le duodénum décrit un fer à cheval à concavité tournée à gauche, dont les trois branches seraient : horizontale supérieure, verticale et horizontale inférieure (Huschke, Sappey, Cruveilhier, Morel et Duval, Hyrtl) : — certains donnent à la portion horizontale inférieure une direction obliquement ascendante de droite à gauche (Bourgery, Henle, Luschka, Treitz, Krause, Hoffmann, Beaunis et Bouchard) ; — Braune décrit le premier (Arch. f. anat., 1877) la forme annulaire ; elle fut acceptée par beaucoup d'auteurs (Hyrtl, His, Toldt, Schiefferdecker, Quain, Bruce-Young, Treves, Jœssel). — En 1889, j'ai publié le résultat de mes recherches sur l'anatomie du duodénum (Anat. topogr. du duod., Paris, Lecrosnier et Babé, 1889 et Progrès médic. 1889) : j'y ai décrit les trois types, qui ont été admis par tous les auteurs récents (Fromont, Th. de Lille, 1890 ; Debierre, Testut).

Dimensions. — La *longueur* du duodénum varie entre 27 et 31 cm. (18 à 20 : Sappey ; 20 à 24 : Cruveilhier ; 30 : Luschka, Joessel ; 10 pouces : Quain), répartis de la manière suivante :

	Duod. en U	Duod. en V
Première portion, . .	3 à 4 cm.	3 à 4 cm.
Portion descendante .	9 1/2 à 10 1/2	11 à 12
Portion horizontale . .	8 1/2 à 9 1/2	1 à 2 (angle inférieur)
Portion ascendante . .	6 à 7 cm.	12 à 13 cm.

Son *calibre,* sensiblement supérieur à celui du jéjunum, d'où le nom de *second estomac, ventriculus succenturiatus,* n'est pas uniforme. On dit d'ordinaire que le duodénum va en se rétrécissant de l'orifice vers sa terminaison. C'est une erreur, car sa partie la plus large se trouve au passage de la portion descendante dans la portion horizontale ou ascendante, suivant les cas ; à ce niveau, il présente 15 cm. de circonférence extérieure et 47 mm. de diamètre. La portion ascendante est la plus étroite.

Situation. — Le duodénum traverse successivement l'épigastre, l'hypochondre et le flanc droits, la région ombilicale, le flanc et l'hypochondre gauches. Il fait relief sur la paroi postérieure des deux étages abdominaux, car la cloison qui les sépare, le mésocolon transverse, croise sa portion descendante et passe au-dessus de l'angle duodéno-jéjunal. Grâce à cette disposition, le duodénum présente deux parties : une, située au-dessus du mésocolon transverse, dans l'étage abdominal supérieur, entourée et recouverte par le foie ; elle est formée de la première portion et d'une partie de la seconde ; l'autre, située au-dessous du même méso, dans l'étage abdominal inférieur, est recouverte par les anses flottantes de l'intestin grêle, la racine du mésentère, qui la croise en écharpe et par l'estomac dont elle est séparée par toute l'épaisseur du mésocolon transverse ; cette partie comprend un segment de la portion descendante, les portions horizontale et ascendante et l'angle duodéno-jéjunal. — La situation profonde du duodénum, le passage des deux grands mésentères devant lui, prouvent combien il est difficile de le découvrir : on n'y arrive qu'après avoir déplacé les organes qui l'entourent.

Rapports. — La **première portion** ou **portion sous-hépatique** répond dans la grande majorité des cas au corps de la première v. lomb., exceptionnellement à celui de la douzième v. dorsale ou de la deuxième v. l. En *avant* et en *haut*, elle est recouverte par le foie : elle passe d'abord sous la face supérieure du lobe carré où elle marque son passage par une légère dépression ou fossette

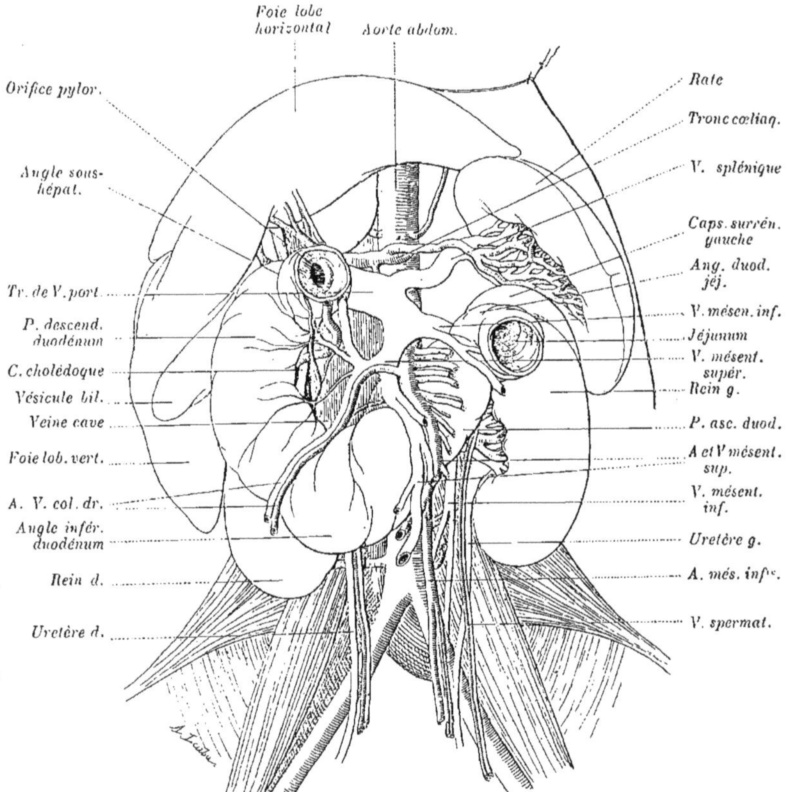

Fig. 109. — Forme, situation et rapports du duodénum.

(His), puis elle longe la vésicule biliaire, et croise successivement le col de la vésicule, le canal cystique et la branche hépatique droite de la veine porte. L'angle par lequel elle se continue dans la portion descendante siège au-dessous du lobule caudé (tuberc. caudatum, His). — En *arrière*, elle recouvre : la *tête du pancréas* dont elle est séparée d'abord par l'arrière-cavité des épiploons, tandis que plus loin elle adhère intimement, par un tissu conjonctif, court et solide, à la tête du pancréas; le *tronc* de l'*artère hépatique* (a. hépat. commune des allemands) se divise, derrière la première portion du duodénum, près de son bord supérieur, en ses deux branches : *hépatique proprement dite* qui monte dans l'épaisseur du ligament duodéno-hépatique vers le foie, et *gastro-duodénale* qui descend derrière cette portion du duodénum, et se divise, au-dessous d'elle, en gastro-épiploïque droite et en a. duodéno-pancréatique ; le *tronc de la veine porte* et les *canaux biliaires* (c. cystique, hépatique et cholédoque) croisent obliquement de haut en bas et de droite à gauche la face postérieure de la première portion du duod., dont ils sont séparés en partie par le tissu pancréatique; la *veine cave inférieure,* sur laquelle repose directement, sans interposition de péritoine, l'angle sous-hépatique : en s'accolant l'un à l'autre, ces deux organes limitent en bas l'orifice d'entrée de l'arrière-cavité des épiploons (hiatus de Winslow). — La première portion du duodénum est entourée, en grande partie, par le péritoine, et donne naissance à deux ligaments : l'un s'insère sur sa paroi postérieure, près du bord supérieur : c'est le ligament duodéno-hépatique; l'autre s'insère sur le bord inférieur : lig. duodéno-colique (grand épiploon). Grâce à cette disposition, la première portion duod. présente une certaine mobilité, elle peut être entraînée par les déplacements du canal pylorique. Quand l'estomac est vide, elle se dirige obliquement en haut, en arrière et à droite ; quand il se remplit, le pylore s'écarte de la paroi abdominale postérieure, se porte à droite et en avant, et attire la première portion du duodénum en avant; celle-ci se dirige alors directement en arrière (Braune).

La **portion descendante** ou **prérénale** descend le long du flanc droit du corps des deuxième, troisième et quatrième v. lombaires. Elle répond : en *avant et de haut en bas : au fond de la vésicule biliaire,* auquel elle est souvent rattachée par un repli péritonéal qui va plus bas sur l'angle droit du colon (lig. cystico-colique); à l'extrémité droite du *colon transverse; aux vaisseaux coliques droits supérieurs,* qui la croisent un peu plus bas; et enfin, aux *anses flottantes* de l'*intestin grêle; en arrière,* elle est couchée directement, sans interposition de péritoine, sur les vaisseaux rénaux et spermatiques droits, et sur le bassinet et l'uretère du même côté : ces organes la séparent des muscles psoas et carré des lombes. — Ordinairement, la seconde portion du duodénum est assez écartée de la ligne médiane et passe aussi devant le hile ou la face antérieure du rein droit; mais, assez souvent, elle s'écarte du rein, s'approche de la ligne médiane, et descend devant le flanc droit de la veine cave. — A *droite,* elle longe d'abord la face interne du lobe vertical du foie (lobe droit) et y détermine un sillon longitudinal, situé en dedans et en avant de l'empreinte rénale : c'est l'*empreinte duodénale* (His); plus bas, elle descend parallèlement au *colon ascendant* : tantôt accolée à lui, tantôt plus ou moins écartée, suivant la longueur du mésocolon ascendant ; dans les cas où le colon ascendant, est dépourvu de méso, il repose directement sur le flanc droit de la portion descendante du duodénum, et alors les trois organes: colon ascendant, duodénum et rein droit, se trouvent intimement unis les uns aux autres, sans interposition de lame séreuse. — A *gauche,* elle est longée par la portion ascendante de la grande courbure de l'estomac et par le canal pylorique; elle est intimement unie à la *tête du pancréas* qui se moule sur elle ; les canaux cholédoque et pancréatique pénètrent à ce niveau dans la paroi du duodénum; le premier, après avoir longé le bord gauche de sa portion descendante, les seconds perpendiculairement. Les canaux cholédoque et de Wirsung se réunissent avant d'aborder le duodénum et y pénètrent ensemble à l'union du tiers supérieur avec le tiers moyen, ou du tiers moyen avec le tiers inférieur de la seconde portion ; le canal pancréatique accessoire pénètre plus haut, à 2 cm. environ au-dessus des premiers.

Cette portion du duodénum est recouverte de péritoine sur une partie de sa circonférence : en avant, où s'insère le grand épiploon et la racine du mésocolon transverse et, sur son bord droit et une partie de sa face postérieure, où s'insère

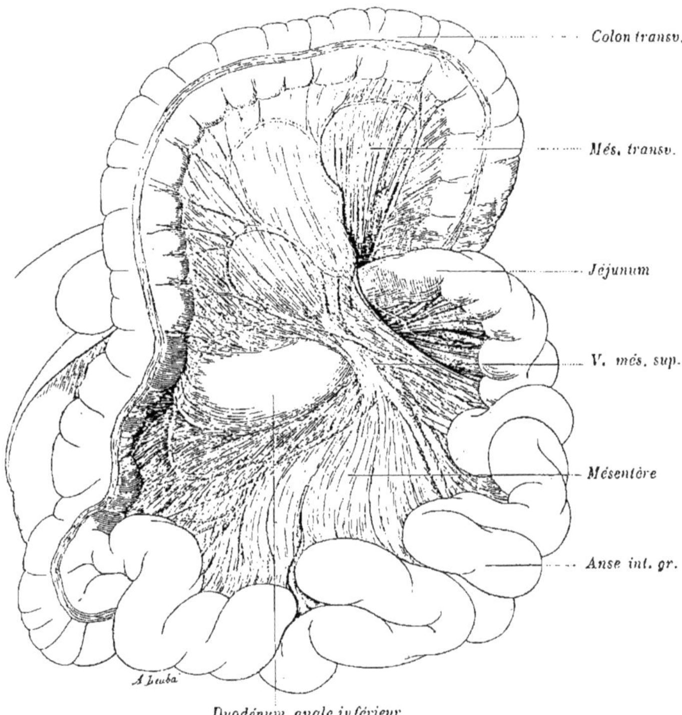

Fig. 110 — Destinée à montrer la disposition du péritoine sur l'angle inférieur du duodénum.

Le colon transverse et son méso ont été renversés entièrement. La masse de l'intestin grêle flottant a été rejetée à gauche et en bas. On voit, par transparence, le pédicule vasculaire de l'intestin grêle flottant (Adulte).

le ligament duodéno-rénal. Elle présente un certain degré de mobilité dans le sens frontal ; le colon ascendant peut lui faire subir des déplacements assez étendus dans ce sens : quand le col. asc. est moyennement plein, la portion descendante du duodénum se trouve à 4 cm. à droite de la ligne médiane, entre la veine cave en dedans, le rein en arrière et le colon ascendant en dehors ; quand il est très distendu, la seconde portion du duodénum est repoussée en dedans, elle se rapproche de la veine cave et n'est plus qu'à 1 cm. de la ligne médiane (Braune, Arch. f. Heilk., 1874, p. 76).

La **portion horizontale** passe, le plus souvent, devant le corps de la quatrième

v. lomb., quelquefois devant celui de la cinquième et plus rarement de la troisième; elle est enclavée dans l'angle formé par l'artère mésentérique supérieure et l'aorte abdominale. Elle répond : — en *arrière,* à la veine cave, à l'aorte abdominale ou à ses branches de bifurcation (a. iliaques primitives) et à l'origine de l'artère mésentérique inférieure, dont elle est séparée par du tissu conjonctif ; — en *avant,* à la racine du mésentère qui la croise, de haut en bas et de gauche à droite, et aux vaisseaux mésentériques supérieurs ; les anses flottantes de l'intestin grêle la recouvrent ; dans certains cas, la paroi postérieure de l'estomac (vestibule pylorique) n'en est séparée que par le mésocolon transverse ; — en *haut,* elle adhère intimement à la tête du pancréas.

Cette portion du duod. n'est recouverte par le péritoine que sur sa paroi antérieure, où passe, comme nous venons de le voir, la racine du mésentère ; elle est absolument immobile.

La portion ascendante longe le flanc gauche de la colonne lombaire (quatrième, troisième et deuxième v. lomb.) et de l'aorte abdominale. Elle répond : — en *avant,* aux anses flottantes de l'intestin grêle, et à la paroi postérieure de l'estomac (vestibule pylorique) ; — en *arrière,* aux vaisseaux rénaux et spermatiques gauches et à l'uretère du même côté, qui la séparent de la portion lombaire du diaphragme et du psoas. Quelquefois chez l'adulte, toujours chez l'enfant jusqu'à l'âge de 3 à 4 ans, la portion ascendante du duodénum touche et recouvre le bassinet et le hile du rein gauche ; — à *droite,* elle longe l'aorte et la racine du mésentère et adhère intimement à la tête du pancréas ; — à *gauche,* elle se trouve ordinairement en dedans et assez écartée du bord interne du rein gauche, et dans l'espace qui les sépare se trouve *l'arc vasculaire de Treitz.* Celui-ci est formé par l'artère colique gauche supérieure et la veine mésentérique inférieure, qui montent ensemble parallèlement au flanc gauche de la portion ascendante du duod. et à une certaine distance de lui, vers la racine du mésocolon transverse.

La portion ascendante est recouverte par le péritoine sur les 2/3 externes de sa circonférence ; elle est un peu mobile transversalement.

L'**angle duodéno-jéjunal** répond : tantôt au flanc gauche du corps de la deuxième v. l., tantôt à celui de la première. Ordinairement, il est situé immédiatement au-dessous de la racine du mésocolon transverse ; dans certains cas, il pénètre dans l'épaisseur de cette dernière. — En *arrière,* il recouvre la portion lombaire du diaphragme ; — en *haut,* il s'adosse au bord inférieur du corps du pancréas, et est embrassé par la concavité de la crosse que la veine mésentérique inférieure décrit avant de s'engager sous et derrière le pancréas ; — à *gauche,* il répond, chez le jeune enfant toujours, chez l'adulte plus rarement, au bord interne du rein gauche ; — en *avant,* il est recouvert par la paroi postérieure de l'estomac (vestibule pylorique), dont il est séparé par le mésocolon transverse. Cet angle, presque immobile, est fixé par le muscle de Treitz.

Nous venons de voir que toutes les portions du duodénum sont en rapport avec le *pancréas :* la tête du pancréas, en effet, est enclavée dans la concavité de l'anneau duodénal et est proportionnée à l'étendue du duodénum : c'est la *portion duodénale* du pancréas. Elle embrasse le duodénum comme la parotide embrasse le bord postérieur du masseter, c'est-à-dire qu'elle se prolonge en avant et en arrière, de manière à couvrir au moins la moitié interne du cylindre qui représente l'intestin ; elle s'étend plus en avant qu'en arrière, surtout au point où s'abouche le conduit pancréatique accessoire ; quelques granulations se logent entre les tuniques de l'intestin (Verneuil, Gaz. méd. de Paris, 1851). Le duod. est uni au pancréas par des tractus cellulo-fibreux, par des vaisseaux, par les canaux pancréatiques et, d'après Verson, par quelques fibres musculaires longitudinales de l'intestin qui pénètrent entre les lobules glandulaires. D'après Schiefferdecker (Arch. f. anat., 1886), la tête du pancréas remplit généralement l'anneau duodénal, mais dans certains cas, lorsque le duod. descend très bas, le pancréas ne suit pas l'intestin, et il reste entre son bord inférieur et le bord supérieur de la troisième portion du duod. un espace plus ou moins large.

Péritoine duodénal. — La moitié de la première portion du duodénum est entièrement entourée par le péritoine ; toutes les autres portions n'en sont re-

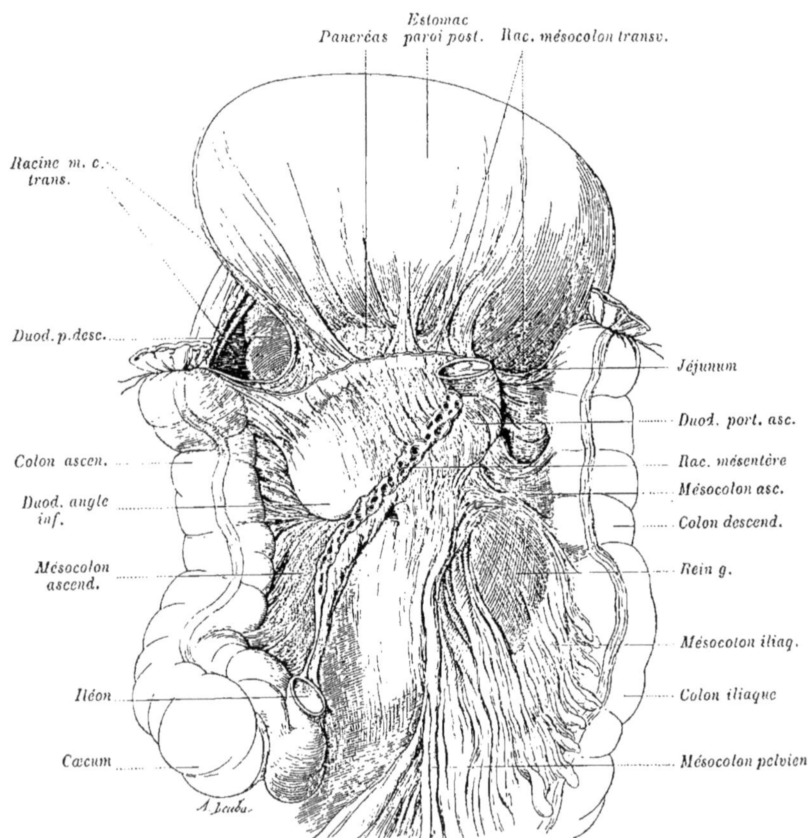

Fig. 111. — Destinée à montrer les rapports du duodénum avec les racines du mésocolon transverse et du mésentère de l'intestin grêle.

L'estomac a été renversé après incision du ligament gastro-colique. Le colon transverse a été enlevé et son méso coupé le long de sa racine. Des anses de l'intestin grêle flottant ont été enlevées, en ne laissant que des petits segments du jejunum et de l'iléon, le mésentère a été coupé près de sa racine. On voit sur sa surface de section l'orifice béant de ses vaisseaux coupés (Adulte).

couvertes que sur une partie plus ou moins étendue de leur circonférence. Le péritoine duodénal, en passant sur les organes voisins, forme des replis séreux ou ligaments : (le *ligament suspenseur* du duodénum ou lig. *duodéno-hépatique*, le lig. *duodéno-rénal* et le lig. *duodéno-colique*). Derrière la portion horizon tale, sur le flanc gauche de la portion ascendante et au niveau de l'angle duodéno-jéjunal,on trouve aussi des replis séreux limitant des fossettes péritonéales. Nous décrirons en détail ces ligaments, ces replis et ces fossettes, mais auparavant nous étudierons dans une vue d'ensemble la couverture séreuse du duodénum et la manière dont elle se continue sur les parties voisines.

Le duod. est croisé, comme nous l'avons dit, par la racine du mésocolon transverse et par celle du mésentère : le mésocolon transverse passe sur sa portion descendante, et immédiatement au-dessus de l'angle duodéno-jéjunal, il divise le duodénum en deux parties : l'une *sus-mésocolique,* formée de la première portion de l'angle sous-hépatique et de la moitié supérieure de la portion descendante ; l'autre *sous-mésocolique* située au-dessous du mésocolon transverse, croise en écharpe la portion horizontale.

Péritoine de la portion sus-mésocolique du duodénum. — Sur la face antérieure de la portion sus-mésocolique du duodénum, depuis le pylore jusqu'au point où elle est croisée par le colon transverse, s'insère le grand épiploon (lig. gastro-duodéno-colique) : d'où il résulte que cette portion du duodénum est, par une partie de sa circonférence, contenue dans l'arrière-cavité des épiploons ; — aussi pour suivre sa couverture séreuse, il faut ouvrir largement cette cavité, en incisant le grand épiploon le long de la grande courbure de l'estomac, et rejetant celui-ci en haut. — On constate alors qu'une partie de la portion sus-mésocolique du duodénum est entièrement entourée par la séreuse, tandis que le reste n'en est tapissé que sur les 2/3 de sa circonférence ; l'autre tiers, appartenant à la face postérieure, est directement appliqué aux organes qu'elle recouvre (tête du pancréas, veine porte, artères hépatique et gastro-duodénale, canaux biliaires, veine cave, vaisseaux rénaux et spermatiques et rein droit). Voici comment est formée cette couverture séreuse : — le feuillet péritonéal qui recouvre le rein droit se porte à gauche ; après s'être insinué entre la veine cave et le segment sus-mésocolique de la portion descendante du duodénum, il passe sur cette dernière, couvre son flanc droit, puis sa face antérieure et, après avoir tapissé son flanc gauche, se réfléchit sur la tête du pancréas où il se continue avec la paroi postérieure de l'arrière-cavité des épiploons. Son trajet est un instant interrompu par le grand épiploon qui s'insère, comme nous l'avons vu, sur la face antérieure du duodénum. — Au niveau de l'angle duodénal sous-hépatique le trajet du feuillet péritonéal se complique : du rein il passe souvent, après avoir formé un pli séreux (lig. duodéno-rénal), sur la face antérieure de l'angle duodénal ; de là, il se porte en haut sur la veine cave et s'enfonce, à travers l'hiatus de Winslow, dans l'arrière-cavité des épiploons ; en bas, après avoir couvert une partie de la face postérieure de l'angle duodénal, le feuillet péritonéal se réfléchit sur la tête du pancréas, dans la paroi postérieure de la loge rétro-stomacale de l'arrière-cavité des épiploons. — A gauche de l'angle sous-hépatique, au niveau de la première portion du duodénum, le feuillet séreux pré-rénal rencontre le pédicule vasculaire du foie (v. porte, a. hépat., canaux biliaires) ; il se réfléchit sur lui, passant devant et derrière, et forme alors les deux feuillets du ligament duodéno-hépatique (bord libre du ligament gastro-duodéno-hépatique ou petit épiploon) ; ces deux feuillets se perdent en haut sur le foie ; en bas ils entourent la première portion du duodénum et s'y comportent de différentes manières.

a) Sur la moitié droite, ou adhérente de la première portion du duod., les deux feuillets s'écartent au niveau de sa face postérieure, près du bord supérieur, le postérieur descend derrière le pédicule vasculaire du foie, qui croise cette face, et se réfléchit bientôt sur la tête du pancréas, pour se continuer avec la paroi postérieure de la loge sous-hépatique de l'arrière-cavité des épiploons ; il contribue très peu à la couverture séreuse de cette partie du duodénum, formée presque entièrement par le feuillet antérieur du ligament duodéno-hépatique. Celui-ci passe devant le pédicule hépatique, puis contourne les 3/4 de la circonférence de l'intestin en tapissant successivement une partie de la face postérieure et la face antérieure. Il se réfléchit ensuite sur la tête du pancréas dans la paroi postérieure de la loge rétro-stomacale de l'arrière-cavité des épiploons. — *b)* Sur la moitié gauche de la première portion du duodénum, les deux feuillets du lig. duodéno-hépatique prennent une part presque égale à sa couverture séreuse : ils l'abordent par sa face postérieure, près du bord supérieur, passent sur chacune des faces après les avoir tapissées, s'adossent l'un à l'autre, sur le bord inférieur de l'intestin et se continuent dans le grand épiploon comme feuillets antérieur et postérieur de sa lame antérieure (lig. gastro-duodéno-colique). — Telle est la disposition du péritoine sur la portion sus-mésocolique du duodénum ; on peut la résumer de la façon suivante : le segment initial du duod. est entièrement tapissé par deux lames séreuses qui se continuent en haut dans le lig. duodéno-hépatique, en bas dans le grand épiploon ; — une partie de la première portion, l'angle sus-hépatique et la moitié supérieure de la portion descendante ont, pour les trois quarts de leur circonférence, une couverture séreuse formée par le feuillet péritonéal prérénal droit, qui après les avoir tapissés se continue avec la paroi postérieure de l'arrière-cavité des épiploons. Le grand épiploon adhère au bord libre de la circonférence de l'intestin, et le divise en deux parties : l'une située en dehors, l'autre dans l'arrière-cavité des épiploons.

Péritoine de la portion sous-mésocolique du duodénum. — Sur la portion sous-mésocolique du duodénum passe en écharpe, avons-nous dit, la racine du mésentère, qui divise cette portion duodénale en deux parties situées de chaque côté du mésentère. Pour étudier la couverture séreuse de la portion située à droite du mésentère il faut rejeter le grand épiploon, le colon transverse et son méso en haut, puis la masse de l'intestin grêle flottant, à gauche ; on découvre ainsi le segment du duodénum compris entre la racine du mésocolon transverse en haut, la racine du mésentère à gauche, et le méso-colon ascendant à droite. Ce segment est formé par la moitié inférieure de la portion descendante et par les 2/5 de la portion horizontale ; il est recouvert par le péritoine sur sa face antérieure et sur une faible partie de sa face postérieure. — La lame séreuse qui couvre sa face antérieure se continue : en haut, dans le feuillet inférieur du mésocolon transverse ; à gauche, dans le feuillet droit du mésentère ; à droite, dans le feuillet gauche du mésocolon ascendant, et en bas dans le péritoine pariétal qui recouvre le muscle psoas droit et plus bas dans la lame supérieure du péritoine de l'angle iléo-colique. — La lame séreuse qui tapisse une partie de la face postérieure de la portion descendante sous-mésocolique du duodénum est formée par le feuillet droit du mésocolon ascendant ; celui-ci, venu de la face antérieure du rein droit, se dirige en dedans, s'insinue entre la veine cave et le flanc droit du duodénum et, après avoir tapissé une petite partie de la face postérieure de ce dernier, se porte en avant, s'adosse au feuillet gauche et aborde le hile du colon ascendant. — Telle est la disposition de la couverture séreuse de ce segment du duodénum quand le colon ascendant est muni d'un méso plus ou moins long, mais quand celui-ci manque, ce qui est fréquent, le colon ascendant étant directement appliqué au duodénum, les deux organes ont la même couverture séreuse ainsi formée : le feuillet péritonéal prérénal, se portant de droite à gauche passe sur le flanc droit du colon ascendant, puis sur sa face antérieure et sur son flanc gauche, de là il saute sur la face antérieure du duodénum et va plus loin se continuer avec le feuillet droit du mésentère. Dans ces cas la partie sous-mésocolique de la portion descendante du duodénum n'est recouverte par le péritoine que sur une faible étendue de sa face antérieure ; les trois organes : colon ascendant, duodénum et rein droit, sont intimement unis par le feuillet péritonéal qui passe devant eux.

En rejetant à droite la masse flottante de l'intestin grêle, on découvre les dernières portions du duodénum, celles qui se trouvent au-dessous du mésocolon transverse, à gauche du mésentère et à droite du mésocolon descendant ; ce sont : une partie de la portion horizontale, la portion ascendante et l'angle duodéno-jéjunal. Toutes ses parties présentent les 2/5 de leur circonférence libre dans la cavité abdominale et tapissée par une lame séreuse qui se continue : en haut, dans le feuillet inférieur du mésoc. transv., en bas, dans le feuillet supérieur du mésocolon pelvien ; — à droite, dans le feuillet gauche du mésentère ; à gauche, elle passe sur l'arc vasculaire de Treitz et va au delà dans le péritoine prérénal et iliaque, et plus loin dans le feuillet droit des mésocolons descendant et iliaque quand ils existent. — Ajoutons que cette lame séreuse forme en passant du duodénum sur les parties voisines des plis séreux limitant des fossettes qui seront décrites plus bas. Enfin l'angle duodéno-jéjunal, ordinairement libre au-dessous du mésocolon transverse, peut, dans certains cas, pénétrer dans l'épaisseur de sa racine et faire même une saillie notable dans l'arrière-cavité des épiploons, dont il reste toujours séparé par la lame supérieure du mésocolon transverse.

Ligaments duodénaux. — Ce sont des replis séreux, dont un seul, le lig. duodéno-hépatique, mérite le nom de ligament.

1. — **Ligament duodéno-hépatique** ou **suspenseur du duodénum**. — Ce ligament forme le bord libre du petit épiploon ou lig. gastro-hépatique ; nous l'avons déjà décrit. Ajoutons seulement qu'il ne s'insère pas sur le bord supérieur de la première portion du duodénum, mais bien sur sa face postérieure ou profonde. Assez souvent, il est prolongé à droite par un ligament qui s'insère sur la vésicule biliaire en haut, sur la portion descendante du duodénum

et sur l'angle droit du colon en bas : c'est le lig. *cystico-duodénal* et *cystico-colique*. Dans son épaisseur, chemine le pédicule hépatique, entouré de tissu conjonctif épais, qui contribue plus que le repli séreux à fixer la première portion du duodénum et l'angle sous-hépatique au foie.

2. — **Ligament duodéno-gastro-colique.** — C'est une partie du grand épiploon ou ligament gastro-colique, tendue entre la grande courbure de l'estomac à gauche, la portion sus-mésocolique du duodénum à droite, et le colon transverse en bas ; nous l'avons déjà décrit. Ajoutons que ce ligament manque chez l'embryon, quelquefois même chez le nouveau-né.

3. — **Ligament duodéno-rénal.** — Huschke a décrit sous ce nom un repli séreux horizontalement tendu entre l'extrémité supérieure du rein droit, la veine cave et l'angle sous-hépatique du duodénum. Triangulaire, il présente un côté libre dirigé à droite et deux côtés adhérents : l'un allant de l'extrémité du rein à la veine cave, l'autre de celle-ci sur l'angle-duodénal. Il se continue souvent avec les lig. hépatico-rénal en arrière, et hépatico ou cystico-colique en avant. En se réunissant ces trois lig. forment une sorte d'entonnoir précédant l'hiatus de Winslow : c'est le *vestibule* d'entrée de l'arrière-cavité des épiploons.

Fossettes duodénales. — Autour du segment du duodénum situé au-dessous du mésocolon transverse et à gauche du mésentère, nous avons trouvé cinq fossettes péritonéales, les unes constantes, d'autres plus rares ; ce sont : les fossettes duodénales inférieure et supérieure, la fossette duodéno-jéjunale, la fossette para-duodénale, et enfin la fossette rétro-duodénale.

1. — **Fossette duodénale inférieure** (recessus duodeno-mesocolicus inferior, Broesike). — C'est la plus fréquente (75 0/0). Souvent elle peut passer inaperçue ce qui fait croire à son absence. Bien développée, elle se présente sous l'aspect suivant : située le long de la partie initiale de la portion ascendante du duodénum, elle a la forme d'un cornet d'abondance, accolé à l'intestin qu'il embrasse dans sa concavité. Le sommet ou fond de la fossette est dirigé à droite et touche presque la racine du mésentère ; son orifice ou base est tourné en haut. La fossette se trouve derrière un repli péritonéal, tendu du duodénum au péritonéal pariétal : c'est le *repli duodénal-inférieur*. Triangulaire, ce repli présente trois bords, un libre et deux adhérents : le *bord libre*, falciforme, semi-lunaire, à concavité tournée en haut, limite l'orifice d'entrée de la fossette ; de ces deux cornes l'une se porte en dedans sur le duodénum, l'autre en dehors sur le péritoine pariétal. Le *bord gauche* ou *pariétal* s'insère sur le péritoine pariétal le plus souvent en dedans de l'arc vasculaire de Treitz, quelquefois sur l'arc même, rarement en dehors de lui ; dans ce dernier cas, l'arc vasculaire se trouve sur la paroi postérieure de la fossette ; — le *bord droit* ou *duodénal* s'insère sur le duodénum et passe dans le feuillet gauche du mésentère. Formé de deux feuillets séreux, ce repli ne contient ni vaisseaux, ni graisse ; il constitue une toile fine, délicate, tendue par dessus l'angle rentrant duodéno-pariétal et laissant voir, par transparence, le duodénum qui monte vers le mésocolon transverse. — La fossette située derrière ce repli est limitée : — en avant et à gauche, par ce repli ; à droite, par la portion ascendante du duodénum ; en arrière,

17

elle repose sur le flanc gauche de la troisième v. lomb., son fond plonge quelquefois jusqu'à la quatrième v. l. dont elle est séparée par un feuillet séreux qui forme sa paroi postérieure. Sa profondeur variable peut atteindre plu-

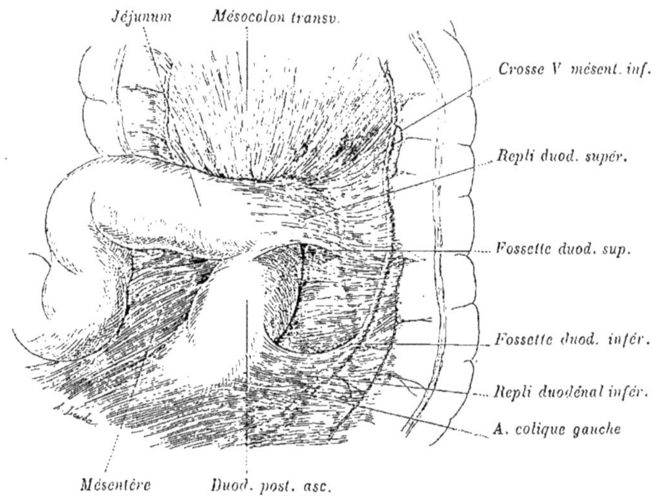

Fig. 112. — Fossettes duodénales supérieure et inférieure (Adulte).

sieurs cent.; en moyenne elle est de 3 cm.; son orifice, de largeur variable aussi, admet en général la pulpe de l'index, quelquefois deux doigts.

2. — **Fossette duodénale supérieure** (recessus duodeno-mesocolicus superior, Broesike). Moins constante (50 0/0), cette fossette coïncide ordinairement avec la fossette duodénale inférieure. Située au niveau de l'extrémité supérieure de la portion ascendante du duodénum, elle a la forme d'une botte renversée, dont l'orifice d'entrée regarde en bas et est opposé à celui de la fossette duodénale inférieure, tandis que le fond est tourné en haut. Elle est limitée : à droite, par le duodénum ; en arrière, par le péritoine pariétal ; en avant, par un repli péritonéal : le *repli duodénal supérieur*. Triangulaire, formé de deux feuillets, ce pli séreux présente trois bords : — un *bord libre* ou base, tourné en bas, semi-lunaire, dont la corne gauche se perd sur le péritoine prérénal et la corne droite sur le revêtement péritonéal du duodénum ; il limite l'orifice d'entrée de la fossette ; un *bord gauche* ou pariétal, qui s'insère sur le péritoine pariétal ou prérénal ; — un *bord droit* ou duodénal, qui s'insère sur le flanc gauche du duodénum et se continue avec sa séreuse ; — le sommet du repli se perd en haut sur le feuillet inférieur du mésocolon transverse. — Ce repli est presque toujours vasculaire ; très souvent, en effet, la crosse de la veine mésentérique inférieure chemine dans son épaisseur, plus ou moins près de son bord gauche, et quelquefois même le long de son bord libre (plica venosa, Broesike). — La fossette ainsi limitée repose sur le corps de la deuxième v. lomb., dans l'angle rentrant que forme la veine rénale gauche avec l'aorte ; son fond s'arrête sur le corps du pancréas ; souvent très large, elle est toujours moins profonde que la précédente (2 cm. en moyenne).

Nous avons dit que généralement les deux fossettes duodénales coïncident. Dans quelques cas les cornes gauches du bord libre des deux replis duodénaux, inférieur et supérieur, peuvent venir en contact ; alors on se trouve en présence d'un orifice d'entrée commun aux deux fossettes duodénales. Cet orifice commun est longé à gauche par l'arc vasculaire de Treitz, formé comme on le sait par la veine mésentérique inférieure et l'artère colique gauche supérieure ; c'est pourquoi j'ai appelé ces fossettes lorsqu'elles sont ainsi disposées : *fossettes vasculaires ;* tandis que la fossette duodénale inférieure, située, d'habitude, en dedans de l'arc de Treitz, est *avasculaire,* et la fossette duodénale supérieure, dont le repli contient souvent l'arc de la veine mésentérique inférieure, est *veineuse.*

3. — **Fossette duodéno-jéjunale** ou **mésocolique.** — (Jonnescosche Tasche, Brœsike, Toldt ; Jonnesco's Ficka, Carl M. Fürst ; fossette de Jonnesco,

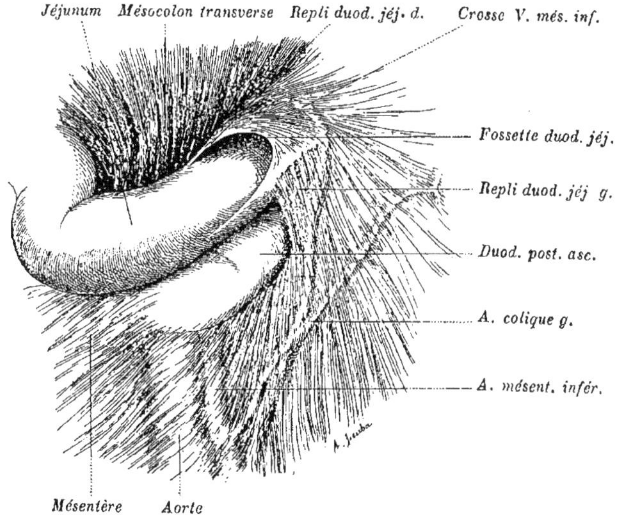

Fig. 113. — Fossette duodéno-jéjunale (Adulte).

Prenant ; recessus duodeno-jejunalis superior, Brœsike). Cette fossette, que j'ai décrite le premier en 1889, a été vue depuis un certain nombre de fois (Brœsike, 4 cas). Carl. M. Furst, de Lund, vient de publier un bel exemple (Nordiskt Médicinskt Arkiv, 1894). Elle siège au niveau de l'angle duodéno-jéjunal, entre son dos et la racine du mésocolon transverse ; elle ne coïncide jamais avec une autre. Son existence nécessite la pénétration, du moins apparente, de l'angle duodéno-jéjunal dans l'épaisseur de la racine du mésocolon transverse ; ceci explique sa rareté relative : en 1889, je ne l'avais vue que cinq fois (sur trente cadavres), depuis je l'ai rencontrée assez souvent ; elle existe en moyenne vingt fois sur 100. Son orifice d'entrée regarde en avant ; pour le bien voir, il faut attirer le jéjunum en avant et en bas ; la poche qui lui fait suite s'enfonce dans l'épaisseur de la racine du mésocolon transverse.

Elle est située dans un plan sagittal et s'engage dans un espace prévertébral répondant à la deuxième v. lomb. et limitée : en haut, par le pancréas, qu'on voit par transparence à travers la mince paroi de la fossette; à droite, par l'aorte ; à gauche, par le rein de ce côté ; sous son fond, file la large veine rénale gauche; dans sa cavité fait hernie l'angle duodéno-jéjunal. — Profonde de 2 à 3 cm., large de 1 1/2 à 2 cm., ses parois sont formées : en arrière par le mésocolon transverse ; en avant; par l'angle duodéno-jéjunal ; latéralement, par deux replis séreux : les *replis duodéno-jéjunaux* ou *mésocoliques* droit et gauche (plicæ duodeno-jejunalis superiores, Brœsike). Triangulaires, chacun d'eux présente : un bord libre ou base, dirigé en haut, concave et semilunaire, dont la corne antérieure se perd sur le péritoine du jéjunum, la corne postérieure sur le mésocolon transverse ; un bord postérieur ou mésocolique, qui s'insère sur le feuillet inférieur du mésocolon transverse ; un bord antérieur ou intestinal, qui se perd sur le péritoine de l'angle duodéno-jéjunal ; un sommet, dirigé en bas, qui se perd dans la racine du mésocolon transverse, là où celle-ci se réfléchit dans le péritoine pariétal. — Formé de deux feuillets séreux, chaque repli duodéno-jéjunal présente une face externe libre et une face interne appliquée contre l'angle duodéno-jéjunal et limitant latéralement la fossette. — L'orifice de la fossette, large, pouvant admettre la pulpe de l'index, est limité ordinairement par : les bords libres des deux replis, latéralement; par le mésocolon transverse et la crosse de la veine mésentérique infér., en arrière; par le dos de l'angle duodéno-jéjunal, en avant. Quelquefois il est rétréci par un petit pli séreux tendu entre les cornes postérieures ou mésocoliques du bord libre des deux replis.

J'ai vu, dans un cas, la fossette duod.-jéj. double : un troisième repli duodéno-jéjunal la divisait en deux culs-de-sac séreux adossés comme les canons d'un fusil double.

4. — **Fossette para-duodénale.** — C'est un large cul-de-sac péritonéal situé à gauche et à une certaine distance de la portion ascendante du duodénum, derrière un pli séreux soulevé par l'artère colique gauche supérieure. Rare et à peine ébauchée chez l'adulte, elle est assez souvent bien développée chez le nouveau-né. Le *repli para-duodénal, mésentère de l'artère colique gauche supérieure* qui détermine la fossette, dont il forme la paroi antérieure, est falciforme et semi-lunaire ; son *bord libre,* concave et tranchant, est tourné à droite et en avant, il limite l'entrée de la fossette et renferme dans son épaisseur l'artère colique gauche supérieure, une veine colique qui l'accompagne, et, assez souvent, sur une certaine longueur, le tronc même de la veine mésentérique inférieure ; — son *bord adhérent,* convexe, dirigé à gauche et en arrière, présente deux segments qui décrivent ensemble un angle ouvert en haut et à droite : l'un s'insère sur le péritoine pariétal, l'autre sur la face inférieure du mésocolon transverse. Sa face *antérieure* est libre, la *postérieure* regarde la cavité de la fossette. — Haut de 4 à 5 cm., large de 1 cm. (nouveau-né), ce repli est formé de deux feuillets et renferme dans son épaisseur les rameaux de l'artère colique gauche supérieure, qui se portent transversalement en dehors, vers le colon descendant, l'angle sous-splénique et le colon transverse; ils sont accompagnés de rameaux veineux. — La fossette est limitée : en avant par le

repli artériel ; — en arrière, par le péritoine pariétal qui recouvre le psoas, les vaisseaux rénaux, l'urétère et le rein gauche d'une part, par le feuillet inférieur du mésocolon transverse qui le sépare du corps du pancréas et de l'estomac d'autre part ; — son fond répond à la ligne d'insertion pariétale et mésocolique du bord adhérent du repli artériel ; — son orifice, très large, regarde à droite et en avant, il est limité par le bord du repli. — Que la fossette paraduodénale soit simple ou subdivisée en deux par un repli veineux, comme je l'ai vu deux fois,

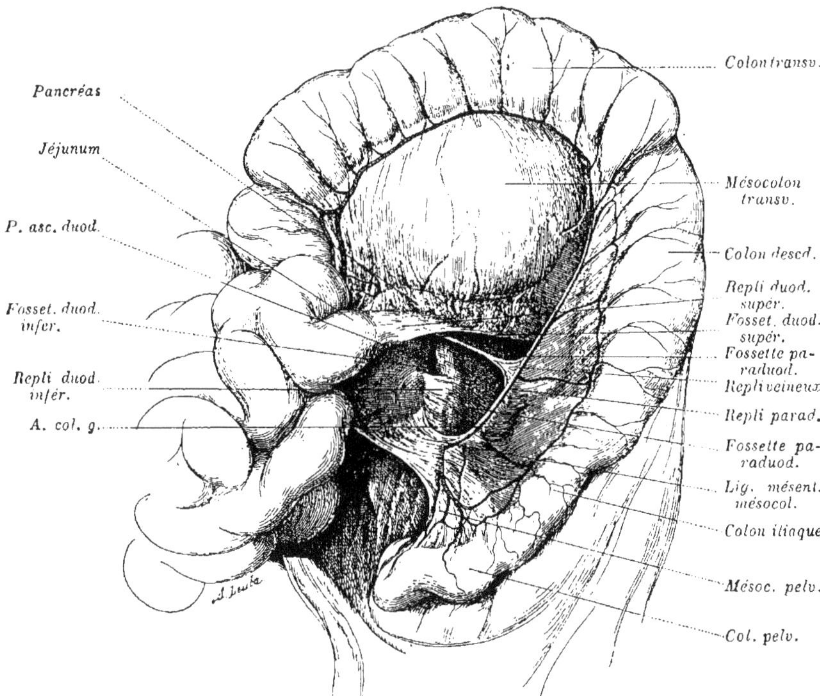

Fig. 114. — Fossette paraduodénale coexistant avec les fossettes duodénales supérieure et inférieure (nouveau-né).

elle est toujours bien distincte des deux fossettes duodénales, qui se trouvent en dedans d'elle, contre le flanc gauche de la portion ascendante du duodénum.

5. **Fossette rétro-duodénale**. — J'ai trouvé deux fois, en 1893, sur des adultes, un large cul-de-sac péritonéal insinué derrière les portions horizontale et ascendante du duodénum, entre elles et l'aorte ; son orifice regardait en bas, son fond touchait l'angle duodéno-jéjunal, le muscle de Treitz et le pancréas. Vu sa situation, je propose de l'appeler : *fossette rétro-duodénale*. Elle est limitée : en avant par la face postérieure des portions horizontale et ascendante du duodénum ; — en arrière, par l'aorte abdominale, saillante dans la cavité de la fossette ; — latéralement par deux replis séreux : les *replis duodéno-pariétaux* droit et gauche. Ceux-ci sont triangulaires, ils présentent : un bord libre ou base tourné en bas ; — un bord duodénal adhérent, qui s'insère de chaque côté

sur les limites de la face postérieure de la portion ascendante du duodénum ; — un bord pariétal adhérent, qui s'insère au péritoine pariétal de chaque côté de l'aorte ; dans le bord pariétal du ligament gauche chemine la veine mésentérique inférieure ; — le sommet du repli duodéno-pariétal gauche se perd sur le feuillet inférieur du mésocolon transverse, entre lui et l'angle duodéno-jéjunal, il est embrassé par la crosse de la v. mésent. inf. ; — le sommet du repli droit,

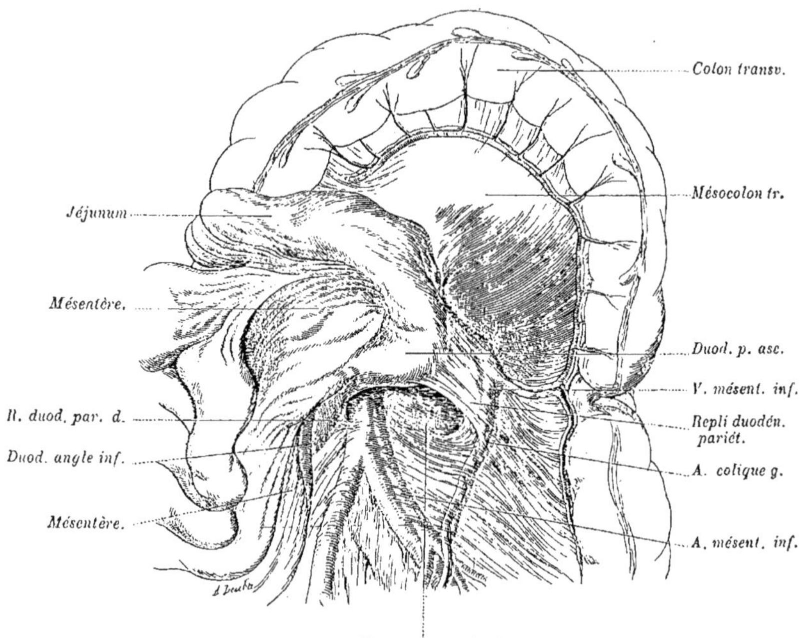

Fig. 115. — Fossette rétro-duodénale (Adulte).

plus petit que le gauche, s'arrête au-dessous de l'angle duod.-jéj. — La profondeur de la fossette variait de 7 à 9 cm. Dans les deux cas où je l'ai trouvée, cette fossette était isolée, les autres fossettes, péri ou paraduodénales manquaient.

La description que je viens de donner des fossettes qui entourent le duodénum ressort de mes recherches personnelles ; elle est de date récente. Voici, en effet, les opinions des auteurs qui ont étudié ce point anatomique avant ou après la publication de mes premières recherches (1889) : 1° la plupart des auteurs ne connaissent qu'*une seule fossette* péritonéale autour du duodénum, la *fossette duodéno-jéjunale* de Treitz (1857). — Landzert (1871) décrit, à côté et à gauche de la fossette duodéno-jéjunale de Treitz, une deuxième fossette déjà signalée par W. Gruber (1862), limitée par deux plis séreux soulevés par des vaisseaux : un pli *longitudinal* formé par l'artère colique gauche, l'autre *transversal* soulevé par la v. mésent. inf. : c'est la *fossette de Landzert* bien distincte de celle de Treitz. Treves (1885) décrit deux fossettes autour du duod. : une, qu'il appelle *duodéno-jéjunale* qui répond au cul-de-sac inférieur de la fossette de Treitz, l'autre qu'il ne dénomme pas, limitée par un pli séreux soulevé par la crosse de la v. més. inf., elle répond au cul-de-sac supérieur de la fossette de Treitz. En 1889 et 1890, j'ai démontré qu'il existait autour de la portion ascendante du duod. et de l'angle duodéno-jéjunal au moins *trois* fossettes péritonéales distinctes (les fossettes duodénales sup. et inf. et duod.-jéjunale). Brœsike (Ueber intra abdom. Hernien, etc., Berlin, 1891), accepte l'existence de plusieurs fossettes distinctes autour du duodénum, et il ajoute à mes trois fossettes : *a)* la fossette de Gruber-Landzert *(recessus duodeno-jejunalis sinister s. venosus)*, dont l'orifice d'entrée est encadré par l'arc vasculaire de Treitz ; — *b)* le *recessus duodeno-jejunalis posterior* (fosse duodéno-jéjunale de Landzert), *e)* le recessus *intermesocolicus transversus*, « variété de la fossette de Jonnesco ou recessus duodéno-jéjunal supérieur », situé dans l'épaisseur du mésocolon transverse et transversalement dirigé. — Depuis mon premier travail, j'ai eu l'occasion de me convaincre encore plus de la réalité des faits que j'avais avancés, c'est-à-dire de la multiplicité des fossettes péritonéales autour du duod. ; de plus, j'ai rencontré deux fossettes que je n'avais pas encore vues : la rétro-duodénale et la para-duodénale. La première n'a pas encore été signalée, à ma connaissance, la seconde n'a été vue qu'en partie par Gruber, Landzert et Brœsike. En 1893, Toldt a voulu revenir à la conception d'une seule fossette type autour du duodénum, dont les autres ne seraient que des variétés ; cette façon de voir me parait une erreur. — Je renvoie ailleurs (voir péritoine) pour l'étude de la genèse de ces fossettes ; j'ajouterai seulement qu'elles ont une grande importance pratique car elles sont le siège le plus habituel des hernies internes rétro-péritonéales (H. duodénales), dont j'ai pu réunir un nombre respectable (64) de cas (Voir mon ouvrage : *Hernies internes*, etc. 1890).

Moyens de fixité. — Le duodénum est appliqué contre la paroi abdominale postérieure ; par la racine des deux mésos, mésocolon transverse et mésentère, qui le croise et dont les feuillets séreux se réfléchissent sur l'anneau intestinal ; par les artères et leurs épaisses gaines fibro-nerveuses, et par le muscle de Treitz. Il est rattaché au foie par le ligament duodéno-hépatique, formé par la veine porte, l'artère hépatique et les canaux biliaires entourés de gaines fibro-nerveuses et recouverts de deux feuillets du petit épiploon. Nous avons insisté ailleurs sur le degré de mobilité de chacune des portions du duodénum.

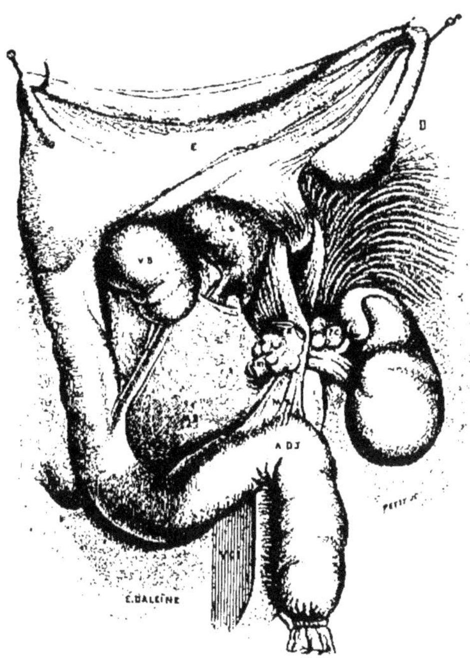

Fig. 116. — Destinée à montrer le muscle suspenseur du duodénum ou muscle de Treitz.

E, estomac ; F, foie ; V B, vésicule biliaire ; LS, lobule de Spigel ; D, diaphragme ; V C I, veine cave inférieure ; A D J, angle duodéno-jéjunal ; A, artère cœliaque ; A M S, artère mésentérique supérieure ; P C, ganglion du plexus cœliaque ; M S, muscle suspenseur du duodénum ; M B, membrane cellulaire tendue entre toutes les parties de l'anneau duodénal, derrière le pancréas (d'après Treitz).

Muscle suspenseur du duodénum ou m. de Treitz. — Treitz décrit pour la première fois (Prager Wierteljahr., 1853) un petit muscle à fibres lisses, allant de l'angle duodéno-jéjunal et de la portion ascendante du duodénum aux piliers du diaphragme. Triangulaire, il naît par une large base sur le bord supérieur de l'angle duodéno-jéjunal et de la moitié supérieure de la portion ascendante, puis il se dirige en haut, passe derrière le pancréas et devant l'aorte, et va se perdre par un tendon formé de fibres élastiques et de faisceaux conjonctifs, sur le pilier gauche du diaphragme. Il est situé à gauche de l'artère mésentérique supérieure et du tronc cœliaque; une partie de ces fibres musculaires se perd dans le tissu cellulaire dense qui entoure l'origine de ces vaisseaux et enveloppe le ganglion semi-lunaire et les nerfs du plexus cœliaque. — Son développement est variable : chez les individus bien musclés, et surtout quand le duodénum est situé profondément, il est très développé et peut mesurer 1 cm. 1/2 de long et avoir une épaisseur de 1 mm. ; chez les sujets amaigris au contraire, ou quand le duodénum est situé haut, le m. est court, mince et pâle, ses faisceaux sont dispersés dans le tissu cellulaire ambiant; néanmoins, il est toujours facile à reconnaître même à l'œil nu (Treitz). Peu développé chez le nouveau-né il augmente, en longueur et en épaisseur, avec l'âge. — Formé de faisceaux musculaires lisses accolés à des faisceaux conjonctifs, le m. de Treitz est une émanation de la couche longitudinale du duodénum, des couches longitudinale et circulaire d'après Braune (1877). — Il fixe, dès le troisième mois de la vie embryonnaire, l'angle duodéno-jéjunal à la paroi abdominale postérieure. — D'après Treitz, ce m. est renforcé dans certains cas par un *muscle accessoire* qui naît du bord droit de l'orifice œsophagien du diaphragme, descend sur le côté gauche du tronc cœliaque, passe en avant du plexus solaire jusqu'à l'art. mésent. sup. et se termine par des filaments tendineux dans le tissu cellulaire qui entoure cette artère.

Jusqu'à la fin du troisième mois de la vie embryonnaire le duodén. présente une grande mobilité, il est muni d'un méso, portion du mésogastre postérieur, qui contient la tête du pancréas. — A partir de la fin du troisième mois, le duod. et son méso sont appliqués contre la paroi abdom. post. et le péritoine pariétal, par la pression qu'exercent sur eux le colon et les anses flottantes de l'intestin grêle, qui augmentent de volume ; à sa face antérieure se fixent alors le méso-colon transverse devant la portion descendante et le mésentère devant la portion horizontale ; le mésoduodénum disparaît, du moins en apparence, par l'adhérence de son feuillet droit au péritoine pariétal. Cette adhérence commence de très bonne heure à l'angle duodéno-jéjunal, s'avance de là peu à peu sur la portion ascendante et sur la portion horizontale, et n'atteint qu'à partir du quatrième mois la portion descendante. — Dans certains cas, cette adhérence manque et le méso-duodénum persiste en totalité ou en partie seulement : tantôt le duodénum conserve son méso et sa liberté presque sur tout son parcours au-dessous du pylore, le méso-duodénum se continue alors sans ligne de démarcation nette avec le mésentère de l'intestin grêle flottant et d'une partie du gros intestin (Cruveilhier, Neugebauer, Treitz, Chiene, Francis Ogston, Farabeuf, Schiefferdecker, H. Born, Toldt, Rogie) ; tantôt la première portion et une partie de la portion descendante aussi bien que l'angle duodéno-jéjunal et la portion ascendante sont fixés et immobiles, tandis que la portion horizontale seule est libre et munie d'un méso plus ou moins long (Treitz, W. Gruber, Schiefferdecker, Toldt). — Dans le dernier cas, le duod. a la forme annulaire, dans le premier au contraire sa forme et sa situation même sont très variables. — Alors même que l'anneau duodénal est entièrement appliqué à la paroi abdominale, on ne retrouve pas moins les deux feuillets du méso-duodénum primitif sous la forme de deux lames celluleuses qui s'insèrent sur tout le pourtour de la concavité de l'anneau et passent l'une devant, l'autre, derrière la tête du pancréas. Treitz (1853) a vu et représenté la dernière « tendue entre l'artère mésentérique supérieure d'un côté, le pylore, l'angle duodéno-jéjunal et toute la concavité du duod. de l'autre, et tapissant la face postérieure du pancréas ». Toldt (1879) fait remarquer qu'une lame semblable recouvre la face antérieure du pancréas. J'ai pu vérifier, dans ces dernières années, plusieurs fois la réalité du fait avancé par Toldt : en incisant la lame celluleuse antérieure, et sculptant la portion duodénale du pancréas, j'ai pu disséquer toute la loge circonscrite par les deux lames celluleuses ; elle contient : la tête du pancréas et ses canaux excréteurs, les vaisseaux et nerfs de l'anneau duodénal et de la tête pancréatique, des ganglions lymphatiques, la veine porte, le canal cholédoque.

Configuration interne. — Lisse et unie sur la première portion, la surface interne du duodénum devient irrégulière sillonnée de replis transversaux, les valvules conniventes, sur les autres portions. Vers le milieu et près de la face postérieure de la portion descendante, on trouve deux mamelons superposés, percés à leur sommet d'un petit orifice : l'inférieur, *caroncula major* de Santorini, plus volumineux, marque le point d'abouchement des canaux cholédoque et de Wirsung dans le duod. ; le supérieur, *caroncula minor* de Santorini, plus petit, indique le point d'abouchement du canal pancréatique accessoire. Au-dessus du premier, la muqueuse de la face postérieure est soulevée derrière

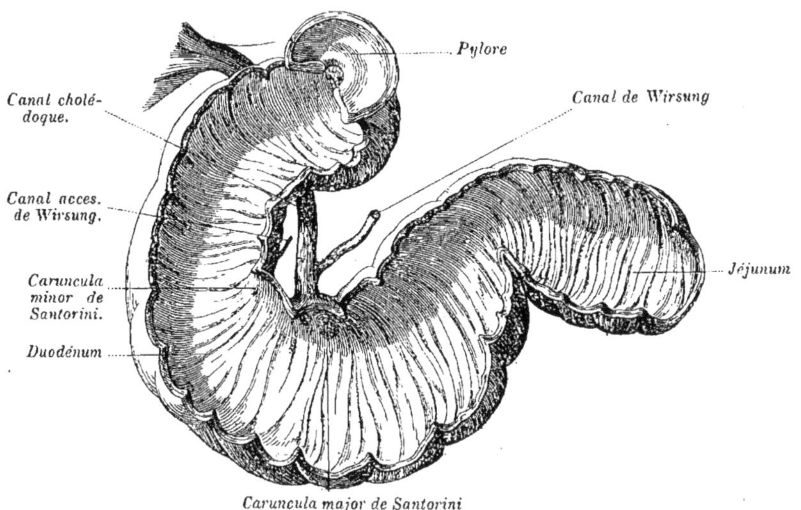

Fig. 117. — Duodénum ; configuration interne.

elle par le canal cholédoque qui chemine en un pli, plus ou moins long (2 à 3 cm.) et saillant : c'est le *pli longitudinal* ou *vertical* de Vater.

Vaisseaux et nerfs. — **Artères.** — Le duodénum reçoit ses artères de deux sources : de l'artère hépatique par la gastro-duodénale, et de l'art. mésentérique supérieure. L'artère gastro-duodénale, branche de bifurcation de l'artère hépatique, naît au niveau du bord supérieur de la première portion du duod. ; elle passe derrière celle-ci, entre elle et la tête du pancréas, chemine dans l'épaisseur du tissu conjonctif serré qui les unit, et se divise bientôt en deux branches : l'une se dirige à gauche le long de la grande courbure de l'estomac, c'est l'art. gastro-épiploïque droite, l'autre à droite, le long de la concavité de l'anneau duodénal, c'est l'artère *duodéno-pancréatique droite* (a. pancréatico-duodénale supérieure des classiques). — L'artère mésentérique supérieure donne naissance par son côté droit au point où elle longe le flanc droit de la portion ascendante du duodénum, à une branche artérielle qui se dirige de gauche à droite le long de la moitié gauche de l'anneau duodénal : c'est l'artère *duodéno-pancréatique gauche* (a. pancréatico-duodénale inférieure des classiques) ; à gauche la même artère donne quelques rameaux, deux à trois, qui se portent sur l'angle duodéno-jéjunal (*rami duodenales* de Theile). — Chaque artère duodéno-pancréatique se subdivise en deux branches qui passent devant et derrière la tête du pancréas, et s'anastomosent à plein canal avec celles du côté opposé. De cette façon sont formées deux *arcades* artérielles *duodéno-pancréatiques,* l'une antérieure, l'autre postérieure, longeant la concavité de l'anneau duodénal et la tête du pancréas. De la convexité des arcades naissent les branches destinées au deux faces du duodénum ; tandis que de la concavité partent les branches glandulaires, qui pénètrent dans le pancréas. Les deux arcades communiquent très largement par leurs branches (Verneuil, 1851). — L'artère hépatique et la mésentérique supérieure réunies par les arcades duodéno-pancréatiques d'une part, par le segment de l'aorte intermédiaire à leur origine d'autre part, forment un vaste *cercle artériel,* concentrique à la concavité de l'anneau duodénal. Ce cercle, rattaché par la branche hépatique au foie, par la branche gastro-épiploïque droite à l'estomac et par les rameaux de la mésentérique à l'angle duodéno-jéjunal, fixe le duodénum à la paroi abdominale postérieure, au foie, à l'estomac et au pancréas.

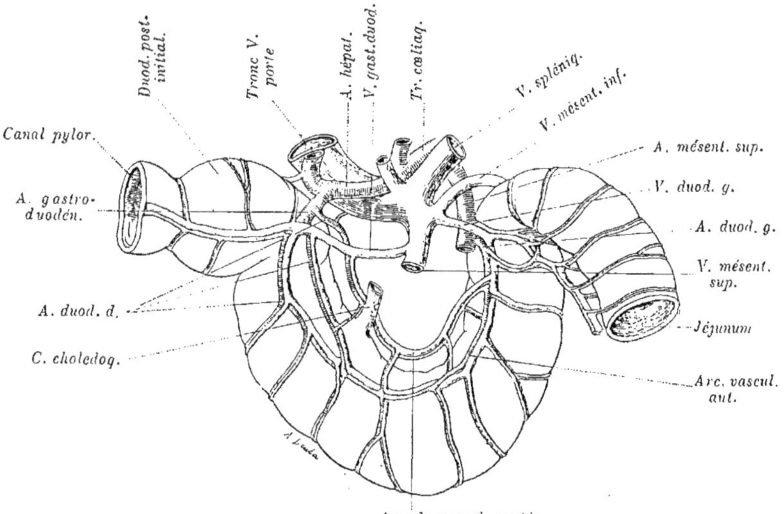

Fig. 118. — Artères et veines du duodénum.

Veines. — Les veines du duodénum forment comme les artères une double arcade veineuse duodéno-pancréatique ; elles se réunissent à droite et à gauche en deux troncs : la *veine duodéno-pancréatique droite* qui se jette soit dans le tronc même de la v. porte, soit dans la v. mésentérique supérieure (grande mésaraïque); la *veine duodéno-pancréatique gauche* se jette le plus souvent dans la veine splénique. — Des petites veinules partent de la paroi duodénale et se rendent dans le feuillet péritonéal où elles se ramifient. De ce dernier et de l'intestin partent aussi des veinules (veines de Retzius, racines portes péritonéales) qui s'anastomosent avec les veines du péritoine pariétal prérénal ; celles-ci communiquent avec les veines de la capsule adipeuse, formant ainsi une voie anastomotique porto-cave, entre les veines du duodénum et celles du rein (Mariau).

Lymphatiques. — Les lymphatiques du duod. se rendent dans les ganglions qui longent les arcades artérielles duodéno-pancréatiques.

Nerfs. — Les nerfs du duod. viennent du plexus cœliaque ou solaire, en accompagnant les branches artérielles. Les gaines périvasculaires sont disposées en lames ou membranes formées de plexus nerveux et de tissu conjonctif serré (plexus circa arteriam pancreatico-duodenale de Valentin ; plexus hepatico-duodénal superficiel et profond de Valentin).

§ II. — JÉJUNO-ILÉON

Le jéjuno-iléon est la seconde portion de l'intestin grêle; cette portion s'étend de l'angle duodéno-jéjunal en haut, au cœcum et au colon ascendant, dans lesquels l'iléon débouche, en bas. Le jéjuno-iléon commence sur le flanc gauche de la première ou deuxième vert. lomb. et se termine dans la fosse iliaque droite. Il décrit de nombreuses flexuosités, *circonvolutions intestinales,* et est muni d'un long pédicule, le mésentère (*intestin mésentérique*) grâce auquel il jouit d'une grande mobilité et flotte librement dans la cavité abdominale (*intestin grêle flottant.*)

Certains auteurs lui distinguent deux segments, qu'ils étudient séparément : le *jéjunum* formé par le 1/3 supérieur de l'intestin grêle flottant (2/5, Vinslow ; 3/5, Hyrtl), situé dans les régions ombilicale et iliaque gauche (Huschke), à direction plutôt transversale (Henke) ; l'*iléon* (εἰλεῖν = tourner, entortiller) qui forme les 2/3 inférieurs ; situé dans la région hypogastrique, la région ombilicale et la cavité pelvienne (Huschke) il serait plutôt vertical (Henke). Huschke propose comme limite entre le jéjunum et l'iléon l'endroit où le conduit omphalo-mésentérique s'insère chez l'embryon, et où l'on rencontre quelquefois des diverticules chez l'adulte ; ou encore l'endroit où le mésentère offre le plus de hauteur. — La divergence même des auteurs sur la longueur qu'il faut assigner à chacun des segments et sur la façon de fixer leur limite respective, démontre qu'en réalité rien ne distingue le jéjunum de l'iléon. Tout ce qu'on peut dire c'est que l'intestin grêle flottant commence par le jéjunum et se termine par l'iléon ; mais il est impossible de préciser le point où le premier cesse pour faire place au second,

Direction. — Le jéjuno-iléon commence au niveau de l'angle duodéno-jéjunal; de là, il se dirige d'abord en bas, en avant et à gauche ; puis, il s'infléchit de gauche à droite, revient sur ses pas, se porte de droite à gauche, et continuant ainsi à s'infléchir successivement de gauche à droite et de droite à gauche, décrit une succession de courbures ou d'S, jusque près de son extrémité terminale. Là, il se redresse, devient transversal, se porte de gauche à droite et légèrement de bas en haut, et, vers la limite interne de la fosse iliaque droite, s'ouvre perpendiculairement dans le gros intestin, au point d'union du cœcum et du colon ascendant, et pénètre dans la cavité, en y formant une valvule : la valvule iléale (iléo-cœcale).

Les courbures ou S que le jéjuno-iléon décrit sur lui-même constituent les *circonvolutions ou anses intestinales.* Chacune d'elles représente un cercle à peu près complet; elles sont tournées tantôt à droite, tantôt à gauche, tantôt en bas ou en haut, tantôt en avant ou en arrière, en somme dans toutes les directions possibles. Chacune présente un bord convexe, tourné en général du côté des parois abdominales, un bord concave ou hile qui correspond au point de pénétration des vaisseaux et à l'attache du mésentère (margo mesenterialis), et deux faces par lesquelles les anses se juxtaposent.

Situation et Rapports. — L'intestin grêle flottant occupe presque tout l'*étage abdominal inférieur* ou *étage intestinal*. Celui-ci est limité : en *haut*, par la face inférieure du mésocolon transverse, qui en forme la voûte et qui le sépare de l'étage abdominal supérieur ou étage hépato-gastro-splénique ; — en *bas*, sur les côtés par les fosses iliaques, tandis qu'au milieu la cavité abdominale communique largement avec la cavité pelvienne ; dans certains cas pourtant, lors du développement exagéré des viscères pelviens (vessie, utérus, rectum) le mésocolon pelvien, soulevé, déployé et tendu, s'étale au-dessus de l'orifice d'entrée de la cavité pelvienne et toute communication de celle-ci avec la cavité abdominale se trouve alors interceptée ; — en *arrière* et sur les *côtés*, par la paroi abdominale postérieure ostéo-fibro-musculaire, formée par les trois dernières vertèbres lombaires, les extrémités supéro-postérieures des os iliaques et par les tissus fibreux et musculaire qui comblent l'espace costo-iliaque de chaque côté de la colonne vertébrale; — en *avant*, par la paroi abdominale antérieure. — Son *contenu* est formé : profondément, par les deux reins et leurs canaux excréteurs sur les côtés, par la portion sous-mésocolique du duodénum au milieu; sur un second plan et latéralement par le cœcum, les colons ascendant, descendant et iliaque ; superficiellement enfin, par la masse de l'intestin grêle flottant et son mésentère. Celui-ci obliquement tendu de gauche à droite et de haut en bas, du flanc gauche de la première ou deuxième vert. lomb. à l'articulation sacro-iliaque droite, forme une cloison mobile transversalement, placée de champ, qui divise l'étage abdominal inférieur en deux compartiments, un droit, l'autre gauche; ce dernier seul communique avec la cavité pelvienne. — La capacité de l'étage abdominal inférieur présente des variations constantes.

La masse de l'intestin grêle flottant est en **rapport** : *en avant*, avec la paroi abdominale antérieure dont elle est séparée par le grand épiploon étalé comme un tablier devant elle ; quelquefois le grand épiploon est ramassé en une corde soit à droite, soit à gauche de la masse intestinale qui se trouve alors immédiatement en contact avec la face profonde de la paroi abdominale ; en *arrière*, elle repose sur les organes fixés à la paroi abdominale postérieure : les reins et leurs conduits excréteurs, le duodénum et les gros vaisseaux (veine cave, aorte et leurs branches) ; — en *haut*, elle répond au colon transverse et à son méso ; celui-ci le sépare des organes contenus dans l'étage abdominal supérieur, de l'estomac surtout, derrière lequel il s'insinue souvent jusque dans l'hypochondre gauche ; — en *bas*, et de chaque côté les anses intestinales reposent dans la fosse iliaque et dans l'angle dièdre formé par cette dernière avec la paroi abdominale antérieure ; situées immédiatement derrière les orifices profonds des canaux inguinal et crural, les anses intestinales peuvent facilement s'y engager, alors surtout que des culs-de-sac préformés du péritoine leur tracent la voie à suivre, et faire hernie à l'extérieur. Sur la ligne médiane, les anses intestinales plongent dans la cavité pelvienne et vont se loger : chez l'homme, entre le colon pelvien et le rectum en arrière, la vessie en avant ; chez la femme, entre la vessie et l'utérus d'une part, le rectum et le colon pelvien d'autre part. — *Laté-*

ralement, elles recouvrent le cœcum et le colon ascendant à droite, le colon descendant et le colon iliaque à gauche. Quand ces viscères sont munis d'un long méso, ils débordent latéralement la masse de l'intestin grêle et l'encadrent de toutes parts; mais, ordinairement ils sont cachés derrière les anses intestinales.

Péritoine jéjuno-iléal. — Mésentère. — Le jéjuno-iléon est entouré sur presque toute l'étendue de sa circonférence externe par une gaine séreuse. La lame péritonéale, après avoir recouvert le bord libre et les faces du jéjuno-iléon, rencontre sur le bord adhérent ou hile son pédicule vasculaire ; forcé de s'arrêter de chaque côté du pédicule, elle s'adosse à elle-même et constitue un repli séreux à deux lames, le *mésentère,* dans l'épaisseur duquel cheminent les vaisseaux et les nerfs qui pénètrent dans l'intestin ou qui en partent. Conduits par les vaisseaux, les deux feuillets du mésentère se dirigent profondément vers la paroi abdominale postérieure, où ils se séparent, et se réfléchissent, l'un à droite, l'autre à gauche, dans le péritoine pariétal, avec lequel ils se continuent.

Mésentère. — Tendu entre la paroi abdominale postérieure et la concavité des anses du jéjuno-iléon, le mésentère forme une cloison placée de champ dans l'étage abdominal inférieur et obliquement dirigée de haut en bas et de gauche à droite. Grâce à cette disposition, les liquides épanchés dans la cavité abdominale à droite du mésentère se dirigent vers la région inguinale droite, tandis que ceux formés à sa gauche tendent à pénétrer dans la cavité pelvienne. — Sa *forme* est difficile à bien préciser ; on la compare à un éventail ou à un triangle dont on a émoussé l'angle postérieur, ou encore à un repli irrégulièrement quadrilatère (Sappey) ; il représente plutôt un arc de cercle à convexité tournée en avant vers l'intestin, et dont la corde est fournie par la ligne d'insertion sur la paroi abdominale postérieure. Aussi vais-je lui décrire : un bord postérieur pariétal ou racine, rectiligne ; un bord antérieur ou intestinal, convexe et très sinueux ; deux extrémités, supérieure et inférieure, et deux faces latérales. La *racine* (radix mesenterii) à peu près rectiligne, longue de 18 cm. s'attache à la paroi abdominale postérieure, sur une ligne oblique, de haut en bas et de gauche à droite ; cette ligne commence sur le flanc gauche de la première ou deuxième v. lomb. et se termine au point d'abouchement de l'iléon dans le gros intestin, le plus souvent devant la symphyse sacro-iliaque droite. La racine croise successivement : la portion horizontale du duodénum, l'aorte, la veine cave inférieure, les vaisseaux iliaques primitifs droits, l'uretère droit et les vaisseaux spermatiques ou utéro-ovariens du même côté, les rameaux iliaques externes et le psoas du côté droit. — Le *bord intestinal,* forcé de suivre les sinuosités de l'intestin sur lequel il s'insère, est onduleux, plissé et tuyauté, comme le bord libre d'une manchette ; non déplissé ce bord présente une longueur de 42 cm., déplissé il a une longueur égale à la longueur du jéjuno-iléon. — L'*extrémité* ou *angle supérieur,* répond à l'origine de l'artère mésentérique supérieure sur l'aorte ; elle est située sur le flanc gauche de la première ou deuxième v. l., immédiatement au-dessous du mésocolon transverse, à droite de l'angle duodéno-jéjunal, dans la concavité de l'anneau duodénal et du crochet que décrit la tête du pancréas autour de l'origine de l'artère mésentérique supérieure. Cette extrémité constitue en réalité la véritable racine du mésentère ; en effet, le mésentère primitif du jéjuno-iléon, chez l'embryon, ne présente qu'un seul point d'attache pariétal, situé dans la concavité de l'anneau duodénal. Nous verrons plus loin que cette disposition peut persister au delà de la vie embryonnaire, chez l'adulte même, dans les cas de mésentère commun à l'intestin grêle flottant et au gros intestin. — L'*extrémité* ou *angle inférieur* répond au point d'abouchement de l'iléon dans le gros intestin, c'est-à-dire à la limite du cœcum et du colon ascendant. Située ordinairement dans la fosse iliaque droite, plus ou moins près de la symphyse sacro-iliaque droite, l'extrémité inférieure du mésentère peut présenter des positions diverses : tantôt elle est située plus bas, à l'entrée ou dans la cavité pelvienne même : alors l'insertion pariétale du mésentère se rapproche plus de la verticale et devient, en bas, plus ou moins parallèle au colon ascendant ; tantôt, au contraire, elle est située bien plus haut que d'habitude, au-devant du rein droit et se rapproche de la face inférieure du foie ou même se loge au-dessous de cet organe ; alors la ligne d'insertion pariétale du mésentère devient presque transversale. Dans ce dernier cas il s'agit d'un arrêt de développement : une descente incomplète du cœcum. — Des deux *faces* du mésentère, l'une regarde à droite et en haut, l'autre à gauche et en bas.

La *hauteur* du mésentère, c'est-à-dire la distance qui sépare son bord pariétal du bord intestinal, n'est pas partout égale : à peu près nulle aux deux extrémités où le péritoine passe, quelquefois, simplement au-devant de l'intestin sans s'adosser en arrière, elle augmente rapidement et atteint son maximum à 2 mètres environ de l'origine du jéjunum (à 20 ou 25 cm. au-dessus du cœcum, Jœssel) où elle est de 10 à 12 cm. (1 à 4 pouces : Huschke). D'après Trèves (1885) la hauteur maxima du mésentère serait de 8 à 9 pouces et pourrait même atteindre 10 pouces au niveau des anses intestinales comprises entre le sixième et le onzième pied au-dessous du duodénum, ce qui explique comment ces anses peuvent descendre dans la cavité pelvienne. Aussi, les anses moyennes de l'intestin grêle flottant sont les plus mobiles et forment le plus souvent le contenu des hernies crurales et inguinales.

Malgaigne avait déjà fait remarquer qu'à l'état normal, le mésentère n'est jamais assez long (haut) pour permettre à l'intestin de franchir d'emblée les orifices herniaires. Trèves conclut de ses expériences que, chez l'adulte, aucune circonvolution intestinale ne peut être attirée ni sur la cuisse à travers le canal crural artificiellement élargi, ni dans le scrotum plus bas que le canal inguinal. Les circonvolutions intestinales ne descendent jamais au-dessous d'une ligne horizontale passant par l'épine du pubis, et la hernie ne peut se faire, chez l'adulte, sans qu'il se produise en même temps un allongement du mésentère. Chez les sujets âgés, et principalement chez les femmes qui ont dépassé l'âge moyen de la vie, le mésentère est plus ample et l'intestin peut être attiré en bas au-dessous de la ligne indiquée.

L'*épaisseur* du mésentère est ordinairement plus grande à sa racine qu'au bord intestinal; elle présente de nombreuses variations individuelles, dues surtout à la quantité, plus ou moins grande, de graisse qu'il contient. Entre les deux feuillets séreux du mésentère, on trouve, en effet, outre les vaisseaux artériels, veineux et lymphatiques, les ganglions lymphatiques plus ou moins développés et les nerfs de l'intestin, et un tissu cellulaire plus ou moins infiltré de graisse, qui, chez les personnes grasses surtout, peut former une couche très épaisse (1/2 à 1 pouce, Huschke). Suivant l'abondance ou la rareté du tissu cellulo-adipeux, le mésentère se présente, tantôt comme une lame épaisse, jaune et opaque, tantôt comme une membrane mince où l'on voit se dessiner par transparence les vaisseaux mésentériques supérieurs et les arcades qu'ils forment. — Vers son extrémité ou angle inférieur le mésentère présente, dans certains cas, un point où l'épaisseur est moindre que partout ailleurs. Ce point siège dans la région circonscrite par l'anastomose de l'artère iléo-colique avec la fin de la mésentérique supérieure ; là, les deux feuillets péritonéaux sont adossés l'un à l'autre sans interposition de vaisseaux, de ganglions lymphatiques ni de graisse, et peuvent même être percés de trous. Cette *aire mésentérique* est arrondie ou ovalaire, privée de vaisseaux apparents ; ses contours sont souvent nettement accusés comme taillés à pic par le brusque changement dans l'épaisseur du mésentère. Elle est très apparente chez le fœtus et chez les jeunes enfants ; Trèves l'a trouvée très prononcée chez un individu âgé de 52 ans : la séreuse qui formait cette aire, large de un pouce 3/4, était mince, transparente, atrophiée et perforée d'une vingtaine de trous. D'après cet auteur, les cas d'étranglement interne produits, en dehors du traumatisme, par le passage d'une anse intestinale à travers le mésentère de cette région, pourraient s'expliquer par le passage d'une anse intestinale, à travers la membrane ainsi détériorée.

Trajet des feuillets du mésentère. — Les deux feuillets du mésentère se comportent de la manière suivante au niveau de ses bords et de ses extrémités. — Près de l'intestin les deux feuillets s'écartent pour l'engainer presque complètement. — A la racine du mésentère, le feuillet droit et supérieur se continue : en haut, avec le feuillet inférieur du mésocolon transverse ; à droite, il passe sur le duodénum et se continue plus loin avec le feuillet gauche du mésocolon ascendant ; — le feuillet gauche et inférieur entoure d'abord les 3/4 de la circonférence externe de la portion ascendante du duodénum, et va se continuer au delà : en haut, avec le feuillet inférieur du mésocolon transverse ; à gauche, avec le péritoine prérénal, et avec le feuillet droit du mésocolon descendant et iliaque quand ils existent ; en bas, avec le feuillet antérieur ou supérieur du mésocolon pelvien, et, à droite de celui-ci, avec le péritoine pariétal qui tapisse la saillie lombo-sacrée et qui, par-dessus le promontoire, se prolonge dans la cavité pelvienne. — A l'extrémité supérieure du mésentère, les deux feuillets rencontrent l'angle duodéno-jéjunal, où ils se séparent : le feuillet droit longe le flanc droit de cet angle et va se continuer derrière et à droite de lui, avec le feuillet inférieur du mésocolon transverse ; le feuillet gauche passe sur l'angle duodéno-jéjunal de droite à gauche, l'entoure sur les 3/4 de sa circonférence et, après lui avoir fourni la presque totalité de sa couverture séreuse, rencontre de nouveau, derrière et en dedans de l'angle duodéno-jéjunal, le feuillet droit du mésentère, s'y adosse presque et se continue, comme ce dernier, avec le feuillet inférieur du mésocolon transverse. — A l'extrémité inférieure du mésentère, les deux feuillets rencontrent l'appareil cœcal (cœcum et appendice vermiculaire) et la portion initiale du colon ascendant ; ils se séparent, passent sur ces organes et leur forment une couverture séreuse, complète pour l'appareil cœcal, le plus souvent incomplète pour le colon ascendant ; de plus, en sautant sur l'appareil cœcal les feuillets du mésentère sont soulevés en trois plis séreux : — le *repli mésentérico-cœcal*, tendu entre la face droite et supérieure du mésentère et le cœcum, est un pli du feuillet droit du mésentère, soulevé par l'artère iléo-cœcale antérieure ; le *méso-appendice*, tendu entre la face gauche et inférieure du mésentère et l'appendice, est un pli du feuillet gauche du mésentère soulevé par l'artère appendiculaire ; — le *repli iléo-appendiculaire*, tendu entre le bord libre de l'iléon, la racine de l'appendice et la face antérieure du méso-appendice, est un pli soulevé par les faisceaux musculaires iléo-appendiculaires et par une artériole de même nom. Ces plis et les fossettes péritonéales qu'ils limitent (fossette iléo-cœcale antérieure, fossette iléo-appendiculaire) seront décrits plus loin (voir cœcum).

Recessus para-jéjunal ou mésentérico-pariétal. — Brœsike (1891) décrit, pour la première fois, sous ce nom, une fossette péritonéale située entre le mésentère et le péritoine pariétal, qu'il a vue deux fois. Elle dépend de la fixation plus ou moins étendue de la partie initiale du jéjunum, et par conséquent du mésentère, sur la portion ascendante du duodénum et sur le péritoine pariétal. Dans les deux cas, la partie initiale du jéjunum se dirigeait un peu obliquement à droite et en bas ; elle ne présentait pas de méso et adhérait immédiatement à la face antérieure du duodénum ascendant et à la paroi abdominale postérieure. Au niveau de la quatrième v. lomb. seulement, le jéjunum commençait à avoir un mésentère libre. En soulevant la portion initiale du jéjunum, devenu libre et mobile, on voyait, en arrière et à droite de lui, une fossette péritonéale glissée entre le mésentère et le péritoine pariétal : le *recessus para-jéjunal* ou *fossette de Brœsike*. Brœsike prétend, peut-être avec raison, que la hernie rétro-péritonéale que j'ai décrite sous le nom de *hernie duodénale droite* se produirait dans cette fossette péritonéale ; aussi propose-t-il de l'appeler *hernie para-jéjunale* ou *mésentérico-pariétale*.

Mésentère commun à l'intestin grêle flottant et à la partie droite du gros intestin (cœcum, colon ascendant, angle hépatique du colon et une partie du colon transverse). — Il n'est pas rare de trouver un mésentère libre et flottant attaché à la paroi abdominale postérieure par un seul point qui répond à l'extrémité supérieure du mésentère normal, enclavée dans l'anneau duodénal. Ce mésentère forme un énorme éventail dont le manche ou racine est représenté par le point adhérent et dont le bord convexe s'insère sur le jéjuno-iléon et sur la partie droite du gros intestin. Ces portions du tube intestinal sont alors libres et flottantes dans la cavité abdominale ; on peut les détacher de la paroi abdominale postérieure, à laquelle elles n'adhèrent pas, et les renverser en haut en même temps que leur mésentère commun. — Rogie (Journal des sciences méd. de Lille, 1892) a pu réunir 53 cas de mésentère commun à l'intestin grêle flottant et à la partie droite du gros intestin ; je peux y ajouter un cas personnel publié et représenté en 1890 (Hernies internes rétro-péritonéales, p. 108, fig. 26) et que cet auteur ne signale pas.

Ces faits sont dus à un arrêt dans l'évolution embryonnaire du mésentère primitif commun à l'intestin grêle flottant et à la partie droite du gros intestin, c'est-à-dire au segment du tube intestinal irrigué par les branches de l'artère mésentérique supérieure. Le mésentère se présente dans ces cas avec les caractères qu'il avait chez l'embryon de trois mois. Les phénomènes de soudure, grâce auxquels la partie du mésentère primitif située à droite de la ligne oblique allant de l'angle duodéno-jéjunal au point d'abouchement de l'iléon dans le gros intestin, se fixe au péritoine pariétal, ne se sont pas produits ; aussi le mésentère ne présentera, comme chez l'embryon de trois mois, qu'un seul point d'attache à la paroi abdominale postérieure ; ce point répond à l'origine de l'artère mésentérique supérieure enclavée dans l'anneau duodénal ; c'est autour de lui, comme sur un pivot, que s'est accomplie la rotation de l'anse intestinale primitive et de son mésentère et la torsion du gros intestin sur l'intestin grêle (voir embryologie, p. 34 à 39 et péritoine). Ce point représente, comme je l'ai déjà dit, la véritable racine du mésentère ; en effet, la longue racine, que nous avons étudiée, est due au processus de soudure, qui peut manquer comme dans le cas que nous venons de décrire.

Diverticule de Meckel (diverticulum verum Meckel ; appendice de Meckel ; diverticule de l'iléon). — Sur la partie inférieure de l'iléon, à une distance variable du cœcum, on trouve parfois un appendice creux terminé en cul-de-sac : c'est le *diverticule* de Meckel. Cet appendice n'est qu'un reste du canal vitellin ou omphalo-mésentérique, qui, chez l'embryon, relie l'intestin primitif à la vésicule ombilicale ou sac vitellin. Ordinairement, ce canal ainsi que la vésicule ombilicale disparaissent totalement, quelquefois un segment plus ou moins grand du canal persiste et constitue alors le diverticule de Meckel. — Sa *fréquence* serait en moyenne, d'après des travaux récents, de 2 0/0 (Augier, thèse de Paris 1888 = 7 fois sur 300 cadavres ; — statistique de la société anatomique de la Grande Bretagne et de l'Irlande, Journ. of. anat. a. Phys., 1891 = 16 fois sur 769 ; — Rogie, Journ. sc. méd. de Lille, 1892 = 7 fois sur 300 ; — Kelynack, Journ. of anat. 1892 = 4 fois sur 213 sujets. — Son *point d'implantation* sur l'iléon est situé à une certaine distance du gros intestin, pouvant varier entre 0,25 et 3 mètres. Il se détache le plus souvent du bord convexe de l'iléon ; parfois, mais rarement, on l'a vu naître de l'une de ses faces et plus ou moins près de l'insertion mésentérique. Hyrtl (Topogr. anat. 1857, t. I, p. 540) considère ce dernier point d'implantation comme le plus fréquent, c'est une erreur. — Le péritoine lui forme une enveloppe complète ; et, dans quelques cas, il est relié au mésentère iléal par un petit pli séreux : *mésentériole* ou *mésodiverticule*. — Sa *direction* est en général rectiligne et son axe longitudinal croise à angle droit celui de l'intestin (Henle) ; mais il peut être incurvé dans toute sa longueur, ou à l'extrémité terminale seulement et prendre la forme d'une crosse ou d'un crochet ; quelquefois enfin il est tordu sur lui-même en spirale. — Il présente une *longueur* très variable : 3 à 9 cm. — Son *calibre* est en général égal à celui de la portion de l'intestin située au-dessus de lui, mais il est souvent plus considérable que le calibre du segment de l'intestin situé au-dessous. — Sa *forme* est très variable, il est tantôt cylindrique, tantôt conique ou même cylindro-conique. La *base*, en général plus large que le reste du diverticule, peut être rétrécie au point que toute communication avec l'intestin est interrompue, dans des cas de ce genre on a vu le diverticule se dilater en un véritable enterokystome. L'orifice de communication avec l'intestin est quelquefois muni d'un repli valvulaire. Le *sommet* peut présenter les formes les plus variées : le plus souvent il constitue un seul cul-de-sac, terminé en coupole, en doigt de gant, en massue ou en ampoule, renflé en forme de gland (Rogie), ou recourbé en forme de marteau (L. Hudson) ; plus rarement il est bombé, ou même subdivisé en plusieurs lobes (Hyrtl). — Du sommet part quelquefois un ligament formé, soit par la portion périphérique atrophiée du canal vitellin, soit par des vestiges des vaisseaux omphalo-mésentériques oblitérés. Ce ligament adhère souvent, par son autre extrémité, à un point quelconque de la cavité péritonéale, soit à la paroi abdominale, soit à un viscère voisin ou au mésentère ; elle peut former ainsi une corde tendue dans l'intérieur de la cavité abdominale, et devenir la cause d'étranglement interne. — La *structure* du diverticule est la même que celle de l'iléon ; il reçoit ses vaisseaux et nerfs de la même source que l'iléon. — Son *contenu* est formé en général par des gaz ; plus rarement il renferme des matières fécales plus ou moins durcies (scybales), des paquets de vers intestinaux et même des calculs. — Fixes ou libres, les diverticules de Meckel peuvent causer des accidents d'étranglement interne, par des procédés variables que nous ne pouvons étudier ici.

Vaisseaux et nerfs. — Artères. — Le jéjuno-iléon reçoit ses artères de l'artère *mésentérique supérieure*. Celle-ci naît immédiatement au-dessous du tronc cœliaque (2 cm.; 1 pouce, Theile), de la partie antérieure ou du flanc droit de l'aorte. Elle chemine entre l'aorte et le pancréas, longe le côté interne de l'angle duodéno-jéjunal, et s'engage dans l'épaisseur de la racine du mésentère; elle croise la portion horizontale du duodénum, et se dirige ensuite en bas et obliquement à droite vers l'embouchure de l'iléon dans le gros intestin. Longue de 23 à 25 cm. elle décrit une arcade à convexité tournée à gauche, en bas et en avant. — De la convexité de l'arcade naissent une série de branches destinées au jéjuno-iléon : ce sont les *artères intestinales*. Celles-ci sont de deux ordres : les plus volumineuses, dix à douze branches (Theile), naissent à des intervalles irréguliers de la partie initiale de l'arcade; les plus petites, huit à douze, émanent de la portion terminale de l'artère mésentérique supérieure, qui s'anastomose en arcade avec la branche iléale de l'artère iléo-colique. Toutes ces branches cheminent entre les deux feuillets du mésentère, et après un trajet de 7 à 8 cm. pour les plus volumineuses, beaucoup moindre pour les plus petites, elles se bifurquent. Les branches de bifurcation se séparent et s'anastomosent avec celles des artérioles voisines ; de cette façon est formée une première série d'*arcades* à convexité tournée vers l'intestin. De ces arcades partent un certain nombre de branches (quarante à cinquante, Sappey) parallèles, qui se bifurquent à leur tour, après un court trajet, en rameaux ascendants et descendants; ceux-ci s'anastomosent et forment une deuxième série d'arcades près du bord mésentérique de l'intestin. Les ramuscules qui naissent de cette seconde série d'arcades forment enfin de la même façon une troisième série d'arcades. — Ces arcades, plus ou moins régulières et plus ou moins nombreuses, forment dans leur ensemble un véritable réseau vasculaire à larges mailles compris entre les deux feuillets du mésentère. — D'après Theile, les artères intestinales les plus courtes ne se subdivisent que deux fois, et ne forment que deux séries d'arcades; tandis que les plus longues se bifurquent quatre à six fois ; de cette façon l'intestin reçoit des branches presque d'égal calibre. Ces branches naissent des dernières arcades, elles sont d'une façon générale plus nombreuses et plus volumineuses vers le commencement du jéjunum et vers la fin de l'iléon, tandis que au milieu de l'intestin grêle elles sont plus fines et plus rares. Chaque branche se divise ordinairement au niveau du hile de l'intestin en deux rameaux d'égale grosseur, rameaux intestinaux antérieurs et postérieurs, qui se distribuent sur les deux faces du tube intestinal. Ces rameaux se divisent en ramuscules arboriformes, les plus longs s'avancent sur chaque face jusqu'au bord libre de l'intestin où ils s'anastomosent. Les ramuscules, après s'être ramifiés et anastomosés sous la séreuse, traversent la tunique musculaire, lui abandonnent des ramifications, et abordent ensuite les tuniques sous-muqueuse et muqueuse, où nous les retrouverons.

Veines. — Les veines du jéjuno-iléon, tributaires de la veine porte, naissent dans l'épaisseur de ses tuniques d'une façon spéciale que nous étudierons plus loin; elles arrivent sous la séreuse et gagnent le hile de l'intestin. De là, les *veines intestinales* cheminent dans l'épaisseur du mésentère, en suivant le trajet des artères intestinales. Elles se réunissent entre elles, forment des arcades moins nombreuses que les arcades artérielles et se résument finalement en des branches qui s'abouchent dans le tronc de la veine mésentérique supérieure ou grande mésaraïque. Ces branches sont moins nombreuses et moins flexueuses, que les branches de l'artère mésentérique supérieure. Le tronc de la veine mésentérique inférieure chemine dans l'épaisseur du mésentère, d'abord devant l'artère, puis à droite d'elle, et passe sur la portion horizontale du duodénum, puis s'insinue derrière le pancréas où il se jette dans le tronc commun de la v. splénique et de la mésentérique inférieure.

Lymphatiques. — Les lymphatiques, émanés des tuniques du jéjuno-iléon, gagnent le bord mésentérique de l'intestin, traversent les ganglions contenus dans l'épaisseur du mésentère, et se jettent dans les ganglions préaortiques ou susaortiques et dans la *citerne de Pecquet* ou *réservoir du chyle*.

Nerfs. — Les nerfs du jéjuno-iléon viennent du plexus solaire; ils accompagnent les vaisseaux sanguins ou cheminent isolément dans les intervalles qui les séparent. Au niveau du bord mésentérique de l'intestin, les filets nerveux se portent sur ses faces, forment en s'anastomosant au-dessous de la séreuse un premier plexus, le *plexus sous-séreux*, et pénètrent ensuite dans l'épaisseur de ses tuniques. — Nous décrirons plus loin leur mode de terminaison.

§ III. — STRUCTURE DE L'INTESTIN GRÊLE

La paroi de l'intestin grêle épaisse de 1 mm. (Henle) est formée de quatre tuniques superposées : une superficielle ou séreuse; une moyenne ou musculaire; une cellulaire ou sous-muqueuse, et une interne ou muqueuse. Toutes ces tuniques renferment les dernières divisions des artères, des veines, des lymphatiques et des nerfs de l'intestin.

1. — **Tunique séreuse.** — Elle est formée par le péritoine qui entoure presque complètement la circonférence de l'intestin grêle flottant, et en partie seulement celle du duodénum. Elle nous est connue. Ajoutons seulement qu'elle est très mince (0,07 mm. Henle) et qu'elle adhère intimement à la seconde

tunique, sauf près du bord mésentérique ou hile où elle en est séparée par du tissu cellulaire assez lâche.

2. — **Tunique musculaire.** — La charpente musculaire de l'intestin grêle est formée de deux plans de fibres lisses : un superficiel, longitudinal, l'autre profond, circulaire ou annulaire. Son épaisseur est en moyenne de 0,4 mm. ; elle va en diminuant du commencement de l'intestin grêle vers sa terminaison, et de son bord libre vers le bord adhérent.

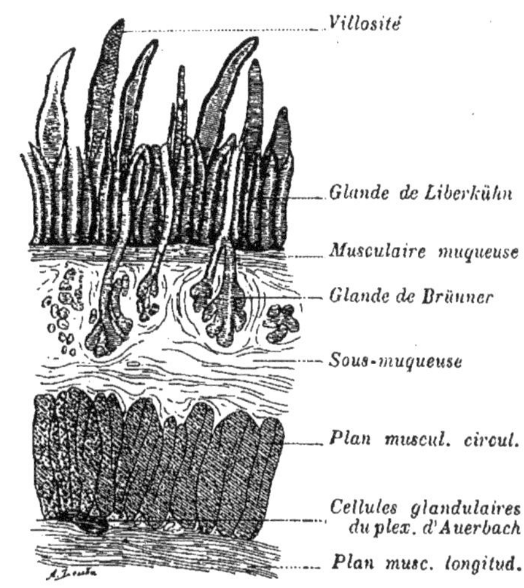

Fig. 119. — Coupe perpendiculaire et longitudinale du duodénum d'un chat (d'après Stoëhr).

Le *plan superficiel* ou *longitudinal,* mince (0,1 mm. Henle), pâle, est formé de fibres quelquefois éparses, le plus souvent réunies en petits faisceaux parallèles ; ces fibres adhèrent si intimement à la tunique séreuse qu'on les enlève presque toujours avec cette dernière. Ce plan est plus épais sur le bord libre de l'intestin que sur son bord mésentérique où il manque même par places.

Le *plan profond* ou *annulaire,* plus épais (0,2 à 0,3 mm., Henle) que le précédent, est formé de fibres circulaires réunies en faisceaux décrivant des anneaux complets ou incomplets (Huschke). Ces anneaux sont pressés les uns contre les autres de façon à ne laisser entre eux que des fentes très étroites destinées au passage des vaisseaux et des nerfs qui vont dans les tuniques profondes.

Hyrtl dit avoir vu plusieurs fois des faisceaux musculaires lisses partant de l'aponévrose prévertébrale et pénétrant dans le mésentère de la portion supérieure de l'intestin grêle, mais il n'insiste pas sur leur connexion avec la charpente musculaire de l'intestin. — Nous avons déjà étudié le *muscle suspenseur du duodénum* qui renforce le plan longitudinal de la tunique musculaire du duodénum (voir duodénum).

3. — **Tunique celluleuse ou sous-muqueuse.** — C'est une couche de tissu conjonctif fibrillaire lâche qui unit la tunique musculaire à la muqueuse. Elle contient les vaisseaux et les nerfs destinés à la muqueuse et, au niveau du duodénum, les glandes de Brünner. — Henle lui décrit deux couches : une couche externe, résistante, fortement tendue sous la base des replis de la muqueuse (valvules conniventes) ; l'autre interne, riche en vaisseaux et en nerfs, adhérant intimement à la muqueuse et pénétrant dans ses plis. Les deux couches sont reliées ensemble par un tissu conjonctif très lâche, élastique et s'infiltrant facilement.

4. **Tunique muqueuse.** — La muqueuse de l'intestin grêle, épaisse de 0,5 mm., assez résistante, adhère par sa *face externe* ou profonde à la couche celluleuse. — Sa *face interne* ou *libre,* grise rosée à l'état de vacuité de l'intestin, rougeâtre

pendant la digestion, est irrégulière ; elle présente : *a*) des plis transversaux, formés par toutes les couches de la muqueuse, les *valvules conniventes ; b*) des saillies très fines, bien visibles sous l'eau, et qui lui donnent un aspect velouté, les *villosités ; c*) des soulèvements légers, isolés ou confluents, produits par les follicules clos, les *follicules solitaires* et les *plaques de Peyer ; d*) un nombre considérable d'*orifices glandulaires* bien visibles à la loupe.

Histologiquement, la tunique muqueuse se compose de trois couches : — *a*) La couche *épithéliale*, formée de cellules cylindriques et caliciformes ; elle tapisse toutes les saillies et les anfractuosités de la muqueuse. — *b*) Le *chorion*, composé surtout de tissu réticulé, renfermant une quantité variable de leucocytes pénètre dans l'épaisseur des villosités où nous le retrouverons ; il contient des tubes glandulaires simples, les *glandes de Lieberkühn,* ou ramifiés, les *glandes de Brünner ;* on peut lui décrire trois zones : la *zone des villosités*, la *zone inter-glandulaire* et la *zone sous-glandulaire*. Toujours dans l'épaisseur du chorion, se trouvent les follicules clos isolés ou agminés, follicules solitaires et plaques de Peyer. — *c*) La *musculaire muqueuse,* analogue à celle de l'estomac avec laquelle elle se continue, se compose de deux plans de fibres, un plan interne formé de fibres circulaires, et un plan externe avec des fibres longitudinales. Les deux plans envoient des faisceaux musculaires à travers le chorion et entre les glandes jusqu'au sommet des villosités. La musculaire muqueuse ne forme pas une couche continue ; elle est traversée par les vaisseaux et les nerfs de la muqueuse, par les follicules clos et, au niveau du duodénum, par les canaux excréteurs et les tubes des glandes de Brünner. — *d*) Les vaisseaux sanguins et lymphatiques et les nerfs. — Tel est dans une vue d'ensemble l'aspect et la structure de la muqueuse de l'intestin grêle. Nous allons décrire en détail ces divers éléments.

Valvules conniventes (valv. de Kerkring). — Signalées par Fallope, bien décrites par Kerkring (1760), les valvules conniventes sont des replis permanents de la muqueuse et de la couche interne de la tunique celluleuse. On les trouve dans presque toute la longueur du tube intestinal grêle ; la première portion du duodénum en est dépourvue ; elles apparaissent sur la portion descendante, deviennent plus nombreuses et plus volumineuses au-dessous de l'embouchure du canal cholédoque. Sur tout le reste du duodénum et sur le tiers supérieur du jéjunum, elles sont très nombreuses et volumineuses ; sur le tiers moyen de l'intestin grêle, elles commencent à devenir plus rares et moins étendues, pour cesser complètement à une distance variable de la valvule iléale (60 cm. à 1 mètre, Cruveilhier ;

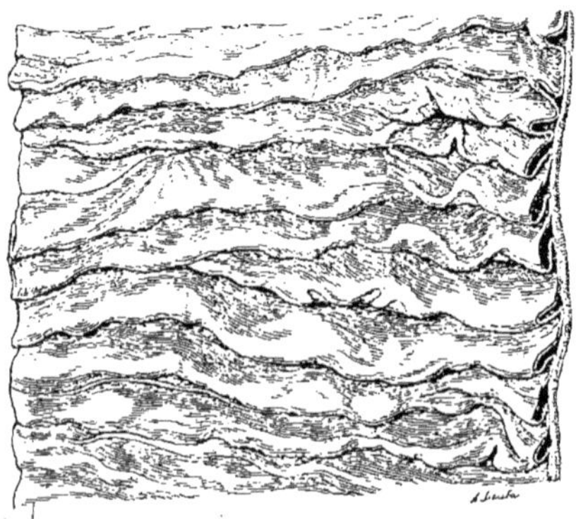

Fig. 120. — Valvulves conniventes de la muqueuse de la portion supérieure de l'intestin grêle (d'après Henle).

30 cm. à 1 mètre, Sappey ; 2 pieds, Luschka). Dans quelques cas rares on les voit arriver jusqu'au voisinage de la valvule iléale (Cruveilhier, Kazzander). — Leur *direction* et leur *longueur* sont très variables : d'une façon générale elles sont transversales ou perpendiculaires à l'axe du tube intestinal. La plupart ne décrivent que le tiers, la moitié ou les deux tiers d'un cercle; quelques-unes forment des anneaux complets, valvules *annulaires,* ou décrivent plusieurs tours de spire, valvules *spiroïdes.* Entre des valvules longues et hautes, on en trouve souvent de plus courtes et plus basses. Souvent deux replis transversaux sont reliés par un repli obliquement ascendant; on peut voir aussi un repli se subdiviser sous un angle aigu en deux plis secondaires, qui se relient de nouveau un peu plus loin après avoir ainsi circonscrit un petit îlot (Henle). — D'après Luschka, les valvules qui n'occupent qu'un seul côté du pourtour de l'intestin seraient moins nombreuses sur le bord mésentérique que sur le bord libre.

Les auteurs ne sont pas d'accord sur la direction et la longueur des valvules conniventes. — Julius Kazzander (Anatom. Anzeiger, 1892, nos 23 et 24, p. 768) distingue trois formes de valvules : 1° les replis qui n'occupent qu'une partie plus ou moins grande de la circonférence de l'intestin; 2° les replis qui forment des anneaux complets; 3° les replis en *spirale* qui entourent plusieurs fois sans interruption la périphérie de l'intestin :

D'après cet auteur, le nombre total des valvules serait : 678 Hom., 644 Fem.

La *hauteur* des valvules est variable. Là où elles sont les plus saillantes, c'est-à-dire sur les dernières portions du duodénum et le commencement du jéjunum, la valvule présente à la partie moyenne une hauteur de 7 à 8 mm., tandis que ses extrémités sont plus basses et se terminent en pointe. La distance qui sépare deux valvules étant souvent égale (6 à 8 mm., Sappey) à la hauteur du repli, il s'ensuit que celles-ci se recouvrent comme les tuiles d'un toit quand l'intestin est relâché, tandis qu'elles se redressent et proéminent dans la cavité de l'intestin quand celui-ci est distendu. — Leur nombre serait d'après Sappey de 800 à 900. — Chaque valvule présente : un *bord adhérent,* convexe, qui s'insère sur la périphérie de l'intestin; — un *bord libre,* concave, mobile et flottant dans la cavité de l'intestin; quelquefois rectiligne, le plus souvent onduleux ; — *deux extrémités,* qui se terminent en pointe ou se subdivisent comme les dents d'une fourche; — *deux faces,* dont une regarde la lumière du canal intestinal, tandis que l'autre est couchée sur la paroi intestinale. — La valvule connivente est formée par un repli de la muqueuse ; les deux feuillets muqueux qui le constituent sont séparés par du tissu conjonctif lâche appartenant à la tunique sous-muqueuse, dans lequel cheminent des vaisseaux sanguins et lymphatiques et des nerfs. Leur surface libre est recouverte de villosités. — Les valvules conniventes n'existent que chez l'homme; on ne les trouve chez aucun mammifère (J.-F. Meckel, Rudolphi, etc.). Ce sont des organes de perfectionnement destinés à augmenter la surface absorbante et sécrétante du tube digestif. En effet, en déplissant la muqueuse, la longueur de la moitié supérieure de l'intestin devient double et la moitié inférieure augmente de un sixième ; la longueur de la muqueuse ainsi déplissée atteindrait 13 à 14 mètres, sa surface serait environ de 10125 cent. carrés (Sappey).

Villosités. — Les villosités sont de petites saillies qui recouvrent toute la surface libre de la muqueuse, les valvules conniventes et les espaces qui les séparent ; elles commencent sur la face intestinale de la valvule pylorique et cessent sur le bord libre de la valvule iléale (iléo-cœcale). A l'œil nu ou mieux à la loupe, elles apparaissent comme des fils ou cils très fins si rapprochés les uns des autres qu'ils donnent à la muqueuse un aspect velouté. — Leur *nombre* va en diminuant de l'extrémité supérieure de l'intestin grêle vers sa portion terminale : D'après Henle, le nombre des villosités de la moitié supérieure de l'intestin se trouve avec celui des villosités de la moitié inférieure comme 7 à 5. D'après Sappey, il y aurait en moyenne environ 12 villosités par mm. carré ou mille par cm. carré, et leur nombre total serait plus de dix millions (Krause, quatre millions). — Leur *forme* est très variable : Sappey en distingue deux types : les villosités *lamelleuses* ou aplaties qui forment des cercles, des crêtes, des replis ondulés et serpentiniformes, en un mot des lames flottantes droites ou contournées, simples ou bifides, isolées ou anastomosées ; les villosités *arrondies*, coniques, digitiformes, filiformes, mamelonnées, etc. Les premières existent seules sur la première portion du duodénum, sur la portion supérieure de l'intestin grêle elles sont mêlées à des villosités du second type.

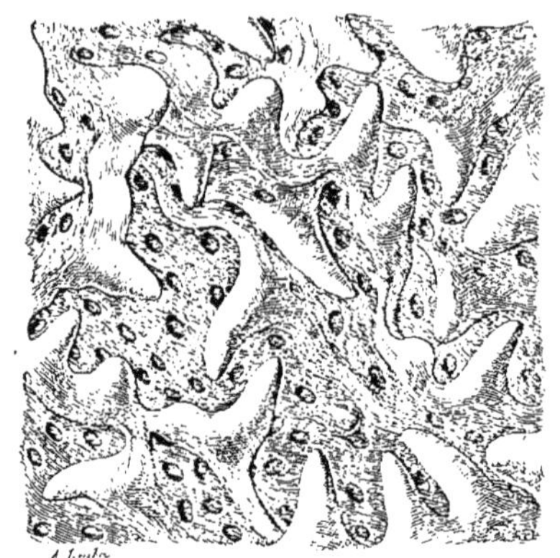

Fig. 121. — Surface interne du duodénum ; villosités et orifices glandulaires (d'ap. Henle).

Leurs *dimensions* sont aussi variables que leur forme. Leur *longueur* serait chez l'homme de 400 à 600 μ, d'après E. Verson — Sappey : 0^{mm} 4 ; — Henle : 0^{mm} 5 à 0^{mm} ; 7 — Spec : 0^{mm} 2 à 0^{mm} 5). — Leur *diamètre* varie entre 60 et 120 μ.

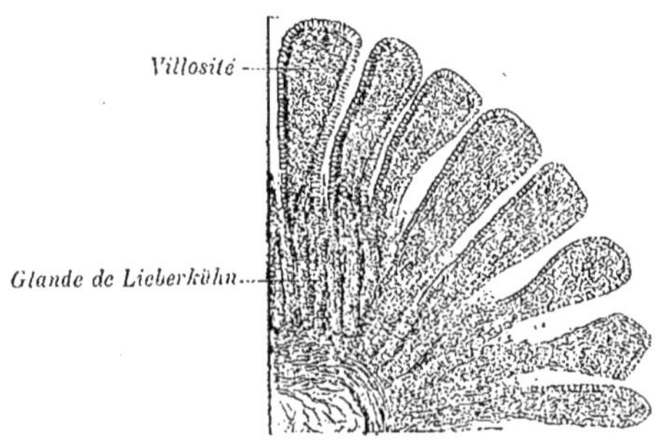

Fig. 122. — Coupe de la muqueuse de l'intestin grêle de l'homme (d'après Chaput).

Muqueuse fraiche de l'homme fait. Pièce enlevée dans une résection d'anus contre nature.

D'après Chaput (Bull. soc. anat., 1891 et Thèse de Benoit, Paris, 1891), les villosités sont tellement rapprochées les unes des autres que la surface interne de la muqueuse est formée exclusivement par leurs extrémités libres qui revêtent dans leur ensemble l'aspect d'un pavage en mosaïque. — Chaque villosité a la forme d'un prisme à base pentagonale dont les bords sont rectilignes ou plus ou moins plissés. — Toutes les villosités ont la même forme, la même longueur et la même largeur ; elles se touchent latéralement et ne sont séparées les unes des autres que par des espaces linéaires, espaces *intervilleux*, au fond desquels s'ouvrent les canaux excréteurs des glandes. — L'erreur des auteurs s'expliquerait par la difficulté d'obtenir des coupes de l'intestin grêle exactement parallèles à l'axe des villosités ; ils n'ont eu devant les yeux que des coupes dirigées obliquement. Ces coupes obliques intéressent les villosités sur les points les plus divers, on a ainsi des villosités entières à côté de simples tronçons; ce qui explique les variétés de formes et de dimensions décrites par les auteurs.

Structure. — Les villosités sont composées d'une couche épithéliale, d'une membrane limitante sous-épithéliale, d'un stroma ou charpente conjonctive, d'un appareil musculaire lisse, de vaisseaux sanguins et lymphatiques et de nerfs:

Couche épithéliale. — L'épithélium des villosités forme une couche d'une épaisseur moyenne de 0 mm 02 (Henle). — D'après R. Heidenhain (Pflüger's Arch., 1888, t. XLIII, supl. Heft), son épaisseur varie entre 27,3 μ (cochon d'Inde) et 35,0 μ (chien); ces variations seraient dues à la différence du régime alimentaire; elle est plus épaisse chez les animaux qui absorbent des aliments riches en albumine et en graines, que chez ceux qui se nourrissent d'aliments riches en hydrocarbures. — D'après Joseph Schaffer (Sitzungsberichte der Math. Naturwissens, classe der K. K. Ak., Wien, 1891, p. 440), chez l'homme la hauteur des cellules épithéliales est de 30 à 31 μ; elle augmente de la base vers le sommet de la villosité. — La *forme* des cellules épithéliales est très variable, elle dépend de l'état de la villosité (Spee, Paneth, Heidenhain): sur la villosité à l'état de repos, c'est-à-dire longue et tendue, les cellules sont basses et larges, tandis que sur la villosité contractée elles apparaissent plus hautes et plus étroites; sur le sommet des plis, qui se produisent lors de la contraction de la villosité, les cellules épithéliales présentent une extrémité allongée vers la surface libre, tandis que dans les sillons qui se forment entre les plis, ces extrémités cellulaires sont larges. — D'après Spee (Arch. f. Anat., 1885, p. 159), les cellules épithéliales à l'état normal sont basses et larges, la contraction de la villosité les allonge, et une fois que la contraction cesse les cellules tendent, en vertu de leur élasticité, à reprendre leur forme primitive, c'est-à-dire à redevenir basses. Heidenhain soutient au contraire que la forme basse et large des cellules est artificielle, produite par la poussée du liquide sous-épithélial ou bien par la traction exercée par la tension de la villosité; à l'état normal les cellules sont plus hautes et plus étroites.

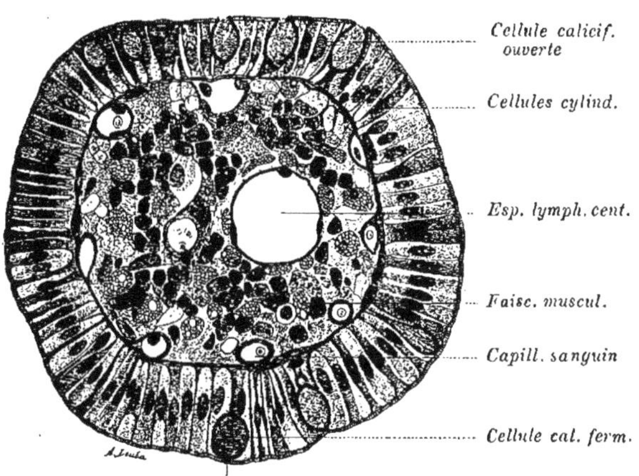

Fig. 123. — Coupe transversale d'une villosité intestinale du chien (d'après Heidenhain).

La couche épithéliale contient des éléments cellulaires de trois ordres : les cellules cylindriques, épithéliales résorbantes ou à plateau, les cellules caliciformes et les cellules migratrices ou leucocytes.

1) **Cellules cylindriques, cellules résorbantes ou cellules à plateau.** — Ce sont des éléments prismatiques, cylindriques ou coniques, ou encore des pyramides à cinq ou six pans, dont la base répond à la cavité de l'intestin, le sommet étant tourné vers la villosité. La plupart des auteurs admettent l'existence d'une *membrane propre* péricellulaire, qui manquerait pour d'autres (Arnstein, 1867 ; E. A. Schæfer, 1887 ; Nicolas, 1891). D'après Heidenhain, la cellule résorbante n'a pas de membrane ; mais aussitôt qu'elle se transforme en cellules caliciformes, comme nous le verrons plus loin, la membrane qui manquait auparavant se forme immédiatement, tout au moins sur les côtés. — Les cellules sont réunies entre elles par des prolongements protoplasmiques qui

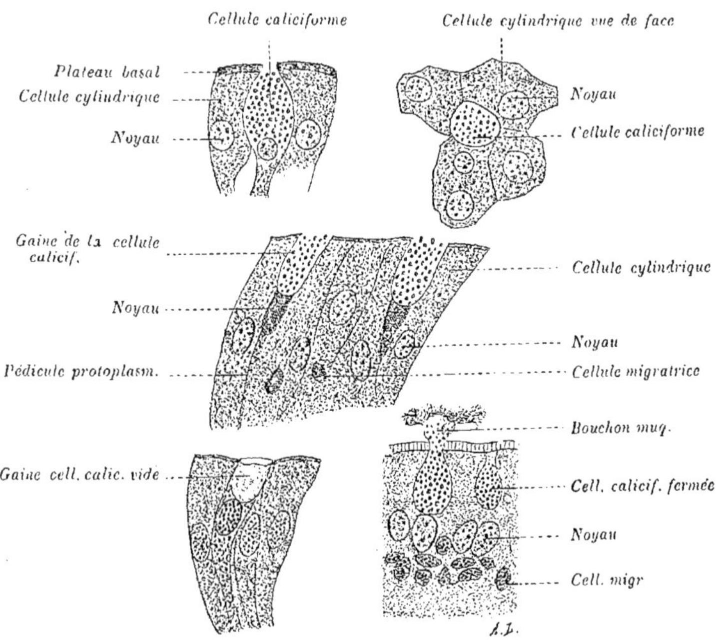

Fig. 124. — Epithélium de l'intestin grêle de la souris et du triton (d'après Paneth).

s'étendent entre leurs moitiés inférieures, sous-nucléaires ; ces *ponts intercellulaires* traversent les *espaces intercellulaires* remplis de leucocytes (S. P. Mall., Abh. der mat.-phys. Classe der K. sæchs. Gesel. etc., Leipzig, 1887 ; Heidenhain, loc. cit.). L'extrémité libre ou basale de la cellule, plane et élargie, supporte un *plateau* cuticulaire figuré pour la première fois par Henle. A un faible grossissement, ce plateau paraît hyalin, homogène, mais avec de forts objectifs on y distingue une série de stries disposées perpendiculairement à la surface libre (Kœlliker, 1855, et Funke). Dans certains cas (sous l'action de l'eau), le plateau s'écarte légèrement du corps cellulaire, puis se dissocie en petits corps allongés ; les plateaux de plusieurs cellules voisines peuvent se détacher tout d'une pièce et figurer une membrane cuticulaire continue. La hauteur du plateau serait de 1, 7 μ (Schæffer) ou 0,001 à 0,0015 mm. (Henle). Pour E. A. Schafer (1887), le plateau se compose de deux zones : une superficielle, striée, l'autre, profonde, forme une bande étroite et réfringente.

La signification de ce plateau et de sa striation verticale sont encore discutées. Voici les principales opinions : — *a*) Les stries du plateau correspondent à des canalicules qui traversent la base de la cellule et favorisent l'absorption des graisses (Kœlliker, Funke, Donders, Welcker, Frey). — *b*) Le plateau est formé par une série de bâtonnets, les stries représentent les interstices entre les bâtonnets ; le plateau devient homogène pendant la digestion (Brettauer et Steinach, 1857). — La plupart des auteurs admettent l'opinion de Brettauer et Steinach ; mais les bâtonnets seraient visibles aussi bien à l'état de jeûne que pendant la digestion (M. Heidenhain). Quant à la nature de ces bâtonnets, on a émis des opinions différentes. Certains les considèrent comme des cils vibratiles, animés de mouvements, analogues à ceux de l'épithélium intestinal de certains vertébrés inférieurs, comme l'amphyoxus et le petromyzon (Henle, Thanhoffer, Widersheim, etc.). Pour M. Heidenhain, le liseré basal du plateau, qui paraît homogène, est composé de deux parties : de bacilles ou bâtonnets et d'une substance molle qui les contient. Dans certains cas, ce liseré est réellement homogène, il est constitué alors uniquement par la substance molle intermédiaire ; d'autres fois au contraire il n'est formé que par les bâtonnets libres, la substance molle pouvant se détruire. Les bâtonnets sont en connexion étroite avec le protoplasma cellulaire (Thanhofer, Pfluger's. Arch., 1873). Klein et Rabl prétendent même que les bâtonnets se continuent avec des fibres longitudinales du réseau du protoplasma, fait nié par Heidenhain. — Chaque bâtonnet présente à son extrémité inférieure ou base, près de la limite du protoplasma, un petit nodule (Mall, Heidenhain) ou grain réfringent (Nicolas). R. Heidenhain a vu des cellules épithéliales résorbantes arrondies et présentant, à la place des bâtonnets, des prolongements plus longs et minces, une véritable touffe de cheveux. Ces *cellules à cheveux* sont dues à la transformation des cellules résorbantes : leurs bâtonnets s'allongent, s'effilent pour devenir des cheveux très fins, et une portion du protoplasma contenant quelquefois le noyau et portant les cheveux, se détache de la cellule. Les bâtonnets ne sont pas des formations cuticulaires raides, mais bien des terminaisons changeantes du corps cellulaire, d'où elles peuvent s'allonger et s'amincir ; ceci explique comment ces bâtonnets peuvent manquer et comment, quand ils existent, ils sont tantôt courts, tantôt très longs (Heidenhain).

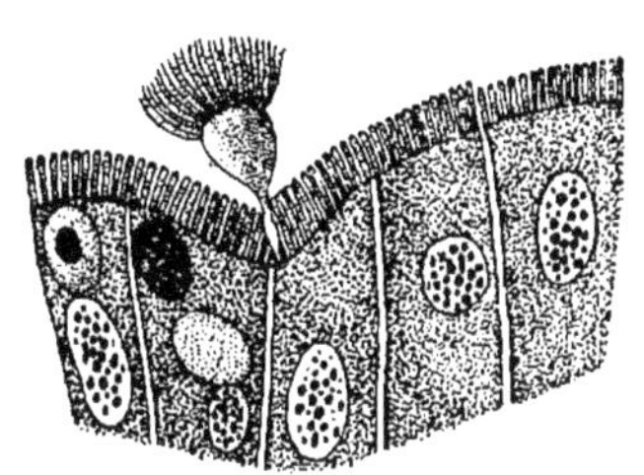

Fig. 125. — Cellules à cheveux se détachant du liseré épithélial. Intestin du lapin (d'après Heidenhain).

L'*extrémité profonde* ou *externe* de la cellule s'insère sur la surface de la villosité; elle est tantôt large, tantôt étroite et effilée. Quelquefois elle se bifurque : un des prolongements est toujours plus épais et représente la véritable continuation de la cellule (Davidoff). Heidenhain d'abord, Gruenhagen et Davidoff après lui, avaient admis une continuation directe de cette extrémité de la cellule avec le tissu conjonctif de la villosité ; d'après ses récentes recherches, Heidenhain nie cette connexion. — Le *protoplasma* cellulaire est finement strié. Il est formé de fibres longitudinales reliées par des fibres transversales très fines avec des petits épaississements nodulaires représentant les points de rencontre des fibres longitudinales avec les transversales (Klein): c'est le *protoplasma ;* et d'une substance intermédiaire au réseau : le *paraplasma* (Kupffer).

D'après Nicolas (Journ. interm. d'anat., 1891, p. 1), le protoplasma présente un aspect spongieux. Il est formé d'un réseau irrégulier. Dans le segment compris entre le noyau et le sommet de la cellule, ce réseau est formé de mailles beaucoup plus larges qu'ailleurs, les travées sont plus grossières et orientées généralement suivant le grand axe de la cellule, d'où un aspect fibrillaire assez prononcé. Dans le segment du corps cellulaire compris entre le noyau et le plateau basal on trouve une zone protoplasmique superficielle, *zone sous-basale,* plus foncée, formée par un réseau très condensé. Cette zone est séparée de la rangée des grains qui forment la base des bâtonnets du plateau, par un liseré clair. Du côté de la profondeur, la zone sous-basale se continue insensiblement avec la partie adjacente plus claire du corps cellulaire, ou bien se limite par un bord déchiqueté, sinueux, dû à l'orientation de fines travées protoplasmiques qui décrivent des courbes en forme d'arcades. — La partie du corps cellulaire comprise entre le noyau et le plateau présente une série d'*enclaves* sous forme de grains ou de bulbes. D'après Heidenhain, ces enclaves sont des débris de leucocytes migrateurs qui ont pénétré dans la cellule épithéliale et s'y sont détruits. Pour Nicolas, il s'agit au contraire de produits de la cellule épithéliale même, produits normaux, constants et caractéristiques qui doivent être assimilés à de véritables produits de sécrétion; ils jouent le rôle essentiel dans l'absorption des graisses. — Ces enclaves paraissent être identiques à des formations extra-nucléaires (Karyosomes et plasmosomes) décrites par Ogata, Platner, etc. dans les cellules intestinales ou ailleurs et qu'on a considéré tour à tour soit comme les représentants des différentes phases de la formation de la cellule (Ogata), soit comme des produits d'excrétion du protoplasma cellulaire, ou bien comme des leucocytes migrateurs, ou bien enfin comme des noyaux en voie de régression. Heidenhain avait décrit dans les cellules des *phagocytes;* d'après Nicolas il s'agirait tout simplement de cellules épithéliales dans lesquelles l'élaboration des bulles a atteint son maximum d'intensité.

Le *noyau* est ovalaire ou prismatique, long de 10 μ (Shaffer), il présente un réseau chromatique sur un fond clair (Heidenhain). Exceptionnellement on y a vu des figures karyokinétiques (Heidenhain).

2. — **Cellules caliciformes** (epithelium capitatum, Gruby et Delafond; cellules en calice, Henle; cellules glandulaires, Kœlliker; cellules muqueuses, Max Schultze; cellules en forme de bouteille, Œdmanson; vacuoles, Letzerich; cellules caliciformes, F. E. Schultze). — Dans l'épithélium qui recouvre la villosité, il existe des points plus clairs, les uns homogènes, d'autres plus ou moins granuleux : ce sont des cellules *caliciformes,* cell. *sécrétantes* (Paneth) ou *glandes unicellulaires* (S. H. List). Elles sont répandues irrégulièrement entre les cellules cylindriques. — Chaque cellule est divisée en deux parties : la *gaine* (theka, F. E. Schultze) avec son *contenu,* et la *portion protoplasmique* avec le *noyau.* La gaine et son contenu occupent la partie de la cellule, qui est tournée vers la lumière du canal intestinal; sa forme est très variable : allongée, cylindrique, plus ou moins renflée ou bien en forme de bouteille pourvue d'un goulot. La portion protoplasmique est allongée, elle forme le *pédicule* de la cellule et présente parfois un prolongement filiforme. — Le *noyau* plus petit que celui des cellules cylindriques est aussi plus fortement coloré et possède une membrane moins nette; il est souvent allongé en forme de bâtonnet ou bien en demi-lune; il se trouve tantôt près de la gaine, tantôt dans l'épaisseur du pédicule ou près de son prolongement filiforme. — Le *contenu* de la gaine constitue le produit de sécrétion de la cellule. Il est tantôt incolore, homogène, un peu nuageux; tantôt granuleux, formé de granulations nettement délimitées, arrondies et comme confluentes; tantôt enfin, mais plus rarement, le contenu est formé non pas de granulations, mais d'une charpente foncée disposée sur un fond plus clair (Paneth). Souvent on trouve dans la lumière de l'intestin, planant comme un nuage sur la surface libre de l'épithélium, une masse qui n'est autre chose que le contenu de la gaine, expulsé de la cellule.

A côté des cellules cylindriques et des cellules caliciformes que nous venons de décrire, on trouve aussi d'autres formes cellulaires : les unes sont des cellules cylindriques ordinaires mais dans le protoplasma desquelles on trouve une masse analogue au produit de sécrétion des cellules caliciformes; d'autres cellules cylindriques présentent entre leur noyau et le plateau un espace plus ou moins grand, arrondi, mal délimité, rempli d'un substratum clair, semé de granulations fortement colorées; ailleurs enfin, une grande partie du protoplasma des cellules cylindriques est transformée en produit de sécrétion. — Toutes ces formes cellulaires représentent des états de transition entre la cellule cylindrique ordinaire et la cellule caliciforme. — Les cellules caliciformes naissent, en effet, des cellules cylindriques ou épithéliales par la transformation d'une partie de leur protoplasma en produit de sécrétion ou muqueux. Ce produit se gonfle, boursouffle la portion de la cellule qui le contient et refoule les cellules voisines, puis le plateau cellulaire est soulevé ou perforé et le contenu de la gaine se déverse dans l'intestin. Après s'être vidée, la gaine reste et sa paroi présente des contours très nets, parfois un peu plissés. Ces contours si nets distinguent les cellules caliciformes vides, des cellules dont le contenu est peu coloré. — La cellule caliciforme ne se vide pas entièrement, le noyau et la portion protoplasmique restent dans la cellule, qui prend alors une forme spéciale : ce sont les *cellules calicif. comprimées* de Davidoff, les *cellules étroites* de Paneth. — D'après Paneth les cellules étroites se transforment à leur tour en cellules épithéliales cylindriques ordinaires. Par conséquent chaque cellule épithéliale de l'intestin se transforme de temps en temps en une cellule caliciforme qui à son tour vide son produit de sécrétion (généralement pendant la digestion) et se transforme de nouveau en une cellule épithéliale; ce processus de transformation se continue autant que la cellule vit (Joseph Paneth, Arch. f. Mikrosk. Anat. t. XXXI, p. 113-191, 1887-88). La provenance des cellules caliciformes des cellules épithéliales est admise par un grand nombre d'auteurs (Donders, Knauff, Œffinger, Basch, Edinger, Pratsch, Klein, Patzelt, Leydig, S. H. List, Biedermann, etc.); mais tandis que la plupart admettent avec Donders, Kœlliker, Pouchet et Tourneux, etc. qu'elles sont les termes ultimes de l'évolution des cellules cylindriques et qu'elles disparaissent après avoir sécrété une ou plusieurs fois (J. H. List), Paneth seul admet qu'elles persistent et se transforment en cellules épithéliales ordinaires.

3. — **Cellules migratrices ou leucocytes.** — Les cellules migratrices occupent les espaces intercellulaires, elles peuvent déterminer, en écartant les pieds des cellules, de petites excavations ou *thèques intra-épithéliales* de Renaut, que Stœhr a vues à son tour. Elles apparaissent sous la forme de noyaux de forme irrégulière, fortement granuleux et très colorés, très rarement entourés de protoplasma. On les trouve aussi dans l'épaisseur des cellules épithéliales (Schaffer), sous la forme de noyaux distincts des noyaux cellulaires (noyaux secondaires de Davidoff). — D'après Renaut (1883), les leucocytes pénètrent dans la cellule cylindrique, et modifient leur forme en les transformant en de véritables *cellules fenêtrées*. A la surface libre ces cellules présentent de nombreux orifices larges et arrondis (stomates temporaires) qui marquent le trajet suivi par les cellules lymphatiques émigrées de la muqueuse dans la cavité intestinale. Davidoff, Heidenhain, etc., n'ont jamais vu la migration des leucocytes vers la lumière de l'intestin.

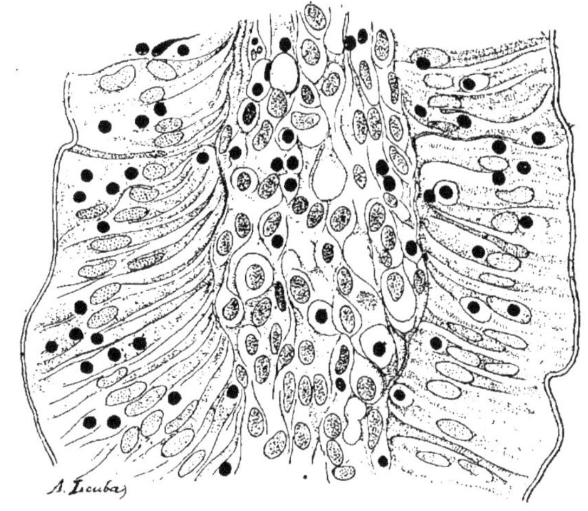

Fig. 126. — Villosité intestinale d'un chat envahi par des leucocytes (points noirs), d'après Heidenhain.

Davidoff (Arch. f. Mikr. Anat., t. XXIX, p. 495, 1887) prétend que les leucocytes contenus dans l'épithélium intestinal naissent aux dépens des cellules épithéliales même. Celles-ci contiennent deux ordres de noyaux : les primaires et les secondaires ; ces derniers naissent des premiers, sont expulsés des cellules, et forment les noyaux des leucocytes intercellulaires.

D'après certains auteurs (Zawarykin, etc.) les leucocytes intercellulaires ou intracellulaires joueraient le principal rôle dans l'absorption des graisses ; d'autres au contraire nient absolument ce rôle (Gruenhagen, Schaffer, etc.).

Membrane limitante sous-épithéliale ou membrane basale. — Entre la couche épithéliale et le stroma de la villosité on décrit une mince membrane, la membrane basale ou limitante. Certains auteurs nient son existence (Wiegandt, Eimer, Verson, Thanhoffer, Paneth) ; la plupart l'admettent mais la décrivent d'une façon différente : *a*) la membrane basale fait partie du tissu conjonctif de la villosité, elle est constituée par des fibres conjonctives très fines et serrées (Dœnitz, Eberth, Kœlliker, etc.). — *b*) La membrane basale est une membrane endothéliale présentant des lacunes (Quain, Watney, Drasch, Debove, Ranvier). — *c*) La m. b. est une couche hyaline distincte formée par la matière amorphe du stroma de la villosité, mais non isolable (Hermann et Tourneux). — *d*) La m. b. est une production de l'épithélium, elle est formée par les prolongements des cellules épithéliales anastomosés entre eux (Davidoff).

Parmi les auteurs les plus récents, Heidenhain (1888) dit que la membrane limitante enveloppant complètement les villosités, fermée et sans structure définie, n'existe pas. La couche sous-épithéliale serait formée d'après lui : par les extrémités sphériques des fibres conjonctives qui se dirigent de la profondeur du stroma vers la surface où elles se rapprochent les unes des autres ; par des fibres conjonctives circulaires, déjà décrites par Mall ; par les anses capillaires qui touchent à la surface de la villosité ; et enfin par les éléments lymphoïdes migrateurs. Entre tous ces éléments il existe des lacunes qui sont remplies par les pédicules des cellules épithéliales. — Joseph Shaffer (1891) admet, chez l'homme, l'existence d'une membrane limitante isolable formée par une enveloppe fibreuse qui est en relation intime avec les capillaires et avec le réticulum des villosités, et par une membrane basale véritable d'une finesse extraordinaire, et qui contient par place des noyaux ovalaires.

Le stroma ou charpente conjonctive de la villosité. — La charpente de tissu conjonctif de la villosité est formée par des fibres conjonctives des faisceaux musculaires, des capillaires et un espace lymphatique central. Ces fibres tendues horizontalement entre ces organes et la surface de la villosité ont l'aspect des échelons d'une échelle (Heidenhain) ; l'écartement entre deux échelons est d'autant moindre que le raccourcissement de la villosité est plus grand. Les fibres à direction horizontale sont reliées entre elles par des fibres anastomotiques obliques. Au point où deux fibres se rencontrent, et même sur leur trajet, il existe des noyaux. Au niveau de leur insertion sur les parois de la villosité, sur les capillaires ou sur l'espace lymphatique, les fibres sont souvent étalées et s'unissent en formant des membranes plus ou moins larges. Ces membranes conjonctives existent aussi là où deux fibres s'anastomosent entre elles (Heidenhain).

Dans les mailles du réseau conjonctif sont logés un grand nombre d'éléments cellulaires : ce sont les *cellules parenchymateuses des villosités* de R. Heidendain. Cet auteur décrit plusieurs variétés de cellules : *a)* des *cellules migratrices* ou *leucocytes* déjà indiquées par Eberth (1864) et bien décrites par Ph. Stœhr. Ces cellules, plus ou moins nombreuses, présentent un noyau petit, arrondi et fortement coloré ; parfois, elles présentent même plusieurs noyaux irrégulièrement distribués dans le parenchyme de la villosité, les cellules migratrices pénètrent de là dans la couche épithéliale, où elles sont situées, comme nous l'avons vu, le plus souvent entre les extrémités inférieures des cellules, mais elles peuvent arriver jusqu'au niveau du plateau et même migrer à la surface libre de l'épithélium (Heidendain). — *b)* Des *cellules fixes*, avec des noyaux ovalaires, plus volumineux et plus clairs. Ces cellules peuvent se présenter sous plusieurs formes : 1° Cellules avec un corps protoplasmique très petit et presque incolore ; — 2° Cellules avec un corps protoplasmique plus grand et légèrement coloré ; — 3° Cellules avec protoplasma incolore dans lequel se trouvent enclavées des granulations denses ou espacées, arrondies ou ovalaires ; — 4° Cellules à noyaux petits et fortement colorés et à protoplasma plus ou moins abondant et très coloré. Ces cellules seraient des leucocytes en voie de destruction ; —

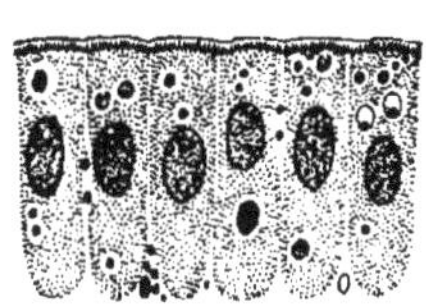

Fig. 127. — Corpuscules protoplasmiques de l'épithélium intestinal du lapin (d'après Heidenhain).

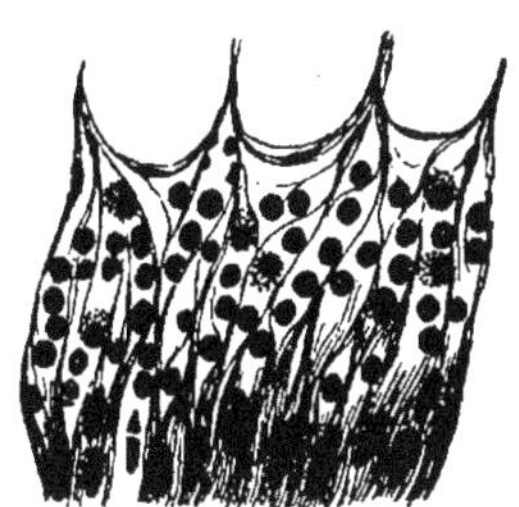

Fig. 128. — Couche sous-glandulaire de leucocytes (points noirs) de l'intestin du chien (d'après Heidenhain).

5° Chez quelques animaux (cochon d'Inde, grenouille, etc.), on trouve aussi des *phagocytes*, déjà indiqués par Heitzmann (1868). Ces cellules géantes contiennent, à part leur grand noyau, des noyaux plus petits appartenant au leucocyte que le phagocyte a mangé ; elles contiennent aussi des portions brunâtres appartenant aux corpuscules sanguins.

Les cellules parenchymateuses des villosités ne remplissent pas complètement les mailles du réseau conjonctif qui les loge ; il reste autour des cellules un système d'espaces ovalaires s'anastomosant entre eux et s'étendant à travers toute la villosité : ce sont les *espaces péricellulaires*. Ces espaces injectés par Basch, Mall et Zawarykin, ont une largeur variable avec l'état fonctionnel de la villosité. Ils contiennent une quantité plus ou moins grande d'un liquide caillеté qui leur donne un aspect trouble. Ce liquide péri-cellulaire est plus ou moins consistant et riche en matières albumineuses, suivant l'état de la villosité ; c'est lui qui donne à la villosité l'aspect plus ou moins trouble (Heidenhain).

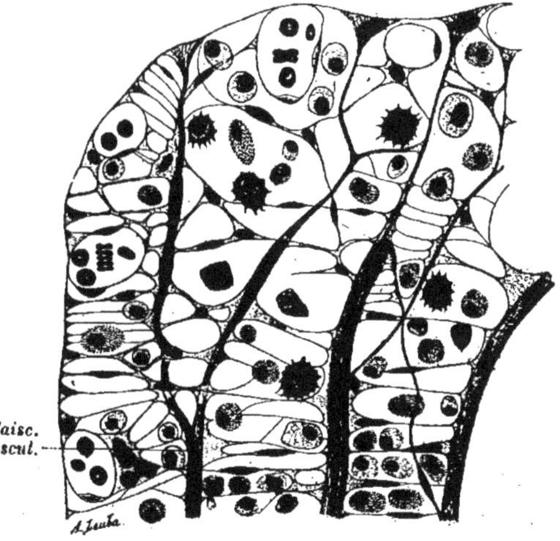

Fig. 129. — Coupe tangentielle passant par le sommet d'une villosité de l'intestin du chien (d'après Heidenhain).

Appareil musculaire de la villosité. — Lacauchie, Gruby et Delafond observèrent pour la première fois en 1842 et 1843 les mouvements des villosités. Brücke (1851) isola le premier des éléments musculaires dans les villosités, qu'on désigne encore sous le nom de faisceaux musculaires de Brücke. Kœlliker, His, E. Klein et Verson, Frey, Henle et d'autres, ne décrivent dans les villosités que des fibres musculaires à direction longitudinale. Donders (1856) (chez le chien), Moleschott (chez l'homme) trouvèrent près de l'extrémité libre de la villosité des fibres musculaires superficielles à direction transversale. Thanhoffer (1873) admet l'existence de ces dernières fibres qui formeraient sur la portion superficielle de la villosité une membrane musculaire indépendante à fibres circulaires, et dans les couches profondes de la villosité des fibres transversales isolées (chez le chien). — Les auteurs les plus récents nient l'existence des fibres musculaires transversales (Spee, Kultchinsky, J. P. Mall., Heidenhain). Les faisceaux musculaires émanent de la musculaire muqueuse ; ils abordent la base de la villosité, forment autour du vaisseau chylifère une couche musculaire presque continue, et montent dans la villosité jusqu'à son extrémité libre. Leur disposition et leur mode de terminaison sont diversement décrits par les auteurs.

Spee (1885) dit que tous les faisceaux musculaires sont parallèles à l'axe longitudinal de la villosité, ils sont accolés à la paroi endothéliale du canal chylifère central, et se trouvent toujours en dedans du réseau capillaire sous-épithélial et du tissu conjonctif de la villosité. Ils se terminent au-dessous de l'épithélium du sommet de la villosité en s'unissant en arcs avec des faisceaux voisins, pour former des mailles qui entourent les vaisseaux sanguins voisins. — D'après Kultschitzky (Arch. f. Mikr. Anat., t. XXXI, p. 15, 1887-88), les faisceaux musculaires partis de la base de la villosité montent parallèlement à son axe longitudinal et donnent pendant leur trajet des fibres qui vont obliquement en haut et en dehors vers la périphérie de la villosité. Ces fibres arrivent à l'épithélium et s'insèrent immédiatement au-dessous de lui. Les faisceaux musculaires devenus de plus en plus fins, arrivent jusqu'au sommet de la villosité où ils divergent en éventail ; ils atteignent l'épithélium et s'insèrent immédiatement au-dessous. Dans leur ensemble les faisceaux musculaires des villosités décrivent des arcs dont les côtés convexes entourent la paroi du chylifère central : ils présentent une portion inférieure convergente, et une supérieure divergente. Grâce à cette disposition le canal central est tenu ouvert pendant la contraction de la villosité et l'écoulement du chyle est assuré. — J. P. Mall (1887) dit que les faisceaux musculaires se disposent en deux couches : les plus nombreux sont situés immédiatement au-dessous des capillaires de la villosité, tandis que les faisceaux les plus développés moins nombreux, glissent vers le canal chylifère central. Tous se dirigent du corps de la villosité vers son sommet ; là, les fibres très fines et ramifiées forment en s'entrecroisant une sorte de voûte fibrillaire. — R. Heidenhain (1888) donne la description la plus complète. Le chylifère central n'est entouré, contrairement à l'avis des auteurs précédents, que par sept faisceaux très minces, aplatis et s'accolant intimement à la limite externe du canal. La plus grande partie des faisceaux musculaires se trouve dans le stroma de la villosité, les uns, les plus nombreux, en dedans des capillaires, d'autres en dehors d'eux. Le tissu conjonctif de la villosité entoure les faisceaux musculaires et leur forme, ainsi que Basch 1870) l'avait remarqué, des gaines ou canaux conjonctifs. Au sommet de la villosité, un certain nombre de fibres musculaires s'anastomosent en arc (Spee) ; mais la plupart des faisceaux musculaires s'y terminent par des fibres du tissu conjonctif qui sortent de ces faisceaux et vont se terminer sur la surface du corps de la villosité en formant une membrane très mince et sphérique, dans laquelle on trouve souvent des noyaux. Ces fibres conjonctives terminales doivent être considérées comme des petits tendons ; leurs extrémités terminales sont si rapprochées les unes des autres qu'elles couvrent une grande partie de la limite de la villosité. La disposition des faisceaux musculaires et de leurs tendons est telle que la traction s'exerce uniformément sur une grande étendue de la surface de la villosité. — Là où une fibre terminale rencontre un capillaire elle s'étend sur sa surface. — L'insertion des faisceaux musculaires sur les bords latéraux de la villosité se fait par des fibres de tissu conjonctif qui commencent par un élargissement triangulaire à la surface des faisceaux musculaires et se terminent de la même façon à la surface de la villosité.

Appareil vasculaire de la villosité. — Les *vaisseaux sanguins* des villosités sont formés par une ou deux *artérioles* qui s'élèvent d'un côté de la villosité, se recourbent en anse à son sommet, et redescendent du côté opposé où ils se transforment en *veines*. Entre les rameaux ascendants et descendants se trouve un *réseau capillaire* plus ou moins serré, formé de canaux très minces. Le ramuscule artériel, large de 0,0226 à 0,0282 mm., forme souvent, avant de pénétrer dans la villosité, un réseau capillaire destiné aux glandes de Lieberkühn qui débouchent à la base des villosités ; ce réseau se continue avec celui de la villosité. — La veinule, large de 0,0451 mm., naît tantôt au sommet de la villosité, tantôt près de sa base ; elle reçoit dans son trajet les capillaires qui entourent les orifices glandulaires. — Les capillaires, larges de 0,0074 mm., sont situés à la périphérie de la villosité, immédiatement au-dessous de la membrane basale ; leurs mailles sont allongées. — L'anse qui relie le rameau artériel à la veine, au niveau du sommet de la villosité, peut manquer et être remplacé par un réseau capillaire (Frey). — Dans les villosités filiformes il n'y a qu'une artère ascendante, une veine descendante et des capillaires qui passent entre les deux vaisseaux et se dirigent perpendiculairement ou obliquement à l'axe de la villosité. Dans les villosités plus larges, il existe plusieurs petits troncs artériels et veineux longitudinaux séparés par des intervalles et reliés entre eux par des réseaux capillaires à mailles très serrées (Henle).

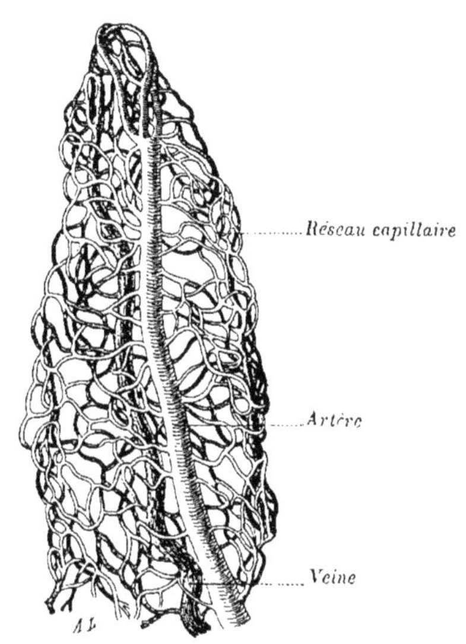

Fig. 130. — Réseau vasculaire d'une villosité intestinale du lapin (d'après Frey).

Les *vaisseaux lymphatiques ou chylifères* sont en nombre variable suivant la forme de la villosité. La villosité filiforme ou cylindrique présente un seul vaisseau lymphatique (large de 0,023 mm., Frey); central (canal chylique central) ; il commence au sommet de la villosité, en cul-de-sac ou renflé, puis il descend en suivant l'axe longitudinal de la villosité et, arrivé à la base se rend directement dans la muqueuse en passant entre les glandes de Lieberkuhn, ou bien s'arrête d'abord dans un réseau lymphatique horizontal et superficiel situé à la base de la villosité et autour des orifices glandulaires. — Dans les villosités lamellaires, les chylifères sont multiples et ont une largeur de 0,018 mm.

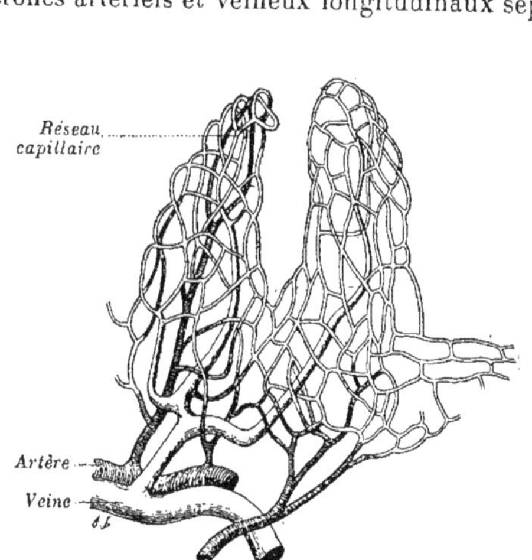

Fig. 131. — Vaisseaux des villosités intestinales du lapin (d'après Frey).

(Spee); ils forment ainsi plusieurs centres principaux dans la villosité. Ces canaux se terminent séparément ou se relient entre eux par une branche recourbée en anse située au sommet de la villosité. Souvent, à la base des villosités des branches transversales relient les chylifères entre eux. — La paroi du chylifère ou espace lymphatique de la villosité est formée par des cellules endothéliales qui forment une couche continue, ressemblant à un voile très fin (Heidenhain); il n'y a pas de lacune entre les cellules.

Les *nerfs* des villosités seront décrits plus loin.

Appareil lymphoïde de la muqueuse intestinale. — Le chorion de la muqueuse intestinale contient un certain nombre de leucocytes qui sont tantôt épars, tantôt réunis en petites masses circonscrites. Dans ce dernier cas, les leucocytes forment des nodules ou follicules clos; ces nodules peuvent être, soit isolés: les *follicules solitaires,* soit réunis en groupes : les *plaques de Peyer.*

Les **follicules solitaires** (foll. isolés ; foll. sporades ; glandes solitaires; glandes vésiculeuses isolées, Sappey; glandes conglobées, isolées, Henle), sont répandus dans toute l'étendue de l'intestin grêle. — Ils apparaissent sous la forme de corpuscules blanchâtres, opaques, le plus souvent arrondis, ayant un volume qui varie de la graine de pavot à un grain de millet; leur diamètre varie entre 0,2, 0,4 et même 1,1 et 2,2 mm. (Frey). — Ils siègent pendant la première période de leur développement presque exclusivement dans le chorion de la muqueuse. Leur sommet touche à l'épithélium et leur base à la musculaire muqueuse. Mais au fur et à mesure que les follicules se développent, ils traversent la musculaire muqueuse pour se loger dans la tunique sous-muqueuse. La partie du follicule, qui pénètre ainsi par effraction dans la tunique sous-muqueuse, présente une forme sphérique; elle ne tarde d'ailleurs pas à surpasser en volume la portion du follicule restée dans le chorion de la muqueuse. De sorte que, par la réunion de ces deux portions, le follicule adulte devient piriforme; la partie mince est tournée vers l'épithélium (Stœhr). — La *forme* des follicules peut présenter certaines variations : chez l'homme, ils sont généralement arrondis. — Quelle que soit leur forme les follicules présentent trois parties : la *tête ou sommet,* qui fait saillie dans le tube intestinal et est entourée par un repli de la muqueuse ou *bourrelet,* disposé par rapport à cette tête comme le prépuce à l'égard du gland (Renaut). La tête folliculaire est placée au fond d'une *cupule* (Frey) terminée profondément par une rigole analogue au repli balano-préputial. Le bourrelet de la muqueuse renferme des glandes de Lieberkühn et est généralement couvert de villosités. Celles-ci manquent sur la cupule et sur la tête du follicule. En se réfléchissant des parois de la cupule sur la tête du follicule, l'épithélium intestinal perd toutes ses cellules caliciformes et se trouve réduit à des cellules cylindriques à plateau strié. Au sommet de la tête, cet épithélium est formé de cellules étroites, hautes, mais à mesure que l'on descend vers la rigole de la cupule il se modifie. Entre les cellules on trouve de nombreux leucocytes migrateurs qui écartent les éléments épithéliaux pour prendre place et former les *thèques intra-épithéliales* de Renaut. Ajoutons que l'infiltration de l'épithélium, par les cellules lymphatiques, est surtout abondante et diffuse au niveau des follicules solitaires ou agminés (Renaut). — La *base* du follicule pénètre plus ou moins profondément dans le tissu conjonctif de la tunique sous-muqueuse. D'après Teichmann, elle plongerait dans un réseau lymphatique, tandis que d'après His elle serait reçue dans un vaste sinus lymphatique. D'après Frey, elle est souvent enveloppée par un espace creux continu, en forme de coque. Cet espace correspond à l'espace enveloppant des ganglions lymphatiques. — Le *corps* ou *zone moyenne* (Brücke, His) du follicule se continue et se confond avec le tissu lymphoïde adjacent du chorion. A son niveau se trouve aussi la musculaire muqueuse qui est perforée par le follicule. — Au point de vue de leur *structure*, les follicules solitaires sont formés par du tissu adénoïde, renfermant presque toujours un centre germinatif (Stœhr). La *charpente* ou *réticulum* est formée par du tissu conjonctif réticulé, qui loge d'innombrables leucocytes et qui est parcouru par des vaisseaux capillaires. Les trabécules de la charpente présentent des directions variées, elles s'entrecroisent, et aux points d'entrecroisement on trouve, chez les sujets jeunes, des noyaux ; chez l'adulte, ces noyaux sont ordinairement ratatinés. La charpente présente des mailles, plus larges au centre qui prend un aspect clair (vacuoles de His), plus étroites à la périphérie, et très serrées au niveau de la tête et de la base du follicule. Dans la zone moyenne, les trabécules se confondent avec le tissu lymphoïde du chorion muqueux. Au voisinage des vaisseaux sanguins qui pénètrent dans le follicule, les fibres du réticulum ne s'attachent pas à leur face externe, elles s'infléchissent, puis s'anastomosent en formant des réseaux autour des vaisseaux (His). Ceux-ci présentent ainsi deux tuniques : leur tunique propre, et une tunique externe formée par du tissu conjonctif réticulé (Ranvier).

La nature du réticulum est très discutée. Pour certains, il est formé par des cellules étoilées du tissu conjonctif, possédant chacune un noyau, et dont les prolongements s'anastomosent avec ceux des cellules voisines (Billroth, His, Frey, Kœlliker, Robin). — Pour Eckard, c'est un simple réseau de fibres élastiques s'entrecroisant et s'anastomosant dans tous les sens. — D'après Ranvier, Afanasiew, etc., il est formé de petits faisceaux de fibrilles conjonctives et de cellules plates endothéliales dont les noyaux se moulent sur les fibres du réticulum. — Klein admet que les trabécules sont constituées par des pellicules transparentes et légèrement granuleuses, tapissées de cellules plates.

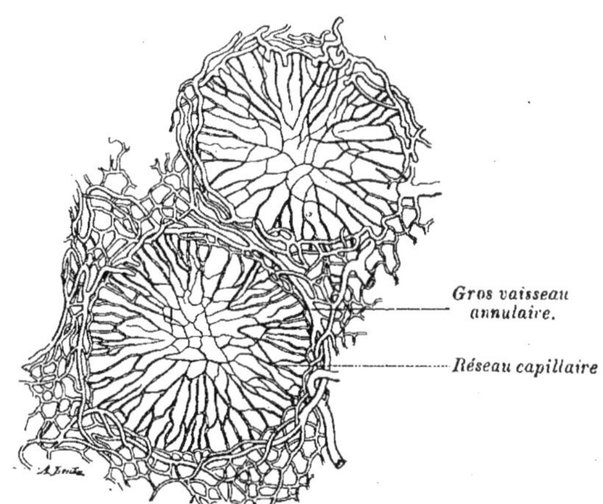

Fig. 132. — Disposition des vaisseaux sanguins dans les follicules clos de l'intestin grêle. Coupe transversale de deux follicules d'une plaque de Peyer (d'après Frey).

Les mailles du réticulum sont remplies par des *leucocytes*. Ceux-ci se forment dans le centre germinatif du follicule (Stœhr), et pénètrent ensuite en partie dans les lymphatiques voisins, en partie dans la cavité intestinale, après avoir traversé la couche épithéliale de la muqueuse.

Le follicule est entouré et parcouru par un *réseau capillaire* sanguin très riche, dont les canaux ont en moyenne de 0,0056 à 0,0074 mm. de diamètre (Frey). Ce réseau communique directement avec les gros vaisseaux artériels et veineux qui montent et descendent entre les follicules et vont aux villosités intestinales. Les capillaires ont une direction rayonnante au centre ; à la périphérie se trouvent des anneaux vasculaires d'un diamètre plus considérable (Frey). D'après His, les capillaires n'arrivent pas jusqu'au centre du follicule qui en est complètement dépourvu ; à une certaine distance de lui, les capillaires se contournent pour gagner par un trajet rétrograde la périphérie du follicule.

Les canaux *lymphatiques* superficiels de la muqueuse, situés dans le bourrelet du follicule, se jettent dans les conduits lymphatiques et les espaces creux, tapissés d'endothélium, qui enveloppent le follicule.

Follicules agminés ou plaques de Peyer (Glandes agrégées ou amas glandulaires, Henle ; glandes vésiculeuses agminées, Sappey ; glandulæ Payerianæ ; Gregales Peyeri ; plexus intestinales). Les plaques de Peyer sont formées par un certain nombre de follicules clos réunis côte à côte, jamais superposés. Leur *siège* de prédilection est l'extrémité inférieure du jéjuno-iléon. Quelquefois on en trouve dans la partie supérieure du jéjunum (Bœhm) et même dans le duodénum (Middeldorpff). Elles occupent le bord libre de l'intestin, quelquefois l'union de ce bord avec l'une des faces latérales ; on n'en rencontre jamais sur le bord mésentérique. — Leur *nombre* est très variable. En général, on en rencontre 35 à 40 (Sappey). Mais ce nombre peut se réduire ou augmenter (8 à 10, Rudolphi ; 15, Peyer ; 20 à 30, J.-F. Meckel, Bœhm, Luschka ; 14 à 81, Sappey ; 15 à 50 et plus, Frey). — Leur *forme* varie aussi. En général elles sont circulaires ou elliptiques. Ces dernières ont leur grand diamètre parallèle à l'axe du tube intestinal. Mais elles peuvent affecter des formes diverses : rubanées, triangulaires, rectangulaires ou n'avoir aucune forme régulière (Sappey). — Leurs *dimensions* varient avec leur forme. Les plaques circulaires sont les plus petites, elles mesurent au plus le tiers de la périphérie du tube intestinal (Henle, Luschka) et égalent la surface d'une pièce de 20 centimes (Sappey) ; c'est-à-dire que leur diamètre ne dépasse pas 10 à 15 mm. Les plaques elliptiques ou ovalaires ont une largeur moyenne de 10 à 15 mm. et même moindre (7 mm. Frey), mais elles sont souvent très longues. En général, leur longueur est de 8 à 12 cm. (Sappey) mais on en a vu de bien plus longues (33 cm. Bœhm). — La *surface libre* des plaques de Peyer présente des aspects variables : tantôt

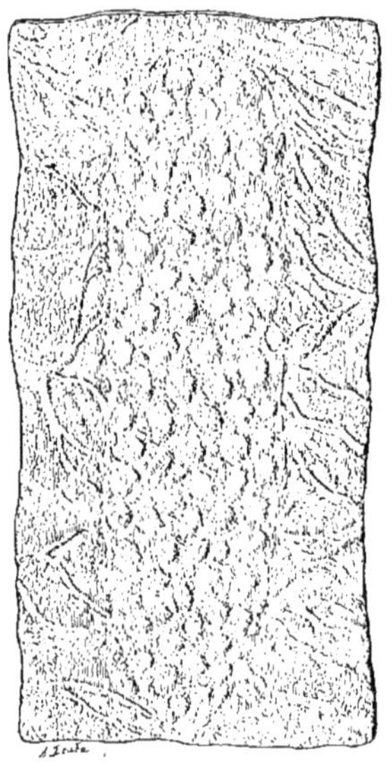

Fig. 133. — Surface libre d'une plaque de Peyer (d'après Quain).

elles sont presque lisses ou finement grenues, ne dépassent pas le niveau des parties voisines, ont un contour mal arrêté et sont recouvertes de villosités peu développées, comme atrophiées : ce sont les *plaques lisses* de Sappey. Tantôt, au contraire, elles sont recouvertes de replis arrondis, sinueux, anastomosés les uns avec les autres et séparant des sillons rectilignes ou flexueux ou des fossettes arrondies ou pyramidales : ce sont les *plaques gaufrées* ou *plaques plissées* de Sappey. Le niveau de ces dernières plaques est un peu plus élevé que celui des parties voisines. Leur bord ou circonférence est formé par des replis parallèles, obliques ou perpendiculaires à la plaque ; quelquefois il est festonné (Sappey). Les valvules conniventes s'arrêtent sur les contours de la plaque ou se prolongent à leur surface (Kœlliker) sur laquelle elles empiètent de 1 à 2 mm. (Sappey). — Les grains de la plaque lisse, et les saillies qu'on trouve au fond des dépressions de la plaque gaufrée répondent aux têtes des follicules clos qui les composent. Chaque tête folliculaire est entourée de son bourrelet. Les villosités et les glandes de Lieberkuhn occupent les espaces interfolliculaires et sont disposées en couronnes autour de la tête de chaque follicule. — La plaque de Peyer est formée par un certain nombre de follicules clos analogues aux follicules solitaires et ayant la même structure qu'eux. Quelques-unes des plaques ne renferment que 3 à 7 follicules; d'autres, au contraire, et ce sont les plus nombreuses, sont composées de 20, 30 et même 60 follicules (Frey). Serrés les uns contre les autres, les follicules s'aplatissent par pression réciproque (Stœhr). Les follicules d'une même plaque sont reliés ensemble par leur zone moyenne. Les bases de tous les follicules d'une plaque sont entourées soit par un espace enveloppant continu, de nature lymphatique, soit par un système de canaux lymphatiques très minces qui les enveloppent comme un filet. Dans la couche unissante, qui est située dans l'intervalle des zones moyennes on trouve un réseau formé de canaux semblables. Les canaux lymphatiques superficiels de la muqueuse, situés dans les bourrelets unis ou recouverts de villosités, se jettent dans les conduits lymphatiques de la couche unissante (Frey).

Glandes de l'intestin grêle. — La muqueuse de l'intestin grêle renferme deux ordres de glandes : les unes siègent exclusivement dans le duodénum : les glandes duodénales ou glandes de Brünner; les autres occupent toute l'étendue de l'intestin grêle : ce sont les glandes de Lieberkühn.

— **Glandes de Brunner.** — Découvertes par Wepfer (1679), ces glandes portent le nom de S. C. Brunner, de Heidelberg, qui les décrivit de nouveau en 1685, et les appela plus tard *glandes duodénales* ou *pancréas secondaire* (1715). Depuis les glandes de Brunner ont fait l'objet d'un grand nombre de travaux, parmi lesquels nous signalerons ceux de Schlemmer (1870), Schwalbe (1872), R. Heidenhain (1872-1883), Bentkowski (1876), Renaut (1879), Schiefferdecker (1884), et tout dernièrement l'important travail de A. Kuczynski (Journ. inter. d'anat., t. VII, p. 419, 1890) et celui de Joseph Schaffer (Wiener Akad. Sitzungsberichte, etc., 1891, p. 440).

Les glandes de Brunner n'existent que dans le duodénum ; elles sont abondantes dans la première portion où elles forment une couche continue jusqu'à l'embouchure du canal cholédoque. A partir de ce point elles diminuent progressivement de nombre et disparaissent totalement vers l'angle duodéno-jéjunal. — Elles se présentent sous l'aspect de petits points grisâtres, ronds ou aplatis d'un diamètre de 0^{mm} 2 à 2 mm. — Elles sont disposées en deux couches superposées séparées par la musculaire muqueuse. La *couche interne* (groupe interne de Renaut) est située immédiatement en dedans de la musculaire muqueuse; elle forme une bande claire au-dessous des villosités et des glandes de Lieberkühn. La *couche externe* (groupe externe, sous-muqueux ou intermusculaire de Renaut) est placée en dehors de la musculaire muqueuse, dans le tissu sous-muqueux; elle est formée par des masses volumineuses de glandes disposées en lobules et en lobes séparés par du tissu conjonctif, des vaisseaux et des expansions de la musculaire muqueuse (E. Klein). — Ces deux groupes glandulaires communiquent entre eux de distance en distance au travers de la musculaire muqueuse, qui paraît comme dissociée à ce niveau (Renaut). Cette communication se fait : *a)* par les canaux excréteurs des glandes du groupe externe; *b)* par des prolongements des glandes du groupe interne, prolongements qui traversent la musculaire muqueuse, puis se divisent et se subdivisent au-dessous d'elle, dans un lobule profond ou intermusculaire, et se confondent avec lui. — La plupart des auteurs les décrivent comme des glandes en *grappe* ou *acineuses* (Brunner, Leydig, Kœlliker, Henle, Luschka, Toldt, Gegenbaur, Verson, Klein, Sappey, Cruveilhier, etc.). C'est une erreur. Schlemmer (Wiener Acad. Sitzungsberichte, etc., 1870) a démontré en effet, le premier, que les glandes de Brunner sont des glandes *tubuleuses* ramifiées, analogues aux glandes pyloriques de l'estomac avec lesquelles elles se continuent sans ligne de démarcation nette. Cette opinion fut partagée par beaucoup d'auteurs (R. Heidenhain, Hirt, Bentkoswski, Watney, Schenk, Ellenberger, etc.). — Schiefferdecker (Nachrichten von der Kœnigl. Gesellsch. der Wiss. zu Gœttingen, 1884) propose même de désigner les glandes pyloriques et les glandes de Brunner sous le nom unique de *glandes de la zone du pylore.* — Actuellement on est d'accord pour les considérer comme des glandes tubuleuses composées (Klein, Kuczynski) ou tubuleuses conglomérées (Renaut), formées par des canaux ramifiés et fortement tortueux (J. Schaffer).

D'après Schwalbe (M. Schultzé's, Arch., 1872), les glandes de Brünner sont formées par de nombreux canaux très ramifiés, onduleux ou spirales, qui présentent sur beaucoup de points des renflements vésiculeux (acini), il les appelle *acino-tubuleuses*. — S. Mayer et Kœlliker les considèrent comme une forme intermédiaire entre les glandes acineuses et tubuleuses.

La forme générale d'une glande de Brunner est celle d'une racine fasciculée creuse, formée d'une série de branches canaliculées disposées suivant la loi dichotomique fausse et terminées par des culs-de-sac ou cœcums simples (Renaut, Progrès méd., Paris, 1879). Le lobule de chaque glande est formé par 15 à 20 culs-de-sac ouverts les uns dans les autres et disposés en doigts de gant ramifiés et diversement contournés. Les culs-de-sac secondaires, tertiaires, etc., s'ouvrent tous dans un même tube collecteur plus large. Au point d'union des tubes, le tissu conjonctif, constituant leur charpente, forme des *éperons* caractéristiques. La cavité de la glande est rendue villeuse par ces éperons papilliformes disposés aux confluents des tubes ouverts les uns dans les autres. Ces éperons formés de tissu conjonctif contiennent des vaisseaux (Renaut). Le *tube collecteur* ou canal excréteur monte perpendiculairement (verticalement), traverse toute l'épaisseur de la muqueuse pour s'ouvrir à la surface. L'ouverture se fait souvent au fond d'un pli profond et linéaire, ou encore dans une glande de Lieberkühn, qui sert ainsi de canal excréteur aux glandes de Brünner (Renaut). Le canal collecteur des glandes du groupe externe ou sous-muqueux, s'élève verticalement aussi il perfore la musculaire muqueuse, et, parvenu au sein de la couche interne des glandes de Brunner, il reçoit des tubes de ces glandes et va s'ouvrir comme les canaux collecteurs du groupe glandulaire interne.

Au point de vue de leur *structure*, les tubes glandulaires sont formés d'une paroi propre, tapissée d'une couche épithéliale. — La *paroi propre* est résistante et tenace. D'après Renaut, elle est formée de tissu conjonctif et présente sur sa face interne une série de petits festons saillants; dans l'arc de chaque feston vient s'insérer la base d'une cellule épithéliale. Les cellules fixes de la paroi conjonctive sont séparées des cellules épithéliales par une mince bordure transparente incolore, sans noyaux. — L'*épithélium* est formé de cellules cylindriques ou prismatiques, claires, sans calice et présentant un noyau plat refoulé tout à leur base; elles sont plus hautes que larges, entièrement remplies de mucus et analogues aux cellules des glandes mucipares de l'œsophage, des bronches et du pylore (Renaut). La base de la cellule qui repose sur la paroi propre offre un prolongement ou *pied* en forme de bec (ostriforme, Schwalbe, Ellenberger), ou bien en forme de queue (Renaut). Ce prolongement s'insinue sous la cellule voisine et ainsi de suite, de telle sorte que tous les pieds, formés d'une mince masse protoplasmique, sont disposés les uns par rapport aux autres comme les *tuiles d'un toit* (Renaut), ou comme les écailles d'un poisson (Schwalbe). — Le *canal excréteur ou tube collecteur* est formé aussi par une membrane et par un épithélium. Celui-ci est formé de cellules muqueuses un peu plus petites que celles des autres tubes, et par quelques cellules caliciformes (Ellenberger). Là où le tube collecteur débouche dans le fond d'une glande de Lieberkühn, le revêtement épithélial change brusquement de caractère : à la rangée de cellules cylindriques muqueuses, claires, succède une ligne de cellules plus foncées, à plateau strié, à protoplasma granuleux, entre lesquelles sont intercalées des cellules caliciformes (Renaut). — Heidenhain a vu dans l'épithélium des gl. de Brunner, pendant la digestion, les mêmes modifications que Ebstein a constaté dans les gl. pyloriques.

— **Glandes de Lieberkühn.** — (gl. en tube ; gl. mucosæ ; cryptæ minimæ ; follicules de Lieberkühn). — Les glandes de Lieberkühn existent dans toute l'étendue de la muqueuse intestinale. Elles sont serrées les unes contre les autres et forment une véritable couche glandulaire (stratum glandulosum), interrompue seulement par les follicules clos, au niveau desquels les glandes manquent. — Ce sont des glandes en tube simple, dont le cul-de-sac arrondi repose sur la musculaire muqueuse. — Leur *longueur* varie de 250 à 500 μ (0,3767 à 0,4512 mm., Frey ; 0^{mm} 25, Sappey) ; leur *largeur* a 40 à 90 μ (0,0564 à 0,0902 mm., Frey ; 0^{mm} 06 à 0^{mm}08, Sappey). — Leur *forme* est en général celle d'un cône arrondi à sa base et tronqué à son sommet. Leur extrémité profonde ou base, arrondie ou légèrement rétrécie est le plus souvent simple, quelquefois elle est bifide. Sur le duodénum les tubes seraient plus composés encore, et présenteraient quelquefois trois tubes égaux ou inégaux (Sappey). Leur extrémité libre ou sommet s'ouvre dans l'intervalle des villosités par des orifices circulaires. Dans chaque sillon intervilleux, on trouve en général 2 à 7 orifices glandulaires, disposés en palissade, séparés par des ponts étroits de la charpente conjonctive interstitielle : une partie des glandes débouche au fond du sillon et une autre partie sur les côtés et plus ou moins près du sommet de la villosité. Au-dessus de leurs embouchures, les glandes de Lieberkühn se prolongent en demi-gouttière sur les flancs de la villosité (Spee). — Autour des têtes des follicules clos, les orifices glandulaires forment une véritable couronne. — La *paroi* glandulaire ou membrane propre se continue avec la membrane limitante ou basale des villosités; elle est formée par un liseré amorphe et très mince, pour certains auteurs, par du tissu conjonctif ambiant, pour d'autres, ou bien par des cellules endothéliales juxtaposées (Ranvier). Debove décrit une

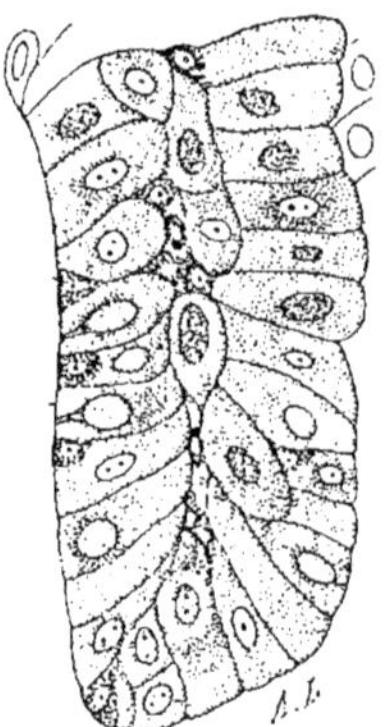

Fig. 134. — Glande de Liberkühn avec des leucocytes remplis de grains (d'après Heidenhain).

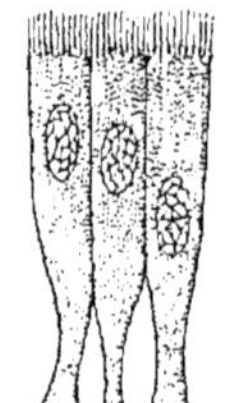

Fig. 135. — Cellules épithéliales de l'intestin du chien (d'ap. Heidenhain).

couche endothéliale entre la membrane propre et l'épithélium glandulaire. — L'*épithélium* glandulaire se continue avec celui des villosités mais présente certaines différences. Aussi c'est à tort que certains auteurs (Hoppe-Seyler, 1881), considèrent ces glandes comme un simple agrandissement de la surface muqueuse résorbante de l'intestin (Paneth, Heidenhain). L'ép. est formé de trois variétés de cellules. *a) Cellules cylindriques* ou prismatiques ; ces cellules diffèrent des cellules cylindriques de l'épithélium des villosités, elles sont le siège de phénomènes karyokynétiques qu'on ne trouve qu'exceptionnellement dans les cellules des villosités (Paneth, Heidendain, etc.). — *b) Cellules caliciformes*. Elles sont analogues aux cell. calicif. des villosités. On les trouve en nombre variable tantôt 2 à 3 seulement, tantôt 10 à 15 (J. Schaffer). — *c) Cellules à grains de Paneth* (Kœrnchenzellen). Paneth en 1887 et en 1888 a décrit, dans le fond des tubes de Lieberkühn, une variété spéciale de cellules qui ont été vues ensuite par R. Heidenhain (1888), Nicolas (1891) et J. Schaffer (1891). En nombre variable, souvent une ou deux seulement (Paneth) ou cinq ou six (Schaffer, chez l'homme), les cellules à grains se trouvent entre des cellules épithéliales ordinaires ; elles se caractérisent surtout par la présence dans leur protoplasma d'un nombre plus ou moins grand de grains, qui peuvent remplir même complètement la cellule et masquer son noyau ; mais celui-ci, contrairement à l'affirmation de Paneth, ne disparaîtrait jamais (Nicolas); ajoutons enfin qu'elles sont dépourvues de plateau strié (Paneth, Nicolas) et que leur noyau est petit, homogène et fortement coloré (Paneth). — A côté de ces cellules à grains et mélangées avec elles, Nicolas a vu, dans le fond des cryptes glandulaires, d'autres variétés de cellules : des cellules sans grains, mais dont le protoplasma et le noyau ont la même constitution que ceux des cellules à grains ; des cellules étroites, à protoplasma très dense, à noyau allongé et aplati : les *cellules intercalaires ;* enfin des cellules renfermant des *enclaves*, logées dans le corps protoplasmique, analogues à celles que nous avons décrites dans l'épithélium des villosités.

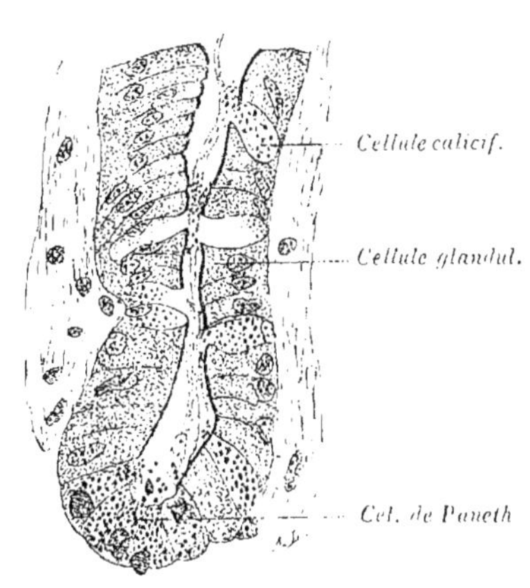

Fig. 136. — Coupe d'une glande de Lieberkühn de la souris (d'après Paneth).

De tous les éléments cellulaires des glandes de Lieberkühn, les cellules à grains de Paneth paraissent les plus caractéristiques. Nicolas les a étudiés avec beaucoup de soin et montré leur importance. D'après cet auteur, les cell. à grains n'ont aucun point de ressemblance avec les cell. caliciformes. Elles sécrètent des corpuscules figurés. Le protoplasma et le noyau contribuent à cette sécrétion. Ces grains ainsi formés sont expulsés hors la cellule et forment un produit de sécrétion spécial, que l'on retrouve dans la lumière des glandes sous l'aspect de coagulum filamenteux. La cellule, une fois vidée, persiste, (cellule intercalaire), et rajeunit les détails de structure du noyau, qui avaient disparu, réapparaissent.

Contrairement à l'avis de Bizzozero et Vasale (1887) les cellules à grains ne disparaissent donc pas après avoir expulsé leur produit de sécrétion (Patzelt, Pfitzner, Paneth) ; elles reviennent à leur état initial (Nicolas). Les figures karyokinétiques qu'on trouve dans ces cellules prouveraient qu'elles sont le sujet d'une néoformation active. D'après certains auteurs cette néoformation cellulaire serait en rapport avec la régénération de l'épithélium des villosités (Bizzozero et Vasale, Heidenhain). — Les grains des cellules de Paneth seraient des formations de même nature que les enclaves décrites dans les cellules épithéliales des villosités. Le rôle de toutes ces formations est en rapport avec l'absorption (Nicolas).

Rüdinger (Verhandl. der Anat. Gesellsch., 1891, p 65) a étudié (sur l'appendice vermiculaire de cinq décapités) les transformations subies par les glandes de Lieberkühn envahies par les follicules solitaires : l'amas folliculaire s'agrandissant de la sous-muqueuse vers la surface libre de la muqueuse, atteint l'extrémité profonde des tubes glandulaires, les comprime, la lumière glandulaire disparait ainsi que la paroi propre ; les cellules et leurs noyaux se mêlent aux leucocytes.

Terminaison des vaisseaux et des nerfs dans la paroi de l'intestin grêle. Les **artères** qui se rendent dans l'intestin donnent quelques rameaux à la couverture séreuse, puis elles pénètrent dans la tunique musculaire où un certain nombre d'artérioles se résument en des réseaux capillaires à mailles allongées, formés par des vaisseaux très déliés dont l'axe longitudinal est parallèle à la direction des fibres musculaires. — La plupart des artérioles pénètrent dans la tunique sous-muqueuse où elles se divisent en un certain nombre de branches rayonnantes disposées en étoiles (Heller). De ces branches naissent les rameaux artériels qui pénètrent dans la muqueuse, où elles forment des réseaux capillaires composés de canaux d'un plus gros calibre. Dans la muqueuse, les rameaux vasculaires se ramifient; les branches artérielles, arrivées à la base des glandes de Lieberkühn, forment autour de ces organes un réseau à mailles allongées composé de vaisseaux capillaires de moyen calibre ; ce réseau forme des anneaux élégants au pourtour des orifices glandulaires et se continue avec le réseau capillaire des villosités intestinales. — Les glandes de Brünner sont enveloppées aussi par un réseau à mailles arrondies. — Au niveau des plaques de Peyer, le réseau artériel est très développé ; dans les cloisons ou dans la substance unissante des follicules, s'élèvent de petites artères d'où se détachent des rameaux destinés à la base des follicules et aux follicules eux-mêmes. Ces artérioles débouchent ensuite dans le réseau capillaire terminal qui occupe les bourrelets de la muqueuse et leurs villosités (Frey).

Les **veines** naissent des réseaux capillaires des villosités et du réseau périglandulaire. Les branches veineuses traversent ensuite la muqueuse. Les rameaux veineux qui naissent des bourrelets de la muqueuse au niveau des plaques de Peyer, descendent le long des artères et reçoivent des branches latérales, venues des follicules. Toutes ces veines se jettent dans un vaste réseau veineux situé dans la tunique sous-muqueuse. De celui-ci naissent des troncs plus volumineux, qui traversent la tunique musculaire, et, après avoir reçu des veinules de cette tunique et de la couverture séreuse, rampent sous cette dernière pour se rendre au niveau du hile de l'intestin dans les gros troncs collecteurs.

Les **lymphatiques** bien décrits par Teichmann, His, Frey, Auerbach, Winiwarter, etc., naissent de deux sources différentes : des villosités, vaisseaux chylifères, et de la tunique musculaire (Auerbach). — Les canaux chylifères, dont nous avons décrit la disposition dans les villosités, se rendent directement dans la muqueuse en passant entre les glandes de Lieberkühn, ou bien ils forment d'abord un réseau horizontal, superficiel, situé à la base des villosités et autour des orifices glandulaires. Dans la tunique sous-muqueuse, les canaux chylifères constituent, en se réunissant, un réseau transversal, formé de conduits tantôt étroits (homme, veau), tantôt larges (mouton, lapin); ces conduits accompagnent les vaisseaux du réseau sanguin autour desquels ils forment même des gaines. — Au niveau des plaques de Peyer, les conduits lymphatiques qui viennent des villosités situées sur les bourrelets de la muqueuse, forment un réseau autour des glandes de Lieberkühn logées dans les sillons de la muqueuse ; ce réseau se continue avec un système de conduits qui forme des anneaux au pourtour de la zone moyenne de chaque follicule. De ce réseau, ou du sinus enveloppant, partent des vaisseaux lymphatiques efférents. — Du réseau sous-muqueux naissent de véritables vaisseaux lymphatiques munis de renflements ; la plupart perforent la paroi intestinale pour aller se jeter dans les vaisseaux lymphatiques sous-séreux. Ceux-ci forment une bande étroite qui se dirige le long du bord mésentérique (Auerbach). — Une partie des vaisseaux sous-muqueux vont se perdre dans un réseau lymphatique situé entre les deux plans musculaires annulaire et longitudinal de l'intestin : c'est le réseau *interlaminaire* d'Auerbach. Ce réseau accompagne le plexus nerveux myentérique et recueille la lymphe des couches musculaires de l'intestin. Dans la tunique musculaire de l'intestin, il existe des réseaux à mailles allongées et très serrées, formés de canaux lymphatiques fort minces. Un réseau unique existe dans le plan musculaire longitudinal, et plusieurs, dans le plan circulaire. Du réseau lymphatique interla-

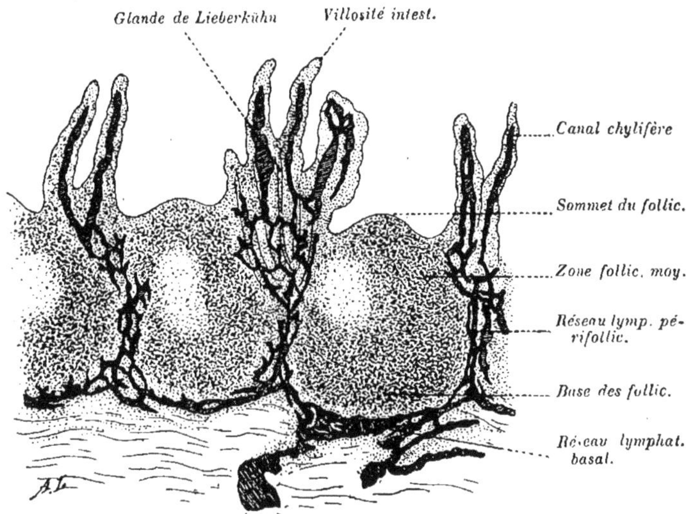

Fig. 137. — Section verticale d'une plaque de Peyer de l'homme avec ses canaux lymphatiques injectés (d'après Frey).

minaire partent des vaisseaux efférents qui se rendent dans le réseau sous-séreux.

Les **nerfs** de l'intestin naissent du plexus solaire c'est-à-dire du pneumogastrique et du grand sympathique. Ils se terminent dans la paroi intestinale par deux plexus importants munis de ganglions : le plexus d'Auerbach et le plexus de Meissner. Le *plexus d'Auerbach* ou *plexus mésentérique* est situé entre les deux plans de la tunique musculaire, auxquels il envoie de nombreux rameaux ; il renferme de nombreux ganglions nerveux. D'après Gerlach (Arb. der phys. Inst. Leipzig, 1873, p. 102) les cellules ganglionnaires ne sont pas unipolaires (Auerbach et Kœlliker) mais multipolaires, et elles présentent un prolongement analogue au prolongement de Deiters des cellules des centres nerveux, en connexion avec un filet nerveux. Les ganglions occupent les nœuds ou points d'intersection des mailles irrégulièrement quadrangulaires du plexus. Celui-ci est formé de faisceaux de fibrilles ; les mailles mesurent 450 μ de longueur et 180 μ de largeur. Dans l'intérieur des grosses mailles du plexus principal, il existe un deuxième plexus : *plexus secondaire,* formé par un réseau plus serré de fibrilles très ténues. De ce dernier plexus partent des fibrilles nerveuses qui aboutissent à des petits éléments triangulaires ou fusiformes munis de deux ou trois prolongements qui vont se perdre au milieu des fibres musculaires, où Gerlach n'a pas pu poursuivre leur terminaison. Chaque ganglion nerveux est entouré d'une couronne vasculaire ; les faisceaux du plexus principal sont côtoyés chacun par un vaisseau satellite. Le *plexus de Meissner* ou mieux de Remak est situé dans la tunique sous-muqueuse. Il possède un grand nombre de ganglions nerveux. Des fibres pâles et pourvues de noyaux partent de ce réseau pour se rendre à la musculaire muqueuse et aux faisceaux musculaires des villosités; d'autres vont se terminer vers la surface. — Dans les deux plexus le nombre des ganglions nerveux est énorme.

Thanhoffer (1873) a trouvé dans l'épaisseur des villosités des cellules ganglionnaires analogues à celles du plexus d'Auerbach — Arnstein et Gonaiew (Arch. f. Mik. Anat., t. XI, 1875) décrivent des faisceaux de fibres qui viennent des couches profondes de la muqueuse, et montent directement vers la suface pour s'y terminer librement. Ces fibres ne se continuent pas dans les cellules, comme le disent Trutschel et Thanhoffer. — Drasch (Akad. de Wist sesnch., Wien, t. LXXXI, 1880) décrit un réseau nerveux autour des glandes de Brunner. Des gros troncs nerveux montent entre les glandes de Lieberkühn ; ils s'anastomosent entre eux et forment de nombreux réseaux nerveux. Sur la membrane propre des glandes il existe des réseaux nerveux très finis. Dans les *villosités*, on trouve de nombreux nerfs et des cellules ganglionnaires. Les nerfs se dichotomisent et se mettent en rapport avec les nerfs voisins et avec les cellules ganglionnaires. De cette façon il se forme deux réseaux : un *réseau superficiel* situé sous l'épithélium et un *réseau profond* situé dans le parenchyme. Les deux réseaux communiquent par des fibres anastomotiques. Le réseau superficiel envoie des fibres soit vers les capillaires, soit vers la membrane basale sous-épithéliale. Le réseau profond envoie des fibres vers les cellules musculaires des villosités. — Ramon y Cajal (Gaz. med. Catalana, 1889) a vu dans les villosités des cellules nerveuses spéciales étoilées, qui s'anastomosent entre elles et forment un réseau avec des nodosités épaisses.

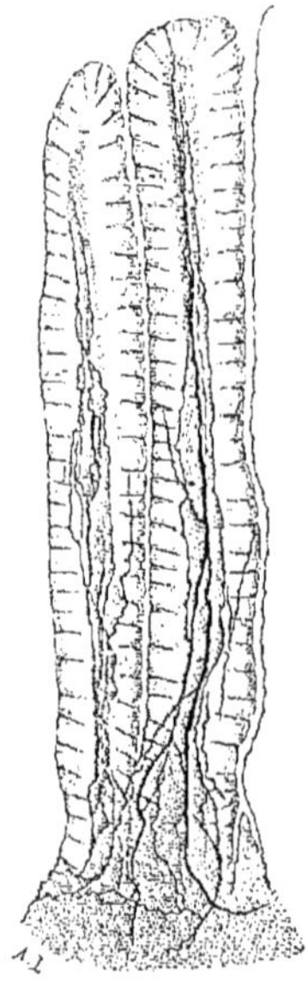

Fig. 138. — Terminaisons nerveuses dans les villosités de l'intestin grêle du lapin (d'après Erik Müller).

Dans ces dernières années la méthode de Golgi a permis à quelques histologistes de mieux poursuivre la terminaison des nerfs dans la paroi intestinale. — Erik Müller (Arch. f. Mik. Anat., 1892, p. 390) a étudié le mode de terminaison des nerfs dans la tunique musculaire et dans la muqueuse. Les nerfs sont disposés et se terminent dans la tunique musculaire de l'intestin comme dans celle de l'estomac (voir estomac). Dans la muqueuse, il distingue deux variétés de plexus nerveux : les plexus de la partie inférieure ou profonde de la muqueuse dont, quelques nerfs vont aux glandes de Lieberkühn ; et les plexus des villosités. Tous ces plexus sont reliés entre eux. Du plexus de Meisner partent des forts faisceaux nerveux qui montent verticalement ou obliquement vers la muqueuse où ils se subdivisent en des faisceaux plus petits, lesquels s'envoient réciproquement des fibres et s'entrecroisent ainsi pour former un plexus de premier ordre. De ce plexus partent des faisceaux plus petits, qui forment un réseau plus fin, ce réseau entoure d'abord les glandes et puis envoie des branches terminales qui se subdivisent à leur tour ou bien finissent dans la proximité des cellules. Dans les réseaux, les fibres qui partent des faisceaux nerveux ne s'anastomosent pas entre elles ; elles passent les unes par-dessus les autres sans se relier ensemble. Les fibres nerveuses se terminent : les unes dans le *réseau sous-épithélial*, d'autres dans les vaisseaux (nerfs vasculaires), d'autres enfin dans la musculaire muqueuse et les faisceaux musculaires qui montent dans le chorion muqueux. — Les *villosités* sont extraordinairement riches en nerfs, mais il n'y a pas un plexus périphérique et un plexus central (Drasch). Les fibres nerveuses qui montent dans la villosité la parcourent de la base au sommet, forment des réseaux, mais ne s'anastomosent pas entre elles et finissent librement. On y distingue deux sortes de fibres terminales : des fibres qui se trouvent immédiatement sous l'épithélium et des fibres qui se trouvent dans le parenchyme des villosités. Ces dernières fibres sont en rapport avec les fibres musculaires lisses. Enfin Müller a trouvé des cellules ganglionnaires enclavées dans le parenchyme des villosités analogues à celles décrites par Ramon y Cajal. Jamais, d'après lui, les terminaisons nerveuses ne pénètrent entre les cellules épithéliales des villosités ou dans les cellules mêmes.

Henry J. Berkley, de Baltimore (Anat. Anzeiger, 1892, p. 12), donne une description très détaillée des terminaisons nerveuses dans la muqueuse de l'iléon. Les fibres nerveuses suivent deux trajets différents : les unes accompagnent les artérioles, se ramifient sur leurs parois, mais n'y pénètrent pas : d'autres vont directement et verticalement dans la muqueuse, qu'elles atteignent avant ou après s'être subdivisées. De ces deux sortes de nerfs, artériels et non artériels, se détachent des filaments qui pénètrent dans la musculaire muqueuse et y forment un sous-plexus. — Dans la muqueuse proprement dite les faisceaux nerveux décrivent deux ordres de sous-plexus : l'un situé à la base des glandes de Lieberkühn, plexus de Lieberkühn ; l'autre situé dans les villosités, plexus des villosités. Les fils du plexus de Lieberkühn ne pénètrent jamais dans l'épaisseur des glandes mêmes. — Tous les troncs nerveux principaux se terminent invariablement par des nodosités petites, arrondies et rarement allongées, juste au-dessous du revêtement épithélial de la villosité, qu'ils ne traversent pas. Ces nodosités, considérées par Ramon y Cajal comme des cellules nerveuses, seraient, d'après Berkley, des véritables terminaisons nerveuses des villosités, analogues aux corpuscules tactiles, quoique beaucoup plus petites. — Dans la région centrale de la villosité, près des vaisseaux sanguins et chylifères principaux, et spécialement dans la portion qui est la plus rapprochée de la surface libre de la villosité, le plexus nerveux est très épais, les mailles plus rapprochées et les fibres plus fines. Là, Berkley n'a pu trouver ni des nodosités terminales ni autre variété de terminaisons nerveuses comparables à celles décrites par Drasch dans les fibres musculaires de la villosité. Berkley enfin, nie l'existence d'épaississement ganglionnaire dans le réseau nerveux des villosités.

Ramon y Cajal (Comptes rendus de la Société de Biologie de Paris, 5 janvier 1894, p. 217) vient de décrire à nouveau les ganglions contenus dans le plexus de Meissner, ganglions viscéraux proprement dits, ceux contenus dans la muqueuse et dans les villosités, ganglions interstitiels. Les *ganglions viscéraux proprement dits* sont formés (cobaye) par trois éléments : des cellules nerveuses au nombre de deux à huit, des fibres de passage, et des collatérales. L'auteur conclut qu'il existe dans la charpente des ganglions intestinaux deux facteurs : des cellules nerveuses dont les expansions se distribuent aux fibres musculaires lisses ou aux cellules glandulaires, et des fibres du sympathique général. Celles-ci mettent les ganglions intestinaux en rapport avec la chaîne ganglionnaire du sympathique ou avec d'autres centres nerveux. — Les *ganglions interstitiels* sont représentés par des cellules nerveuses isolées, abondamment disséminées entre les glandes de Liberkuhn et dans l'épaisseur des villosités (Drasch, Cajal, Müller).

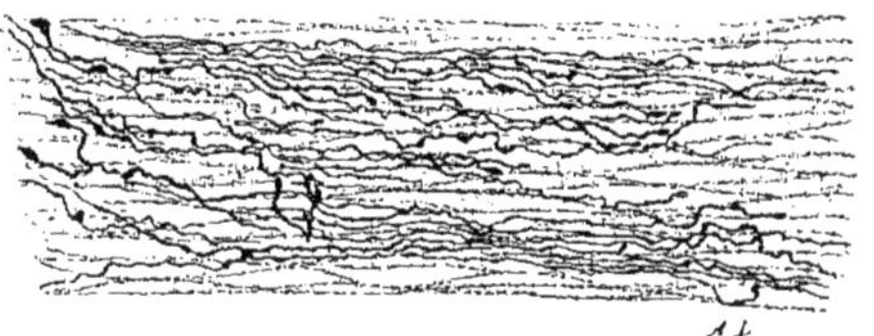

Fig. 139. — Terminaisons nerveuses dans la tunique musculaire de l'intestin grêle du chien (d'après Erik Müller).

Les plexus cœliaque et solaire d'où émanent les nerfs de l'intestin grêle sont formés par le grand sympathique et par le nerf pneumogastrique droit. Les physiologistes ont cherché à préciser la part qui revient à chacune de ces deux sources nerveuses dans l'innervation des différents éléments de la paroi intestinale. — Les nerfs moteurs de l'intestin viendraient du vague (Budge, Weber, Ludwig, Braam, Houkgeest, etc.), et du sympathique (J. Müller, etc.). Les mouvements de l'intestin seraient arrêtés par le vague d'après Onimus et Legros, par le sympathique, grands et petits splanchniques, d'après Pflüger. Pour Erhmann (1885), les fibres longitudinales de l'intestin grêle ont pour nerf moteur le grand sympathique ; leur nerf d'arrêt est le vague. Les fibres circulaires, au contraire, obéissent à des influences nerveuses opposées, elles sont mises en mouvement par l'excitation du nerf vague et paralysées par celle du grand sympathique. D'après Bechtereid et Mislawski (1889), les nerfs moteurs et inhibiteurs de l'intestin viennent du vague et du sympathique. Les fibres contenues dans ce dernier nerf et destinées à l'intestin grêle sortent de la moelle de la sixième à la douzième v. dorsale et la première v. lomb. — Les nerfs vaso-moteurs de l'intestin grêle viennent du sympathique par les nerfs splanchniques et le plexus solaire (Vulpian, Budge, Cl. Bernard, Schiff, Brown-Sequard). D'après Waters, chaque segment du tube intestinal est innervé par une racine spéciale déterminée, située d'autant plus bas que ce segment est plus inférieur. Les chylifères paraissent aussi être innervés par le sympathique (P. Bert, Laffont, Dastre). — On ne sait rien sur les nerfs sécréteurs.

CHAPITRE SIXIÈME

GROS INTESTIN

Le gros intestin (intestinum crassum s. amplum, Dickdarm) est la dernière portion du tube digestif, comprise entre l'iléon et l'anus. Il commence dans la fosse iliaque droite (*cæcum*), parcourt toute la cavité abdominale, en décrivant une énorme anse (*colons ascendant, transverse et descendant*), qui encadre la masse de l'intestin grêle flottant, traverse ensuite la fosse iliaque gauche (*colon iliaque*) et, au niveau du muscle psoas gauche, plonge dans la cavité pelvienne ; là, il décrit d'abord une longue anse mobile (*colon pelvien*), s'applique ensuite sur la concavité sacro-coccygienne (*rectum*), traverse le plancher pelvien et s'ouvre à l'extérieur par l'orifice anal. — Physiologiquement, le gros intestin conduit au dehors les restes de la digestion gastrique et intestinale, qui ne peuvent être utilisés par l'économie et n'ont pas été absorbés par les vaisseaux de l'intestin grêle.

Dimensions. — La *longueur* du gros intestin est variable : elle est en moyenne de 1m80 (1m65, Sappey ; 1m30 à 1m70, Cruveilhier ; 1m20 à 1m50, Hoffmann ; 5 à 6 pieds, Huschke). Le gros intestin représente le 1/4 de l'intestin grêle (1/4 Cruveilhier ; 1/5 Sappey, Luschka) et la cinquième partie du tube intestinal (le tiers, Henle).

D'après Tarenetzky (loc. cit.) la longueur du gros intestin serait chez le Français et chez l'Allemand de 1m30, chez le Russe de 1m50. D'après Th. Rolssenn, la longueur relative du gros intestin est plus grande chez l'enfant et chez la femme. — Le gros intestin, fortement distendu, augmente de longueur de 1,1 à 1,6 pieds. — Treves a mesuré la longueur du gros intestin de la racine de l'appendice à la pointe du méso-rectum : 4,8 pieds chez l'homme ; 4,6 pieds chez la femme. — D'après J. Lewis Smith (New-York, med. Journ., 1870, p. 253), sur les enfants de quelques jours à deux ans (15 cas), le gros intestin présente une longueur moyenne de 27,5 pouces.

Le *calibre* est très variable. On dit que, dans son ensemble, le gros intestin représente un tube infundibuliforme ; très dilaté à son origine, il se rétrécirait de plus en plus vers sa terminaison. Cela n'est pas absolument exact. En réalité, le gros intestin commence par une vaste poche, le cæcum, puis se continue par un tube à peu près infundibuliforme formé par les colons ascendant, transverse, descendant et iliaque ; il se dilate de nouveau dans sa portion pelvienne, *colon pelvien,* forme ensuite une large poche, l'*ampoule rectale,* et se termine par un canal assez rétréci qui traverse le plancher pelvien, la *portion extra-pelvienne du rectum.* — La circonférence externe du tube compris entre les deux ampoules terminales (cæcum et rectum), moyennement distendu, mesure en moyenne : colon ascendant, immédiatement au-dessus de l'abouchement de l'iléon, 28 cm. (27,5 Cruveilhier ; 28,5 Luschka), au-dessus de ce point, 20 (18 Cruveilhier ; 20, 5 Luschka) ; — colon transverse, 15 cm. ; — colons descendant et iliaque, 14 cm. (14, 5 Cruveilhier, Luschka) ; — colon pelvien, 17cm. (16, 5 Cruveilhier). — Ces chiffres peuvent être relevés (de 4 à 8 cm.) par la surdistension du tube intestinal.

La capacité est de 1500 à 2500 centimètres cubes.

Trajet. — Direction. — Division. — Le gros intestin commence dans la fosse iliaque droite par une poche plus ou moins volumineuse, située immédiatement au-dessous de l'embouchure de l'iléon, et munie d'un appendice, long

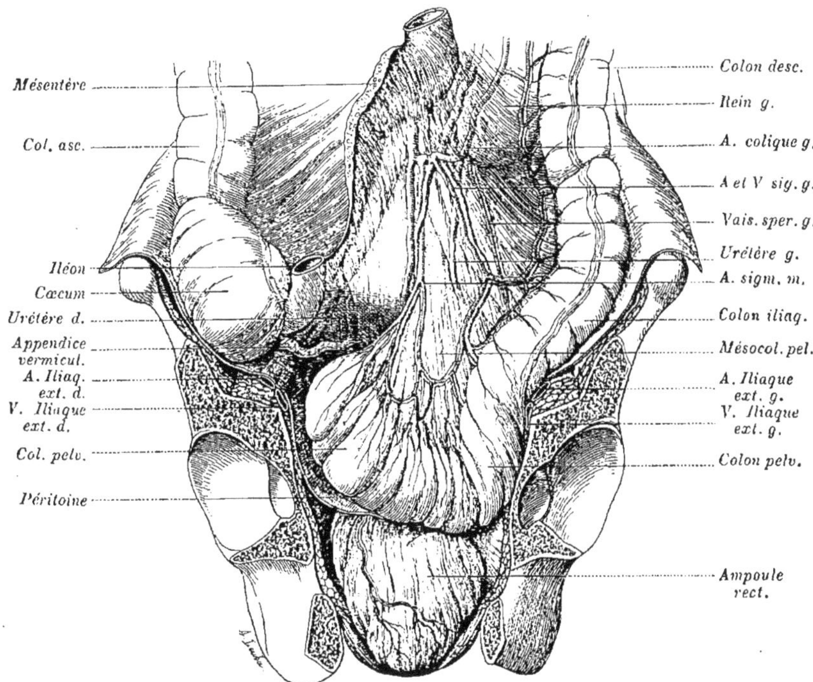

Fig. 140. — Le colon pelvien et le rectum ; situation et rapports normaux chez l'adulte. — Le bassin a été largement ouvert en avant par une section frontale passant par le centre des cavités cotyloïdes.

et étroit : c'est l'*appareil cœcal* formé du *cœcum* et de son appendice, l'*appendice vermiculaire*. — A cette poche fait suite une portion large d'abord, légèrement rétrécie plus haut, qui monte presque verticalement dans le flanc droit ou région lombaire droite, au-devant du rein, jusqu'à la face interne du lobe vertical (droit) du foie : le *colon ascendant* ou *colon lombaire droit*. — Au niveau du foie, l'intestin s'infléchit et se porte à gauche et en haut ; il décrit à ce niveau un premier coude : c'est l'*angle droit ou angle hépatique du colon*. De là, le colon se porte en haut, à gauche et légèrement en arrière, et traverse l'hypochondre droit, l'épigastre et l'hypochondre gauche, en longeant la grande courbure de l'estomac : *colon transverse*. Arrivé devant le rein gauche, derrière le corps de l'estomac et au-dessous de la rate, le colon s'infléchit de nouveau et forme un second coude situé dans l'hypochondre gauche : l'*angle gauche* ou *angle splénique du colon.* A cet angle fait suite un segment presque vertical, qui descend le long du bord externe du rein, dans le flanc ou région lombaire gauche : *colon descendant* ou *colon lombaire gauche.* Au niveau de la crête iliaque, le colon descendant atteint la fosse iliaque gauche, et la traverse de haut en bas, en y décrivant, le plus souvent, une légère courbe à concavité supérieure, *colon iliaque.* Arrivé sur le bord interne du muscle psoas gauche, ou mieux sur les vaisseaux iliaques externes le gros intestin se réfléchit sur ces organes et plonge verticalement dans la cavité pelvienne, contre le flanc gauche du bassin ; à une certaine distance du plancher pelvien, il se dirige transversalement à droite, passe au-devant du sacrum, et, après avoir atteint le flanc droit de la cavité pelvienne, se réfléchit en arrière et se dirige de droite à gauche et de haut en bas, pour atteindre, par derrière la portion transversale, la ligne médiane du sacrum, au niveau de la troisième vertèbre. Il décrit de cette façon une grande anse mobile, contenue dans la cavité pelvienne : le *colon pelvien.* — A partir de la 3e vert. sacrée, le gros intestin suit la concavité sacro-coccygienne, sur laquelle il est appliqué ; après un trajet, à peu près rectiligne, il s'engage dans l'épaisseur du plancher pelvien : *première portion* du rectum ou *rectum intra-pelvien,* chemine dans l'épaisseur du diaphragme pelvien, et débouche enfin à l'extérieur par un étroit orifice : *deuxième portion du rectum* ou *rectum extra pelvien* et *orifice anal* ou *anus.*

Le gros intestin présente donc à considérer sept segments : l'appareil cœcal, le colon ascendant, le colon transverse, le colon descendant, le colon iliaque, le colon pelvien et le rectum (intra et extra pelvien), et deux angles ou coudes : a. hépatique et a. splénique.

Les classiques distinguent les segments suivants du gros intestin : — le cœcum, les colons : ascendant, transverse et descendant, l'S iliaque ou anse sigmoïde située dans la fosse iliaque gauche, et enfin le rectum. Ce dernier seul siège dans la cavité pelvienne ; il commence au niveau de la symphyse sacro-iliaque gauche et traverse presque verticalement la cavité pelvienne, appliqué plus ou moins intimement sur la courbure sacro-coccygienne. — Dès 1889 (Bull. soc. anat., Paris, 1889, p. 232) et dans une série de travaux ultérieurs (Hernies internes rétro-péritonéales, 1890, p. 132 ; thèse de Paris, 1892 ; le colon pelvien chez l'embryon et chez le nouveau-né, 1892), j'ai démontré que la division classique du gros intestin était mauvaise. L'S iliaque ou anse sigmoïde, longue et mobile, située dans la fosse iliaque gauche, n'existe pas. Dans cette fosse on ne trouve, en effet, qu'un segment presque rectiligne du gros intestin, intimement appliqué à la paroi, le colon iliaque. Le rectum classique n'existe pas non plus. A sa place, on trouve dans la cavité pelvienne une longue anse du gros intestin, très mobile : le colon pelvien, et un court segment rectiligne, immobile, qui ne commence qu'à la troisième v. sacrée, sur la ligne médiane : le rectum. — Dans le seul traité d'anatomie paru depuis mes travaux, ma description a été acceptée (comparez fig. 1357 et 1367 du Traité d'anat. de Testut, t. III, p. 549 et 568 avec les fig. 35 et 37 de mon ouvrage : Hernies internes, etc., p. 135 et 141) ; l'auteur, à tort, d'après moi, réunit le colon iliaque et le colon pelvien en un seul segment qu'il propose d'appeler colon ilio-pelvien. Je tiens à faire remarquer combien ce terme est impropre. En effet, quand j'ai appelé le segment iliaque du gros intestin colon iliaque, et le segment pelvien colon pelvien, c'était pour deux raisons : d'abord à cause de leur siège respectif, ensuite parce que chacun de ces segments présente des caractères absolument distincts : l'un, le colon iliaque est immobile, fixé à la fosse iliaque ; l'autre, le colon pelvien, forme au contraire une anse mobile munie d'un long méso. Pourquoi confondre ces deux segments si dissemblables, je ne le comprends pas. Pour être logique, il ne faudrait pas s'arrêter en route ; au colon pelvien on devrait ajouter tous les autres segments du gros intestin situés au-dessus de lui, et les désigner d'un seul nom.

Configuration externe. — La surface externe du gros intestin présente un aspect bosselé. Cet aspect est dû à la présence de trois bandes longitudinales, les *ligaments du colon* (ligamenta vel tæniæ coli), dans l'intervalle desquelles on trouve une triple série ou trois colonnes de parties alternativement saillantes et rentrantes. Les parties saillantes forment des bosselures, et les parties rentrantes des sillons perpendiculaires aux bandes longitudinales. Les trois bandes, larges de 1 cm., lisses et unies, sont constituées par des faisceaux musculaires. Elles s'étendent sur tout le gros intestin, depuis le cœcum jusqu'au rectum. Leur disposition varie sur les divers segments de l'intestin. Elles naissent à la base de l'appendice vermiculaire ; sur le cœcum et sur le colon ascendant, l'une d'elles longe la ligne médiane de la face antérieure de l'intestin, les deux autres occupent sa face postérieure dont elles longent le côté interne (bande postero-interne), et le côté externe (bande postero-externe). — Sur le colon transverse, la bande antérieure devient supérieure ; la postero-externe devient postero-supérieure ; la postero-interne, postero-inférieure. — Sur le colon descendant, elles reprennent leur situation primitive. Cruveilhier avance qu'à ce niveau on ne trouve plus que deux bandes. C'est une erreur. — Sur le colon iliaque, les bandes commencent à devenir moins nettes, et leur disposition plus variable. Cette irrégularité s'accentue encore plus sur le colon pelvien. Sur le rectum enfin, les bandes se réduisent à deux : une antérieure, formée par la fusion de l'antérieure et de l'externe, l'autre postérieure, formée par l'interne seule qui longe alors la ligne médiane de cette face. Vers l'extrémité inférieure du rectum, les deux bandes s'élargissent, et finissent par former une couche ininterrompue, dont les fibres se perdent dans le plancher pelvien comme nous le dirons plus loin. Les bosselures, comprises entre les bandes, sont aussi beaucoup moins indiquées sur le colon iliaque et surtout sur le colon pelvien et le rectum. Le long du bord libre du gros intestin, sur les points d'union des bandelettes avec les bosselures, on trouve, de distance en distance, des appendices plus ou moins longs : les *appendices épiploïques* ou graisseux. Ils manquent chez le fœtus et chez l'enfant, et n'apparaissent qu'à l'âge adulte. Ce sont des culs-de-sac de la séreuse, soulevés en doigts de gant par des amas de graisse. Ils peuvent devenir, chez les personnes obèses surtout, nombreux et assez longs.

La formation des bosselures du gros intestin serait due à la présence de ces trois brides musculaires, moins longues que le tube intestinal, et qui l'obligent à se replier d'espace en espace, à se bosseler. En sectionnant de distance en distance les bandes longitudinales, les bosselures disparaissent, le gros intestin s'allonge et forme un tube cylindrique, régulier, analogue à l'intestin grêle. — D'après Sappey, les bosselures ne sont pas dues à la brièveté relative des bandelettes : elles doivent être considérées comme autant de dilatations partielles, de diverticules largement ouverts dans la cavité dont elles dépendent, et en rapport avec les fonctions de cette cavité qui joue le rôle de réservoir ; les bosselures ne font qu'accroître sa capacité. — Pour Gegenbaur, phylogénétiquement, les bosselures ont été déterminées par le contenu de l'intestin. Les masses de matières fécales plus solides, plus résistantes, s'accumulant dans le cœcum et dans le colon, ont dû agir mécaniquement sur les parois et déterminer la formation de dilatations, de bosselures ; elles ont provoqué en même temps un écartement des faisceaux musculaires longitudinaux et leur groupement en bandelettes.

Configuration interne. — La face interne du gros intestin présente une disposition inverse de celle que nous venons de voir sur sa face externe. Les trois bandes longitudinales font saillie en dedans. Aux trois colonnes de bosselures correspondent trois séries de cavités ou poches hémisphériques, les *cellules du colon ;* aux sillons anguleux qui les séparent correspondent des crêtes transversales, qui ne disparaissent pas par la distension de l'intestin, les *plis du colon*. Ces poches et les plis qui les séparent sont d'autant plus marqués que l'intestin est plus dilaté. Les plis ont généralement une disposition alternante, et sont situés à des intervalles presque réguliers de 1 et 1/2 à 3 cm. (Henle) ; exceptionnellement, on en trouve deux ou trois situés sur le même plan (Luschka). Chaque pli se trouve entre deux bandelettes, il est semi-lunaire et présente un bord convexe adhérent, un bord concave libre et deux extrémités effilées. Leur hauteur est de 8 mm. en moyenne (Henle). Ils sont formés par toutes les tuniques de l'intestin adossées à elles-mêmes. — Telle est la configuration interne du colon ; le cœcum et le rectum présentent des particularités qui seront décrites plus loin.

Structure. — La paroi du gros intestin,épaisse de 1 à 1, 5 mm. sur le colon, de 3 à 4 mm. sur le rectum (Henle), est formée des quatre tuniques que nous avons trouvées sur l'intestin grêle : séreuse, musculaire, celluleuse ou sous-muqueuse et muqueuse.

Tunique séreuse. — Epaisse de 0,1 mm. (Henle), cette tunique est formée par le péritoine. Celui-ci se comporte d'une façon différente sur les divers segments du gros intestin ; tantôt il l'enveloppe complètement et, au niveau du hile de l'intestin, s'adosse à lui-même pour former des mésos plus ou moins longs ; tantôt, au contraire, il ne recouvre qu'une partie de la circonférence du tube intestinal.

Tunique musculaire. — Mince sur le colon (0,03 mm. Henle), cette tunique s'épaissit sur le rectum et surtout au niveau de l'anus (0, 2 mm. Henle). Elle est formée de deux plans musculaires : l'un superficiel à fibres longitudinales, l'autre profond, à fibres circulaires.

Le *plan musculaire longitudinal* ne forme pas une couche continue. Les fibres qui le constituent sont réunies en trois faisceaux. Ce sont les bandelettes ou ligaments du colon dont nous avons déjà indiqué la disposition. Le *plan musculaire circulaire* est continu ; mince et uniforme, sur le cœcum et sur le colon, il augmente d'épaisseur sur le rectum et l'anus, où il forme un anneau ou sphincter, le sphincter interne de l'anus.

Tunique celluleuse ou **sous-muqueuse**. — Cette tunique est identique à celle de l'intestin grêle, avec laquelle elle se continue.

Tunique muqueuse. — La muqueuse du gros intestin, pâle, d'un blanc terne ou cendré (Sappey) est plus épaisse que celle de l'intestin grêle. A l'état de vacuité de l'intestin elle est plissée longitudinalement, ces plis disparaissent par la distension. Sa *surface interne* ou libre est lisse, elle ne présente ni valvules conniventes, ni villosités. Chez le lapin, Frey a trouvé, sur le premier quart du colon, des saillies nombreuses, assez larges, serrées les unes contre les autres et semblables aux villosités intestinales, mais traversées par les glandes tubulées. — Par places, la muqueuse présente des petites excavations ou fossettes (10 à 30 par cm. carré, Henle), large de 0,3 mm. (Henle), au fond desquelles se trouve un petit soulèvement produit par la tête d'un follicule solitaire. Enfin, elle est criblée d'innombrables orifices, bien visibles, surtout à la loupe, représentant l'embouchure des glandes tubulées. — Sa *surface externe* adhère à la tunique celluleuse par les vaisseaux et les nerfs qui l'abordent.

Sa **structure** présente une grande analogie avec la structure de la muqueuse de l'intestin grêle. Elle est constituée par : l'épithélium, le chorion, la musculaire muqueuse, un appareil lymphoïde, des glandes et un appareil vasculo-nerveux. — L'*épithélium* est formé de cellules cylindriques à plateau mince (Frey), de cellules caliciformes (Schultze) et de cellules lymphatiques migratrices situées entre les cellules épithéliales. — Le *chorion* ou derme présente la même structure que celui de l'intestin grêle : il est formé d'un tissu lymphoïde à reticulum plus serré, interposé entre les tubes glandulaires et les follicules solitaires. — La *musculaire muqueuse,* très mince, est analogue à celle de l'estomac (Schwarz, Lipsky). Elle est formée de deux plans de fibres : les unes longitudinales, plus faibles que celles de l'intestin grêle, les autres circulaires. Elle loge les tubes glandulaires et les follicules solitaires. — L'*appareil lymphoïde* est formé par du tissu lymphoïde diffus, interglandulaire, et par des *follicules lymphatiques solitaires,* plus gros que dans l'intestin grêle. On n'y trouve pas de follicules agminés ou plaques de Peyer. — Les *glandes en tube* du gros intestin ne sont qu'une modification des glandes de Lieberkühn. Elles sont plus longues, plus larges et plus composées, que ces dernières. La moitié au moins des glandes du gros intestin présentent, à leur extrémité profonde, une bifidité à l'état de vestige pour les unes, complète pour d'autres. Quelques-unes se divisent en trois branches (Sappey) ou quatre branches (Rüdinger, chez le chien). Elles ont en moyenne, 0, 3 à 0, 4 mm. de long sur 0, 09 à 0, 15 mm. de large. Elles sont tellement serrées les unes contre les autres qu'elles constituent une véritable couche glandulaire (stratum glandulosum), et sont séparées par des espaces étroits remplis de tissu lymphoïde dans lesquels rampent des capillaires sanguins et les nerfs qui les entourent. Elles présentent : une membrane propre claire et transparente formée de cellules plates à noyaux (endothélium sous-épithélial de Debove), se continuant sur la surface de la muqueuse comme membrane basale de l'épithélium superficiel (Schaffer), un épithélium à cellules cylindriques ou protoplasmiques et des cellules caliciformes (Schultze, 1867). Ces dernières sont beaucoup plus nombreuses dans les glandes du gros intestin que dans les gl. de Lieberkühn de l'intestin grêle. Souvent même l'épithélium des glandes du gros intestin est uniquement formé de cellules caliciformes ; les cellules cylindriques, quand elles existent, se trouvent dans le fond de la glande (Schultze, Klose, Heidenhain, Bizzozero). Les cellules glandulaires présentent souvent des figures kariokinétiques (Bizzozero). L'orifice glandulaire est bordé par un anneau de cellules cylindriques à direction rayonnante (Frey).

Vaisseaux et nerfs. — Les **artères** du gros intestin viennent de deux sources : de l'aorte abdominale, par les artères mésentériques supérieure et inférieure, et de l'iliaque interne ou hypogastrique, par l'artère honteuse interne. Les branches de cette dernière sont destinées exclusivement au rectum. De la concavité de l'arc décrit par le tronc de l'artère *mésentérique supérieure* naissent les branches destinées à irriguer la moitié droite du gros intestin. Ce sont : 1° l'*artère colique moyenne,* ou *a. du colon transverse* qui naît vis-à-vis des artères intestinales supérieures, dans la concavité de l'anneau duodénal, pénètre dans l'épaisseur du mésocolon transverse, se dirige en avant et légèrement à droite, et se divise, à une certaine distance du bord mésentérique du colon transverse, en deux branches, l'une droite, l'autre gauche, qui s'anastomosent à plein canal avec les artères coliques droite et gauche; — 2° l'*artère colique droite* ou *a. du colon ascendant,* qui naît tantôt du tronc de l'artère mésentérique supérieure, tantôt de l'une de ses branches, de l'a. colique moyenne ou de l'a. iléo-colique. D'après M. J. Weber, elle naîtrait d'ordinaire de cette dernière artère. Je l'ai vue naître, au contraire, le plus souvent, de l'a. colique moyenne. Elle se dirige à droite et légèrement en bas, passe sur le duodénum et, plus ou moins près du colon ascendant, se divise en deux branches, l'une ascendante, l'autre descendante, qui s'anastomosent avec les artères colique moyenne et iléo-colique; — 3° l'*artère iléo-colique* ou *a. iléo-colo-cœcale,* qui naît vers l'extrémité inférieure de l'a. mésentérique supérieure et descend à droite vers l'angle iléo-colique, où elle se divise en un bouquet de branches. Parmi celles-ci, les unes sont destinées à l'appareil cœcal, d'autres à la portion terminale de l'iléon et au colon ascendant. La branche *iléale* s'unit à la terminaison de la mésentérique supérieure, et forme de cette façon une arcade qui longe l'iléon auquel elle abandonne des ramifications ; la branche *colique* ou *ascendante* monte le long du bord interne du colon ascendant et s'anastomose avec l'artère colique droite.

L'*artère mésentérique inférieure* naît un peu au-dessus de la bifurcation de l'aorte abdominale, derrière la portion prévasculaire du duodénum. Elle se dirige en bas et légèrement à gauche, passe au-devant de l'aorte, et se divise en deux branches presque d'égal volume : le tronc commun des artères coliques gauches et sigmoïdes, et l'artère hémorrhoïdale supérieure. Le *tronc des artères coliques gauches et des artères sigmoïdes* longe l'artère iliaque primitive et s'engage dans l'épaisseur du mésocolon pelvien, où il se divise en *artères sigmoïdes* ou *artères du colon pelvien.* Ces artères se bifurquent et s'anastomosent en bas avec l'artère hémorrhoïdale supérieure, en haut avec l'artère *colique gauche inférieure* ou *artère du colon iliaque.* Celle-ci naît du tronc commun avant sa pénétration dans le mésocolon pelvien, se dirige presque transversalement à gauche, vers le colon iliaque, et se divise en deux branches, dont une descendante s'anastomose avec l'artère sigmoïde gauche, tandis que l'autre, ascendante, s'unit à *l'artère colique gauche supérieure.* Cette dernière naît du tronc commun au-dessus de la précédente ; elle se porte d'abord transversalement en dehors, passe devant l'artère spermatique ou utéro-ovarienne, puis monte, accolée à la veine mésentérique inférieure, parallèlement à la portion ascendante du duodénum et au colon descendant. Elle se divise, à une distance variable, en deux branches ascendante et descendante qui s'anastomosent avec les artères colique moyenne et colique gauche inférieure. — L'*artère hémorrhoïdale supérieure* descend sur la colonne lombaire et sur le sacrum ; elle est destinée au rectum.

Ces différentes artères, ainsi anastomosées, forment dans leur ensemble un vaste cercle vasculaire compris dans la concavité du cercle que décrit le gros intestin, dont il longe le bord adhérent. — De ce cercle se détachent de distance en distance, à des intervalles irréguliers, des branches parallèles entre elles et perpendiculaires à l'axe longitudinal du tube intestinal. Ces branches intestinales se subdivisent avant d'aborder l'intestin; souvent les subdivisions des branches voisines s'anastomosent entre elles pour former ensemble une nouvelle arcade vasculaire, plus rapprochée du tube intestinal. Quoi qu'il en soit, les branches intestinales abordent les divers segments du colon et s'y divisent en deux ordres de rameaux qui passent sur la circonférence externe de l'intestin, au-dessous de la couverture séreuse. Au niveau du bord libre de l'intestin, ces rameaux s'anastomosent entre eux, soit directement soit par l'intermédiaire d'un fin réseau résultant de leurs subdivisions successives. Du réseau sous-séreux partent un grand nombre d'artérioles qui traversent la tunique musculaire, y abandonnent un certain nombre de branches, et arrivent dans la tunique celluleuse où elles forment un vaste réseau sous-muqueux. De ce dernier réseau se détachent les ramifications artérielles qui abordent la muqueuse. La disposition des réseaux capillaires dans les follicules solitaires et autour des glandes est la même que dans la muqueuse de l'intestin grêle.

Les **veines** du gros intestin naissent de la muqueuse et de la tunique musculaire; elles traversent cette dernière, et, après avoir reçu quelques fines veinules venues de la tunique séreuse, forment un réseau sous-séreux; elles convergent vers le bord adhérent ou hile de l'intestin, et, en suivant le trajet des artères, se rendent dans les troncs collecteurs. Ceux-ci sont représentés par les deux veines mésentériques, supérieure et inférieure, tributaires du système veineux porte, et, pour l'extrémité inférieure du rectum, par les veines hémorrhoïdales inférieures, tributaires du système veineux cave. Les veines du colon ascendant et celles de la moitié droite du colon transverse se rendent dans la veine mésentérique supérieure par la *veine colique droite* ou *v. du colon ascendant* et la *veine colique moyenne* ou *v. du colon transverse,* qui suivent les artères du même nom. Les veines de la moitié gauche du colon transverse, celles du colon descendant, du colon iliaque et du colon pelvien se rendent dans la veine mésentérique inférieure. La *veine mésentérique inférieure* ou petite mésaraïque, naît de la v. hemorrhoïdale supérieure, tronc collecteur de la grande majorité des veines du rectum; après avoir reçu les veines coliques gauches, elle forme un tronc dont le trajet diffère de celui de l'artère du même nom. Il se dirige de bas en haut, passe sous le péritoine pariétal, le long et à gauche de la portion ascendante du duodénum, plus ou moins près de lui, puis, après avoir croisé les vaisseaux rénaux gauches, décrit une crosse à concavité inférieure et s'engage derrière le pancréas, où il se jette tantôt directement dans la veine splénique, tantôt dans la veine mésentérique supérieure. Trois veines afférentes débouchent sur son bord gauche : la v. *colique gauche supérieure* y amène le sang de la moitié gauche du colon transverse et du colon descendant, et se jette dans le tronc mésentérique supérieur près de la crosse ; la *v. colique gauche moyenne* ou *v. du colon iliaque* l'aborde plus bas ; les *veines coliques gauches inférieures* ou *veines du colon pelvien,* au nombre de trois, suivent les artères du même nom, et, comme celles-ci, se réunissent en un seul tronc qui se jette dans la v. mésentérique inférieure, là où cette dernière croise l'artère iliaque primitive gauche.

Toutes les veines coliques s'anastomosent entre elles, comme les artères coliques, près du bord adhérent du colon ; elles forment ainsi un vaste cercle veineux, constitué par une série d'arcades analogues aux arcades artérielles et concentrique au cercle décrit par l'intestin.

Les veinules qui naissent de la couverture péritonéale du gros intestin méritent une description spéciale. Elles servent, en effet, à établir une communication fréquente entre les systèmes veineux porte et cave. Mariau (loc. cit.) distingue : 1° les *veines péritonéales orientées vers le système porte*. On les trouve au niveau du colon ascendant, colon descendant et rectum. A ces endroits, on voit souvent une veine intestinale quitter les dernières arcades, comme ses congénères, se diriger vers l'intestin, le croiser sans s'y distribuer, et, comme si elle manquait le but, passer au-devant de lui avec le péritoine dans lequel elle se ramifie au delà du tube digestif. — 2° *Les veines péritonéales orientées vers le système cave* ou *veines de Retzius*. On les trouve partout où l'intestin se trouve rapproché de la paroi abdominale. Retzius a vu des rameaux provenant de la portion gauche du colon se rendre dans la veine rénale gauche. Ces rameaux forment un gros et épais réseau de veines très fines dans le tissu cellulaire sous-péritonéal ; les branches veineuses auxquelles se rendent les ramuscules de ce réseau se jettent, partie dans la veine porte, partie dans la veine cave inférieure, et on les voit s'anastomoser sur la paroi postérieure de l'abdomen avec les veines du colon, et en même temps s'unir souvent aux veines des reins et à celles du bassin. — Mariau décrit un fin réseau, extrêmement riche, contenu dans le plan péritonéal qui passe au-devant des portions de l'intestin mésentère. Parties du péritoine qui recouvre les colons et le rectum, elles se dirigent les unes en dehors, les autres en dedans de ces organes, bientôt fondues dans les plexus veineux du péritoine pariétal. Sur l'intestin même, certaines d'entre elles communiquent avec les ramifications viscérales de la veine porte ; de plus, on peut les voir prendre des racines dans l'épaisseur des tuniques intestinales, accaparant ainsi une part du domaine de cette dernière veine. — Donc le sang veineux du gros l'intestin ne va pas exclusivement dans le système porte, une partie, infime il est vrai, va dans la veine cave par le système de Retzius. — 3° *Les anastomoses entre les veines du gros intestin et les veines du système cave* ont été démontrées par Haller, Stahl, Winslow, Abernethy, Rindfleisch, Duret, Tuffier et Lejars. Au niveau des colons ascendant et descendant, veines de Retzius et radicales portes péritonéales de la veine porte s'anastomosent : en dehors de l'intestin avec les réseaux tributaires des épigastriques, mammaires internes, tégumenteuses abdominales, etc. ; en dedans avec le réseau tributaire des spermatiques. Des troncs de la v. mésentérique inférieure ou de ses branches partent les voies de communication les plus importantes. De toutes ces veines partent des veinules souvent très appréciables, qui se dirigent en sens inverse des rameaux destinés à l'intestin, gagnent le péritoine pariétal, se capillarisent, passent par un calibre minime, puis redevenant plus volumineuses et plus rares aboutissent à la veine rénale. Grâce aux communications de ce genre, on peut injecter la veine spermatique ou utéro-ovarienne dans toute sa hauteur, les veines uretériques, les groupes de la capsule adipeuse (Mariau). — Tuffier et Lejars (Arch. de Phys., 1891) signalent des anastomoses porto-rénales directes, c'est-à-dire des rameaux partis d'un tronc colique et abouchés dans la rénale, sans se capillariser ni changer de calibre durant leur trajet.

Les **lymphatiques** du gros intestin forment, d'après Teichmann, deux réseaux : l'un superficiel et l'autre profond. Le *réseau superficiel* est situé sous la couche glandulaire de la muqueuse, il reçoit des vaisseaux ténus qui cheminent entre les glandes. Frey a vu sur le colon du lapin, dans l'axe des élevures papillaires de la muqueuse, un ou plusieurs canaux lymphatiques terminés en culs-de-sac et tout à fait analogues aux chylifères des villosités de l'intestin grêle. Ils se rendent dans le réseau sous-muqueux. — Le *réseau profond*, à larges mailles, traverse la tunique celluleuse dans toutes les directions. Dans la tunique musculaire et sous la séreuse, les vaisseaux lymphatiques offrent la même disposition que ceux de l'intestin grêle. Les lymphatiques du gros intestin se rendent dans les ganglions qui longent le bord adhérent de l'intestin.

Les **nerfs** du gros intestin viennent du sympathique par les plexus : *mésentérique supérieur*, émané du plexus solaire, et *mésentérique inférieur* qui naît du plexus lombo-aortique. Tous ces nerfs suivent le trajet des artères.

Ils forment dans la tunique celluleuse et dans la tunique musculaire des plexus ganglionnaires, identiques au plexus de Meissner et d'Auerbach de l'intestin grêle.

§ I. — CŒCUM ET APPENDICE VERMICULAIRE

Le cœcum et son appendice représentent la portion initiale du gros intestin, située immédiatement au-dessous du point d'abouchement de l'iléon. Primitivement, ils forment un tube de calibre uniforme, terminé en cul-de-sac, le *cœcum primitif*. Mais dans la suite, tandis que la partie supérieure s'élargit autant que le colon avec lequel elle se continue, la partie inférieure ou terminale reste stationnaire, et même regresse. De cette façon, le cœcum primitif se trouve divisé de bonne heure (3e mois de la vie embryonnaire) en deux segments : l'un large, le *cœcum*, l'autre étroit et allongé, l'*appendice vermiculaire*. Chez le nouveau-né, la limite entre l'appendice et le cœcum est encore mal déterminée ; ce dernier a la forme d'un entonnoir dont le sommet se continue insensiblement avec l'appendice. Ultérieurement, chez l'adulte surtout, le cœcum présente des bosselures, une de ses parois (droite ou externe) se développe bien plus que l'autre (gauche ou interne) ; son fond ne répond plus au sommet de l'entonnoir infantile, le lieu d'abouchement de l'appendice se trouve reporté en dedans, sur la paroi interne ou gauche du cœcum, près de l'embouchure de l'iléon.

Chez les mammifères, le cœcum présente un développement inégal : il peut être considéré comme rudimentaire chez l'homme, les carnassiers, les cheiroptères, les insectivores, les édentés, les monotrèmes ; il est plus volumineux chez les quadrumanes ; il acquiert ses dimensions les plus considérables chez les rongeurs, les pachydermes, les solipèdes et les ruminants. Ces différences tiennent surtout au régime alimentaire. Chez les carnivores, le cœcum est petit, chez les herbivores au contraire il est plus ou moins vaste.

CŒCUM. — Le cœcum est une poche plus ou moins vaste, se continuant en haut et à droite avec le colon, en haut et à gauche avec l'iléon. Sa *limite supérieure* serait, d'après la plupart des auteurs, indiquée par un plan transversal passant immédiatement au-dessus de l'embouchure de l'iléon dans le gros intestin, c'est-à-dire au-dessus de la valvule iléale, qui appartiendrait ainsi au cœcum. L'embryologie et l'anatomie comparée nous prouvent, au contraire, que l'iléon s'abouche dans le colon, et que, sous le nom de cœcum, on ne doit comprendre que la poche intestinale située au-dessous de ce point. Nous dirons donc avec certains auteurs (Luschka, Bureau, Tréves, etc.), que le cœcum est limité en haut par un plan transversal passant immédiatement au-dessous de la valvule iléale. Extérieurement, cette limite est indiquée par trois sillons transversaux situés de chaque côté des bandelettes longitudinales, sillons qui séparent les bosselures du cœcum des bosselures du colon ascendant. Intérieurement, des plis répondent à ces sillons et séparent les poches ou cellules cœcales des poches du colon ascendant.

Forme. — Configuration externe. — Chez le nouveau-né, le cœcum présente encore le type fœtal : il a la forme d'un cône ou entonnoir obliquement dirigé de haut en bas et de droite à gauche ; la base ou partie évasée, dirigée en haut et un peu à droite, se continue avec le colon ascendant, le sommet tourné en bas et légèrement à gauche se prolonge dans l'appendice. Sa surface est presque lisse et unie. — Chez l'enfant, sa forme se modifie : les bandelettes sont plus marquées, elles décrivent des sillons longitudinaux, entre elles se forment des sillons transversaux et des bosselures, bien marqués surtout après distension. La paroi externe ou droite et l'antérieure augmentent d'étendue, la paroi interne et la postérieure se développent peu. Tout le cœcum s'incurve en dedans, de telle façon que la base est reportée plus à droite, tandis que le sommet se dirige plus franchement à gauche. D'où il résulte que le fond du cul-de-sac cœcal ne répond plus au sommet du cône, et que l'appendice paraît naître de la paroi postéro-interne. Cette disposition s'accentue encore plus avec le progrès de l'âge. Chez l'adulte, exceptionnellement, le cœcum peut conserver le type fœtal ou le type infantile; ordinairement, il se présente sous l'aspect d'une poche de forme irrégulière à laquelle on peut considérer un fond et un corps. Le *fond*, lisse et uni, est constitué par une des bosselures cœcales. Le *corps*, sillonné dans les deux sens, longitudinal et transversal, est irrégulièrement bosselé. Les trois bandes musculaires longitudinales naissent sur la paroi postéro-interne du cœcum, au niveau de la racine de l'appendice. De là, elles montent en divergeant sur le cœcum : la première passe sur sa face antérieure en décrivant une courbe à concavité interne et supérieure ; elle se continue avec la bande antérieure du colon ascendant. La deuxième monte sur la face postéro-interne, puis derrière le point d'abouchement de l'iléon ; elle se continue avec la bande postéro-interne du colon ascendant. La troisième passe sur la face postérieure ; elle décrit comme la première une courbe à concavité interne et supérieure, et se continue avec la bande postéro-externe du colon. Les trois séries ou colonnes de bosselures, comprises entre ses bandes, ne sont pas également développées : les bosselures comprises entre la bande antérieure et la postéro-externe sont les plus développées ; on y trouve parfois une, plus souvent, deux bosselures séparées par un profond sillon transversal. La bosselure inférieure, très large, forme le fond, le point le plus déclive du cœcum adulte ; la seconde, plus petite, est séparée de la première bosselure du colon ascendant par un sillon. Entre la bande postéro-interne et l'antérieure, il existe aussi deux bosselures superposées, mais moins développées que les précédentes ; enfin, entre les deux bandes postérieures, interne et externe, les deux bosselures sont généralement très petites.

Nous voyons en somme que, chez l'adulte, le cœcum se développe surtout par la partie de sa paroi située à droite ou en dehors de la bande longitudinale antérieure, tandis que la partie située à gauche de cette bande paraît ratatinée, comme froncée. Cette différence est d'autant plus marquée que le cœcum est plus distendu. — Treves attribue cette conformation à l'absence des vaisseaux dans la région latérale droite ; celle-ci, souffrant dans sa nutrition, cède peu à peu au poids des matières contenues dans la cavité du cul-de-sac, et s'effondre pour ainsi dire (Britsh, med. Journ., 1885). — Tuffier (Arch. génér. de méd., 1887, t. XIX, p. 641) fait remarquer que cette région est tout aussi riche en capillaires que le reste de l'organe ; que si, par distension progressive, on essaye de produire une rupture du cœcum, ce n'est pas à ce niveau qu'elle a lieu, mais au voisinage de l'angle iléo-cœcal. Si la paroi externe finit par former un diverticule déclive, cette disposition serait due en partie à une cause toute mécanique. Les vaisseaux enroulés sur l'intestin comme des cerceaux sur un tonneau maintiennent par leur résistance la forme de l'organe : or, ils font défaut sur sa paroi latérale droite, ainsi que les bandelettes transversales de nature fibreuse qui les renforcent ; aussi cette paroi s'effondre plus facilement.

D'une façon générale et quoique la forme du cœcum soit très variable, on peut lui considérer quatre parois ou faces : antérieure, postérieure, droite ou externe et gauche ou interne. Les trois premières ne présentent rien de particulier; sur la dernière l'appendice s'implante et l'iléon aborde le gros intestin. La portion terminale de l'iléon se dirigeant obliquement en haut, en dehors et en arrière, et la paroi interne du cœcum ayant elle aussi une direction oblique dans le même sens, les deux organes forment un angle aigu à sinus dirigé en bas et à gauche : l'*angle iléo-cœcal*. Un autre angle, obtus, existe entre la face interne du colon ascendant qui se dirige obliquement à droite, et le bord supérieur de l'iléon : c'est *l'angle iléo-colique*.

Dimensions. — Le cœcum présente un volume très variable. Tantôt il forme une poche à peine marquée au-dessus de l'angle iléo-cœcal, tantôt au contraire il acquiert des dimensions énormes. Ordinairement, sa *longueur* varie de 6 à 12 cm. (Sappey 8 à 10 cm.; Luschka 4 à 12 cm.; Henle 2, 7 à 11 cm., en moyenne 5,5 cm.; Gegenbaur 6 à 8 cm. — Son *diamètre* est en moyenne de 6 cm. dans les deux sens transversal et antéro-postérieur, mais souvent il est bien supérieur. — Sa *capacité* est de 250 et 350 cm.

Tarenetzky (Mémoires de l'Acad. des Sc. de Saint-Pétersbourg, 1881, t. XXVII) décrit la longueur absolue du cœcum et de l'appendice aux divers âges de la vie, et la longueur moyenne relative à celle du corps. — Il ajoute que jusqu'à l'âge de 14 ans la longueur du cœcum égale sa largeur ou bien est moindre que cette dernière. — Dans une deuxième période (de 14 à 49 ans), le cœcum continue à s'accroître et prend une forme allongée; mais sa paroi interne paraît rester en retard. En somme, d'après T., le cœcum augmente sa longueur avec l'âge de l'individu. Legueu (Bull. Soc. anat. de Paris, t. V, p. 55, 1892), qui a étudié la longueur du cœcum chez les enfants, arrive aux résultats suivants : sur 13 des 100 sujets examinés, il n'y avait pas de cœcum : celui-ci était représenté par un simple cul-de-sac, il n'y avait pas un centim. de cavité au-dessous de l'embouchure de l'intestin grêle. Sur 8 sujets, le cœcum au contraire avait une long. relativement considérable, de 6 ou 8 cm. Il n'existe aucune relation entre l'âge du sujet et le développement du cœcum : le c. n'existait pas sur des enfants de 11 mois, de 2 ans, de 9 ans, de 13 ans; il était relativement énorme chez un enfant de 7 mois et chez un autre de 18 mois.

Depuis quelques années, j'ai examiné plusieurs centaines de cœcum appartenant à des sujets de tout âge. Je crois pouvoir distinguer trois types de cœcum différents par leur forme aussi bien que par leurs dimensions : le *type fœtal*, le *type infantile* et le *type adulte*. Dans chacun d'eux, j'ai rencontré les cœcums rudimentaires, mais cela n'empêche que d'ordinaire le cœcum augmente de volume avec l'âge.

Situation. — Rapports. — Chez l'adulte, ordinairement, le cœcum est situé dans la fosse iliaque droite. Il se dirige obliquement en haut, à droite et en arrière. Quand il est fortement distendu, il remplit presque entièrement cette fosse. Son *fond* répond habituellement à l'angle de jonction de la fosse iliaque et de la paroi abdominale antérieure. Tantôt il touche le milieu de l'arcade de Fallope, tantôt au contraire il en est distant de 15 à 20 mm. ou même de 4, 5 à 8 cm. Quand le cœcum est fortement distendu, son fond se porte en avant et, écartant les anses intestinales, vient s'appliquer à la paroi abdominale antérieure, au-dessus et à une certaine distance du ligament de Fallope. Sa *paroi antérieure* répond à la paroi abdominale, dont elle est séparée, quand le cœcum est peu distendu ou vide, par les anses de l'intestin grêle; mais à laquelle elle s'applique quand l'organe est fortement distendu. Sa *paroi postérieure* repose sur la paroi iliaque ; elle est séparée du muscle psoas-iliaque par le péritoine pariétal, le tissu cellulaire sous-péritonéal, l'aponévrose iliaque et le tissu cellulaire sous-aponévrotique, dans lequel le nerf crural chemine entre les muscles psoas et iliaque. Souvent la paroi iliaque présente une excavation, tapissée par le péritoine pariétal et recevant la paroi postérieure du cœcum. Sa *paroi droite ou externe* appliquée contre le flanc droit de la fosse iliaque, longe l'arcade de Fallope. L'épine iliaque antéro-postérieure marque, d'ordinaire, sa limite supérieure. Sa *paroi gauche ou interne,* sur laquelle s'implante l'appendice, longe le bord interne du psoas et les vaisseaux iliaques externes.

Telle est la situation du cœcum chez l'adulte, dans la majorité des cas ; c'est la *situation iliaque moyenne.* Mais, très souvent, il occupe un siège différent. Tantôt il est situé dans la partie supérieure de la fosse iliaque, dont la partie déclive est occupée par les anses intestinales grêles ; une partie du cœcum peut même croiser la crête iliaque et pénétrer dans la fosse lombaire ; sa direction est dans ces cas très oblique à droite ou même transversale : c'est la *situation iliaque supérieure.* — Tantôt il occupe la partie déclive, inférieure, de cette fosse ; son fond peut dépasser le détroit supérieur et pendre à l'entrée de la cavité pelvienne : c'est la *situation iliaque inférieure.* Tantôt enfin, il quitte complètement la fosse iliaque et remonte au-dessus d'elle, *situation haute,* ou descend dans la cavité pelvienne, *situation basse.* Dans ces cas, il peut occuper les situations suivantes : la fosse lombaire droite, *situation lombaire, prérénale* ou *sous-hépatique ;* le cœcum siège devant le rein et au-dessous et en dedans du lobe droit ou vertical du foie, où il occupe l'empreinte ordinairement déterminée par l'angle droit du colon (empreinte colique); sa direction dans ces cas est généralement transversale, le fond est tourné à droite ; — la cavité pelvienne, *situation pelvienne ;* le cœcum plonge généralement dans ses parties déclives ; il touche le plancher pelvien, se place dans la cavité de Douglas, entre la vessie, le colon pelvien et l'ampoule rectale, chez l'homme, derrière ou à droite de l'utérus chez la femme ; il peut même toucher le flanc gauche de l'excavation pelvienne. D'autres fois, moins profond, il est en contact avec le ligament large ou le fond de l'utérus chez la femme et avec la partie supérieure de la vessie. — Plus rarement enfin, on trouve le cœcum derrière l'ombilic, au-dessus de la symphyse pubienne, dans la région hypogastrique, dans la fosse iliaque

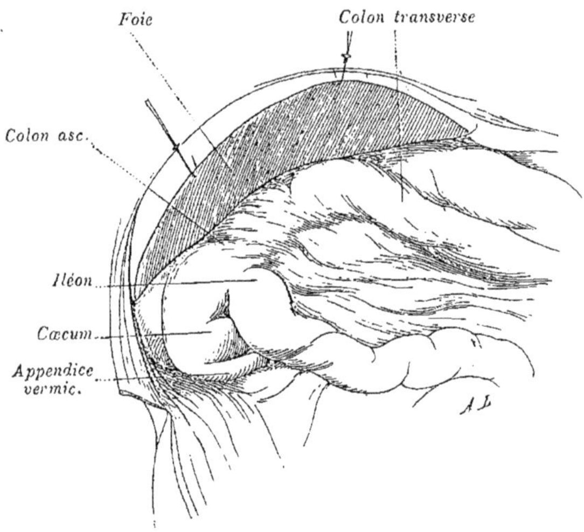

Fig. 141. — Cœcum situé immédiatement sous le foie (nouveau-né).

gauche (Michel, in Legueu, loc. cit.). Engel l'a vu, dans un cas, enclavé entre le lobe droit du foie et le diaphragme.

Ces diverses situations du cœcum résultent d'un défaut ou d'un excès dans sa migration. Situé dans les parties déclives de la cavité abdominale, à gauche de la ligne médiane, d'abord, chez l'embryon, le cœcum est porté ensuite successivement derrière l'ombilic, sous le foie, devant le rein droit ; il ne descend qu'assez tard dans la fosse iliaque droite. Ordinairement, la fosse iliaque est la dernière étape de sa migration. Mais il peut s'arrêter en route et se fixer dans un des points de la cavité abdominale qu'il devait traverser, ou bien dépasser le but et plonger dans la cavité pelvienne. Cette migration est, généralement, acomplie dans les premières années après la naissance et le cœcum présente, à ce moment, sa situation définitive. Néanmoins, comme il continue à augmenter avec l'âge, il est probable qu'il peut continuer à descendre dans la suite. Ceci explique pourquoi les situations hautes sont plus fréquentes chez les sujets jeunes, chez les nouveau-nés surtout, tandis que les situations basses se rencontrent plus souvent chez les sujets d'un âge avancé (Tarenetzky).

Tarenetzky (loc. cit., 1881) sur 65 sujets a trouvé 19 fois, c'est-à-dire dans un tiers des cas, le cœcum situé plus ou moins haut, sous le foie. — Treves (loc. cit., 1885) sur 100 sujets a trouvé le cœcum : 2 fois sous le foie et 18 fois dans la cavité pelvienne. — Schiefferdecker (Arch. f. Anat., 1886) a étudié sur 200 sujets la situation du point d'abouchement de l'iléon dans le gros intestin, il l'a rencontré habituellement dans la fosse iliaque droite à la hauteur de l'articulation sacro-iliaque, souvent aussi un peu plus en dedans à l'entrée du petit bassin, plus rarement dans le petit bassin lui-même. Dans deux cas seulement, il était situé plus haut qu'à l'état normal : le cœcum se terminait au-dessus de la crête iliaque, dans un cas, au-dessus du pôle inférieur du rein, dans l'autre.

Fromont (Thèse de Lille, 1890) sur 40 sujets, a trouvé que le cœcum pouvait occuper les quatre points suivants : 1° le voisinage de la crête iliaque (position sus-iliaque) ; 2° la fosse iliaque au niveau de l'épine iliaque antéro-supérieure ; 3° le détroit supérieur ; 4° la région ombilicale. — Legueu (loc. cit., 1892) sur 100 cadavres d'enfants de un mois à 15 ans, a trouvé le cœcum : 55 fois dans la fosse iliaque dans sa situation normale. Sur les 45 autres sujets, 25 fois le cœcum siégeait à la partie postérieure de la fosse iliaque, très haut, par rapport à l'arcade de Fallope, très haut et très profondément sous le foie, 6 fois il était franchement prérénal sans aucun rapport avec la fosse iliaque : enfin sur 14 sujets, il était dans le petit bassin, entre la vessie et le rectum ou entre le rectum et l'utérus.

Configuration interne. — La face interne du cœcum offre une disposition inverse de celle qu'on trouve sur sa face externe. Aux bandes longitudinales répondent des saillies, aux bosselures correspondent des poches ou cellules, aux sillons transversaux des plis plus ou moins saillants. Sur sa paroi gauche, au point même où le cœcum se continue avec le colon ascendant, on trouve une fente transversale limitée par deux plis saillants : c'est l'orifice de communication de l'iléon avec le gros intestin et la valvule iléale ou iléo-cœcale. Sur la même paroi, au-dessous de la valvule iléale, on voit l'orifice de communication de l'appendice avec le cœcum.

VALVULE ILÉALE (v. iléo-cœcale, v. iléo-colique, v. de Bauhin, v. de Fallope, v. de Tulpius, valvula coli, operculum ilii C. Varole). — Découverte par C. Varole en 1573, mentionnée par Bauhin (1605), Fabrice d'Acquapendente (1618), Riolan, Fallope, Tulpius, etc., la valvule iléale a été surtout bien décrite par Morgagni (1719), Winslow (1732) et Albinus (1754). — La valvule iléale est produite par l'invagination de l'iléon dans le gros intestin. Examinée par la cavité du gros intestin, la valvule se présente avec un aspect différent suivant qu'on l'étudie sur une pièce fraîche ou sur une pièce séchée. A l'état frais, elle apparaît sous la forme d'un bourrelet mousse, saillant et mobile, oblong d'avant en arrière, aplati de haut en bas, et fendu d'une boutonnière en son milieu. Cette fente, ou *orifice iléal*, est circonscrite par deux *lèvres* superposées, une supérieure, l'autre inférieure, inclinées l'une vers l'autre, et réunies par leurs extrémités antérieure et postérieure, pour former les *commissures* de la valvule. L'orifice est généralement ovalaire, l'angle antérieur gauche est arrondi ; l'angle postérieur droit est aigu ; quelquefois l'orifice est fusiforme, ses deux angles sont aigus. — Examinée sur un intestin préalablement insufflé et séché, par une fenêtre pratiquée sur la paroi droite du colon ascendant et du cœcum, la valvule apparaît sous un aspect un peu différent. L'orifice iléal, horizontal et béant, est limité par deux plis inégaux à bords libres minces et tranchants. Le *pli supérieur, lèvre supérieure* ou *valve iléo-colique,* ressemble aux replis falciformes que nous avons décrits dans le colon ; horizontal et semi-lunaire, son bord convexe adhère à la paroi du colon ; son bord concave, libre, proémine dans la cavité ; ses deux extrémités ou cornes se prolongent, en avant et en arrière, bien au delà des limites ou commissures de l'orifice iléal ; elles constituent les *freins* ou *rênes* de Morgagni (frena s. retinacula Morgagni), qui s'étendent sur plus de la moitié de la circonférence interne du colon, surtout en arrière. Sa face supérieure regarde la lumière du colon ascendant, l'inférieure la cavité du cœcum. — Le *pli inférieur, lèvre inférieure* ou *valve iléo-cœcale,* est très oblique, presque vertical ; il est plus haut mais moins long que le précédent, car il ne dépasse pas les extrémités de l'embouchure ou orifice de l'iléon. Sa forme est celle d'une demi-sphère ou demi-ellipse ; son bord convexe adhère à la paroi du cœcum ; son bord libre, concave, tourné en haut et en dedans, est généralement masqué, en partie, par le bord libre de la valve iléo-colique ; ses extrémités correspondent aux angles ou commissures de l'embouchure iléale ; elles se perdent sur la face inférieure du pli supérieur. Sa face droite ou inférieure, tournée vers la lumière du cœcum, est convexe ; la face gauche ou supérieure, dirigée vers la cavité de l'iléon, est concave.

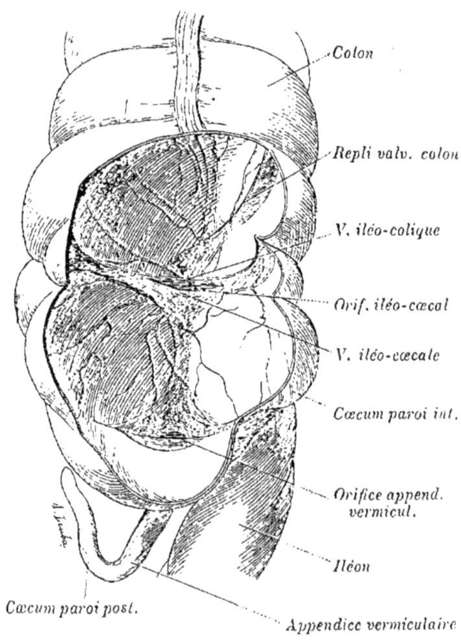

Fig. 142. — Configuration interne du cœcum.

Valvule iléo-cœcale et orifice d'abouchement de la cavité de l'appendice vermiculaire dans la cavité du cœcum. On a enlevé un segment de la paroi externe du cœcum et du colon ascendant. Pièce séchée après insufflation préalable (Adulte).

Examinée par la cavité de l'iléon, la valvule apparaît comme un infundibulum ou coin, enfoncé, de gauche à droite, dans la cavité du gros intestin, et terminé par une fente horizontale.

La valvule iléale étant produite par l'invagination de l'iléon dans le gros intestin, chacune de ses valves se compose de deux lames superposées ; ces lames sont formées par l'adossement de la paroi de l'intestin grêle à la paroi du gros intestin ; elles passent l'une dans l'autre au niveau du bord libre de la valve, où la muqueuse de l'iléon, hérissée de villosités, se continue brusquement avec la muqueuse lisse du colon et du cœcum. — Mais, comme on l'a démontré depuis longtemps (Winslow, Albinus), toutes les tuniques de la paroi intestinale ne prennent pas part à la formation de la valvule iléale. Chacune des lames que nous venons de décrire n'est constituée, en effet, que par la muqueuse, la celluleuse et le plan circulaire de la tunique musculaire. La séreuse et le plan musculaire longitudinal sous-jacent ne s'invaginent pas : arrivées sur le pourtour de la valvule, ces deux tuniques passent directement de l'iléon sur le colon et sur le cœcum. Aussi, pour réduire cette invagination et faire disparaître la valvule iléale, il faut inciser, tout autour du point d'abouchement de l'iléon dans le gros intestin, le péritoine et les fibres musculaires longitudinales. En exerçant alors des tractions sur l'iléon, on voit les deux lames de chaque valve se séparer l'une de l'autre, l'intestin grêle s'allonger de 3 à 4 cm., la valvule se dédoubler et se réduire peu à peu, pour disparaître totalement, et ne laisser à sa place qu'un orifice circulaire par lequel l'intestin grêle communique largement avec le gros intestin, comme chez les animaux dépourvus de valvule iléale.

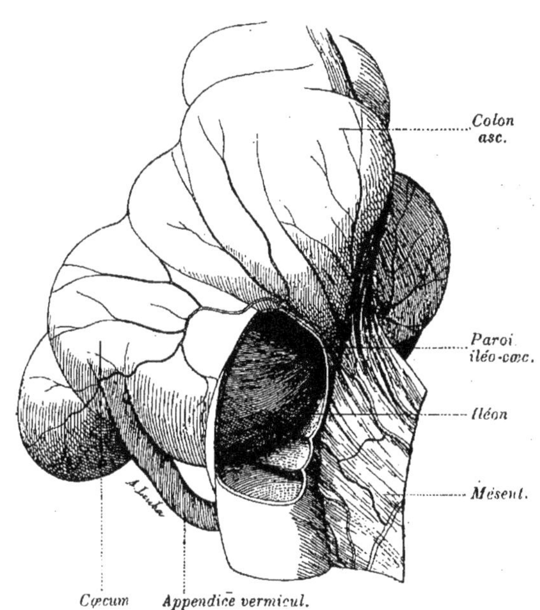

Fig. 143. — Valvule iléocolocœcale vue par la cavité de l'Iléon.

On a enlevé un segment de la paroi supérieure de l'Iléon. Pièce séchée après insufflation préalable (Adulte).

De tout temps, on a considéré cette valvule comme une barrière infranchissable, empêchant le reflux du contenu du gros intestin dans l'intestin grêle. La plupart des auteurs prétendent qu'elle est toujours infranchissable, aussi bien pour les matières solides que pour les liquides et pour les gaz (Fabrice d'Acquapendente, Riolan, Panizza, Sappey, etc.). Cruveilhier, après de nombreuses expériences, conclut que le plus souvent la valvule est insuffisante : les liquides et les gaz peuvent triompher de sa résistance et refluer dans l'iléon. De nombreuses expériences m'ont prouvé que l'opinion de Cruveilhier était bien fondée, et que la valvule iléale est, souvent sinon toujours, franchie par les gaz et même par les liquides injectés dans le gros intestin. Du reste, dans ces derniers temps on a pratiqué avec plein succès le lavage total du tube digestif par le rectum (A. de Genersich ; Dauriac et Lesage, Gaz. méd. des hôpit., Paris, 1893).

Debierre (Lyon méd., 1885, p. 301) prétend que la valvule iléo-cœcale n'est infranchissable que si ses deux valves sont égales ou si l'inférieure est la plus longue : elle est insuffisante quand la lèvre inférieure est inscrite dans un cercle plus petit que celui de la lèvre supérieure. En effet, lorsque ce dernier cas se présente, la colonne liquide injectée dans le gros intestin, venant à buter dans le cul-de-sac cæcal, là où est le maximum de pression, refoule la lèvre supérieure, franchit la valve inférieure et pénètre entre les deux lèvres. — Je ferai remarquer que cette dernière disposition des valves se rencontre dans l'énorme majorité des cas ; c'est la forme ordinaire et normale de la valvule iléale ; telle que je l'ai décrite plus haut.

D'après Oscar Kraus (Arch. f. Klin. Chir., t. XLIV, p. 410, 1892), la valvule, chez le nouveau-né, est toujours insuffisante ; chez l'enfant et chez l'adulte, elle est normalement suffisante. L'insuffisance, naturelle ou provoquée, se produit lorsque l'invagination de l'iléon dans le colon se réduit en partie. — L'auteur a étudié avec soin les dispositions anatomiques du cæcum et du colon ascendant quand la valvule est suffisante et quand elle devient insuffisante. Normalement : la bande longitudinale antérieure du cæcum décrit un arc à concavité dirigée en dedans et en haut, qui correspond à la courbure que décrit le cæcum en se continuant avec le colon ; les deux bosselures (haustra) antérieures du cæcum et la première du colon sont disposées de telle façon que l'une d'entre elles (haustra iléo-colicum) est recouverte et cachée par deux autres (h. cæcale et h. coli-primum). A la face postérieure de l'intestin, K. a vu se détacher de la bande longitudinale postéro-interne un cordon musculaire qui passe derrière l'iléon, sur une longueur de 2 à 4 mm., comme une sorte de pont reliant les deux bosselures qui se rencontrent à ce niveau : *habenula cæci*. — On peut produire artificiellement l'insuffisance de la valvule, en insufflant fortement le cæcum. Lorsque l'insufflation dépasse certaines limites, l'intestin fortement distendu peut rompre d'abord la bande postéro-interne (tænia interna) ; puis, le gonflement augmentant toujours, la soudure conjonctive entre la paroi antéro-supérieure de la portion invaginée de l'iléon et le colon se rompt, et la valvule devient insuffisante. En examinant la surface externe d'un intestin ainsi distendu, on voit que le cæcum et le colon sont devenus presque rectilignes, la bande longitudinale antérieure ne décrit plus sa courbe, les bosselures sont bien indiquées : la bosselure iléo-cæcale (h. ileo-cæcalis) est libre, elle n'est plus cachée par la bosselure cæcale (h. cæcalis) et par la première b. du colon (h. coli primum). Sur la face postérieure, l'insertion supérieure du petit ligament (habenula cæci) est déchirée. La valvule, examinée par la cavité du cæcum, montre ses deux lèvres écartées l'une de l'autre, elle est donc insuffisante. — Dans tous les cas où la valvule iléale était naturellement insuffisante (11 cas), K. a constaté que l'intestin était distendu et présentait la même disposition que celui sur lequel on avait provoqué artificiellement l'insuffisance. Celle-ci serait produite à la suite de la destruction de l'adhérence ou soudure qui existe normalement entre les deux lames de la valve iléo-colique ou supérieure. Cette valve se dédouble et se raccourcit de 0,5 à 1 cm. — Le petit ligament, habenula, dont nous avons parlé, n'est pas l'agent principal qui maintient la valvule suffisante ; il ne fait que garantir la soudure des deux lames de la valve. Son existence chez le nouveau-né, dont la valvule est insuffisante, et chez les adultes à valvule insuffisante, de même que la possibilité de la sectionner sans provoquer l'insuffisance, prouvent que la habenula ne joue qu'un rôle secondaire.

APPENDICE VERMICULAIRE — (App. cæcal, A. iléo-cæcal, processus s. appendix vermiformis s. vermicularis, Wurmfortsatz). — Nettement séparé du cæcum par Béranger Carpi (1524) pour la première fois, l'appendice fut mieux décrit par Vésale (1543), Fallope (1561) et par Vidus Vidius (1561) qui lui donna le nom de vermiforme. Depuis, les anatomistes se sont attachés à l'étude de cet organe ; mais c'est surtout dans ces dernières années qu'on s'est aperçu de son importance pathologique et qu'on a cherché à préciser sa forme, sa situation, ses connexions avec le péritoine et sa structure. Parmi les travaux les plus récents, je signalerai ceux de E. Gerold (1891), Lockwood et Rolleston (1891), Ferguson (1891), Clado (1892), Lafforgue (1893), Ribbert (1893).

L'appendice naît ordinairement sur la paroi interne ou postéro-interne du cæcum, à 2 ou 3 cm. au-dessous de l'angle iléo-cæcal ; quelquefois il fait suite au sommet ou point le plus déclive de l'organe (disposition fœtale) ; exceptionnellement, on l'a vu naître sur sa paroi antérieure. — Sa *forme* est très variable : le plus souvent il a l'aspect d'un tube cylindrique plus ou moins régulier; parfois il est fusiforme, très rarement sphérique.

Sa *direction* est tantôt rectiligne et rappelle l'état embryonnaire; tantôt, le plus souvent, il est flexueux, infléchi et décrit une anse à concavité tournée vers son bord mésentérique, une spirale, ou enfin un double cercle à la façon d'un 8 de chiffre (Lafforgue). Ces inflexions sont surtout marquées quand l'appendice est insufflé ; elles sont dues à la brièveté relative du méso-appendice, qui ne permet l'extension de l'appendice que dans une certaine mesure et le force à se courber sur lui-même.

Les *dimensions* de l'appendice sont très variables. — Sa *longueur* moyenne est de 6 à 12 cm. Mais il peut être très court : 2 1/2 (Ribbert), 3 cm. (Lafforgue), ou très long : 20 (Gegenbaur), 21 (Ribbert), 22 (Cruveilhier, Lannelongue) et même 23 cm. (Luschka). — Son *diamètre* varie de 3 à 7 mm. Quelquefois il atteint 1 à 1 1/2 cm. (Gerold, Lafforgue) de diamètre et 2 à 4 cm. de circonférence externe (Gerold). Son calibre est tantôt uniforme, tantôt irrégulier, bosselé.

La longueur de l'appendice varie avec l'âge. D'après Tarenetzky, il augmente chez l'adulte et subit une atrophie relative chez le vieillard. — Ribbert (Virchow's Arch., t. CXXXII, 1893, p. 66) prétend que l'appendice acquiert sa plus grande longueur absolue entre 10 et 30 ans (9 1/2 cm.); il décroît ensuite (8 1/4 cm.). L'appendice de l'embryon et du nouveau-né serait d'après R., relativement plus long que celui de l'adulte. — On a signalé son absence complète (Merling, Meckel, Tarenetzky, Lafforgue).

Situation. — Rapports. — Rien de plus variable et de plus important à bien connaître, en pratique, que la situation de l'appendice. Rattaché au cœcum, l'appendice doit suivre cet organe dans sa migration; il siégera donc : dans la fosse iliaque droite au niveau du détroit supérieur, en plongeant par son extrémité libre dans la cavité pelvienne ; — au-dessus de la crête iliaque, dans la fosse lombaire droite, devant le rein et sous le foie ; — enfin, à l'ombilic, à l'hypogastre, dans la fosse iliaque gauche, et, très souvent dans la cavité pelvienne. Dans ce dernier cas, il peut toucher et même adhérer par son extrémité libre : au colon pelvien, au rectum, à la vessie, à l'utérus, à l'ovaire, à la trompe et au ligament large. Toutes ces situations nous sont déjà connues, inutile d'y insister. J'ajouterai seulement qu'il faut méconnaître l'extrême variabilité du siège de l'appendice pour chercher, comme on l'a fait, un point précis de la paroi antérieure abdominale auquel répondrait l'appendice (lignes de M. Burney, Clado).

Relativement au cœcum, au colon ascendant et à l'extrémité terminale de l'iléon et du mésentère, l'appendice peut occuper les situations suivantes : — *a) Sous-cœcale :* l'appendice pend au-dessous et généralement à gauche du cœcum. Quand celui-ci est situé sous le foie et affecte le type embryonnaire, l'appendice se dirige, comme le cœcum qu'il prolonge, transversalement de gauche à droite. — *b) Pré-cœcale :* il se recourbe en haut et en avant, passe sur la paroi antérieure du cœcum, soit transversalement de gauche à droite, soit verticalement en haut en suivant le bord interne de cette paroi. — *c) Rétro-cœcale :* l'app. se recourbe en haut et en arrière, passe derrière le cœcum et le colon ascendant, tantôt intimement appliqué à leur paroi postérieure, tantôt libre et mobile ; par son extrémité libre, il se porte tantôt à droite vers le rein droit et le foie, tantôt à gauche, vers la face postérieure de l'extrémité terminale de l'iléon et du mésentère; souvent il contracte des adhérences avec ces divers organes. — *d) Latéro-cœcale :* l'app. contourne le fond du cœcum et monte sur sa face latérale droite, ou se porte à gauche du cœcum et longe la portion terminale de l'iléon.

Quelle que soit la situation de l'appendice, il est tantôt libre et mobile, tantôt fixé à la paroi abdominale ou à un viscère voisin. — Quand il est libre, il est rattaché au cœcum, à l'iléon et au mésentère iléal par deux ligaments, le *méso-appendice* et le *repli iléo-appendiculaire* (voir péritoine cœcal), assez longs, en général, pour lui permettre de se déplacer dans tous les sens. — Il peut être appliqué et fixé : au péritoine de la fosse iliaque, au détroit supérieur, au flanc latéral droit de la cavité pelvienne ou à un des viscères pelviens, au péritoine prérénal, au mésentère, sur une des parois du cœcum et du colon, la postérieure surtout.

Sur 200 cadavres, Ferguson (Amer. Journ. med. sc., 1891, p. 61) a trouvé l'appendice : 19 fois le long du bord du cœcum ; 11 fois descendant vers le bassin ; 18 fois sur le bord interne du cœcum ; 65 fois en arrière.

Sur 160 cadavres, Lockwood et Rolleston (Journ. of. Anat., 1891, p. 130) ont trouvé l'appendice : 104 fois dans sa position normale, c'est-à-dire libre et mobile; 56 fois il était dans une position anormale, il adhérait : 7 fois au péritoine de la région sous-cœcale, 9 fois à la face profonde du cœcum, 12 fois dans la fossette sous-cœcale, 5 fois au côté droit du cœcum, 12 fois à la région de la fossette iléo-cœcale, 9 fois dans la fossette iléo-cœcale, 2 fois dans une de ces fossettes dont l'orifice était oblitéré.

Lafforgue (Journ. Intern. d'Anat., 1893, p. 141) a étudié 27 appendices de fœtus ou embryons et 200 d'enfants ou adultes Au point de vue de sa direction générale, il est sur 100 cas : 41,5 fois descendant; 19,5 fois dirigé du côté gauche ; 13 fois ascendant ; 9,5 fois dirigé en dehors ou en arrière. — La situation de l'*appendice* peut être rapportée à trois types principaux : *Situation iliaque externe :* il occupe la fosse iliaque droite en dehors du psoas et se porte du côté de l'épine iliaque antéro-supérieure : 49 0/0. — *Situation iliaque médiane :* l'app. situé plus en dedans repose sur le psoas et peut même venir en contact avec la colonne : 20 0/0. — *Situation pelvienne :* 20 0/0.

Treves (Brit. med. Journ., 1885) sur 100 cadavres a trouvé l'appendice : le plus souvent en arrière de la partie terminale de l'iléon et de son mésentère ; — verticalement derrière le cœcum (18 0/0) avec le sommet fixé au foie ou à la vésicule biliaire ; — dans le petit bassin; dans un cas il passait transversalement devant l'éminence lombo-sacrée et se terminait sur le psoas gauche.

Configuration interne. — La cavité de l'appendice forme le plus souvent un tube ou canal cylindrique régulier, quelquefois elle présente un ou deux rétrécissements et des parties dilatées intermédiaires. L'orifice de communication avec le cœcum est tantôt exactement circulaire, tantôt étroit et plissé (20 0/0 Lafforgue), tantôt, le plus souvent, évasé et infundibuliforme (63 0/0 Lafforgue). Cet orifice est assez souvent muni d'un repli de la muqueuse, très bas et n'entourant qu'une faible partie de l'orifice, ou plus haut et fermant la moitié environ de la lumière, à la façon d'une véritable valvule. Celle-ci a été décrite par Weitbrecht d'abord, par J. Gerlach (1847) ensuite. D'après cet auteur, la valvule serait surtout apparente chez le fœtus, il n'en resterait plus que des vestiges dans l'âge avancé. Certains auteurs nient son existence. D'autres prétendent qu'elle est pathologique, et serait due à la pression mécanique exercée par le calcul contenu dans le canal appendiculaire sur ses parois (Lafforgue). Je l'ai vue plusieurs fois bien développée.

G. Nanninga (Inaug. Dissert., Groning, 1840, p. 24) décrit et représente un second repli valvulaire, situé dans la cavité de l'appendice, au-dessous du premier ; il l'a rencontré dans quelques cas seulement.

La lumière de l'appendice peut être partiellement ou totalement imperméable. Cette oblitération est assez fréquente : Lockwood et Rolleston ont trouvé 7 cas d'oblit. totale sur 160 appendices (4,5 0/0). Lafforgue signale sur 200 cas examinés : 6 cas d'oblit. totale (3 0/0) et 8 cas (4 0/0) d'imperméabilité limitée à la partie de la lumière qui avoisine le sommet de l'appendice (1 à 3 cm.). — Ribbert, sur 400 appendices, trouve 99 oblitérations totales ou partielles (25 0/0) : l'oblit. était totale dans 3,5 0/0 des cas ; dans plus de 50 0/0 des cas l'oblitération s'étendait à 1/4 de l'appendice. — *L'âge* joue un rôle important : l'oblit. est moins fréquente chez les jeunes sujets ; elle existerait au contraire dans la moitié des cas au-dessus de 60 ans ; l'oblit. totale manquerait avant 30 ans, elle deviendrait plus fréquente entre 60 et 70 ans (9 fois sur 21 cas, Ribbert). Les appendices les plus courts sont le plus souvent oblitérés (Ribbert), — La *cause* de l'oblitération est diversement interprétée : Bierhoff (Deutsch. Arch. f. Klin. med., t. XXVII) et Fitz (Amer. Journ. of. med. sc., 1886, p. 321) l'attribuent à un processus inflammatoire ayant guéri par l'occlusion de la lumière de l'appendice. Lafforgue y voit une disposition congénitale. Ribbert la considère comme un processus d'évolution ordinaire d'un organe en régression. — Ribbert a étudié avec soin les caractères macroscopiques et histologiques de l'appendice oblitéré.

Lockwood et Rolleston décrivent trois cas d'appendices oblitérés renfermant des kystes à contenu colloïde.

Structure. — L'appendice, présente d'une façon générale la même structure que le gros intestin. Pourtant on y a trouvé certaines particularités sur lesquelles je vais insister.

La paroi de l'appendice, épaisse de 4 mm. en moyenne (Lafforgue), est formée des quatre tuniques de l'intestin. La *tunique séreuse* adhère intimement à la musculaire par quelques faisceaux de tissu conjonctif, qui pénètrent entre les faisceaux musculaires et arrivent jusqu'au plan circulaire (E. Gerold, Inaug. Dissert., München, 1891).

La *tunique musculaire* est très forte et très épaisse : le *plan longitudinal* est continu, mais ses fibres sont rares ou manquent complètement au niveau du bord mésentérique ou hile de l'appendice. A la base de l'appendice, ce plan se divise en trois bandes ou tœnia. Le *plan circulaire* est plus développé que le précédent ; ses faisceaux sont serrés les uns contre les autres. Entre les deux plans il existe des fibres musculaires à direction spirale ; elles appartiennent à l'un des plans. Au sommet ou fond de l'appendice les fibres musculaires se disposent d'une façon spéciale : les fibres des deux plans se croisent, elles sont comme nattées (Gerold).

La *tunique celluleuse* présente un grand nombre d'espaces ou vacuoles lymphatiques, le plus souvent allongés (Gerold) ; on les trouve souvent près de la base des follicules clos.

La *muqueuse,* niée par certains auteurs chez l'adulte (Wœlfler), est plus épaisse chez les enfants et les sujets jeunes que chez les sujets plus âgés où elle devient lisse et mince (Ribbert). — Elle présente les mêmes caractères et la même structure que sur le reste du gros intestin ; un seul point mérite de nous arrêter : c'est son *appareil lymphoïde.* Celui-ci est formé par un nombre considérable de follicules clos, qui, chez le lapin plus encore que chez l'homme, se présentent sous la forme d'une grande plaque de Peyer. Chez le nouveau-né, les follicules sont nettement développés mais petits. Chez les enfants, ils sont déjà si nombreux et si volumineux qu'ils ne laissent entre eux que des intervalles très étroits. La disposition typique, serrée des follicules se maintient jusqu'à l'âge de 20 à 30 ans. A partir de ce moment, ils diminuent de volume et sont moins serrés ; leur forme change aussi : tandis que, chez les sujets jeunes, ils sont arrondis, un peu plus hauts que larges, ils s'aplatissent avec l'âge et leur hauteur est réduite au 1/4 ou 1/8 de ce qu'elle était. Il s'ensuit que les follicules proéminent moins dans la lumière de l'appendice, ce qui donne à la muqueuse l'aspect lisse que nous avons signalé chez l'adulte. La muqueuse peut s'amincir avec l'âge de moitié (Ribbert).

Vaisseaux de l'appareil cœcal. — Les **artères** du cœcum et de l'appendice viennent de l'artère iléo-colique branche de la mésentérique supérieure. *L'artère iléo-colique,* située dans le mésentère, se dirige vers l'angle iléo-colique (iléo-cœcal supérieur des auteurs); à une certaine distance au-dessus de cet angle (3 à 4 cm.), elle se divise ordinairement en quatre branches : une se porte à gauche, le long de l'iléon, *artère iléale ;* deux autres se dirigent en bas et en dehors et passent sur le cœcum, l'une en avant, l'autre en arrière : *artères cœcales antérieure* et *postérieure ;* la quatrième se dirige en bas et à gauche, passe derrière la portion terminale de l'iléon, pour longer ensuite l'appendice : c'est l'*artère appendiculaire*. Le mode d'origine de ces artères présente de nombreuses variations. Souvent l'iléo-colique se divise en deux branches : dont une donne naissance à l'artère iléale et à la cœcale antérieure, l'autre à la cœcale postérieure et à l'appendiculaire; d'autres fois, l'art. appendiculaire naît soit de la terminaison de la mésentérique supérieure, soit de celle-ci et de l'iléo-colique par une double origine. *L'artère cœcale antérieure* se dirige obliquement en bas et en dehors, et passe devant l'iléon pour aborder la paroi antérieure du cœcum; dans ce trajet, elle se trouve à gauche du cœcum, dont elle est séparée par un intervalle variable (de 1 à 2 cm.) et chemine dans l'épaisseur d'un repli péritonéal. *L'artère cœcale postérieure* passe derrière l'iléon, pour atteindre la paroi postérieure du cœcum, mais contrairement à la précédente, elle est directement appliquée sur l'iléon d'une part et sur la paroi postérieure du cœcum d'autre part; elle chemine d'abord dans le sillon qui marque en arrière le point d'abouchement de l'iléon dans le colon. Les deux artères cœcales donnent un grand nombre de branches qui se ramifient sur la paroi du cœcum et du colon ascendant. Certains auteurs (Treves, Tuffier), prétendent que ces branches s'arrêtent au niveau des bandes longitudinales antérieure et postero-externe, et que la paroi externe du cœcum ne renfermerait que des capillaires. C'est une erreur. En effet, ces ramifications dont les plus volumineuses cheminent et sont cachées dans les sillons transversaux du cœcum, vont bien au delà et couvrent d'un riche réseau toute la paroi du cœcum. —

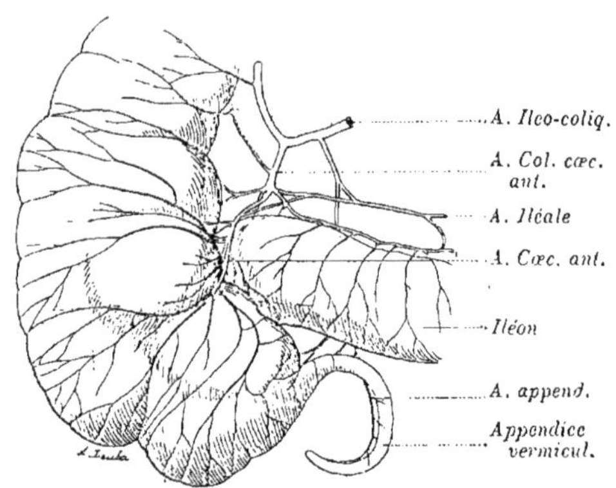

Fig. 144. — A. du Cœcum, de l'appendice vermiculaire et de la partie terminale de l'Iléon. Vue antérieure.

L'*artère appendiculaire* descend derrière l'iléon qu'elle croise, et aborde le bord mésentérique ou hile de l'appendice à une certaine distance de sa base, plus ou moins près de son extrémité terminale ; puis, elle longe ce bord jusqu'au sommet de l'appendice où elle se termine. Dans ce trajet, l'artère décrit une courbe à concavité tournée à gauche,et chemine dans l'épaisseur du mésentère de l'appendice. Par son bord convexe, elle donne plusieurs branches qui se dirigent transversalement vers l'appendice, en affectant une disposition scalariforme. Leur nombre est variable, il dépend le plus souvent de la longueur de l'appendice. Ordinairement on trouve : une branche qui se porte vers la base de l'appendice, *a. cœco-appendiculaire ;* 3 ou 5 branches appendiculaires : a. *appendiculaires ;* et enfin, une branche récurrente, qui naît d'une des a. appendicu-

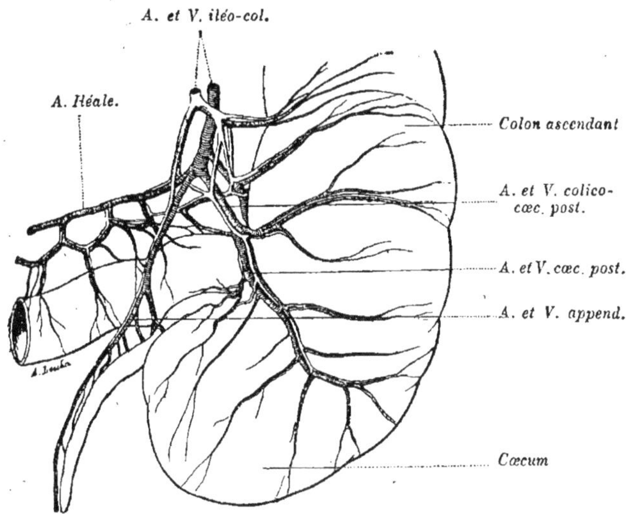

Fig. 145. — A. et V. du cœcum et de l'appendice vermiculaire. Vue postérieure (Adulte).

laires et se dirige, en cheminant dans l'épaisseur d'un repli péritonéal, en haut et en avant, vers le bord libre de l'iléon : a. *iléo-appendiculaire* ou *récurrente iléale*. Toutes ces branches se divisent en deux ou trois rameaux avant d'aborder le hile de l'appendice et d'y pénétrer. Quelquefois ces rameaux s'anastomosent entre eux, et décrivent dans l'épaisseur du méso-appendice des arcades analogues aux arcades artérielles de l'intestin grêle. — Les artères de l'appendice paraissent s'anastomoser avec celles du cœcum par des ramuscules si fins, que la circulation appendiculaire est, jusqu'à un certain point, autonome et indépendante. Aussi, toute interruption brusque de la circulation de l'appendice, produite par la compression exercée par un calcul stercoral, par exemple, pourra amener la gangrène des parties sous-jacentes de l'appendice (Mariau).

L'artère appendiculaire peut présenter dans certains cas un trajet absolument anormal : au lieu de croiser la face postérieure de l'iléon, elle passe devant celui-ci. Cette anomalie entraîne une disposition spéciale du méso-appendice, que j'ai décrite dans un travail récent (Progrès médical, 1894, p. 273 et suivantes).

Les **veines** du cœcum et de l'appendice suivent fidèlement les artères dont elles sont satellites; elles se rendent dans la v. mésentérique supérieure ou grande mésaraïque.

Les **lymphatiques** du cœcum suivent les artères cœcales pour se jeter : ceux de la paroi antérieure dans deux ganglions, situés dans l'épaisseur du repli mésenterico-cœcal, très manifestes chez l'enfant. Ceux de la paroi postérieure se rendent dans un groupe de trois à six ganglions, situés sur la paroi postéro-interne du cœcum avec lequel ils font corps. Ils sont recouverts par le péritoine, qui les applique à ce niveau sur les parois mêmes de l'intestin et les sépare complètement de la fosse iliaque (Tuffier). — Les lymphatiques de l'appendice cheminent dans l'épaisseur du méso-appendice, le long des artères ; ils se rendent à des ganglions plus ou moins nombreux, un, deux, ou quatre (Lafforgue), disséminés dans l'épaisseur du méso-appendice, plus ou moins près de l'organe. Ces ganglions sont en tout point comparables aux ganglions mésentériques.

Péritoine de l'appareil cœcal. — Chez l'embryon, jusqu'au troisième mois environ, l'appareil cœcal, le colon ascendant et une partie du colon transverse flottent librement dans la cavité abdominale, grâce à un très long mésentère qui leur est commun ainsi qu'à l'intestin grêle flottant : le mésentère primitif. Cette disposition peut persister et devenir définitive. Ordinairement le mésentère primitif disparaît en partie, par soudure ou coalescence avec le péritoine pariétal : la portion du mésentère située à gauche du tronc de l'artère mésentérique supérieure, qui chemine dans son épaisseur, reste libre et forme le mésentère définitif de l'intestin grêle flottant, tandis que la portion située à droite de cette artère se soude par sa face postérieure au péritoine pariétal. Le processus de soudure des surfaces séreuses peut se limiter au mésentère ou se prolonger au delà et atteindre le tube intestinal même. Dans le premier cas, le colon ascendant et le cœcum conservent une certaine mobilité, grâce à un méso plus ou moins long, reste du mésentère primitif non soudé. Quand le processus de coalescence envahit l'intestin même, il s'étend de haut en bas, de l'extrémité supérieure du colon ascendant (angle hépatique du colon) vers le fond du cœcum. Dans la grande majorité des cas, le colon ascendant seul se soude par sa paroi postérieure au péritoine pariétal, et se trouve fixe et immobile, tandis que l'appareil cœcal conserve sa liberté ; celui-ci repose sur le péritoine pariétal, mais n'y adhère aucunement. Très rarement, le processus de soudure s'étend aussi sur l'appareil cœcal dont la paroi postérieure se fixe au péritoine pariétal des divers points de la cavité abdominale qu'il peut occuper (fosse iliaque, fosse lombaire, cavité pelvienne, etc.). — Ajoutons enfin que la coalescence du colon et du cœcum ne se fait pas toujours d'une façon uniforme : elle peut être partielle, se faire par places, manquer ailleurs. Ainsi la face postérieure du cœcum et du colon ascendant peut adhérer par places au péritoine pariétal et être libre sur le reste de son étendue. Ces adhérences partielles se font en général par des tractus plus ou moins longs, ligaments ou replis péritonéaux qui limitent avec la paroi postérieure restée libre du cœcum et du colon ascendant d'une part et avec le péritoine pariétal d'une autre, un espace ou cul-de-sac tapissé partout de péritoine : ce sont les replis *pariéto-cœcal* et *mésentérico-pariétal*, et la *fossette rétro-cœcale*, que nous décrirons plus loin.

Ce que nous venons de dire nous montre que dans la grande majorité des cas (92 0/0), le cœcum et son appendice, complètement enveloppés par le péritoine, sont libres dans la cavité abdominale, où la main peut en faire le tour, comme elle fait le tour de la pointe du cœur dans le péricarde. Ce fait démontré depuis longtemps par Bardeleben (Virchow's Arch., 1849, p. 583), Luschka (ibid., 1861), Langer (1862), etc., n'est plus discuté aujourd'hui. Pourtant, dans nos classiques, on place le cœcum dans le tissu cellulaire sous-péritonéal, derrière le péritoine pariétal, qui passe devant l'organe et l'applique à la paroi iliaque. Cette disposition n'existe jamais. Exceptionnellement (8 0/0), en effet la paroi postérieure du cœcum est soudée au péritoine pariétal, par le processus de coalescence, que nous avons étudié. Mais, même dans ces cas, le cœcum n'est pas situé derrière le péritoine pariétal, comme disent les classiques, mais bien devant lui.

L'enveloppe péritonéale de l'appareil cœcal est formée par le mésentère. Celui-ci, arrivé au niveau de l'angle iléo-colique, se dédouble pour entourer le cœcum et son appendice, comme il le fait pour l'intestin grêle : son feuillet droit passe de la face antérieure de l'iléon sur le cœcum, son feuillet gauche suit le même trajet sur la face postérieure, et tous deux se rejoignent sur le bord externe de l'organe et sur son extrémité inférieure, et aussi sur le bord libre de l'appendice. En passant sur l'appareil cœcal, les deux feuillets du mésentère rencontrent l'artère cœcale antérieure et l'artère appendiculaire qui sont, comme nous l'avons vu, écartées du cœcum et de l'appendice ; le péritoine les entoure et leur forme de petits mésos : ce sont le *repli mésentérico-cœcal* dans l'épaisseur duquel court l'artère cœcale antérieure, et le *méso-appendice* qui renferme l'artère appendiculaire. Un troisième pli séreux est soulevé par des faisceaux musculaires qui sautent de la base de l'appendice sur le bord libre de l'iléon et par l'artère récurrente iléale, branche de l'a. appendiculaire : c'est le *repli iléo-appendiculaire*. Enfin, ces divers replis limitent deux fossettes péritonéales : une située derrière le repli mésentérico-cœcal, *fossette iléo-cœcale antérieure,* l'autre entre le méso-appendice et le repli iléo-appendiculaire, *fossette iléo-appendiculaire*.

Fossettes péri-cœcales. — Autour du cœcum et de son appendice, nous trouvons donc trois fossettes péritonéales, dont deux constantes : f. iléo-cœcale antérieure et f. iléo-appendiculaire, et une plus rare : la f. rétro-cœcale.

1. — Fossette iléo-cœcale antérieure ou **pré-iléale**, fossette de Luschka (1861); f. iléo-cœcale supérieure, Waldeyer, Hartmann (de Tubingen), Treves, Tuffier ; recessus ileo-cœcalis anterior, Brœsike ; ileo-colic fossa, Lockwood et Rolleston ; f. cœcale supérieure, Pérignon). — Située au niveau de l'angle iléo-cœcal antérieur, cette fossette est constante. Pour bien la voir, on doit suivre avec la pulpe de l'index la face antérieure de l'iléon en se dirigeant vers le cœcum jusqu'à ce que la pulpe du doigt atteigne l'angle iléo-cœcal ; l'ongle du doigt est alors coiffé par un repli séreux qu'il soulève et derrière lequel se trouve la fossette dans laquelle on a pénétré. — Le *repli mésentérico-cœcal,* qui limite la fossette, part de la face antérieure ou droite du mésentère iléal, passe au-devant de la portion terminale de l'iléon pour se perdre sur la face antéro-interne du cœcum près de la racine de l'appendice. Il est triangulaire ou falciforme ; sa *base* tournée en haut s'insère sur la face antérieure du mésentère, à une certaine distance au-dessus du bord adhérent de l'iléon ; elle est relativement plus large chez l'enfant que chez l'adulte ; son *sommet* dirigé en bas s'insère sur le cœcum près de la racine de l'appendice ; son *bord droit*, convexe, s'insère sur la face antéro-interne du colon ascendant et du cœcum ; son *bord gauche*, concave, est libre ; dans l'épaisseur de ce bord chemine l'artère cœcale antérieure, qui forme, comme nous l'avons dit, ce repli. — La *fossette iléo-cœcale antérieure*, située derrière ce repli qui en forme la *paroi antérieure*, est une fente allongée de haut en bas ; son orifice, tourné à gauche, est limité par le bord libre du repli m. c. ; son *fond*

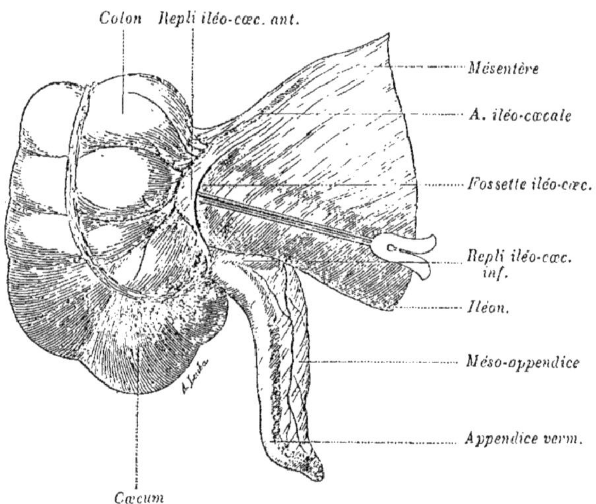

Fig. 146. — Fossette iléo-cœcale antérieure ou pré-iléale (Adulte).

dirigé à droite répond à la paroi antéro-interne du colon asc. et du cœcum ; sa *paroi postérieure* est formée par la face antérieure du mésentère et de l'iléon.

Ce repli et la fossette ne manquent jamais ; mais leur développement varie avec l'âge : très marqué, mince et transparent, à bord libre aigu et tranchant chez l'embryon et chez l'enfant, chez lesquels il recouvre comme d'un voile fin l'endroit d'abouchement de l'iléon dans le gros intestin, le repli més.-cœc. diminue avec l'âge. Chez l'adulte, il s'épaissit, se charge de graisse, son bord libre s'émousse chez les gens âgés ou doués d'embonpoint, il ne forme souvent qu'un simple bourrelet graisseux. La fossette subit les mêmes transformations : très profonde chez l'embryon et chez l'enfant, elle l'est bien moins chez l'adulte, et peut même être réduite à une dépression linéaire. — La diminution progressive du repli et de la fossette est due à deux causes : 1° l'augmentation des diamètres du cœcum, surtout du transversal ; 2° l'accumulation de la graisse dans l'épaisseur du repli.

2. — **Fossette iléo-appendiculaire** (Recessus ileo-cœcalis, Luschka ; recessus ou fosse iléo-cœcale inférieure, Waldeyer, Hartmann (de Tubingen), Tarenetzky, Treves, Tuffier ; superior ileo-cœcal fossa, Lockwood et Rolleston ; fossette cœcale inférieure, Pérignon). — L'appendice vermiculaire est rattaché au cœcum, à l'iléon et au mésentère par deux replis péritonéaux ou ligaments appendiculaires : un antérieur se fixe à l'iléon : *repli iléo-appendiculaire*, l'autre postérieur se perd dans le mésentère iléal : *méso-appendice*. Entre ces ligaments d'une part, l'iléon, le cœcum et l'appendice d'autre part, il existe une fossette péritonéale toujours profonde : c'est la *fossette iléo-appendiculaire*. Pour bien

voir ces replis et la fossette qu'ils limitent il faut renverser l'extrémité supérieure du cæcum à droite et en arrière, attirer la partie terminale de l'iléon à gauche et en haut et tirer l'appendice directement en bas.

a) Le *méso-appendice* ou ligament postérieur, né du feuillet gauche ou postérieur du mésentère, passe derrière la portion terminale de l'iléon pour descendre sur l'appendice. Mince et transparent chez l'embryon et chez l'enfant, épais et chargé de graisse chez l'adulte et chez le vieillard, surtout chez les sujets doués d'embonpoint, ce repli est quadrangulaire. — De ses quatre *bords* : le *supérieur* (mésentérique), très court, se continue avec le feuillet postérieur ou gauche du mésentère ; le *droit* (colico-cæcal), externe, s'in-

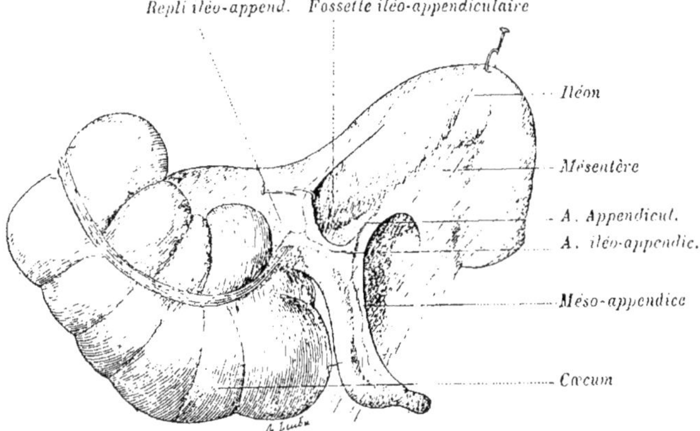

Fig. 147. — Fossette iléo-appendiculaire.

Le Cæcum et le Colon ascendant ont été attirés en dehors et en bas, l'Iléon en haut et en arrière, l'appendice vermiculaire en bas (Adulte).

sère sur la paroi postéro-interne du colon ascendant et du cæcum, près de l'abouchement de l'iléon, depuis l'angle iléo-colique (iléo-cæcal supérieur des auteurs) jusqu'à la racine de l'appendice ; — l'*inférieur* (appendiculaire) s'insère le long du bord supérieur (bord adhérent ou hile) de l'appendice ; — le *gauche*, interne, est libre et contient dans son épaisseur l'artère appendiculaire. Semi-lunaire, concave à gauche, ce bord se fixe par son extrémité ou corne supérieure sur le mésentère, tandis que son extrémité ou corne inférieure se prolonge en une mince languette séreuse, contenant la fin de l'artère appendiculaire, le long du hile de l'appendice jusqu'à son extrémité terminale. Cette dernière corne étant plus courte que l'appendice, celui-ci est forcé de se contourner, se pelotonner sur lui-même. Dans l'épaisseur du m. app., entre ses deux feuillets se trouve ; l'artère app. et ses branches, les veines qui les accompagnent, les nerfs de l'app. et les vaisseaux et ganglions lymphatiques.

b) Le *repli iléo-appendiculaire* ou lig. antérieur, détaché du bord antérieur ou libre de la portion terminale de l'iléon, descend sur l'appendice et sur le méso-appendice où il s'insère. — Quadrangulaire ce repli présente : un *bord supérieur*, iléal, qui s'insère sur le bord libre de l'iléon, souvent sur une assez grande étendue ; — un *bord inférieur*, appendiculaire, qui s'insère en général sur la racine de l'appendice, et, au delà de celle-ci, sur la face antérieure du méso-appendice, à une certaine distance au-dessus du hile de l'appendice. Sa ligne d'insertion est, tantôt obliquement ascendante, de droite à gauche de la racine de l'appendice vers le bord libre du méso-appendice, tantôt horizontale ; exceptionnellement, au lieu de s'insérer sur le méso-appendice, ce bord suit le hile même de l'appendice, depuis sa racine jusqu'à une certaine distance de son extrémité terminale. — Le *bord droit* (cæcal), qui s'insère sur la paroi antéro-interne du cæcum entre l'angle iléo-cæcal (iléo-cæcal inférieur des auteurs) et la racine de l'appendice. — Le bord *gauche*, libre, falciforme, est semi-lunaire, concave à gauche : sa corne inférieure se perd sur le méso-appendice, exceptionnellement sur l'appendice même ; sa corne supérieure s'insère sur le bord libre de l'iléon et se prolonge plus ou moins à gauche. — Avasculaire d'après Treves (bloodless fold), ce repli renferme dans son épaisseur : *a)* l'*artère récurrente iléale* ou iléo-appendiculaire ; *b)* les *veines* qui l'accompagnent ; *c)* des *faisceaux musculaires*, qui, de la racine de l'appendice, passent entre les deux feuillets du repli iléo-app. pour atteindre le bord libre de la portion terminale de l'iléon, où ils se continuent dans les fibres musculaires longitudinales de l'intestin grêle (Luschka, 1861, 1862, Toldt, Brœsike, Lockwood et Rolleston, Pérignon) : *m. iléo-appendiculaire ; d)* de la *graisse*, autour des vaisseaux, chez l'adulte surtout.

c) La *fossette iléo-appendiculaire*. — En écartant les bords libres des deux ligaments appendiculaires, on pénètre dans un vaste cul-de-sac péritonéal allant jusqu'à l'angle iléo-cœcal (iléo-cœcal inférieur des auteurs) : c'est la foss. il.-app. — Comprise entre les deux ligaments d'une part, entre l'iléon en haut et l'appendice en bas, cette fossette a la forme d'une pyramide triangulaire à sommet tronqué. — Son *sommet ou fond*, tourné à droite, est formé par une portion de la paroi interne du cœcum circonscrite par l'iléon en haut, par la racine de l'appendice en bas, et par l'insertion des deux ligaments appendiculaires en avant et en arrière. — Son *orifice* regarde à gauche et en bas ; il est limité par le bord libre des deux ligaments et par l'iléon ; l'artère appendiculaire et la récurrente iléale qui cheminent dans ces bords, entourent l'orifice de la fossette. — Ses *trois parois* sont formées : la *supérieure* ou plafond, par l'iléon ; l'*antérieure*, par le repli iléo-appendiculaire ; la *postérieure*, par le méso-appendice. — Des *trois angles* : l'*antéro-supérieur* résulte de l'insertion du repli il.-app. sur l'iléon ; le *postéro-supérieur*, plus profond, prolongé derrière et au-dessus du bord adhérent de l'iléon, est formé par l'insertion du méso-app. sur le mésentère : l'*inférieur* est dû à l'insertion du repli il. app. sur la face antérieure du méso-app. Exceptionnellement, alors que le repli il. app. se prolonge jusque sur le hile de l'app. cet angle répond à la ligne d'insertion des deux replis sur l'appendice. — Les dimensions de cette fossette sont très variables : quelquefois elle est réduite à une simple fente curviligne péri-iléale : le repli iléo-app. s'applique alors sur la circonférence de l'iléon et va s'insérer très haut sur le méso-appendice, près de son origine sur le mésentère. Le plus souvent la fossette est, au contraire, très large et très profonde ; son orifice peut présenter de 3 à 7 cm. de diamètre et la fossette avoir les dimensions d'une petite pomme (Brœsike) ou admettre les deux dernières phalanges des cinq derniers doigts (Tuffier). — On a signalé des cas où l'orifice était fermé par suite de l'accolement des bords libres des deux replis ; la fossette très dilatée était transformée en un véritable kyste (Widerhofer, Schott, 1862).

Ces replis et la fossette qu'ils limitent peuvent présenter quelques variétés et des anomalies que nous avons étudiées dans un récent travail (Progrès médical, Paris, 1894, p. 273, 303, 321, 353, 371).

3. — **Fossette rétro-cœcale** (fossa cœcalis, Waldeyer ; f. postcœcales Tarenetzky). — Elle se trouve derrière le cœcum et le colon ascendant ; pour bien la voir, il faut renverser le fond du cœcum en haut et en arrière. — Elle est limitée, latéralement à droite et à gauche par deux ligaments ou replis :

a) Le *repli pariéto-cœcal* ou *pariéto-colique* (lig. colicum dextrum, Hensing ; lig. intestinal cœcal, Huschke ; lig. pleuro-colicum, Langer ; anse ligamenteuse réno-cœcale et colique, G. Marchand ; lig supérieur du cœcum, Tuffier), est tendu de la paroi iliaque et lombaire à la paroi externe du cœcum et du colon ascendant. — Triangulaire ce repli présente trois bords : un *postérieur ou pariétal* qui s'insère sur la paroi de la fosse lombaire, immédiatement au-dessous du rein ou même sur son extrémité inférieure, passe sur la crête iliaque et descend sur le flanc externe de la fosse iliaque ; — le *bord intérieur ou intestinal* s'insère sur la paroi postéro-externe du colon ascendant et du cœcum ; — le *bord inférieur* est libre, concave et semi-lunaire, sa corne antérieure se perd sur l'intestin, la postérieure se prolonge sur la fosse iliaque ; — le *sommet* répond à l'angle formé par l'accolement du colon ascendant à la paroi lombaire ; souvent il est situé devant le rein droit. Légèrement incliné de droite à gauche, de la paroi lombo-iliaque vers le colon ascendant et le cœcum, ce repli présente deux faces : une gauche tournée en arrière, regarde la fosse iliaque, l'autre droite dirigée un peu en avant et en haut touche, au niveau de l'extrémité supérieure du repli, le lobe vertical ou droit du foie. — Ce repli n'est pas toujours aussi étendu ; dans certains cas il est limité à la fosse lombaire et au colon ascendant, il est alors plutôt horizontal ; sa face droite est tournée franchement en haut, la gauche en bas, Tuffier a trouvé dans l'épaisseur de ce repli, entre ses deux feuillets, de très nombreux vaisseaux de petit calibre qui anastomosent la circulation intestinale avec les vaisseaux de l'atmosphère celluleuse du rein.

b) Le *repli mésentérico-pariétal* ou *mésentérico-iliaque* (plica ileo-inguinalis, Engel ; lig. inférieur du cœcum, Tuffier ; plica infra-angularis, Brœsike), n'est que l'insertion du mésentère à la fosse iliaque; il continue le mésentère de l'iléon vers le bas, le long de la paroi abdominale postérieure et même dans la cavité pelvienne. — Ce repli est triangulaire; son *bord adhérent intestinal*, convexe, s'insère sur l'intestin grêle près du bord mésentérique et sur la paroi postéro-interne du colon ascendant et du cœcum, derrière le méso-appendice, l'angle iléo-cœcal postérieur et la racine de l'appendice; — son *bord adhérent, pariétal* ou base s'insère sur la fosse iliaque et passe sur les vaisseaux spermatiques, là où ceux-ci croisent les vaisseaux iliaques externes. Cette ligne d'insertion pariétale est très variable comme étendue et comme direction : souvent elle suit le psoas et se prolonge

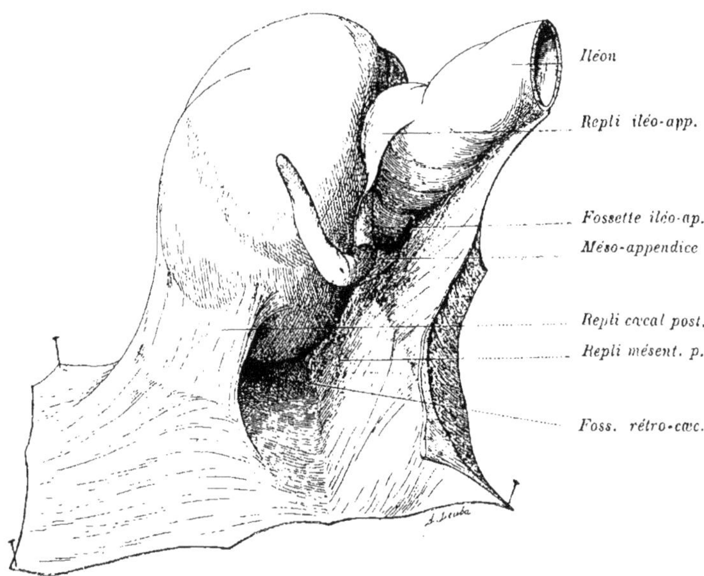

Fig. 148. — Fossette rétro-cœcale.

L'Iléon et le Cœcum sont renversés en haut. (D'après une pièce sèche de M. Souligoux).

directement en bas jusqu'à l'orifice interne du canal crural ou du canal inguinal (plica-genito-enterica, Treitz), d'autres fois elle se recourbe en dedans, passe sur le détroit supérieur, s'engage sur le flanc droit de la cavité pelvienne en suivant les vaisseaux spermatiques et, chez la femme, se continue avec le ligament large. Assez souvent aussi, elle se recourbe en dehors, passe sur le muscle iliaque et se perd vers le milieu de la fosse iliaque. — Son *bord concave*, libre, regarde directement en bas, en bas et à gauche ou en bas et à droite; semi-lunaire, sa corne supérieure ou antérieure se perd sur l'iléon ou sur le mésentère, sa corne inférieure ou postérieure, très allongée, se perd dans le péritoine pariétal, tantôt dans la fosse iliaque, tantôt dans la cavité pelvienne, en suivant en cela les variations que nous venons d'indiquer pour la ligne d'insertion du bord pariétal du repli. — Son *sommet* se perd sur le mésentère.

c) La *fossette rétro-cœcale* est limitée : en avant, par la paroi postérieure du cœcum et du colon ascendant; en arrière, par le péritoine pariétal de la fosse iliaque et de la fosse lombaire; latéralement par les deux replis que nous venons de décrire. — Son *orifice* d'entrée, tourné en bas et à gauche, est souvent circonscrit en arrière par un repli séreux semi-lunaire dont la concavité, tournée en avant et en haut, embrasse le cœcum. Ce pli, qu'on rend encore plus saillant en renversant et tirant fortement en avant et en haut le fond du cœcum, passe par ses deux extrémités ou cornes dans le bord libre des deux replis qui limitent la fossette : sa corne gauche se prolongera donc vers l'angle iléo-cœcal, la corne droite vers le bord externe du cœcum. — Le cul-de-sac qui fait suite à cet orifice est infundibuliforme, il se prolonge souvent par son sommet ou fond jusqu'au duodénum et au rein. — Quelquefois le cul-de-sac présente des diverticules ou prolongements latéraux (Waldeyer); assez souvent aussi il est subdivisé en deux compartiments par une cloison médiane et sagittale, allant du cœcum et du colon à la paroi iléo-lombaire. — La paroi postérieure du cœcum et celle du colon ascendant, la racine de l'appendice et ses deux ligaments font saillie dans la cavité de la fossette et reposent sur sa paroi postérieure ou iliaque qui constitue leur lit. Quelquefois l'app., recourbé en arrière et en haut, est entièrement contenu dans la fossette, tantôt libre, tantôt soudé à ses parois. — Les *dimensions* de la fossette sont très variables. En général elle ne dépasse pas 3 à 5 cm. de profondeur sur 2 à 3 de largeur ; je l'ai vue atteindre 8 à 10 cm. dans le premier sens et 6 dans le second. Dans ces derniers cas elle peut contenir une ou plusieurs anses intestinales grêles et devenir le siège d'une variété de hernie rétropéritonéale, le H. rétrocœcale, dont j'ai pu réunir 12 exemples (loc. cit., 1890).

Fossette sous-cœcale ou **iliaque** (f. iliaco-subfascialis, Biesiadecki). — Au milieu de la fosse iliaque, à l'union de sa moitié supérieure avec l'inférieure, il existe souvent soit une simple dépression, soit un large orifice elliptique et transversal, conduisant dans un cul-de-sac péritonéal plus ou moins profond, insinué dans l'épaisseur de la paroi iliaque, derrière l'aponévrose, entre elle et le muscle iliaque : c'est la *fossette sous-cœcale ou iliaque*. — Son *orifice* occupe souvent toute la largeur du muscle iliaque, il regarde en haut et est nettement limité en avant par un pli péritonéal, transversal, mince, tranchant, falciforme et semi-lunaire, à concavité dirigée en haut : *pli sous-cœcal* ou *iliaque*. Des deux extrémités ou cornes du pli, l'une, interne, dirigée à gauche et en haut, suit la face antérieure du psoas et se perd vers la racine du mésentère ; l'autre, externe, monte en haut et à droite vers la crête iliaque et s'arrête le plus souvent vers l'épine iliaque antéro-supérieure. Quand la fossette rétro-cœcale existe, il n'est pas rare de voir les cornes du pli iliaque se continuer de chaque côté avec les replis qui limitent cette fossette; mais elles peuvent en rester indépendantes. — Ceci prouve qu'on a tort de réunir les deux fossettes, sous-cœcale et rétro-cœcale (Broesike), sous un seul nom, car il s'agit de formations absolument distinctes. — Le cul-de sac péritonéal, qui fait suite à l'orifice, s'engage à travers une solution de continuité de l'aponévrose iliaque, dans le tissu cellulaire sous-aponévrotique, entre cette dernière et le muscle iliaque. — Le fond du cœcum, quelquefois une grande partie de sa paroi postérieure et même celle du colon, peuvent pénétrer dans la fossette et s'y loger ; d'autres fois celle-ci est occupée par l'appendice vermiculaire, ou par des anses de l'intestin grêle.

Biesiadecki (Unters, aus dem. pathol. Anat. Instit. in Krakau, II, 1872, p. 19) explique la formation de cette fossette par un développement inégal de l'aponévrose iliaque dans ses parties supérieure et inférieure.

La description que je viens de donner des fossettes péri-cœcales est le résumé de recherches déjà publiées (Hernies Rétrop., etc., 1890, p. 110-125 et Progrès méd., loc. cit., 1894). Je renvoie à ces travaux pour ce qui a trait à la genèse des replis et des fossettes qu'ils limitent. Toutefois je ferai remarquer : *a)* que les fossettes iléo-cœcale antérieure et iléo-appendiculaire sont des *fossettes primitives* et *constantes ;* elles existent quelle que soit la situation et le degré de mobilité du cœcum, et même quand il se trouve déplacé, dans une hernie inguinale par ex. Les replis qui les limitent sont des replis vasculaires, ils sont déterminés de bonne heure (troisième mois embryonnaire) par les vaisseaux du cœcum et de l'appendice et par les faisceaux musculaires iléo-appendiculaires (repli iléo-app.) : vaisseaux et muscles soulèvent les deux feuillets du mésentère primitif au moment où ils passent sur le cœcum et sur l'appendice, en trois replis (mésentérico cœcal, méso-appendice et repli iléo-app.) qui représentent le véritable mésentère de l'appareil cœcal. — *b)* La fossette rétro-cœcale est de formation *secondaire* et *inconstante ;* sa présence est due, comme nous l'avons dit, à la marche spéciale du processus de coalescence qui soude le mésentère primitif, le colon ascendant, et même le cœcum, au péritoine pariétal. — *c)* La fossette sous-cœcale ou iliaque est une formation indépendante de l'évolution du cœcum ; elle peut exister, très rarement, il est vrai, alors même que cet organe n'occupe pas la fosse iliaque. Je crois pourtant que, dans la plupart des cas, elle est déterminée par la pression qu'exercent le cœcum ou les anses intestinales grêles, sur le péritoine qui s'engage alors dans une fosse toute préparée pour le recevoir.

Les descriptions des auteurs ne diffèrent pas notablement de celle que j'ai donnée. Un point seul est diversement interprété : c'est le nombre et l'importance des fossettes situées derrière le cœcum.

Avant de terminer avec le péritoine cœcal nous devons insister sur le rôle qu'on fait jouer aux divers replis ou ligaments que nous venons de décrire, dans la fixation du cœcum. — Le repli ou lig. iléo-app., grâce à l'appareil musculaire qu'il renferme, servirait, d'après Luschka, de régulateur entre le cœcum et l'iléon ; ce serait un frein disposé de façon à attirer la portion terminale de l'iléon en bas, à empêcher son redressement complet et la formation d'une coudure trop prononcée entre le colon et l'iléon. — Le repli ou lig. pariéto-cœcal ou pariéto-colique, épais, résistant, inextensible, renfermant des fibres resplendissantes et nacrées, fixerait, d'après Gérard Marchand (Journ. des connaiss. méd., Paris, 1882, p. 89), le colon ascendant : d'après Tuffier (Arch. génér. de méd., Paris, 1887, II, p. 655), il suspend le cœcum à la fosse lombaire. — Le repli mésentérico-pariétal serait, d'après Tuffier, un ligament inférieur du cœcum : il empêcherait cet organe de se renverser en haut dans les différents mouvements de l'abdomen ; il fixerait la région iléo-cœcale dans la fosse iliaque et assurerait des connexions étroites entre l'intestin grêle et le cœcum, pendant la distension du cœcum ; il fixerait le cœcum et sa séreuse intimement unis, et l'attirerait d'autant plus en bas que la distension serait plus intense. Si l'on coupe ce lig., le cœcum distendu sort de son sac séreux, et se dépouille de sa tunique pour se mettre en rapport avec la fosse iliaque. — Je crois qu'on a beaucoup exagéré l'importance de ces replis en tant que ligaments fixateurs du cœcum. Celui-ci n'est fixé en réalité que par le colon ascendant avec lequel il se continue et qui est, dans la grande majorité des cas, absolument soudé à la paroi lombaire, et par l'angle iléo-colique à gauche et en haut, c'est-à-dire par l'extrémité inférieure du mésentère, soudée elle aussi à la paroi abdominale postérieure. Quant aux replis séreux, ils contribuent si peu à limiter les déplacements du cœcum qu'on peut les inciser sans modifier d'une façon sensible la mobilité normale de l'organe, et sans pouvoir pour cela l'attirer au delà de la situation qu'il occupe.

§ II. — COLON

Le colon (κωλύω, j'arrête) est la portion du gros intestin comprise entre le cœcum et le rectum. Son origine est marquée extérieurement par le point d'abouchement de l'iléon dans le gros intestin ou par un plan transversal passant au-dessous de ce point ; intérieurement elle est indiquée par la valvule iléale. Son extrémité terminale se trouve au niveau de la troisième vertèbre sacrée. — Nous lui décrirons cinq segments et deux angles ou coudes, l'un inconstant, l'angle hépatique, l'autre constant, l'angle splénique.

I. **COLON ASCENDANT OU LOMBAIRE DROIT.** — Le colon ascendant naît dans la fosse iliaque droite, monte presque verticalement, passe sur la crête iliaque puis dans la fosse lombaire, et, arrivé sous le foie, se coude au niveau de la vésicule biliaire pour se continuer avec le colon transverse. — Sa *direction* est très variable, elle dépend en grande partie de la situation occupée par le cœcum. En général il est presque vertical, décrit une légère courbure à concavité interne, et se dirige obliquement d'avant en arrière et de bas en haut, de telle façon que son extrémité inférieure se trouve sur un plan un peu plus superficiel que la supérieure. — Quand le cœcum pend dans la cavité pelvienne ou à son entrée, le col. asc. très long parcourt la fosse iliaque en décrivant une longue courbe à concavité supero-interne et, arrivé à la crête iliaque, se dirige de droite à gauche, pour passer dans le colon transverse par une courbure insensible située au-dessous du pôle inférieur du rein. — Si le cœcum, au contraire, occupe une situation haute (iliaque supérieure, lombaire ou sous-hépatique) le col. asc. s'infléchit une ou plusieurs fois sur lui-même avant de se continuer avec le colon transverse. Ces inflexions sont dirigées tantôt dans le sens antero-postérieur, tantôt transversalement. Dans le premier cas, il se dirige d'abord profondément vers le rein, puis s'infléchit d'arrière en avant, passe sous la face inférieure du foie et, au niveau du bord antérieur de celui-ci, se continue avec le col. transverse; dans le second cas il se dirige d'abord transversalement de droite à gauche, puis descend, décrit une courbe à concavité supérieure, et remonte enfin pour se continuer avec le col. transv. Ajoutons aussi qu'au lieu d'une simple flexuosité, sagittale ou frontale, il peut en décrire plusieurs. — Il n'est pas rare enfin de le voir passer dans le colon transverse, au niveau du pôle inférieur du rein, alors même que le cœcum occupe la situation moyenne.

Fromont (loc. cit , 1890, p. 17), sur 40 cadavres, a trouvé le colon ascendant : 10 fois vertical (type normal), 30 fois avec une direction très éloignée de la verticale : tantôt très oblique en dedans ou en dehors, tantôt infléchi en S transversalement ou d'avant en arrière, type en S italique· — Legueu (loc. cit., 1892) a constaté chez les enfants que l'exiguïté de la cavité abdominale et le volume exagéré du foie forcent le col. asc. ou à se plier sous le foie, ou à perdre de sa longueur aux dépens du colon transverse.

La *situation* et les *rapports* du colon asc. sont, comme nous venons de le voir, assez variables. Tantôt il siège uniquement dans la fosse iliaque droite, tantôt dans la fosse lombaire. Ordinairement, il occupe en partie la fosse iliaque, en partie la fosse lombaire. Dans ces cas, il répond : en *arrière*, au muscle iliaque, au bord externe du m. carré des lombes et à la face antérieure du rein droit dont il croise le tiers ou la moitié inférieure; — en *avant*, aux anses de l'intestin grêle flottant; — à *droite*, à la face interne du lobe vertical (droit) du foie, sur lequel il marque souvent une empreinte longitudinale, et au fond de la vésicule biliaire qui touche souvent la paroi externe ou même la paroi postérieure (Raynal, thèse de Toulouse, 1894, p. 34) du col. asc. ; — à *gauche*, à la portion descendante du duodénum ; celle-ci est située assez souvent non pas à gauche mais derrière le colon ascendant, entre lui et le rein. — Le col. asc. d'après Lesshaft (Arch. f. Anat., 1870, p. 264) est plus rapproché des apophyses épineuses lombaires que le colon desc.

Péritoine. — Chez l'embryon et quelquefois chez l'adulte même, le colon ascendant, complètement enveloppé par le péritoine, si ce n'est au niveau du hile, est libre et mobile dans la cavité abdominale, grâce au long mésentère primitif, commun à l'intestin grêle et aux segments droits du gros. — Ordinairement, le long mésocolon ascendant primitif disparaît en se soudant au péritoine pariétal : tantôt il disparaît en entier et l'intestin lui-même se soude à la paroi lombaire, tantôt une partie de ce méso, voisine du hile de l'intestin ne se soude pas et continue à servir de pédicule au colon resté libre : c'est le mésocolon ascendant secondaire ou définitif. — Chez le nouveau-né, Luschka prétend que le colon ascendant est complètement enveloppé par le péritoine et mobile, Toldt (Denkensch. der Mathem., etc., Wien, 1879) admet, au contraire, qu'à cet âge le col. asc. est d'ordinaire complètement fixé, par sa paroi postérieure ; seule sa portion initiale n'est pas toujours soudée à la paroi abdominale et est suspendue avec le cœcum, au mésentère de l'intestin grêle. Chez les enfants (de 1 à 15 mois), Legueu a trouvé le colon ascendant tantôt libre et mobile dans toute son étendue, complètement enveloppé par le péritoine et muni d'un méso plus ou moins long (40 0/0), tantôt sa moitié inférieure seule était libre, tandis que la supérieure était fixe (50 0/0), tantôt enfin, mais plus rarement, son enveloppe séreuse était incomplète, le colon étant en contact avec la paroi par une partie de sa circonférence (5 0/0). — Chez l'adulte, dans la grande majorité des cas, la paroi postérieure du colon ascend. adhère à la paroi abdominale, au rein droit et au duodénum, sans interposition de méso (Lesshaft, Toldt). — Treves a trouvé un mésocolon ascendant plus ou moins long dans 26 0/0 des cas, Fromont dans 30 0/0.

Quand le colon asc. est fixe, la séreuse ne recouvre qu'une partie, généralement les 2/3 de sa circonférence. Le feuillet péritonéal se continue, à droite avec le péritoine prérénal et au delà avec le feuillet pariétal; à gauche, il se continue, après avoir passé sur le duodénum, avec le feuillet droit du mésentère. Dans ces cas, le colon ascendant, le duodénum et le rein droit sont souvent serrés les uns contre les autres et solidement maintenus en rapport par le feuillet séreux commun qui passe devant eux. Parfois la soudure de la face postérieure du colon asc. est incomplète : on trouve entre elle et la paroi abdominale ou le rein, le prolongement du cul-de-sac péritonéal que nous avons décrit sous le nom de fossette rétro-cœcale ou rétro-colique, limitée en dehors par le repli pariéto-colique. La ligne de soudure ou de fixation du colon peut aussi être interrompue ; on trouve alors des endroits où la face postérieure de l'intestin n'adhère pas à la paroi abdominale ; ainsi se forment des petits culs-de-sac péritonéaux, insinués entre le colon ascendant et la paroi abdominale postérieure, qui s'ouvrent sur le côté droit ou externe de l'intestin : *recessus para-colicus* de Toldt, ou fossette para-colique. L'orifice de cette fossette forme une lacune arrondie ou elliptique, d'ordinaire très nettement limitée, d'environ 2 à 6 mm. de diamètre, conduisant dans un canal en cul-de-sac. Celui-ci s'étend latéralement, le long de la paroi du colon, soit en haut, soit en bas sur une longueur allant jusqu'à 1, 5 cm. La paroi de la fossette est formée par la séreuse lisse et brillante; quelquefois on y trouve de petites saillies rubannées provenant de l'intestin. Il n'est pas rare de rencontrer deux et même trois de ces fossettes, superposées le long du bord droit du colon, au niveau de l'union de la paroi externe avec la postérieure.

Dans les cas plus rares où le col. asc. est relativement mobile et muni d'un méso plus ou moins long, celui-ci est formé de la façon suivante : le feuillet droit du mésentère passe de gauche à droite, sur le duodénum ; à une certaine distance en dedans du rein, il se relève, et, conduit par les vaisseaux qui abordent le colon ascendant, il arrive au hile de l'intestin, c'est-à-dire sur son bord interne. Là, le feuillet passe sur la circonférence de l'intestin, enveloppant complètement ses faces interne, antérieure et postérieure ; revenu sur le bord interne, au niveau du hile, il rencontre de nouveau le pédicule vasculaire de l'organe, s'adosse à lui-même et se dirige enfin vers la paroi abdominale postérieure, qu'il atteint sur un point variable ; tantôt en dedans, tantôt sur le rein même, ce feuillet se réfléchit à droite et se continue avec le péritoine pariétal.

Le *mésocolon ascendant* ainsi formé est un repli à doubles feuillets dans l'épaisseur duquel cheminent les vaisseaux et les nerfs de l'organe. — Long de 3 à 4 cm. en moyenne, souvent 2, rarement 6 à 7, il se continue en haut avec le mésocolon de l'angle hépatique, en bas avec le mésentère, au niveau de l'angle iléo-colique. — Son *bord intestinal* s'insère au côté interne ou hile du colon ; — son *bord pariétal* ou *racine* adhère au péritoine pariétal sur une ligne qui s'étend de la symphyse sacro-iliaque droite, près de l'extrémité inférieure du rein correspondant. Entre ces deux points, cette ligne passe successivement sur le muscle iliaque, le carré des lombes, la partie inférieure de la face antérieure du rein, le bord interne de cet organe, et assez souvent sur la portion descendante du duodénum ; elle est donc légèrement oblique en haut et en dedans, et décrit une courbe à concavité interne.

II. — **ANGLE DROIT OU HÉPATIQUE DU COLON** (flexura prima s. dextra s. hepatica coli, courbure droite ou hépatique du colon). Il marque le point de passage du colon ascendant dans le transverse. Il présente de grandes variétés de forme, et peut même manquer. Le plus souvent c'est un angle aigu à direction sagittale et à sinus ouvert en bas et en avant, ou à direction frontale et à sinus ouvert en bas et à gauche ; quelquefois il est obtus. Il n'est pas rare, enfin, de voir le colon ascendant passer dans le transverse par une douce courbure ou même directement, sans décrire aucune inflexion. Sa *situation* très variable dépend de la longueur du colon ascendant ; il peut être situé immédiatement au-dessus de la crête iliaque, au-dessous du pôle inférieur du rein, devant celui-ci, ou enfin devant l'extrémité inférieure de la portion descendante du duodénum. Pourtant, dans la grande majorité des cas (50 0/0) il siège bien plus haut, devant le rein et sous le foie, dans l'hypochondre droit. Il répond alors : en *avant*, à la cage thoracique (cartilage de la dixième côte) dont il est séparé par le diaphragme et par le foie, et à la paroi abdominale antérieure, surtout lorsqu'il est fortement distendu ; à *droite et en haut*, au foie qui se moule sur lui. C'est sur la face interne du lobe vertical (droit) du foie, que l'angle droit du colon s'appuie et marque une forte empreinte, l'empreinte colique, située devant les empreintes duodénale et rénale (je dis face interne et non pas inférieure du lobe droit, parce que ce lobe, qui est vertical, présente en réalité trois faces : externe, interne et postérieure ; c'est l'interne qu'on appelle improprement inférieure). Le fond de la vésicule biliaire repose souvent sur cet angle. En *arrière*, il s'applique librement sur la face antérieure du rein ou sur la portion descendante du duodénum.

Péritoine. — L'angle droit du colon est complètement enveloppé par le péritoine. Le feuillet séreux s'adosse à lui-même, au niveau du bord postéro-inférieur ou hile de l'intestin, pour former un méso plus ou moins long dans l'épaisseur duquel cheminent les vaisseaux et les nerfs de l'organe. Chez l'embryon, ce méso est très long, il fait partie du mésentère commun à l'intestin grêle flottant et au gros intestin ; l'angle présente alors une grande mobilité. Cette disposition peut persister chez l'adulte, à l'état d'anomalie. Normalement, ce mésentère se soude de bonne heure (quatrième mois fœtal), en partie, au péritoine pariétal et aux organes qu'il recouvre : rein et portion descendante du duodénum. A partir de ce moment, l'angle droit du colon ne présente plus qu'une mobilité relative, grâce au court méso définitif qui l'attache à la portion descendante du duodénum et au rein, et qui se continue en bas et à droite, avec le mésocolon ascendant, quand celui-ci existe, et avec le mésocolon transverse à gauche.

Rarement la disposition du péritoine, à ce niveau, est aussi simple. L'angle droit du colon est en effet le plus souvent le rendez-vous de plusieurs replis séreux. Ceux-ci viennent du foie et de l'estomac, convergent vers l'angle du colon, s'y fusionnent, et constituent dans leur ensemble un véritable *ligament suspenseur hépato-gastro-colique*. Dans ce complexus ligamenteux, on reconnait facilement l'existence de trois replis ou lig. distincts qui sont :

a) Le *ligament hépato-colique*, large éventail dont le *sommet* tronqué s'insère sur la face interne du lobe vertical du foie, à une certaine distance au-dessous de la vésicule biliaire, tandis que la *base* large s'épanouit sur la veine cave, la portion descendante du duodénum, l'angle droit du colon et la face antérieure du rein, près de son pôle supérieur. — Son *bord externe*, à concavité tournée en dehors et en bas, limite une fossette, souvent profonde, dont la partie la plus reculée est formée par l'angle de réunion du foie et de la capsule surrénale (Faure, thèse de Paris, 1892, p. 28). — Son *bord interne*, concave en haut et en dedans, se continue directement avec le bord concave en sens inverse du lig. cystico-colique ou bord libre du petit épiploon.

Ce lig., simple pli du péritoine, affaissé quand le foie est dans sa position normale, tendu et net quand le lobe droit du foie est attiré à droite et en haut, résulte de la fusion des lig. hépato-rénal et duodéno-rénal prolongés jusqu'à l'angle du colon. Souvent ces derniers conservent leur individualité, et on trouve en plus un pli séreux à bord antérieur libre et concave en avant allant directement du lobe droit du foie à l'angle du colon. — Si je ne craignais la longueur du terme je proposerais d'appeler le lig. résultant de la fusion de ces plis : *lig. hépato-réno-duodéno-colique*, en réservant les noms de lig. hépato-rénal, duodéno-rénal et hépato-colique aux cas où ces plis sont réellement distincts les uns des autres.

b) Le *ligament cystico-colique* fait partie du petit épiploon qu'il prolonge à droite. En haut, il s'insère sur la face inférieure de la vésicule biliaire, du col au fond ; souvent ses deux feuillets s'écartent à ce niveau, passent sur les faces latérales de la vésicule ; arrivés sur la face hépatique de celle-ci ils s'adossent de nouveau pour se porter sur le foie formant ainsi un mésocyste plus ou moins long. Quelquefois la vésicule peut même glisser entre les deux feuillets du ligament et venir directement en contact, par son fond, avec l'angle du colon. — En bas, il se perd sur la face antérieure de la portion descendante du duodénum et, plus bas, sur l'angle du colon. — A gauche, il se continue, au niveau du pédicule vasculaire du foie, avec le reste du petit épiploon. — A droite, il se termine par un bord libre, mince et tranchant, concave en dehors, qui forme le bord libre du petit épiploon. Sur ce bord, ou sur la face postérieure du ligament, vient se perdre la corne inférieure du bord interne du lig. hépato-colique. Ces deux ligaments ainsi réunis limitent un espace en entonnoir au fond duquel se trouve l'hiatus de Winslow : c'est le vestibule de l'arrière-cavité des épiploons. — Formé par les deux feuillets du petit épiploon, qui passent l'un dans l'autre au niveau du bord libre, ce ligament, relativement fort et résistant, présente un aspect presque aponévrotique, dû à quelques tractus fibreux qu'on trouve dans son épaisseur. — Il est assez fréquent : — Bricon (Progrès méd. Paris, 1888, p. 27) l'a rencontré 21 fois sur 89 autopsies ; — Raynal (loc. cit., 1894, p. 26) l'a vu six fois, dont quatre chez l'adulte et deux chez des nouveau-nés ; — d'après mes propres recherches, il existerait bien plus souvent : je l'ai vu bien développé dans 25 0/0 des cas, et plus ou moins ébauché dans 32 0/0.

c) Le *ligament gastro-colique* est un prolongement du grand épiploon : c'est *l'omentum colicum* de Haller. Il se détache de la grande courbure de l'estomac et se porte à droite et en bas sur la face antérieure du duodénum et sur l'angle droit du colon. Là, il se fusionne tellement avec les ligaments que nous venons de décrire, surtout avec le cystico-colique, que, à première vue, on pourrait le confondre avec ces derniers ; ce serait une erreur. En effet, le développement nous montre que l'épiploon colique de Haller se forme vers le septième mois de la vie fœtale, quand la ligne d'attache du grand épiploon au colon transverse s'étend sur l'angle hépatique. Vers la fin de la vie fœtale, l'épiploon colique descend plus ou moins bas, dans quelques cas jusqu'au cœcum ; — il peut même se souder avec le péritoine pariétal à la face antérieure du rein, jusque sur la paroi latérale de l'abdomen. De la formation de cet épiploon, résulte un diverticule de l'arrière-cavité des épiploons qui ne disparaît graduellement que plus tard, plus ou moins longtemps après la naissance par l'accolement de ses deux lames (Toldt, loc. cit., 1879). En somme, le lig. gastro-colique est formé par les quatre feuillets du grand épiploon soudés ensemble, et à l'angle du colon. — Il est presque constant.

III. — **COLON TRANSVERSE** (arc du colon). — Il s'étend de l'angle droit du colon à l'angle gauche. Il décrit une anse plus ou moins longue (Treves 12 à 33 pouces, moyenne 20 pouces), qui commence dans l'hypochondre droit, traverse l'épigastre, quelquefois la région ombilicale, plus rarement l'hypogastre, et se termine dans l'hypochondre gauche. — Sa *direction* est très variable : dans la majorité des cas, il présente deux portions : l'une droite, l'autre gauche, situées de chaque côté de la ligne médiane du corps. La portion droite (anse transverse vraie, Fromont) est légèrement oblique en bas et à gauche, rarement horizontale; elle longe la portion ascendante de la grande courbure de l'estomac, c'est-à-dire la région pylorique de cet organe ; elle passe devant la portion descendante du duodénum. — La portion gauche (anse gastro-colique, Fromont), presque verticale (décrit avec la verticale un angle de 45°, Fromont), monte à gauche, en suivant d'abord la grande courbure de l'estomac. Au niveau du rebord cartilagineux des fausses côtes (cartilages des neuvième et dixième côtes), le colon pénètre dans l'hypochondre gauche, quitte la grande courbure et passe sur la face postérieure du corps de l'estomac. Sous l'extrémité inférieure de la rate, devant le rein, au niveau de l'extrémité antérieure de la sixième côte, il s'infléchit pour former l'angle gauche du colon. — Très souvent le colon transverse, plus long, décrit une grande anse à concavité supérieure dont le point déclive atteint l'ombilic ou le dépasse, pour descendre plus ou moins dans l'hypogastre et atteindre même la symphyse pubienne. Cette anse peut décrire tantôt une courbe régulière, tantôt un U, tantôt enfin un V (Treves). Ses deux extrémités sont situées à des hauteurs différentes : la droite, plus basse, répond au tiers inférieur du rein correspondant, la gauche, plus haute, au pôle supérieur du rein de ce côté ; ses deux branches peuvent être parallèles aux colons ascendant et descendant et même les recouvrir. — Plus rarement, le colon transverse est vertical dans toute son étendue ; il naît près de la crête iliaque droite et monte presque verticalement vers l'hypochondre gauche. — Quelquefois enfin, il peut présenter des flexuosités nombreuses, décrire une S ou même une M, etc. Jamais il n'est horizontal.

Ses *rapports* varient avec sa direction et sa situation. Dans la majorité des cas il répond : en *haut*, à l'estomac, dont le sépare une distance plus ou moins grande ; — en *bas*, aux anses intestinales flottantes ; — en *arrière*, ses deux extrémités seules présentent des rapports assez intimes avec la portion descendante du duodénum à droite, avec la face antérieure du rein à gauche ; la portion intermédiaire, libre et flottante, est rattachée à la paroi abdominale postérieure par un très long méso, le mésocolon transverse ; — en *avant*, il répond à la paroi abdominale antérieure, dont il est séparé par le grand épiploon.

Treves (loc. cit. 1885) a trouvé dans la majorité des cas (3/4) le colon transverse au-dessus d'une ligne transversale passant par les deux crêtes iliaques ; plus rarement, il était en grande partie ou en totalité au-dessous de cette ligne (1/4).

Fromont (loc. cit. 1890), sur quarante cas, a trouvé le colon transverse : vingt-deux fois au-dessus de l'ombilic, dix fois au niveau de l'ombilic et huit fois au-dessous. Quelquefois, il présentait une disposition en *S* italique vertical ou horizontal, et l'estomac disparaissait derrière la portion gauche du colon (cinq cas). Dans 5/6 des cas, les anomalies du colon transverse ne portent que sur l'anse gastro-colique.

Péritoine. — Le colon transverse est très mobile grâce à un long méso qui l'attache à la paroi abdominale postérieure et dont les deux feuillets s'écartent sur la face postérieure, au niveau du hile de l'intestin, pour l'envelopper complètement : c'est *le mésocolon transverse*. Un autre repli péritonéal, formé par la lame antérieure du grand épiploon, rattache le colon transverse à la grande courbure de l'estomac : c'est *le ligament gastro-colique*.

Mésocolon transverse. — Il forme une cloison horizontale interposée à l'intestin grêle d'une part, au foie, à l'estomac et à la rate d'autre part. Il divise la cavité abdominale en deux étages, un supérieur, dont il forme le plancher, étage gastro-spleno-hépatique ; un autre inférieur, dont il forme la voûte, étage intestinal. — Pour le bien voir, il faut ouvrir l'arrière-cavité des épiploons, dont il forme une des parois, en incisant le ligament gastro-colique le long de la grande courbure de l'estomac. Alors, en attirant le colon transverse en avant, on tend le mésocolon transverse qui est constitué de la façon suivante. — Il présente à considérer: deux bords, deux faces et deux extrémités : — le *bord postérieur, pariétal ou racine*, concave en arrière, s'étend entre les deux reins ; il passe sur la face antérieure de la portion descendante du duodénum, sur la tête du pancréas, au-dessus de l'angle duodéno-jéjunal et le long du bord inférieur du corps du pancréas. — La plupart des auteurs disent que la portion horizontale inférieure du duodénum est contenue dans l'épaisseur de ce bord ; ceci n'est pas exact, car, comme nous l'avons déjà dit, une partie, la moitié environ, de la portion descendante, toute la portion prévasculaire ou horizontale et la portion ascendante du duodénum sont situées *au-dessous* de la racine du mésocolon transverse. — Le *bord antérieur ou intestinal*, convexe en avant, s'insère sur la face postérieure du colon, près de son bord inférieur ; il est rarement régulier, car il suit les inflexions que peut présenter l'intestin. — Ses deux *extrémités* ne sont pas au même niveau : l'extrémité gauche est située sur un plan plus élevé que l'extrémité droite. — Sa *face supérieure* contribue à former le plancher de l'arrière cavité des épiploons; sur elle repose la paroi postérieure de l'estomac ; — sa *face inférieure* repose sur l'intestin grêle flottant.

Sa *hauteur*, c'est-à-dire la distance qui sépare les deux bords, est plus grande au milieu de l'arc du colon, où elle atteint 10 à 16 cm., qu'aux deux extrémités où elle est réduite à 2 ou 3 cm. et même à moins.

Le mésocolon transverse est formé de deux feuillets entre lesquels cheminent les vaisseaux et les nerfs de l'organe. Le feuillet inférieur se refléchit, au niveau de la racine du méso, dans le péritoine pariétal : à droite, il passe sur le duodénum ; au niveau de la racine du mésentère, il se continue avec les deux feuillets, droit et gauche de ce repli ; à gauche, il passe dans le péritoine prérénal. — Le feuillet supérieur, libre chez l'embryon, est soudé à la lame postérieure du grand épiploon plus tard. Chez l'embryon, avant le quatrième mois, ce feuillet se refléchit dans le péritoine pariétal, comme le précédent ; il passe sur la portion descendante du duodénum, sur la tête du pancréas et sur le péritoine prérénal ; et va se continuer plus loin avec le feuillet inférieur de la lame postérieure du grand épiploon. — A la fin du quatrième mois embryonnaire, il se soude à cette dernière ; cette soudure marche de la racine du mésocolon transverse vers son bord intestinal, et à la naissance, quelquefois plus tard, dans l'enfance, elle devient complète. — A ce moment le mésocolon transverse a acquis sa constitution définitive : la lame postérieure du grand épiploon est tellement fusionnée avec le feuillet supérieur du mésocolon transverse, qu'elle paraît naître du mésocolon même. Il semble, en effet, que les deux feuillets du mésocolon transverse, après s'être écartés pour envelopper le colon, s'adossent de nouveau en avant de lui pour constituer la lame postérieure du grand épiploon. Mais on peut facilement se rendre compte qu'il ne s'agit en réalité que d'une union plus ou moins intime des deux replis séreux. En effet, la ligne de soudure de la lame postérieure du grand épiploon au colon est située bien plus haut que la ligne d'insertion du bord intestinal du mésocolon. Celle-ci répond au bord supérieur de l'organe tandis que celle-là longe son bord supérieur. Dans certains cas, chez des enfants surtout, on peut même détacher de l'intestin la lame épiploïque qui ne lui adhère que lâchement. — En somme, dès le quatrième mois embryonnaire, et surtout chez l'enfant et chez l'adulte, le mésocolon transverse est formé par quatre feuillets séreux, soudés ensemble : les deux feuillets propres du mésocolon primitif et des deux feuillets de la lame postérieure du grand épiploon. Ceci explique : — 1°) pourquoi, à cet âge, le mésocolon transverse contribue à limiter l'arrière-cavité des épiploons, dont il était primitivement indépendant. — 2°) Comment le feuillet supérieur du mésocolon transverse, fusionné avec la lame postérieure du grand épiploon, ayant perdu son indépendance, paraît être formé par le feuillet supérieur de cette lame qui constitue la paroi interne de l'arrière-cavité des épiploons.

Ligament gastro-colique. — Tendu de la grande courbure de l'estomac au bord supérieur du colon transverse, ce ligament est formé par la lame antérieure du grand épiploon. Celle-ci d'abord absolument indépendante du colon, au-devant duquel elle passe librement (embryon quatrième mois), lui adhère plus tard, alors que la portion sous-colique de la bourse épiploïque disparaît par accolement et soudure des deux lames du grand épiploon. Cette adhérence, ou mieux cette soudure de la lame antérieure du grand épiploon au colon transverse peut faire défaut, et alors le ligament gastro-colique manque. Il n'est pas rare, en effet, de trouver, chez l'adulte même, un prolongement de l'arrière-cavité des épiploons au-dessous du colon transverse, entre les deux lames du grand épiploon ; cette cavité, souvent virtuelle, peut être rendue évidente, en l'insufflant par l'arrière-cavité des épiploons. On voit alors la lame antérieure du grand épiploon se détacher du colon, auquel elle était simplement appliquée, et l'air pénétrer entre les deux lames épiploïques plus ou moins loin, au-dessous du colon. Parfois enfin, la soudure de la lame antérieure au colon est irrégulière, elle n'existe que par places, là où quelques tractus assez lâches l'unissent à l'intestin. — Le ligament gastro-colique est donc inconstant. Quand il existe, sa face antérieure est libre, sa face postérieure forme la paroi antérieure de l'arrière-cavité des épiploons, son bord supérieur ou gastrique s'insère sur la grande courbure de l'estomac, son bord inférieur ou colique s'insère sur le bord supérieur de l'intestin. A ce niveau, la lame antérieure du grand épiploon s'adosse à la lame postérieure, et toutes les deux passent devant le colon transverse, lui adhèrent, puis, au-dessous de lui, elles flottent librement au-devant de l'intestin grêle. Le grand épiploon paraît donc naître de l'arc du colon transverse ; mais, en réalité, il ne fait que lui adhérer en route, et se continue au-dessus et au-dessous de lui.

En renversant le tablier épiploïque en haut, on peut se rendre facilement compte de ce fait ; alors, en effet, le colon transverse apparaît comme collé à sa face postérieure ou profonde.

En somme, les deux lames du grand épiploon se soudent au colon transverse ; au-dessus de celui-ci, une de ces lames, la postérieure, se fusionne avec le mésocolon transverse, tandis que l'autre, l'antérieure, reste libre et forme le ligament gastro-colique. Les deux lames sont séparées par l'arrière-cavité des épiploons. Au-dessous du colon, les deux lames s'adossent l'une à l'autre, se soudent ensemble, et descendent pour former le tablier épiploïque.

IV. — **ANGLE GAUCHE OU SPLÉNIQUE DU COLON** (flexura secunda s. sinistra s. lienalis coli, courbure gauche ou splénique du colon). — Formé par le passage du colon transverse dans le colon descendant, cet angle est constant. — Il est aigu, à direction sagittale, et à sinus ouvert en bas et en avant. — Sa *situation* et ses *rapports* sont à peu près fixes. Il siège dans l'hypochondre gauche très haut, derrière le corps de l'estomac, devant l'extrémité supérieure du rein et la capsule surrénale, au-dessous de la rate, contre la paroi thoraco-abdominale. — Il répond le plus souvent à l'extrémité antérieure de la septième ou de la huitième côte, quelquefois à la sixième, plus rarement à la neuvième ou dixième.

D'après Luschka (1869), il répondrait à l'extrémité antérieure de la neuvième et de la dixième côte. — Sur 40 cas, Fromont (loc. cit. 1890) l'a rencontré : au niveau de la huitième côte (18 fois), de la septième (10 fois), sixième (4 fois), dixième (3 fois), neuvième (2 fois), onzième (2 fois) et cinquième (1 fois). — Ch. Fleury (thèse de Lille, 1892, p. 47) sur 25 enfants l'a trouvé : au niveau de la dixième côte (13 fois), neuvième (9 fois), huitième (7 fois), septième (2 fois), onzième (2 fois), douzième (1 fois), sixième (1 fois). — Je ferai remarquer que, grâce aux dimensions relativement grandes du lobe gauche du foie chez l'enfant, l'angle splénique du colon se trouve, à cette période de la vie, bien plus bas que chez l'adulte ; ceci explique les chiffres du dernier auteur.

Péritoine. — Dans la grande majorité des cas (95 0/0), chez l'adulte, l'angle splénique est directement appliqué sur le rein ou en dehors de lui sur la paroi abdominale, sans interposition de méso : sa face postérieure est soudée au péritoine pariétal et, en apparence du moins, elle est dépourvue de couverture séreuse. Il est fixe et le revêtement péritonéal n'entoure que les 3/4 ou les 2/3 de sa circonférence. — Exceptionnellement (5 0/0) il est complètement enveloppé par le péritoine, et il est rattaché au bord externe de l'extrémité supérieure du rein et à la capsule surrénale par un court méso (2 à 3 cm.) ; il présente alors une certaine mobilité. — Enfin, dans tous les cas, il est relié à la paroi thoraco-abdominale latérale gauche et au diaphragme qui la recouvre, par un repli péritonéal, le *ligament phrénico-colique*.

Chez l'embryon, jusqu'à la fin du quatrième mois, l'angle splénique est complètement enveloppé par le péritoine et présente une mobilité assez grande, grâce à un méso qui appartient à tout le segment gauche du colon, c'est-à-dire à une partie du colon transverse, à l'angle splénique, et aux colon descendant, iliaque et pelvien : c'est le mésentère primitif de l'intestin terminal que j'ai appelé *mésentère terminal* (thèse de Paris, 1892, p. 15).

Celui-ci contient les ramifications de l'artère mésentérique inférieure ; il se continue en haut et à droite avec le mésentère commun de l'intestin grêle flottant et du segment droit du colon, tandis qu'en bas, il plonge dans la cavité pelvienne pour se terminer plus ou moins bas, au-dessous du détroit supérieur. Son bord intestinal est dirigé à gauche ; son bord pariétal ou racine s'insère sur la ligne médiane de la paroi abdominale postérieure. De ses deux faces, l'une gauche ou postérieure est librement couchée sur le péritoine pariétal, l'autre droite est tournée en avant. — L'évolution ultérieure de ce mésentère passe par trois étapes successives que j'ai appelées : *primitive, transitoire* et *définitive*. — Durant la première période (qui va jusqu'à la fin du quatrième mois embryonnaire), le mésentère terminal est tel que nous venons de le décrire; il est appliqué par sa face gauche au péritoine pariétal, mais ne lui adhère aucunement ; l'angle splénique, de même que les autres portions du segment gauche du colon sont libres et mobiles. — Dans la seconde période, dès la fin du quatrième mois embryonnaire, le mésentère terminal commence à se souder, par sa face gauche ou postérieure, au péritoine pariétal. Cette soudure se fait de haut en bas, de l'angle splénique vers le colon iliaque. Aussi, dès la fin du quatrième mois embryonnaire, l'angle splénique perd sa mobilité, tantôt entièrement, tantôt en partie seulement. En effet, son mésentère primitif peut disparaître totalement, ou persister en partie et constituer le court méso définitif, dont j'ai déjà parlé. Dans le premier cas, l'angle splénique se soude à son tour au péritoine pariétal et devient fixe ; dans le deuxième cas, il reste libre et relativement mobile.

Ligament phrenico-colique (lig. pleuro-colicum, Phœbus ; lig. phrenico-colicum, Bochdalek junior). — Découvert par Phœbus en 1833 (Ueber den Leichenbefund, etc., Berlin, 1833, p. 161), bien décrit ensuite par Bochdalek junior en 1867 (Arch. f. Anat., 1867, p. 482), ce lig. est un repli péritonéal horizontal, tendu de la paroi thoraco-abdominale latérale à l'angle splénique du colon. — Triangulaire, on peut lui considérer : un *bord externe, gauche ou pariétal*, qui s'insère sur les digitations du diaphragme, entre la neuvième et la onzième côte gauche ; — un *bord interne, droit ou intestinal*, qui adhère à l'angle splénique et descend même parfois sur le colon descendant ; — un *bord antérieur* ou *base*, libre, tranchant, concave en bas et en avant ; l'extrémité droite de ce bord se continue manifestement avec le bord gauche du grand épiploon. — Son *sommet*, dirigé profondément, en arrière, est insinué dans l'angle que forme la paroi thoraco-abdominale latérale avec l'extrémité supérieure du rein gauche, et adhère au péritoine pariétal. — Sa *face supérieure*, concave en haut, forme une sorte de nid de pigeon dans lequel repose l'extrémité inférieure de la rate (saccus lienalis). — Ce ligament suspend l'angle gauche du colon et sert de support ou de soutien à la rate (sustentaculum lienis). — Quelquefois, l'extrémité inférieure de la rate est unie au lig. phr. col. par un petit repli péritonéal vertical : le *lig. colico-splénique*.

Beaucoup d'auteurs considèrent le ligament phrénico-colique comme un prolongement, à gauche, du mésocolon transverse (Treves, Baraban, etc.), ou comme l'origine supérieure du feuillet externe du mésocolon descendant (Luschka). C'est une erreur. Car, ainsi que l'ont démontré, Bochdalek d'abord, et Toldt (1879) ensuite, ce lig. est formé par un prolongement du grand épiploon ; il est analogue au lig. gastro-colique que nous avons décrit au niveau de l'angle droit du colon, et il est indépendant du mésocolon transverse et du mésocolon descendant. — Il se forme de la façon suivante. Au cinquième mois de la vie fœtale, la soudure de la lame postérieure du grand épiploon au méso-colon transverse s'étend vers la gauche, atteint l'angle splénique, le dépasse même et se prolonge jusque sur la paroi abdominale postérieure et latérale. Il se forme de cette façon un diverticule épiploïque qui, perméable d'abord, s'oblitère ensuite et constitue le ligament phrénico-colique. — Celui-ci est formé, en somme, par les deux lames du grand épiploon, c'est-à-dire par quatre feuillets péritoneaux soudés ensemble. — L'oblitération du diverticule épiploïque est généralement complète chez les enfants ; quelquefois, il peut rester perméable même chez l'adulte. Du reste le ligament phrénico-colique conserve pendant longtemps l'apparence extérieure du grand épiploon, et on peut toujours saisir l'endroit où il se continue avec ce dernier.

V. — **COLON DESCENDANT OU LOMBAIRE GAUCHE.** — Il s'étend de l'angle splénique au colon iliaque, de la neuvième côte gauche à la crête iliaque, en traversant la fosse lombaire correspondante. Il passe dans le colon iliaque tantôt au milieu de la crête iliaque, tantôt près de la symphyse sacro-iliaque gauche, tantôt enfin, mais très rarement, près de l'épine iliaque antéro-supérieure de ce côté. — Sa *direction* est verticale mais non rectiligne ; il décrit, en effet, une légère courbe à concavité interne. — Il est en *rapport :* en *arrière,* avec le bord externe du muscle carré des lombes, les digitations du diaphragme en haut, le muscle transverse de l'abdomen plus bas; il est séparé de ces muscles par un mince plan aponévrotique. Exceptionnellement, il repose sur la face antérieure du rein ou longe son bord interne. — En *avant*, il est recouvert par les anses de l'intestin grêle flottant. — A *droite*, il longe le bord externe du rein. — A *gauche*, il est appliqué sur la paroi abdominale latérale; quelquefois, il en est séparé, quand il est vide, par des anses de l'intestin grêle flottant; il s'en rapproche quand il est fortement distendu. — D'après Lesshaft (Arch. f. Anat., 1870, p. 264), il est distant en moyenne de 3 à 4 pouces des apophyses épineuses lombaires. — Sa *longueur* moyenne, d'après le même auteur, serait : chez l'embryon et le nouveau-né de 1,4 à 1,8 pouce, chez l'adulte de 3 1/2 à 6 pouces. — Sa *circonférence externe* serait : chez l'embryon et le nouveau-né de 0,5 à 1,6 pouces, chez l'adulte de 2,5 à 3,9 pouces (Lesshaft).

Péritoine. — Jusque vers la fin du quatrième mois embryonnaire le colon descendant est complètement enveloppé de péritoine et présente un long méso, le mésentère terminal primitif, qui le rattache à la ligne médiane de la paroi abdominale postérieure. — Plus tard, ce méso se soude au péritoine pariétal, tantôt dans toute sa largeur jusqu'à son bord intestinal, tantôt en partie seulement, et alors le colon descendant est rattaché à la paroi abdominale par un court méso, le mésocolon descendant définitif, vestige du mésentère terminal primitif. — Le plus souvent, le processus de soudure s'étend plus loin et gagne le tube intestinal même. Alors le colon ascendant est dépourvu de méso; il est fixe et directement accolé au péritoine pariétal par sa face postérieure, tandis que le reste de sa circonférence (les 2/3 ou les 3/4) est enveloppé de péritoine.

En somme, chez le nouveau-né, l'enfant et l'adulte, dans la grande majorité des cas (85 0/0), le colon descendant est fixe ; il est directement appliqué sur la paroi abdominale postérieure par sa face postérieure, tandis que le reste de sa circonférence est recouverte par le péritoine. Celui-ci passe à droite dans le péritoine prérénal, et au delà dans le feuillet gauche du mésentère et dans le feuillet inférieur du mésocolon transverse ; à gauche, il se continue avec le péritoine pariétal qui recouvre la paroi abdominale latérale.

Quelquefois on trouve à l'extrémité supérieure du colon descendant, entre lui et la paroi abdominale latérale, un petit repli séreux, horizontal ou oblique, triangulaire : c'est le *ligament colique gauche supérieur* de Hensing. Celui-ci est situé au-dessous du lig. phrénico-colique que nous avons décrit ; absolument distinct de ce dernier, il est formé par la soudure du flanc gauche du colon ascendant à la paroi abdominale latérale. On peut l'exagérer en attirant à droite le colon ascendant. — Très souvent (une fois sur 5 ou 6 cadavres, Toldt) on trouve, le long du flanc gauche du colon ascendant, un ou plusieurs petits orifices, conduisant dans des culs-de-sac séreux, qui s'insinuent entre la paroi postérieure de l'intestin et la paroi abdominale : ce sont des *fossettes péritonéales paracoliques* (recessus paracolicus de Toldt), analogues à celles que nous avons trouvées au niveau du colon ascendant. Comme ces dernières, elles sont produites par la soudure irrégulière de la paroi postérieure du colon au péritoine pariétal.

Exceptionnellement (15 0/0) enfin, le colon ascendant est muni d'un court méso (2 à 3 cm.) : le *mésocolon descendant*. Celui-ci adhère par son bord pariétal ou racine à la paroi abdominale, sur une ligne à peu près verticale allant de l'angle splénique à la crête iliaque, en longeant le bord externe ou convexe du rein. Sa hauteur est ordinairement moindre en haut qu'en bas où il se continue dans le méso-colon iliaque, quand celui-ci existe.

VI. — **COLON ILIAQUE.** — Il commence à la crête iliaque, où il prolonge, sans ligne de démarcation nette, le colon descendant, et se termine sur le bord interne du muscle psoas, où il se continue avec le colon pelvien. — Parti du milieu de la crête iliaque, quelquefois plus en dedans, près de l'articulation sacro-iliaque, d'autres fois plus en dehors, près de l'épine iliaque antéro-supérieure, le colon traverse la fosse iliaque en décrivant une courbe plus ou moins prononcée à concavité supéro-interne; il atteint le bord interne du psoas et les vaisseaux iliaques externes sur lesquels il s'infléchit pour plonger ensuite dans la cavité pelvienne. — Sa *longueur,* mesurée entre la crête iliaque et le point où il plonge dans la cavité pelvienne, c'est-à-dire le bord interne du psoas, est assez variable. Sur 54 sujets adultes, il avait : le plus souvent 12 à 16 cm. (34 fois), plus rarement 9 cm. (8 fois), dans les autres cas il était ou très court (6 ou 8 cm.) ou au contraire très long (19 et même 25,5 cm. dans un cas). — Sa *direction* est variable : tantôt il forme une anse régulière à concavité supéro-interne; tantôt il décrit une coudure ou un angle aigu ou droit à sinus ouvert en haut et en dedans; tantôt enfin il est presque rectiligne. Mais, je ferai remarquer qu'il ne présente jamais cette double inflexion en S italique décrite par les auteurs. — Sa *situation,* variable aussi, dépend de sa longueur. Assez souvent, chez le nouveau-né et chez les enfants en bas âge surtout, il siège dans la région supéro-interne de la fosse iliaque, près de la symphyse sacro-iliaque (situation haute). Dans la majorité des cas, chez l'adulte, il passe au milieu même de cette fosse, et à 4 ou 5 cm. au-dessus de l'arcade de Fallope (situation moyenne). — Enfin, très souvent, chez les personnes âgées surtout, il traverse la partie déclive de la fosse iliaque ; il décrit une longue anse concave en haut, qui longe l'arcade de Fallope et occupe l'angle que forme la paroi abdominale antérieure avec la paroi iliaque (situation basse). — Il est en *rapport :* en *arrière,* avec la paroi iliaque (m. iliaque et psoas, aponévrose iliaque et péritoine pariétal). Le plus souvent il est fixe et immobile, et adhère à cette paroi par une partie de sa circonférence (1/3 ou 1/4); quelquefois il est libre et relativement mobile, étant rattaché à cette paroi par un mésentère plus ou moins long. — En *avant,* en *haut* et en *bas,* il est entouré et recouvert par les anses de l'intestin grêle flottant; celles-ci le séparent de la paroi abdominale. Quand le colon iliaque occupe la situation basse et qu'il est fortement distendu, il écarte les anses intestinales grêles et se met en contact avec la paroi abdominale, par une partie de sa circonférence. — Sa *configuration externe* diffère sensiblement de celle des segments supérieurs du colon : les bandes longitudinales sont moins nettes, les fibres musculaires qui les forment tendent à s'irradier sur la surface; les bosselures et les sillons transversaux sont aussi bien moins marqués, surtout chez le nouveau-né et les enfants en bas âge. Il faut bien se rappeler ces faits pour ne pas confondre en pratique cette anse colique avec une anse intestinale grêle, surtout quand la première est munie d'un long méso, c'est-à-dire libre et mobile. La présence de franges épiploïques, et un examen attentif du tube intestinal suffiront pour éviter cette méprise.

Péritoine. — Chez l'embryon, le colon iliaque est complètement enveloppé par le péritoine, et rattaché à la ligne médiane de la paroi abdominale postérieure par le *mésentère terminal primitif.* Celui-ci est commun, comme nous l'avons vu, à tout le segment gauche du colon, et disparaît peu à peu en se soudant au péritoine pariétal. Mais, tandis que la portion de ce méso qui appartient au colon descendant disparaît de bonne heure, celle qui rattache le colon iliaque persiste plus longtemps. — Chez le nouveau-né, le colon descendant est déjà, dans la grande majorité des cas, fixé à la paroi abdominale, alors que le colon iliaque est encore libre et mobile, et possède un méso assez haut, vestige du mésentère terminal primitif. — Chez l'enfant, quelquefois seulement chez l'adulte, le colon iliaque acquiert sa disposition définitive. Dans quelques cas (10 0/0), il conserve une enveloppe séreuse complète et un court méso, le *mésocolon iliaque définitif* (haut de 2 à 3 cm.) ; il est relativement mobile. — Ordinairement (90 0/0), le processus de soudure s'est étendu à tout le méso primitif et même au colon. Celui-ci est alors fixé ; il adhère directement au péritoine pariétal iliaque. Cette adhérence, souvent irrégulière, fait défaut par places. Dans ces cas, on trouve le long du bord convexe ou inférieur du colon iliaque un ou plusieurs orifices, le plus souvent deux à trois, qui conduisent dans des culs-de-sac péritonéaux, insinués entre la face postérieure de ce colon et la paroi iliaque : ce sont des *fossettes paracoliques*, analogues à celles que nous avons déjà vues au niveau des colons ascendant et descendant. Ces fossettes indiquent les points où la soudure du colon au péritoine pariétal a fait défaut.

V. — **COLON PELVIEN**. — J'ai désigné sous ce nom, en 1889 (Bull. Soc. Anat., Paris, 1889, p. 232), une très longue et très mobile anse du colon, qui siège normalement dans la cavité pelvienne. — Depuis j'ai étudié son évolution pendant la vie intra-utérine (thèse de Paris, 1892), et sa disposition chez le nouveau-né (Le col. pelv. chez l'embryon et chez le nouveau-né, Paris, 1892) et chez l'adulte (Hernies Rétrop., 1890, p. 132-144).

Limites. — Le colon pelvien, très mobile, grâce à son long mésentère, le mésocolon pelvien, se continue avec deux segments du gros intestin absolument fixes, le colon iliaque et le rectum. Aussi ses limites sont très nettes. Sa limite supérieure répond au bord interne du psoas gauche, c'est-à-dire au détroit supérieur, où il se continue avec le colon iliaque. Sa limite inférieure répond au corps de la troisième ou quatrième vertèbre sacrée, où il se continue avec le rectum. — Rien n'indique sur le tube intestinal sa limite supérieure ; inférieurement au contraire il est souvent séparé du rectum par un sillon, quelquefois circulaire, le plus souvent limité à un côté de l'intestin. Ce sillon est surtout marqué quand l'intestin est fortement distendu.

Longueur. — Elle est très variable. Sur 54 sujets, j'ai obtenu les chiffres suivants : 41 à 48 cm. (18 fois), 20,2 à 29,2 (12 fois), 32,2 à 38 (10 fois), 52,7 à 58 (6 fois). Quelquefois il était bien plus long : 65, 78, 84 cm. (6 fois) ; exceptionnellement enfin, il ne dépassait pas 12 cm. (2 fois).

Situation. Trajet. — Chez l'adulte, il siège d'habitude dans la cavité pelvienne (92 0/0), rarement dans la cavité abdominale (8 0/0). — Quand il occupe la cavité pelvienne, il présente le trajet suivant. Né sur le bord interne du psoas, tantôt très haut près de la symphyse sacro-iliaque gauche, tantôt plus bas à une certaine distance en avant de cette dernière, le colon pelvien plonge dans la cavité pelvienne en suivant le flanc gauche du petit bassin. Il descend d'abord verticalement sur cette paroi ; puis, au niveau du plancher pelvien, ou au-dessus de lui, il s'infléchit une première fois et se porte ensuite transversalement de gauche à droite. Arrivé contre le flanc droit du petit bassin, quelquefois dans la fosse iliaque droite même, il s'infléchit une seconde fois, et se dirige de haut en bas et de droite à gauche vers la ligne medio-sacrée (corps de la troisième et quatrième v. s.), où il se continue avec le rectum. — On peut lui décrire trois portions et deux inflexions, courbures ou angles : la *première portion, verticale* ou *gauche,* est verticalement descendante ; elle suit le flanc gauche du petit bassin, mais n'y adhère pas. — La *deuxième portion, transversale* ou *présacrée,* se porte de gauche à droite devant la concavité sacrée, derrière la vessie chez l'homme, l'utérus chez la femme. Sa direction présente de nombreuses variétés : horizontale dans quelques cas, elle est le plus souvent obliquement ascendante de gauche à droite. Rectiligne parfois, elle décrit le plus souvent une courbe ou anse à convexité inférieure, ou même deux ou trois flexuosités. Son siège est aussi très variable : tantôt elle repose sur l'ampoule rectale, tantôt elle est située bien plus haut et croise le sacrum à la hauteur de la deuxième v. sacrée, ou même passe devant le promontoire. — La continuation de la première portion avec la seconde se fait souvent par un angle plus ou moins accusé : *premier angle* du colon pelvien, à sinus ouvert en haut. Cet angle représente, quand il existe, la partie la plus déclive du colon pelvien ; il descend jusqu'au plancher pelvien et est situé entre le flanc gauche du petit bassin et l'ampoule rectale. Mais, assez souvent cet angle manque; il est remplacé par une légère courbe que décrivent les deux premières portions du colon en passant l'une dans l'autre. — La *troisième portion, droite* ou *terminale,* se dirige en bas et à gauche. Elle suit d'abord le flanc droit du petit bassin, puis elle s'en écarte pour atteindre le corps de la troisième ou quatrième v. sacrée où elle se continue avec le rectum. Dans ce trajet, elle passe le plus souvent derrière la portion transversale ; quelquefois elle longe cette dernière et est située à droite d'elle. — Ceci dépend de la direction de l'angle que forment les deuxième et troisième portions du colon en passant l'une dans l'autre. En effet, arrivée sur le flanc droit du bassin, la deuxième portion du colon pelvien se dirige le plus souvent d'avant en arrière, et passe dans la troisième portion en décrivant un angle dirigé dans le sens sagittal, à sinus ouvert en bas et à gauche ; la troisième portion se dirige alors d'arrière en avant et de haut en bas et passe derrière la portion transversale. Plus rarement, le *deuxième angle* du colon ou *angle droit,* a une direction frontale à sinus ouvert directement en bas ; alors la troisième portion descend en longeant le bord droit de la portion transversale. Quoi qu'il en soit, la situation de cet angle présente des variations nombreuses : tantôt il est appliqué sur la paroi droite du bassin, à une certaine distance au-dessous du détroit supérieur, tantôt il est situé plus haut au niveau de l'articulation sacro-iliaque droite, tantôt enfin il occupe la fosse iliaque droite, où il est situé immédiatement en dedans du cœcum. — J'ajouterai quelques dispositions plus rares : quelquefois la première portion manque : la deuxième portion se dirige alors de gauche à droite, directement ou en décrivant des flexuosités à direction frontale; ou bien elle se dirige d'abord obliquement en bas et à droite, atteint le flanc droit du bassin, puis se relève, et monte presque verticalement jusqu'à la symphyse sacro-iliaque droite où elle s'infléchit pour passer dans la portion terminale. D'autres fois enfin, le colon n'atteint pas le flanc droit du bassin ; il s'infléchit plusieurs fois sur lui-même, et décrit plusieurs anses ou circonvolutions verticales ou transversales, avant de se terminer sur la troisième vert. sacrée.

Quels que soient son trajet et sa direction, le colon pelvien occupe dans tous ces cas la cavité du petit bassin. C'est son siège habituel quand il est vide ou faiblement distendu. Mais très souvent, il est obligé de quitter cette cavité et de pénétrer, temporairement, dans l'abdomen. Deux causes produisent ce déplacement : *a*) la distension exagérée du colon pelvien ; *b*) l'amplitude ou le développement exagéré, physiologique ou pathologique, des autres viscères pelviens (vessie, utérus, ampoule rectale). — Quand il est fortement distendu, le colon pelvien est forcé de quitter le petit espace que lui réservent les viscères qui l'entourent dans la cavité pelvienne. Alors il s'étale à l'entrée du petit bassin, ou même il se redresse complètement et pénètre plus ou moins dans la cavité abdominale. Dans ce cas, il se met en contact avec la paroi abdominale antérieure, dont il est séparé d'ordinaire par les anses de l'intestin grêle flottant. — La vessie, l'utérus chez la femme (utérus gravide) et le rectum même, en se développant au delà de certaines limites, remplissent à eux seuls la cavité pelvienne dont ils chassent les organes mobiles, tels que le colon pelvien et les anses intestinales grêles, qui sont forcés alors de monter dans l'abdomen.

Rarement, avons-nous dit, le colon pelvien peut siéger en grande partie et d'une façon permanente, dans la cavité abdominale. Il présente alors le trajet suivant. Parti du détroit supérieur, c'est-à-dire du psoas au niveau de la symphyse sacro-iliaque gauche, le colon se dirige d'abord presque verticalement en haut, parallèlement au colon descendant, tantôt devant, tantôt, le plus souvent, en dedans de lui ; puis, après un trajet plus ou moins long, il se recourbe, se porte de gauche à droite, décrit une anse à concavité inférieure, après quoi il descend, soit verticalement, soit obliquement, de droite à gauche, vers la symphyse sacro-iliaque droite. Là, il plonge dans la cavité pelvienne en suivant le flanc droit du petit bassin, et atteint définitivement la 3ᵉ v. sacrée où il se termine comme à l'ordinaire. — La grande anse colique flottante ainsi formée peut occuper dans la cavité abdominale des situations diverses, suivant qu'elle est plus ou moins longue. Elle peut remonter jusqu'aux confins de la région ombilicale et de l'épigastre ; elle forme alors une énorme anse colique située devant les colons ascendant, transverse et descendant. D'autres fois elle ne remonte pas si haut, et reste dans la région hypogastrique, ou derrière l'ombilic. Dans certains cas enfin elle est entièrement déjetée à gauche, dans le flanc gauche, devant le colon descendant, ou à droite, dans le flanc droit, devant le colon ascendant. — Quoi qu'il en soit, la présence possible de cette anse colique dans la cavité abdominale doit être toujours à l'esprit afin d'éviter des méprises fâcheuses.

Chez le nouveau-né, la situation et le trajet du colon pelvien diffèrent notablement de la disposition que nous venons de décrire chez l'adulte. Cette différence est due à deux causes : 1° l'exiguité de la cavité pelvienne, encore peu développée à cet âge ; 2° la distension du colon par le méconium. Ces deux causes réunies font que le colon pelvien ne peut être entièrement logé dans la cavité pelvienne. Aussi peut-on lui considérer deux portions : une *prépelvienne* ou *abdominale,* suivant les cas ; l'autre *intra-pelvienne.* — La première commence au niveau du psoas où elle se continue avec le colon iliaque, encore mobile et muni d'un meso plus ou moins long, comme nous l'avons vu. De là, elle se porte tantôt en haut, dans la cavité abdominale, où elle décrit une anse à concavité inférieure, analogue à celle que nous avons décrit chez l'adulte, quand le colon pelvien siégeait dans l'abdomen ; tantôt, le plus souvent, elle se dirige directement de gauche à droite, passe devant le promontoire, par dessus l'orifice supérieur du petit bassin, et arrive dans la fosse iliaque droite. Là, elle s'infléchit, décrit un ou même deux coudes dans la fosse iliaque, à côté et en dedans du cœcum, ou même devant ou derrière cet organe ; puis elle plonge, en suivant le flanc droit du bassin, dans la cavité pelvienne. En somme, cette première portion remonte plus ou moins haut, dans la cavité abdominale, où elle surplombe l'entrée de la cavité pelvienne. Mais dans presque tous les cas, elle décrit, avant de plonger dans le bassin, une ou même deux inflexions situées dans la fosse iliaque droite. Plus rarement, surtout quand le colon est vide, cette ou ces inflexions sont situées contre le détroit supérieur, à droite, et ne pénètrent pas dans la fosse iliaque droite. — La portion intra-pelvienne se dirige toujours de droite à gauche, pour atteindre le corps de la troisième ou quatrième v. sacrée. Elle est tantôt rectiligne, tantôt flexueuse. Dans ce dernier cas, elle décrit souvent deux ou trois anses transversales et superposées. — J'ajouterai enfin que, dans quelques cas, on peut trouver, même chez le nouveau-né, le colon pelvien entièrement caché dans la cavité du petit bassin. — Sa longueur varie de 20 à 25 cm.

La situation du colon pelvien, chez le nouveau-né, présente un grand intérêt pratique, car c'est sur lui qu'on cherche de préférence à établir un anus contre nature, dans les cas d'imperforation anale. Aussi a-t-on cherché à la bien préciser. Meckel (1808) avait déjà remarqué que l'S romain, qui est une partie de notre colon pelvien, comme nous le dirons plus loin, était situé en partie dans la fosse iliaque droite. Huguier (Bull Ac. Méd. Paris, T. XXIV, p. 435) soutint en 1859 que l'S iliaque chez le nouveau-né se dirige transversalement dans la fosse iliaque droite, et de là plonge dans le bassin pour se continuer avec le rectum. Cette disposition, d'après lui, serait constante chez l'enfant jusqu'à l'âge de dix-huit mois à deux ans. Aussi proposait-il de pratiquer l'anus contre nature au niveau de la région iliaque droite. Giraldès (Bull. soc. chir. Paris, t. III, p 156) ne trouve cette disposition que 24 fois sur 184 autopsies ; et, sur 11 autopsies d'enfants imperforés, l'S iliaque était toujours située dans la fosse iliaque gauche. Certains auteurs ont admis l'opinion de Huguier (Béraud, Verneuil), tandis que d'autres partagent l'avis de Giraldès (Bastien, Curling). — Bourcart (Thèse de Paris, 1863), sur 150 cas a trouvé 111 fois la *position ascendante :* l'S iliaque présente trois anses : une première se dirige vers la fossette inguinale gauche ; une deuxième toujours ascendante, remonte plus ou moins haut; la troisième, petite, est située sur les limites du petit bassin. La *position transversale* existait dans 33 cas : l'anse principale a une direction transversale, dont une partie plus ou moins considérable occupe la fosse iliaque droite. La *position descendante* est tout à fait exceptionnelle (6 fois) : la grande anse est située dans l'excavation pelvienne, entre le rectum et la vessie et sur les parties gauches chez le petit garçon ; à gauche du rectum et en arrière du ligament large chez la petite fille. — Lesshaft (Arch. f. Anat., 1870, p. 264) admet que, dans le cas où la flexure sigmoïde (S iliaque) est remplie par du méconium, la branche rectale se trouve toujours située dans la région inguinale droite. — Sappey a rencontré 8 fois sur 14 fœtus à terme la disposition de Huguier. — Pour Cruveilhier, c'est la disposition qu'on rencontre dans la majorité des cas chez le nouveau-né. — Enfin d'après Claudius von Samson (Inaug. Dissert., Dorpat, 1890), sur les enfants, jusqu'à 6 mois, la flexure sigmoïde présente la disposition indiquée par Huguier; plus tard, elle commence à prendre la situation qu'elle présente chez l'adulte.

Rapports. — Dans sa situation normale, c'est-à-dire quand il siège dans la cavité du petit bassin, le colon pelvien répond : en arrière, à la paroi sacrée ; en avant, à la vessie chez l'homme, à l'utérus et aux ligaments larges chez la femme ; en bas, il plonge dans le cul-de-sac de Douglas et repose sur l'ampoule rectale; en haut, il est recouvert par les anses de l'intestin grêle flottant. — Les rapports du colon pelvien avec les viscères qui l'entourent peuvent être plus ou moins intimes. Souvent il est relié à la vessie, à l'utérus, à ses annexes, ou aux ligaments larges par des tractus plus ou moins longs. Ceux-ci peuvent être accidentels et pathologiques ou normaux. Parmi ces derniers, nous signalerons le ligament infundibulo-colique allant du colon pelvien à la trompe et souvent à l'ovaire gauche. Il sera décrit plus loin.

Quand le colon pelvien quitte temporairement la cavité pelvienne et pénètre dans l'abdomen, il se met en rapport avec la paroi abdominale antérieure, à travers laquelle on peut l'explorer. Dans quelques cas pourtant, il en est séparé par les anses intestinales grêles au milieu desquelles il s'est insinué. Il occupe alors la région hypogastrique, l'ombilic ou l'un des flancs.

La description qui précède résulte de mes recherches. Voyons maintenant les opinions émises à cet égard. — Tous les auteurs décrivent un colon descendant que la plupart limitent à la crête iliaque, tandis que d'autres le prolongent jusqu'au muscle psoas. — Au colon descendant ferait suite un segment du gros intestin, mobile, muni d'un long mésentère, et situé normalement dans la fosse iliaque gauche : c'est l'S *iliaque*, l'S *romaine*, *anse* ou *flexure sigmoïde*. Sa limite supérieure est établie de la façon suivante : le point le plus élevé de la crête iliaque (Luschka), la crête iliaque (Weber, Huschke, Sappey, Cruveilhier), la fosse iliaque (Hoffmann, Gruber), un point variable du muscle iliaque (Bock), en avant du fascia iliaca (Krause), le bord interne du psoas (Engel) ou devant ce muscle (W. S. Otis). — Sa *limite inférieure*, où il se continue avec le rectum répondrait : à l'articulation sacro-iliaque gauche (Weber, Luschka, Cruveilhier, Sappey, Aeby, Gruber), au promontoire (Engel, Hoffmann, Toldt), au côté gauche du promontoire (Huschke, Arnold), à la cinquième v. lombaire (Bock, Krause). — Quelques auteurs indiquent cette limite sur l'intestin lui-même : Amussat y décrit un rétrécissement, Luschka un repli muqueux. — Sa *direction* est flexueuse ; elle décrit dans la fosse iliaque une première courbure à convexité supérieure et une seconde à convexité inférieure (Sappey, etc). Luschka lui distingue deux portions : une *branche colique*, courbe, à convexité inférieure dirigée vers le ligament de Fallope et qui est posée sur le muscle iliaque, et une *branche rectale* qui plonge par dessus le muscle psoas dans la cavité du petit bassin. — Sa *situation* est variable ; habituellement elle occupe la fosse iliaque gauche. Parfois elle peut atteindre, par une de ses anses, la fosse iliaque droite où elle est située à côté, en avant ou au-dessous du cœcum (Huschke, Hoffmann, Engel, Cruveilhier, Henle, Luschka, Schiefferdecker (Arch. f. Anat., 1886, Fromont). Parfois aussi, elle remonte dans la cavité abdominale en dedans du colon descendant ou, plus rarement, en dehors de ce dernier (Schiefferdecker) : elle peut atteindre alors : le foie (Hoffmann, Engel), l'estomac (Henle, Engel), le colon transverse (Fromont), l'hypochondre gauche (Engel). — Quelquefois enfin, elle plonge entièrement dans le petit bassin (Sappey, chez le nouveau-né ; W. J. Otis (1885), Schiefferdecker, Fromont, W. S. Melsome (1893), chez l'adulte). C'est la situation normale de l'anse sigmoïde d'après His. A l'S iliaque ou anse sigmoïde fait suite le *Rectum*. Celui-ci naît au niveau de l'articulation sacro-iliaque gauche ou au niveau du promontoire, se dirige ensuite de *gauche à droite*, atteint la troisième v. sacrée, puis descend verticalement sur la concavité sacro-coccygienne. La portion du rectum comprise entre la symphyse sacro-iliaque et la troisième v. s. est mobile grâce à un mésentère plus ou moins long, le meso-rectum : c'est la *première portion du rectum*.

Telle est la description classique des segments du gros intestin compris entre le colon descendant c'est-à-dire la crête iliaque gauche et la troisième v. sacrée. Quelques auteurs ont cherché à démontrer que cette description était inexacte : Fleischmann, dès 1815, avait avancé qu'assez souvent la première portion classique du rectum, chez l'adulte, naît à droite et se dirige de droite à gauche et non pas de gauche à droite. — D'après Treves (British med. Journ., 1885), les portions d'intestin appelées anse sigmoïde et première portion du rectum forment ensemble une simple anse qui débute au colon descendant et se termine à ce qu'on appelle deuxième portion du rectum, c'est-à-dire au niveau de la troisième v. sacrée. Cette anse en forme de Ω, *anse Oméga*, longue de 17 1/2 pouces en moyenne, siège dans le petit bassin. — Claudius von Samson (Inaug. Dissert. Dorpat, 1890) décrit sous le nom de flexura sigmoïdea coli, le segment du gros intestin, allant du psoas gauche à la troisième v. sacrée ; très mobile, elle est munie d'un long mésentère. Sa situation est variable, elle occupe souvent la cavité du petit bassin, et sa portion terminale se dirige presque toujours de droite à gauche, pour atteindre le rectum qui ne commence qu'au niveau de la troisième v. s.

En somme, les descriptions de Treves et de von Samson se rapprochent de celle que nous avons donnée dès 1889 (loc. cit.), et qui peut se résumer ainsi. — *a)* Dans la fosse iliaque gauche, il n'y a pas d'S iliaque ou anse sigmoïde, mobile, mais un segment intestinal presque rectiligne et fixe : le *colon iliaque*. — *b)* Dans la cavité pelvienne il existe une longue anse colique, mobile munie d'un long mésentère ; elle représente une partie de l'S iliaque et la première portion du rectum des auteurs classiques : c'est le *colon pelvien*. — *c)* Le rectum ne commence qu'à la troisième v. sacrée. — Chez l'embryon, le colon pelvien apparaît d'abord sous la forme d'une anse double située dans la fosse iliaque gauche (stade de différenciation de l'intestin terminal) et se continuant avec le colon descendant et avec le rectum. Puis le futur colon pelvien s'accroît ; de ses deux anses, l'une reste iliaque (située dans la fosse iliaque gauche), l'autre devient abdominale. Celle-ci remonte dans l'abdomen ou surplombe l'entrée de la cavité pelvienne (période de transition). Enfin le gros intestin s'allonge, le colon iliaque se forme et les deux anses du futur colon pelvien se fusionnent pour ne plus former qu'une énorme anse qui passe par dessus l'entrée du petit bassin, pour pénétrer, après avoir atteint ou non la fosse iliaque droite, dans le pelvis. — A la naissance, le colon iliaque devient fixe, le colon pelvien plonge en partie dans le petit bassin (portion pelvienne), tandis que sa portion initiale (portion prepelvienne) surplombe l'entrée du pelvis. — Ultérieurement le colon pelvien plonge entièrement dans le pelvis. — Quelquefois pourtant il peut conserver sa situation embryonnaire ; une anse plus ou moins longue reste dans l'abdomen. C'est ainsi que s'explique, par une anomalie de développement, la situation abdominale permanente d'une partie du colon pelvien, chez l'adulte (Thèse de Paris, 1892).

Configuration externe. — Le colon pelvien forme un tube presque uniforme, sans sillon ni bosselures. Les bandes longitudinales, irrégulières, ne tardent pas à se réunir en deux : une antérieure, l'autre postérieure, qui se continuent sur le rectum.

Péritoine. — Le colon pelvien, complètement enveloppé par le péritoine, est rattaché à la paroi abdominale et pelvienne postérieure par un long mésentère : le *mésocolon-pelvien*. — Au niveau de la racine ou bord pariétal de celui-ci, à la hauteur de la symphyse sacro-iliaque gauche, siège l'orifice d'entrée d'un profond cul-de-sac péritonéal : la *fossette intersigmoïde*.

Mésocolon pelvien. — C'est un large éventail avec un bord pariétal, un bord intestinal et deux faces. — Son *bord pariétal* ou *racine* s'insère suivant une ligne brisée constituée de deux segments : l'un oblique en haut et en dedans, l'autre vertical et médian. Sa ligne d'insertion suit le trajet suivant : née sur la face antérieure du psoas, près de son bord interne, elle se dirige en haut et en dedans, longe le flanc gauche des vaisseaux iliaques externes, passe sur les vaisseaux spermatiques d'abord, sur l'uretère ensuite ; puis, elle longe le flanc gauche de l'artère iliaque primitive gauche et, arrivée au niveau de la bifurcation de l'aorte, quelquefois plus bas, d'autres fois plus haut au niveau de la portion horizontale ou prévasculaire du duodénum, à la hauteur de la quatrième, quelquefois de la troisième ou de la cinquième vertèbre lombaire, elle se recourbe brusquement, décrit un angle aigu ou obtus ouvert en bas et en dehors, et descend presque verticalement sur la paroi lombaire. Sur cette paroi, elle suit la ligne médiane, atteint le promontoire, puis descend, en se dirigeant légèrement à droite, sur la concavité sacrée, et se termine, tantôt sur le corps de la troisième v. s., tantôt sur celui de la quatrième, tantôt, le plus souvent, au niveau de l'interstice qui sépare ces deux vertèbres. — Cette ligne présente donc deux portions : l'une obliquement ascendante, située à gauche de la ligne médiane du corps, l'autre verticalement descendante et médiane. Elles décrivent, en se réunissant par leur extrémité inférieure, un angle aigu ou obtus, ouvert en bas, situé au niveau de la cinquième, de la quatrième ou de la troisième vert. lomb. — La première portion constitue ce que j'ai appelé la *racine secondaire* du mésocolon pelvien, la seconde sa *racine primitive*.

J'ai désigné sous ces noms les deux segments du bord pariétal du mésocolon pelvien (Thèse, Paris, 1892) pour bien préciser que le premier se forme assez tardivement, par la soudure du mésentère terminal primitif au péritoine pariétal, alors que le second qui représente l'insertion pariétale du mésentère terminal, apparait de très bonne heure. En effet, comme je l'ai dit dans les chapitres précédents, le mésentère terminal primitif s'insère tout d'abord sur la ligne médiane de la colonne lombo-sacrée, et tout le segment gauche du colon (angle splénique, colon descendant, iliaque et pelvien) est libre et mobile. Puis, ce mésentère s'accole par sa face gauche ou postérieure à la paroi abdominale postérieure et se soude au péritoine pariétal. Cette soudure, qui commence vers la fin du quatrième mois embryonnaire, débute à l'extrémité supérieure du mésentère, c'est-à-dire au niveau de l'angle splénique. Plus tard, le processus de soudure s'étend peu à peu de haut en bas, et gagne les segments sous-jacents du mésentère. A la naissance ou même plus tard, toute la portion du mésentère terminal qui appartient au colon descendant et iliaque disparait; ces segments du gros intestin sont à leur tour soudés et fixés au péritoine pariétal, tandis que le colon pelvien garde sa mobilité primitive, grâce à la persistance du segment du mésentère terminal primitif qui lui appartient, et qui ne s'accolant pas au péritoine pariétal, constitue le mésocolon pelvien. Celui-ci présentera donc une double racine : l'une qui s'insère sur la ligne médiane lombo-sacrée, racine primitive, ou racine du mésentère terminal, l'autre qui se dirige de la colonne lombaire vers le détroit supérieur à gauche : racine secondaire du mésocolon pelvien.

Son *bord intestinal* s'insère sur la face postéro-supérieure du colon. Il est convexe et suit les flexuosités de l'intestin. — De ses deux *faces*, l'une, *antérieure* et *superficielle*, est tournée vers la cavité pelvienne ; l'autre, *postérieure* et *profonde*, s'applique sur la paroi pelvienne postérieure, sans lui adhérer. — Quand le colon pelvien se redresse à la suite de sa propre distension ou après le développement des autres viscères pelviens, et surplombe l'orifice d'entrée du petit bassin, son mésocolon se déploie et s'étale sur cet orifice qu'il ferme. Alors la face postérieure du mésocolon devient inférieure, forme la voûte de la cavité pelvienne, et coiffe les viscères qui y sont contenus (vessie, utérus, etc.); sa face antérieure devient supérieure, et forme entre la cavité abdominale de la cavité pelvienne un plancher mobile sur lequel reposent les anses intestinales grêles. — Enfin, lorsque le colon pelvien se redresse complètement et remonte dans l'abdomen, la face antérieure de son mésocolon devient postérieure et la face postérieure devient antérieure.

La *hauteur* du mésocolon pelvien est très variable. Au niveau des deux extrémités du colon, c'est-à-dire sur le psoas et sur la troisième v. sacrée il ne dépasse pas 2 cm., tandis que, à sa partie moyenne, c'est-à-dire entre le sommet de l'anse pelvienne et l'angle que forment les deux branches de sa racine, il atteint le plus souvent 10 à 16 cm., quelquefois 7 à 9, plus rarement 4 à 6 ; dans quelques cas, il est très haut et peut même dépasser 20 à 25 cm. (5, 6 à 9 pouces, W. Gruber ; 3 1/2 à 9 pouces, Treves). — Quand il est très long, c'est-à-dire très haut, le mésocolon prédispose au volvulus de l'anse pelvienne.

Le mésocolon pelvien est formé de deux feuillets péritonéaux, entre lesquels cheminent les vaisseaux et les nerfs de l'intestin. Les *artères*, au nombre de trois, naissent par un tronc commun qui pénètre dans le méso-colon au niveau de l'angle où se réunissent les deux branches de sa racine. Ce tronc se divise bientôt en trois branches ; les artères sigmoïdes ou artères du colon pelvien. Une de ces branches, l'a. *sigmoïde gauche*, se dirige vers le point d'union du colon pelvien avec le colon iliaque ; elle chemine le plus souvent le long de la racine secondaire du mésocolon pelvien. Une deuxième, l'a. *sigmoïde moyenne*, va directement du sommet de la racine du mésocolon au sommet du colon pelvien. La troisième enfin, l'a. *sigmoïde droite*, se dirige vers l'extrémité terminale de l'anse pelvienne. Ces trois artères se divisent et se subdivisent dans l'épaisseur du mésocolon avant d'atteindre le hile de l'intestin ; de ces subdivisions naissent les dernières ramifications, qui passent sous la séreuse et recouvrent la circonférence du colon, avant de plonger dans l'épaisseur de ses tuniques. — L'artère hémorrhoïdale supérieure chemine dans l'épaisseur de la racine primitive ou lombo-sacrée, avant d'atteindre la paroi postérieure du rectum. Les *veines* suivent le trajet des artères. Il en est de même des *vaisseaux lymphatiques* et des *nerfs* du colon pelvien. On trouve enfin, disséminés çà et là le long des vaisseaux, des ganglions lymphatiques.

Au niveau de la racine du mésocolon pelvien, ses deux feuillets se réfléchissent dans le péritoine pariétal. Entre le feuillet postérieur et la paroi iliaque ou la paroi pelvienne latérale gauche, les annexes de l'utérus et le ligament large gauche chez la femme, il existe des replis péritoneaux ou ligaments ; ce sont les ligaments colo-iliaque ou colo-pelvien et infundibulo-colique. Entre le feuillet antérieur et la racine du mésentère de l'intestin grêle, on trouve un autre repli péritonéal : le lig. mésenterico-mésocolique.

Ligament colo-iliaque ou colo-pelvien. — C'est un repli péritonéal triangulaire qui se détache du feuillet postérieur du mésocolon pelvien et de la circonférence du colon lui-même pour s'insérer sur la paroi iliaque ou sur la paroi pelvienne latérale gauche. Pour bien le voir, il faut renverser en haut et en arrière le colon pelvien et son méso. Ainsi tendu, il présente trois bords : un *bord colique et mésocolique*, court, qui adhère au colon et au feuillet postérieur du mésocolon. — Un *bord pariétal iliaque* ou *pelvien* très long, qui adhère au péritoine pariétal de la fosse iliaque ou de la paroi pelvienne latérale gauche. Dans le premier cas ce bord suit le psoas et l'artère iliaque externe ; souvent il se prolonge en avant jusqu'à l'orifice interne du canal inguinal (plica inguino-colica, Engel), en suivant les vaisseaux spermatiques (plica genito-enterica, Treitz). D'autres fois, ce bord croise le psoas et les rameaux iliaques externes pour plonger dans le petit bassin en suivant sa paroi latérale gauche (lig. colo-pelvien). — Son *bord antérieur, inférieur* ou *base*, libre, concave en avant ou en bas, suivant que le colon pelvien est renversé en haut ou dans sa situation normale, est semi-lunaire : sa corne supérieure se perd sur le mésocolon ou sur le colon même, tandis que la corne inférieure se prolonge, comme le bord pariétal, vers l'orifice interne du canal inguinal ou vers le pelvis. — Son *sommet* se perd sur le mésocolon pelvien, près de son origine sur le psoas. — De ses deux *faces*, l'une est tournée à gauche vers la fosse iliaque, l'autre à droite vers la cavité pelvienne. — Ainsi disposé, ce ligament n'est en somme que la continuation en avant de la racine secondaire ou gauche du mésocolon pelvien, qu'il prolonge vers la fosse iliaque ou vers le pelvis. Il est l'analogue du ligament mésenterico-pariétal que nous avons trouvé dans la fosse iliaque droite et qui prolongeait vers la fosse iliaque la racine du mésentère de l'intestin grêle. Il est produit par la coalescence du colon et du mésentère terminal au péritoine de la fosse iliaque et de la paroi pelvienne, coalescence qui se fait dans ces cas par l'intermédiaire de ce long ligament.

Ligament infundibulo-colique. — Analogue au précédent, ce ligament se détache du feuillet postérieur du mésocolon pelvien et s'étend jusqu'au ligament large et jusqu'à la trompe du côté gauche. Il est triangulaire ; son *bord mésocolique* s'insère sur le feuillet postérieur du mésocolon ; son *bord pariétal* suit la paroi pelvienne latérale ; il contient dans son épaisseur les vaisseaux utéro-ovariens et va se perdre sur le ligament large et sur le pavillon de la trompe gauches. Dans quelques cas, il se bifurque pour aboutir au pavillon de la trompe d'une part, à l'extrémité postérieure de l'ovaire d'autre part. — Son *bord antérieur*, *inférieur* ou *base*, concave en avant ou en bas est libre ; sa corne supérieure ou antérieure se perd sur le méso-colon pelvien, l'inférieure sur le ligament large, le pavillon de la trompe et l'ovaire gauches. — Ce ligament peut coexister, chez la femme, avec le lig. colo pelvien ou colo-iliaque. — Sa présence acquiert une grande importance pratique, car il rend solidaires le colon pelvien et les annexes du côté gauche. Aussi, dans les cas de salpingite, de kystes du ligament large du côté gauche, on trouve, comme j'ai eu l'occasion de le voir dernièrement sur un sujet de l'école pratique qui portait un kyste parovarien, le colon pelvien et son méso, accolés et même soudés à la paroi du kyste, qui s'est développé entre les deux feuillets du ligament infundibulo-colique.

Ligament mésentérico-mésocolique. — W. Gruber (Zeitsch. der K. K. Ges. der Aerzte zu Wien, 1848, p. 432) décrit sous ce nom un repli péritonéal, constant, falciforme, à bord tranchant, qui s'étend du feuillet antérieur du mésentère de l'anse sigmoïde (mésocolon pelvien) au mésentère de l'intestin grêle. Haut de 1 1/2 à 2 pouces, ce lig. naît du mésocolon sigmoïde, se dirige de gauche à droite, passe obliquement en avant de la cinquième v. lomb., et, diminuant peu à peu de hauteur, remonte à droite vers le feuillet droit du mésentère. Il se termine à 1 ou 3 pouces au-dessus de l'abouchement de l'iléon dans le gros intestin et à plusieurs pouces de l'insertion du mésentère sur l'iléon. Sa longueur est de 4 à 5 pouces. Si l'intestin grêle est rejeté en haut et à droite, le bord libre du lig. regarde en haut et en avant : quand l'intestin grêle occupe sa situation normale, il regarde en avant et en bas. — Admis par certains auteurs (Hoffmann, Aeby, Luschka, Henle, Kuttner, Pirogoff, R. v. Oettingen), nié par Von Samson (loc. cit. 1890), qui sur 100 cadavres ne l'a jamais rencontré, ce ligament existe certainement, mais il est loin d'être constant. — Je l'ai vu plusieurs fois : tantôt il formait un mince repli séreux, haut de 3 à 4 cm. et même plus ; tantôt il était épais, dur et tranchant avec un aspect fibreux. Pour bien le voir, il faut attirer le colon pelvien et son méso en bas, en avant et à gauche, et renverser la masse de l'intestin grêle flottant et son mésentère en haut et à droite. Alors le ligament mésentérico-mésocolique, tendu, présente une forme semi-lunaire : son *bord pariétal* convexe passe devant la cinquième ou la quatrième v. lomb. ; son *bord libre* concave en haut et en avant, est falciforme et tranchant. Son *extrémité gauche* se perd sur la face antérieure du mésocolon pelvien, près de l'angle que forment les deux branches de son bord pariétal, c'est-à-dire au niveau de la rencontre de ses racines primitive et secondaire. Son *extrémité droite* se perd sur la face droite du mésentère de l'intestin grêle, près de sa racine et plus ou moins au-dessus de l'extrémité terminale de l'iléon. — Ce ligament jouerait d'après certains auteurs un grand rôle dans la production du volvulus du colon pelvien. Quand il est fibreux et résistant, il peut, comme j'ai pu m'en assurer, s'opposer, dans une certaine mesure, à ce qu'on amène le colon pelvien dans la plaie abdominale d'un anus iliaque. Enfin il peut forcer le colon à se couder sur lui-même et entraver de cette façon la perméabilité de l'intestin.

Fossette intersigmoïde (retroeversio hypogastrica sinistra s. inferior sinistra, W Gruber). — En attirant le colon pelvien et son méso en haut et en avant, on aperçoit presque toujours, sur la face postérieure du mésocolon, au niveau de son bord pariétal ou racine, un orifice qui conduit dans un cul-de-sac séreux : c'est l'orifice d'entrée de la fossette intersigmoïde. Celle-ci est presque constante ; 70 0/0 (60 0/0 W. Gruber, 62 0/0 Treves, 84 à 85 0/0 Waldeyer). — Son *orifice* occupe l'angle formé par les deux segments du bord pariétal du mésocolon pelvien ; il siège sur le bord interne du psoas devant l'artère iliaque primitive gauche ou devant le point où celle-ci se bifurque, au niveau de la symphyse sacro-iliaque gauche. Arrondi ou ovalaire, il est de largeur variable : le plus souvent, il admet la dernière phalange de l'index, quelquefois celle du pouce et même trois doigts (1 pouce de haut sur 2 pouces de large, Waldeyer). En haut et en avant, à droite et à gauche, il est limité par le mésocolon dans l'épaisseur duquel cheminent les trois artères sigmoïdes, qui entourent l'orifice. En bas ou en arrière, il est limité par le péritoine pariétal, derrière lequel glisse l'artère iliaque primitive ou ses branches et l'uretère gauche. Souvent le feuillet péritonéal est soulevé à ce niveau en un pli, plus ou moins saillant, falciforme (Engel, Gruber, Waldeyer, etc.), qui rétrécit l'orifice. Ce pli peut être exagéré par des tractions exercées sur le mésocolon ; cela surtout chez les nouveau-nés et les enfants, chez lesquels le péritoine pariétal est très mobile. — Cet orifice donne accès dans une fossette très profonde, véritable *canal* ou *tunnel*, insinué entre le mésocolon pelvien et le péritoine pariétal. Ce canal, infundibuliforme ou en entonnoir, plus large à son entrée, présente une longueur variable de 3 à 10 cm. (1 à 1 1/2 pouce, Treves). Il longe le bord interne du psoas et l'artère iliaque, primitive gauche. Son fond s'arrête le plus souvent au niveau de la bifurcation de l'aorte, contre la portion horizontale ou prévasculaire du duodénum. Quelquefois, il va plus loin et peut atteindre le corps du pancréas (Engel, Brœsike, Rogie). Sa paroi antérieure ou supérieure est formée par les deux feuillets du mésocolon pelvien entre lesquels cheminent les vaisseaux sigmoïdes; sa paroi postérieure, profonde ou inférieure, est formée par le péritoine pariétal sous lequel chemine l'uretère gauche. — En dedans, la fossette est limitée par la réflexion du feuillet postérieur ou profond du mésocolon pelvien dans le feuillet péritonéal pariétal; en dehors, par l'accolement du même feuillet du mésocolon avec le péritoine pariétal.

Hensing, W. Gruber signalent des fossettes à deux branches avec orifice unique. — W. Gruber, Waldeyer décrivent des fossettes doubles. — Brœsike a vu, dans un cas, quatre

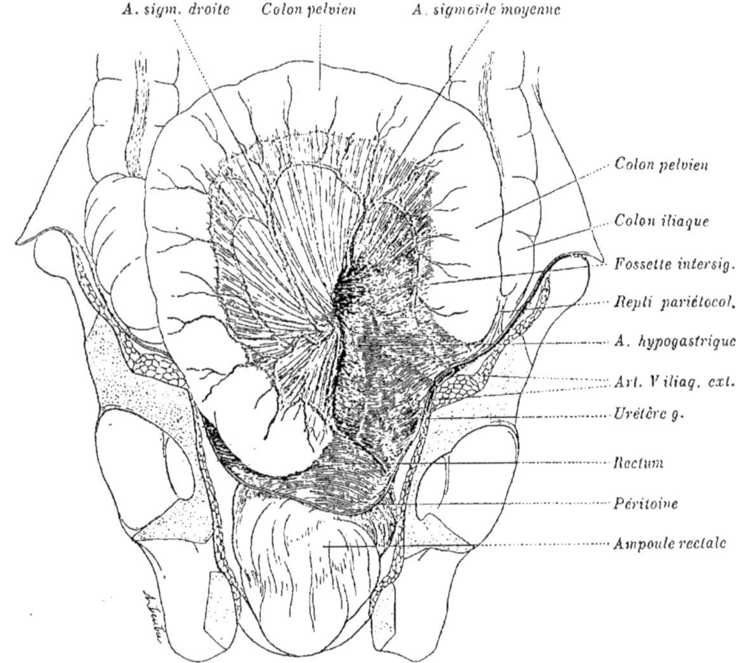

Fig. 149. — Fossette intersigmoïde.

Le colon a été renversé en haut et en arrière, de façon à montrer la face postérieure du mésocolon pelvien et l'orifice de la fossette intersigmoïde. Le bassin a été largement ouvert par une section frontale passant par le centre des cavités cotyloïdes. Le péritoine a été incisé au fond du cul-de-sac recto-vésical (adulte).

fossettes séparées par des ponts séreux. — Dans quelques cas j'ai trouvé, au lieu de la fossette intersigmoïde type, une autre fossette qui en diffère notablement. Son orifice très large (4 à 5 cm.) est situé sur le bord interne du psoas, à une certaine distance en avant de la symphyse sacro-iliaque gauche, au niveau du détroit supérieur. Ovalaire, allongé d'avant en arrière, il est limité : en haut par le segment gauche du bord pariétal du mésocolon pelvien (racine secondaire) ; en bas ; par le péritoine pariétal. La fossette elle-même occupe une grande partie de la fosse iliaque gauche. Elle s'insinue entre une partie du mésocolon iliaque qui n'est pas soudée à la paroi iliaque et le péritoine pariétal iliaque.

Tous les auteurs avaient avancé que la fossette intersigmoïde se trouve entre les deux feuillets du mésocolon de l'anse sigmoïde (Treitz, Waldeyer, Treves, etc.). Toldt (1879) a démontré que, chez l'embryon, la fossette se forme non pas entre les deux feuillets du méso, mais bien entre celui-ci et le péritoine pariétal. J'ai été le premier à prouver l'exactitude du fait avancé par cet auteur, chez l'adulte (loc. cit., 1890). Depuis, tous les auteurs ont accepté cette manière de voir (Brœsike, Rogie). — Sans insister sur les différentes théories qui ont été émises à propos de la genèse de cette fossette (Treitz, Waldeyer), théories qui n'ont, à l'heure actuelle, qu'un intérêt purement historique, je m'arrêterai sur l'opinion de Toldt qui me paraît indiscutable et que j'ai pu vérifier à plusieurs reprises (1890, 1892). La formation de cette fossette est liée à la coalescence ou soudure du mésentère terminal primitif avec le péritoine pariétal. Au commencement du cinquième mois de la vie fœtale, le mésocolon descendant, c'est-à-dire le mésentère terminal, comme nous l'avons vu, ne peut plus être écarté de la paroi abdominale postérieure jusque vers la ligne médiane ; en effet, il adhère à gauche et en haut à côté de la colonne vertébrale, et en partie aussi au-devant du pôle supérieur du rein correspondant. De ce point, l'adhérence progresse peu à peu sur la face antérieure du rein et tout d'abord en dehors, de sorte qu'immédiatement au-dessous de l'angle splénique du colon, elle s'étend bientôt jusqu'à l'intestin. — Inférieurement l'adhérence ne s'effectue pas tout à fait d'une façon régulière. Comme le rein constitue une sorte de tubérosité sur la paroi postérieure de la cavité péritonéale, il se forme entre son bord interne et la colonne vertébrale une gouttière longitudinale plus ou moins profonde, en arrière de laquelle se trouve logé l'uretère. Le long de cette gouttière, l'adhérence du mésocolon descendant (mésentère terminal) fait des progrès beaucoup moins rapides qu'en dehors sur la saillie formée par le rein. Au niveau de cet organe, la coalescence, vers la fin du cinquième mois, a toujours atteint son pôle inférieur, tandis que, à côté de la colonne vertébrale, au niveau de la gouttière précitée, la face postérieure du mésocolon est restée libre jusqu'à la hauteur du duodénum. — Aussi, au-devant de cette gouttière, on trouve toujours le mésocolon libre et intact ; entre ses deux feuillets, se trouvent les ramifications vasculaires ; il passe comme un pont au-dessus de la fossette intersigmoïde et adhère en dehors de celle-ci à la face antérieure du rein (Toldt). — En somme, la fossette intersigmoïde résulte d'un manque d'accolement entre une partie du mésentère terminal et le péritoine pariétal. De la même façon peut s'expliquer la formation de cette fossette atypique que nous avons signalée entre le mésocolon iliaque (partie du mésentère terminal) et le péritoine pariétal de la fosse iliaque. Elle est due à une interruption dans la marche du processus de coalescence qui accole la partie du mésentère terminal, qui appartient au colon iliaque (mésocolon iliaque), au péritoine pariétal. Mais ici la cause même de cette interruption est difficile à saisir. — En résumé, la fossette intersigmoïde typique se prolonge non seulement derrière le mésocolon pelvien mais aussi derrière la partie du mésocolon descendant restée libre. La fossette atypique s'engage derrière une partie du mésocolon iliaque, restée libre elle aussi.

L'orifice de la fossette intersigmoïde, dans la situation normale du colon pelvien, est caché par le mésocolon pelvien. Mais, quand l'intestin se redresse dans l'abdomen, il devient libre. Aussi les anses intestinales grêles peuvent s'y engager et constituer une variété de H. rétropéritonéale : la H. intersigmoïde, très rare et dont j'ai rapporté deux cas seulement (H. internes, etc., 1890).

§ III. — RECTUM

Le rectum (ἀφχὸς, mastdarm) est le dernier segment du gros intestin. Il commence au niveau du corps de la troisième vertèbre sacrée, où il se continue avec le colon pelvien, suit la concavité sacro-coccygienne, sur laquelle il est directement couché, traverse le plancher pelvien, et se termine à l'orifice anal. On peut lui considérer deux portions : l'une située dans la cavité pelvienne, *rectum pelvien, sacro-coccygien ou ampullaire* (deuxième portion du rectum d'après les classiques); l'autre située dans l'épaisseur du périnée qu'elle traverse, *rectum périnéal, sphinctérien, extra-pelvien, anal ou cylindrique* (troisième portion du rectum classique).

Les auteurs décrivent, sous le nom de première portion du rectum, un segment du gros intestin qui s'étendrait d'un point quelconque du détroit supérieur du bassin, le plus souvent de la symphise sacro-iliaque gauche, à la troisième vertèbre sacrée. Mobile, muni d'un long mésentère (mésorectum des auteurs), ce segment intestinal fait partie, comme nous l'avons vu, du colon pelvien, et son mésentère n'est qu'une portion du méso-colon pelvien. Nous n'y reviendrons plus.

Limites. — Sa limite supérieure est marquée sur le tube intestinal par un rétrécissement presque constant; elle répond au corps de la troisième v. s., quelquefois à celui de la quatrième, plus souvent à l'interstice qui sépare ces deux vertèbres. Sa limite inférieure est indiquée, intérieurement, par le bord supérieur des valvules semi-lunaires de Morgagni : c'est la ligne ano-cutanée de Hermann, qui sépare la zone cutanée lisse de Robin et Cadiat de la muqueuse rectale.

Trajet. — Direction. — Le rectum naît ordinairement sur la ligne médio-sacrée, quelquefois à droite, plus rarement à gauche. De là, il se dirige d'abord en bas et en avant, en suivant la courbure sacro-coccygienne, puis il passe sur le plancher pelvien mou ; à 3 cm. environ en avant de la pointe du coccyx, il s'infléchit, se porte en arrière et en bas, pénètre dans l'épaisseur du périnée, qu'il traverse de part en part, et se dirige en bas et en arrière, pour atteindre l'anus. — Le rectum décrit deux courbes antéro-postérieures ou sagittales, bien marquées surtout sur sa paroi postérieure : la première, à concavité antérieure, concentrique à la concavité sacro-coccygienne, est peu prononcée ; la seconde, à concavité tournée en arrière, plus marquée, embrasse la pointe du coccyx. Le coude ou angle d'union des deux courbures marque la limite de séparation entre les deux portions du rectum : le rectum pelvien, long, couché sur le plancher pelvien ; et le rectum périnéal, court, presque vertical, qui chemine dans l'épaisseur du périnée. — Le rectum périnéal est rectiligne; le rectum pelvien au contraire est tantôt rectiligne (une fois sur cinq), tantôt, le plus souvent, sinueux. Ces sinuosités, inflexions latérales ou frontales, souvent très marquées, existent aussi bien sur le rectum vide que sur l'intestin fortement distendu. Elles ne sont pas régulières. Tantôt le rectum se dirige d'abord de droite à gauche, puis de gauche à droite, et enfin de droite à gauche : il décrit alors une S retournée. Tantôt il se porte d'abord de gauche à droite, puis de droite à gauche et enfin de gauche à droite, en décrivant une S. Tantôt enfin il ne décrit qu'un seul coude latéral à concavité tournée à droite ou à gauche. Quoi qu'il en soit, ces inflexions latérales du rectum pelvien ne sont pas dues simplement à son trajet plus ou moins incurvé, comme le prétendent beaucoup d'auteurs (Henle, Sappey, Hoffmann, Kolstein, Kohlrausch, Langer, Luschka, etc.). Ainsi que l'a très bien fait remarquer E. Laimer (Mediz. Jahrb., 1883, p. 75), elles répondent à des étranglements ou sillons latéraux, profonds et permanents, de la paroi rectale à leur niveau.

Longueur. — Mesuré en place et moyennement distendu, le rectum présente une longueur de 16 à 17 cm. en moyenne, dont 14 à 15 pour le rectum pelvien et 2 pour le rectum périnéal. Celui-ci est réduit chez la femme à 1 ou 1 1/2 cm. — Isolé et insufflé, le rectum peut atteindre 18 à 20 cm. (18 cm. Gally, thèse de Toulouse, 1893).

Configuration externe. Forme. Calibre. — A l'état de vacuité, le rectum est aplati d'avant en arrière et présente une largeur de 5 à 7 cm. Distendu, il est fusiforme. Il présente alors : une portion moyenne dilatée : l'ampoule rectale, et deux extrémités rétrécies et cylindriques. L'extrémité supérieure se continue avec le colon pelvien (collet de l'ampoule, Gally) ; l'inférieure constitue le rectum périnéal. L'ampoule rectale est ovoïde ou piriforme à base inférieure. Elle n'est pas régulière. En effet, dans la grande majorité des cas (4/5), elle présente des dépressions ou sillons latéraux et transversaux qui lui donnent, surtout quand l'intestin est distendu, un aspect bosselé. Le nombre, le siège, l'étendue et la profondeur de ces sillons présentent de grandes variations. Quelquefois ils sont à peine marqués, le plus souvent ils sont au contraire profonds et très nets. Dans ces cas, on en trouve d'habitude deux bien marqués : un inférieur, situé à 7 ou 8 cm. de l'anus tantôt sur la paroi rectale gauche, tantôt sur la droite; l'autre supérieur, à 9 ou 10 1/2 cm. de l'anus, est situé lui aussi à gauche ou à droite. Laimer, W. Otis , Gally prétendent que le premier siège toujours sur la paroi rectale droite et le deuxième sur la gauche. C'est une erreur. Laimer, Gally décrivent en outre,comme presque constant,un troisième sillon, situé à 5 ou 6 cm. de l'anus (Gally) sur la paroi rectale gauche. Je ne l'ai jamais trouvé. Mais j'ai souvent vu un troisième sillon latéral, au point même où le rectum se continue avec le colon pelvien, tantôt à droite, tantôt à gauche. J'ajouterai enfin qu'il n'est pas rare de trouver un seul sillon latéral sur une des parois latérales de l'ampoule ; il répond alors au sillon inférieur. Ces sillons,comme ceux que nous avons étudiés sur le colon, sont formés par des plis de toute la paroi intestinale. Les grosses branches vasculaires du rectum passent perpendiculairement comme des ponts sur les sillons, au niveau desquels elles émettent ou reçoivent des vaisseaux qui cheminent dans le fond des sillons. Il est donc probable que les vaisseaux contribuent pour leur part à la production et à la persistance de ces plis, même après la surdistension du rectum.

A part ces sillons latéraux et les bosselures qu'ils limitent, le rectum présente un aspect fasciculé et charnu, dû à la disposition et au développement de sa couche musculaire longitudinale. En effet, les bandes longitudinales du colon présentent sur le rectum une disposition spéciale. Déjà, au niveau de la portion terminale du colon pelvien, les trois bandes s'étaient réunies en deux : l'une postérieure, l'autre antérieure. Sur le rectum, les deux bandes s'étalent immédiatement en deux larges éventails musculaires : l'un postérieur, l'autre antérieur. Les faisceaux des deux éventails descendent verticalement, ou en s'incurvant, sur les parois latérales du rectum. Aussi, vers la moitié inférieure de l'ampoule rectale on trouve des faisceaux longitudinaux presque d'égale importance sur toute la circonférence. Par ci par là, ces faisceaux sont séparés par des interstices, dans lesquels s'engagent les vaisseaux qui pénètrent l'intestin ou qui en sortent.

Le *calibre* du rectum est très variable. Mesuré en place et moyennement distendu, il donne en moyenne : rectum périnéal : circonférence externe 9 cm., diamètre 3 cm. ; — rectum pelvien, au niveau de la portion la plus large de l'ampoule : circonf. externe 16 à 17 cm., diamètre 5 1/2 cm. Le calibre de l'ampoule augmente avec l'âge. De plus elle peut atteindre, par surdistension, des dimensions énormes et remplir à elle seule toute l'excavation pelvienne : 24 cm. (Simon), 30 cm. (Gally), 34 cm. (Sappey).

Situation. — Le rectum est situé en partie dans la cavité pelvienne, rectum pelvien ou ampulaire, en partie dans l'épaisseur du plancher pelvien, rectum périnéal.

La cavité pelvienne est fermée par un plancher concave en haut, infundibuliforme, osseux, ligamentaire et musculo-aponévrotique. — La partie osseuse et ligamentaire du plancher est formée par la portion terminale de la colonne sacro-coccygienne, dirigée en avant et en bas et fortement incurvée sur le reste du sacrum, et par les ligaments sacro-sciatiques, doublés sur leurs faces externes par les muscles grands fessiers et sur leurs faces internes par les m. ischio-coccygiens : c'est le *plancher pelvien dur.* — La partie musculo-aponévrotique, ou *plancher mou,* est formée par un diaphragme musculaire qui se détache de tous les points de la ceinture osseuse et ligamentaire, et converge vers l'extrémité terminale de l'ampoule rectale. Ce *diaphragme pelvien* ou *rectal* (diaphragma pelvis proprium s. rectale, Langer) formé par les muscles releveurs de l'anus, est doublé sur ses deux faces par des lames aponévrotiques : aponévrose pelvienne et aponévrose inférieure du releveur. — Il présente deux orifices : l'un, situé à 2 1/2 ou 3 cm. en avant du sommet du coccyx, est traversé par le rectum : *orifice rectal ;* l'autre, situé devant celui-ci, est traversé par l'urèthre chez l'homme, le vagin et l'urèthre chez la femme : *orifice génito-urinaire.* Ce dernier étant trop large pour les organes qui le traversent, le plancher pelvien mou est complété à cet endroit par un second plan musculo-aponévrotique sous-jacent au premier, qui s'étend entre les deux branches ischio-pubiennes et la symphise du pubis : c'est le *diaphragme génito-urinaire* (diaphragme inférieur de S. L. Petit (1740) ; ligament interosseux des os du pubis, Winslow ; ligament triangulaire, Colles; ligament périnéal, Carcassonne ; diaphragma pelvis accessorium, Langer). Il est formé par deux lames aponévrotiques (aponévrose moyenne du périnée), entre lesquelles se trouve un appareil musculaire (m. de Guthrie et m. de Wilson, m. transverse profond du périnée). Il est traversé par l'urèthre chez l'homme, par l'urèthre et le vagin chez la femme; ces conduits adhèrent intimement aux bords de l'orifice. — Ajoutons enfin que le plancher pelvien mou est complété par un plan superficiel ou externe musculaire (m. superficiels du périnée), aponévrotique (ap. superficielle du périnée), et cutané.

La cavité pelvienne ainsi limitée est divisée en deux étages superposés par le péritoine. Celui-ci se détache de toute la circonférence du petit bassin, coiffe les viscères pelviens, en totalité ou en partie seulement, s'enfonce en cul-de-sac entre ces viscères, mais ne descend jamais jusqu'au plancher pelvien, dont il reste séparé par un espace assez considérable. Le péritoine pelvien forme donc une cloison horizontale, véritable diaphragme séreux, concave en haut, infundibuliforme, qui divise la cavité pelvienne en deux étages. L'étage supérieur, entonnoir largement ouvert en haut vers la cavité abdominale, est fermé en bas par le plancher péritonéal. Cet entonnoir séreux à base supérieure constitue l'*étage pelvien supérieur* ou *étage péritonéal.* — Chez la femme, il est divisé par une cloison transversale et verticale, formée par un énorme pli péritonéal dans l'épaisseur duquel se trouve l'utérus au milieu, la trompe, l'ovaire et le ligament rond sur les côtes, en deux compartiments : l'un antérieur ou *vésical,* dans lequel proémine la vessie ; l'autre postérieur ou *rectal,* dans lequel proémine l'ampoule rectale. Les parties latérales de cette cloison sont les lig. larges, dont la charpente est constituée par les expansions latérales du muscle utérin. — Le contenu de l'étage péritonéal est formé : chez l'homme, par le colon pelvien et des anses de l'intestin grêle, libres et mobiles, et par une partie de la circonférence de l'ampoule rectale en arrière, de la vessie en avant ; chez la femme, par le colon pelvien, les anses intestinales grêles, les ovaires, les trompes et l'utérus, libres et mobiles, et par une portion du vagin et une partie de la circonférence du rectum et de la vessie qui y proéminent.

Entre le péritoine en haut et le plancher pelvien en bas, il existe un espace, assez vaste, rempli de tissu cellulaire et fibreux, que traversent la prostate, les uretères, les vésicules séminales, les canaux déférents, le vagin, la vessie et l'ampoule rectale, des vaisseaux et des nerfs : c'est l'*étage pelvien inférieur* ou *sous-péritonéal*, limité latéralement, en avant et en arrière, par la ligne suivant laquelle le péritoine pelvien se réfléchit en haut dans le péritoine abdominal pariétal.

Le rectum pelvien est donc situé en grande partie dans l'étage pelvien inférieur, sous le péritoine. Une faible partie de sa circonférence, appartenant aux deux tiers supérieurs de sa paroi antérieure et aux portions voisines de ses parois latérales, est recouverte par le péritoine et proémine librement dans l'étage pelvien supérieur ou péritonéal, et cela d'autant plus que l'intestin est plus distendu. J'ajouterai enfin, qu'il est contenu dans un étui fibro-séreux ; celui-ci est formé au niveau des deux tiers supérieurs de l'organe par une lame aponévrotique en forme de gouttière, à concavité supérieure, transformée en véritable canal par le péritoine sur lequel s'insère par ses bords la gouttière fibreuse. Sur le tiers inférieur de l'ampoule, l'étui, uniquement fibreux, entoure complètement ce segment du rectum. Cet étui ou canal fibro-séreux sera décrit plus loin.

Rapports. — Le **Rectum pelvien**, aplati d'avant en arrière à l'état de vacuité, présente deux faces, antérieure et postérieure, et deux bords. Distendu, il devient piriforme ou ovalaire, et présente à considérer quatre parois : antérieure, postérieure et latérales.

La *paroi postérieure*, curviligne, est moulée sur la concavité sacro-coccygienne. Elle repose sur les dernières pièces du sacrum (4e et 5e), les digitations du m. pyramidal, sur la colonne coccygienne et le segment postérieur du plancher pelvien mou. De chaque côté, elle repose sur les ligaments sacro-sciatiques recouverts par les muscles ischio-coccygiens. Elle est séparée de ce lit osseux, fibreux et musculaire, par une lame aponévrotique, souvent très épaisse, qui lui adhère assez intimement. Cette lame fait partie du canal fibro-séreux périrectal dont nous avons déjà parlé. Derrière cette lame, entre elle et la paroi pelvienne, et accolées à celles-ci, on trouve : l'artère sacrée moyenne et ses branches, les veines sacrées antérieures, les branches viscérales du plexus sacré et la glande de Luschka.

La *paroi latérale* présente deux portions ; l'une, voisine de la paroi antérieure, est recouverte par la séreuse : portion péritonéale ; l'autre, dépourvue de revêtement séreux, chemine dans l'épaisseur de l'étage pelvien inférieur : portion sous-péritonéale. — La première est séparée du flanc du petit bassin par un cul-de-sac péritonéal longitudinal, formé par la séreuse qui se réfléchit du pelvis sur la paroi rectale latérale. Ce cul-de-sac, d'autant plus profond que le rectum est plus distendu, peut loger, chez la femme, l'ovaire et le pavillon de la trompe : c'est la fossette sous-ovarienne.

Dans les deux sexes, il est occupé du côté gauche par l'angle que forme la branche verticale du colon pelvien avec la branche transversale. Quand le rectum est distendu, la portion péritonéale de sa paroi latérale se rapproche du flanc du petit bassin. Alors elle se met en rapport : chez la femme, avec l'ovaire et le pavillon de la trompe, libres dans l'étage pelvien supérieur et appliqués contre la paroi latérale du petit bassin dans une petite fossette, circonscrite par les vaisseaux iliaques externes et internes, la fossette ovarienne (Krause,

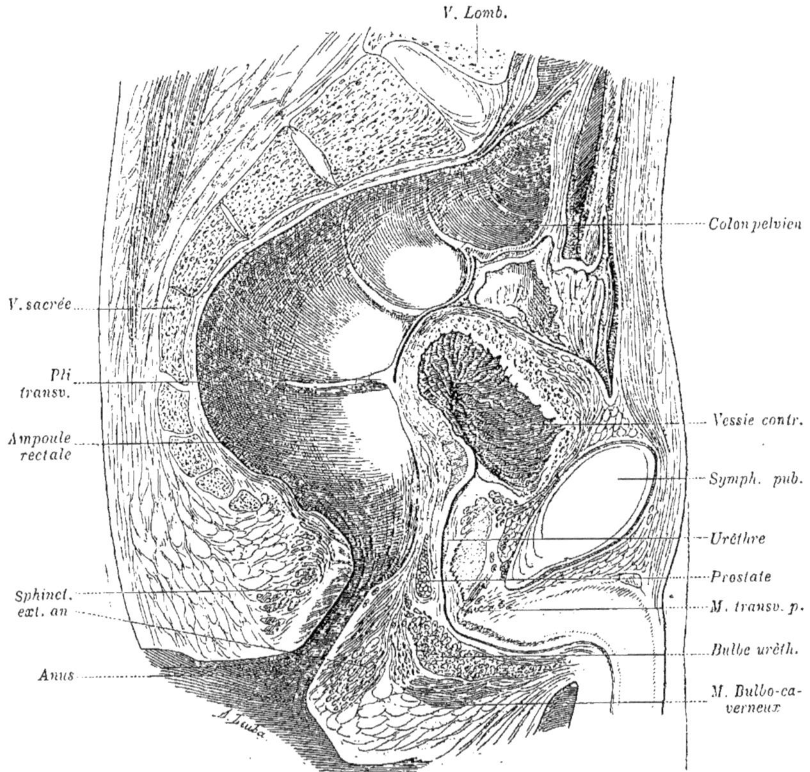

Fig. 150. — Coupe sagittale et médiane du bassin de l'homme. — Elle montre les rapports de l'ampoule rectale.

1841, Vallin, th. Paris, 1887). Dans les deux sexes, elle se met en rapport avec les organes qui cheminent sous le péritoine : uretère, nerf obturateur, m. obturateur interne et son aponévrose, vaisseaux hypogastriques et quelques-unes de leurs branches viscérales, surtout l'artère ombilicale. — La portion sous-péritonéale de la paroi rectale latérale, recouverte par les plans aponévrotiques latéraux qui complètent la gouttière fibreuse dont nous avons parlé, est en rapport : avec le tissu cellulo-fibreux qui remplit l'étage pelvien inférieur, avec l'artère hémorrhoïdale moyenne qui pénètre dans l'épaisseur de la paroi rectale à ce niveau, avec la base de la vésicule séminale et le canal déférent, qui lui adhèrent intimement, avec les plexus hypogastriques. — Quand le rectum est distendu, elle se rapproche des flancs du petit bassin et se met en rapport : avec la grande échancrure sciatique et les organes qui la traversent (muscle pyramidal, vaisseaux et nerfs fessiers et honteux internes, grand nerf sciatique, vaisseaux et nerfs ischiatiques), et avec le nerf lombo-sacré et les nerfs sacrés, recouverts par l'aponévrose pelvienne.

La *paroi antérieure,* presque verticale quand le rectum est distendu, présente deux portions : une supérieure (2/3) recouverte par le péritoine, *portion péritonéale ;* l'autre inférieure (1/3) dépourvue de couverture séreuse : *portion sous-péritonéale.* Ses rapports varient suivant le sexe. Chez *l'homme,* la portion péritonéale est en rapport : avec la paroi postéro-supérieure de la vessie, dont elle est séparée par le cul-de-sac péritonéal rectovésical que forme la séreuse en se réfléchissant de la paroi vésicale sur la paroi rectale : cavité ou fossette de Douglas. Dans cette cavité, viennent se loger le colon pelvien et des anses de l'intestin grêle, surtout quand le rectum et la vessie sont vides. — La portion sous-péritonéale est en rapport : sur la ligne médiane, avec le bas-fond de la vessie, et avec la face postérieure de la prostate, qui sont appliqués sur l'ampoule rectale. Ces organes sont séparés du rectum par une lame aponévrotique et musculaire, l'aponévrose prostato-péritonéale de Denonvillers (th. de Paris, 1837, p. 23). Celle-ci forme une demi-gouttière à concavité postérieure, adhérente assez intimement à la vessie et à la prostate en avant, plus lâchement au rectum, en arrière; Guélliot (thèse de Paris, 1882, p. 29) dit même avoir trouvé un tissu cellulaire lâche entre cette aponévrose et le rectum ; elle complète la loge fibreuse du rectum. — Latéralement, la paroi antérieure du rectum est en rapport à ce niveau avec : les extrémités terminales des uretères, les vésicules séminales et la portion des canaux déférents qui longe leur bord interne.

Les vésicules séminales et les canaux déférents, presque accolés au niveau de la base de la prostate, divergent en arrière ; ils contournent la paroi antérieure du rectum, et atteignent ses parois latérales. Les bases des vésicules séminales sont séparées par un espace de 7 à 8 cm. Les vésicules et les canaux déférents sont logés de chaque côté dans un angle ouvert en dehors, limité en avant par la vessie, en arrière par le rectum. Ils sont fixés à cette place par des lames aponévrotiques et musculaires résistantes. Celles-ci passent devant et derrière les vésicules et les canaux déférents, et leur constituent ainsi une loge fibreuse. Cette loge est formée par le dédoublement de l'aponévrose prostato-péritonéale. La face externe de cette loge spermatique adhère intimement en avant à la vessie, en arrière au rectum. Mais il est plus difficile de séparer la vésicule séminale et le canal déférent du rectum que de la vessie. Du reste, celle-ci ne vient en contact avec la paroi antérieure de la vésicule, que dans l'état de réplétion ; alors que la paroi postérieure de la vésicule est toujours intimement unie à la paroi rectale, et ne la quitte jamais, quel que soit le degré de vacuité ou de réplétion du rectum. — En somme, les vésicules séminales et la portion des canaux déférents qui longent leur bord interne, sont contenues dans l'épaisseur de la gaine fibreuse du rectum, et lui adhèrent intimement. — On prétend que les vésicules séminales se rapprochent l'une de l'autre quand la vessie est pleine et s'en écartent quand elle est vide ; qu'elles s'accolent à la paroi vésicale dans le premier cas, qu'elles tombent sur la paroi rectale dans le second. C'est une erreur, car les vésicules, bien fixées à leur place, ne quittent jamais le rectum. — Guélliot (loc. cit., p. 29) prétend que les vésicules n'adhèrent que lâchement au rectum, et, dans un cas (sujet de 50 ans) il aurait trouvé une véritable cavité, sorte de bourse séreuse rétro-vésiculaire, entre les vésicules et le rectum. Je ne sais que penser de cette affirmation. Paul Delbet (thèse de Paris, 1894-95) a vu, comme moi, cette adhérence intime des vésicules et du rectum. — Au niveau du bord externe des vésicules séminales, l'aponévrose, qui s'est dédoublée pour les envelopper, se continue au delà : en avant, sur la loge fibreuse de la vessie, en arrière, sur la loge périrectale, et latéralement, en suivant les artères hémorrhoïdales moyennes ou recto-prostatique, vers les flancs du petit bassin. J'ajouterai aussi que le cul-de-sac péritonéal recto-vésical s'enfonce souvent entre les deux vésicules séminales jusque près de la base de la prostate, qu'il peut même atteindre.

Chez la *femme,* la portion péritonéale de la paroi rectale antérieure est en rapport : sur la ligne médiane, avec la paroi postérieure du canal utéro-vaginal, dont elle est séparée par un cul-de-sac péritonéal utéro-vagino-rectal analogue au vesico-rectal. Entre les deux organes, on trouve : le colon pelvien et des anses de l'intestin grêle. Certains auteurs (Claudius, Mihalcowics, Krause) prétendent que les anses de l'intestin grêle ne pénètrent jamais entre le rectum et l'utérus, tout au moins dans la grande majorité des cas (91 0/0, Claudius). Ceci n'est pas exact. Mais ce qui est vrai, et cela aussi bien chez l'homme que chez la femme, c'est que le fond de la cavité de Douglas, dans l'énorme majorité des cas quand le rectum est vide, et toujours quand il est rempli, n'est pas habité, ni par les anses intestinales grêles, ni par le colon pelvien. — Latéralement, cette paroi du rectum est en rapport avec les ligaments larges, qui embrassent par leurs faces postérieures l'ampoule rectale, surtout quand le rectum est plein.

La portion sous-péritonéale de la paroi rectale antérieure est unie sur la ligne médiane à la paroi postérieure du vagin, par l'intermédiaire d'un tissu musculaire, fibreux et vasculaire : la cloison recto-vaginale. Mais on peut assez facilement dédoubler cette cloison et séparer les deux organes. Latéralement, les uretères, les artères utérines et leurs branches et de nombreuses veines, longent ou croisent la paroi rectale.

Le rectum périnéal est entouré d'une gaine musculaire formée par le diaphragme pelvien et le sphincter externe de l'anus. Il est en rapport : en arrière et de chaque côté avec le *creux ischio-rectal* (Velpeau) ou *pelvi-rectal inférieur* (Richet) ; large excavation remplie de graisse située de chaque côté du rectum, dans la région périnéale postérieure. Cette excavation est limitée : en dedans, par le diaphragme pelvien (releveur anal) ; en dehors par la paroi pelvienne latérale. Celle-ci est constituée à la partie antérieure de la cavité par l'ischion revêtu du muscle obturateur interne ; en arrière, par le grand ligament sacro-sciatique doublé du grand fessier. — Cette région regarde presque directement en arrière, et non pas en bas. — Les fosses ischio-rectales s'étendent surtout en arrière du rectum. En arrière, en effet, les deux fosses, qui étaient séparées par la largeur de l'intestin, se rapprochent et communiqueraient librement si les deux moitiés du diaphragme pelvien (c'est-à-dire les deux releveurs de l'anus), juxtaposées sur la ligne médiane, n'étaient alors très rapprochées du sphincter anal et de la peau, et si des stractus fibreux n'attachaient celle-ci au raphé coccy-rectal ou coccyanal. Chez les femmes, la fosse ischio-rectale est toujours moins profonde et plus large que chez l'homme, et regarde aussi plus directement en arrière (Morestin).

En avant, le rectum périnéal présente des rapports différents chez l'homme et chez la femme. Chez *l'homme,* la paroi antérieure du rectum s'éloigne du sommet de la prostate pour se porter en bas et en arrière, et forme avec la portion membraneuse et spongieuse (bulbeuse) de l'urèthre, qui se dirige en bas et en avant, un angle à sinus inférieur de 75° à 80° (Sappey). Cet angle constitue le sommet d'un triangle, le *triangle recto-uréthral,* dont la base est formée par la peau du périnée, le côté antérieur par l'urèthre membraneux et le bulbe, et le côté postérieur par la paroi antérieure du rectum. Dans l'aire de ce triangle, on trouve le rendez-vous des muscles du plancher pelvien ou périnée : le sphincter de l'anus, le bulbo-caverneux, le transverse superficiel, et, plus profondément, les fibres du diaphragme génito-urinaire ou accessoire (transverse

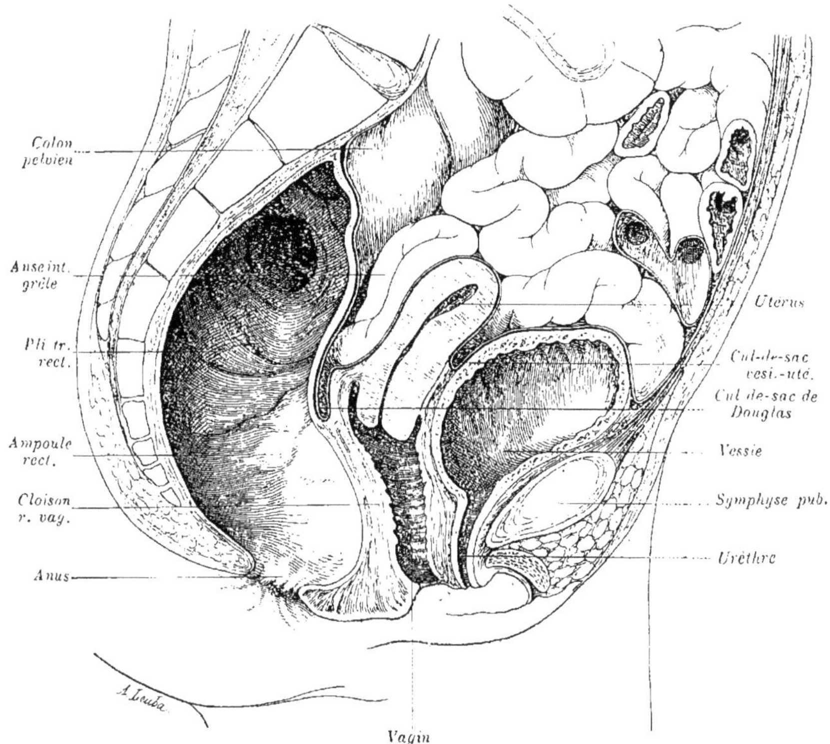

Fig. 151. — Coupe sagittale et médiane d'un bassin de femme (d'ap. Luschka).

profond) et du diaphragme pelvien (releveur anal). On y trouve aussi : les glandes de Méry ou de Cooper, entre la base du bulbe et le diaphragme génito-urinaire, les vaisseaux hémorrhoïdaux inférieurs et le nerf hémorrhoïdal. — Dupuytren (1836) dit qu'une « masse de tissu cellulaire graisseux remplit l'espace compris entre le rectum, le bulbe et la portion membraneuse de l'urèthre ». C'est une erreur. Car comme A. Mercier (Gaz. Médicale, 1840, p. 147) l'a très bien vu, l'aire du triangle recto-uréthral est rempli par un noyau ou centre musculaire ; d'où la difficulté de séparer, sur le vivant, la région membraneuse et la prostate, de la face antérieure du rectum. — Dans ce triangle, en se rapprochant du bulbe, on pratique la taille bilatérale de Dupuytren. Dans le même triangle, mais en suivant la paroi rectale antérieure, se fait l'incision de la taille prérectale de Nélaton.

Chez la *femme*, la paroi antérieure du rectum périnéal s'accole à la paroi postérieure du vagin pour constituer la cloison recto-vaginale. Celle-ci, à sa partie inférieure, est coupée obliquement, ce qui tend à l'élargir, d'où la formation de ce qu'on appelle le triangle recto-vaginal. La base de ce triangle est recouverte par la peau du périnée, au-dessus d'elle on voit l'entrecroisement des fibres du sphincter externe avec celle du constricteur du vagin et du transverse superficiel. Entre ces fibres passent aussi des fibres longitudinales du rectum qui s'insèrent à la face profonde de la peau, en s'entrecroisant avec les fibres du sphincter et du transverse ; il faut les diviser pour permettre le dédoublement de la cloison recto-vaginale.

Péritoine. — Le péritoine recouvre une grande étendue de la paroi antérieure (1/2 ou 2/3 supérieurs), et une faible partie des parois latérales du rectum pelvien. Le feuillet séreux rectal se réfléchit à droite et à gauche sur la paroi pelvienne postéro-latérale, chez l'homme, sur celle-ci et sur le ligament large chez la femme ; en avant ou en bas, sur la vessie chez l'homme, sur le vagin et sur l'utérus chez la femme ; en haut il se continue avec l'enveloppe péritonéale du colon pelvien, derrière lequel il s'adosse à lui-même, pour former la portion terminale du méso-colon pelvien. — En se réfléchissant de la paroi rectale latérale sur le flanc du petit bassin et sur le lig. large, le péritoine forme, de chaque côté, un cul-de-sac latéral, véritable gouttière longitudinale naviculaire, profonde et large en haut, se rétrécissant et diminuant de profondeur en bas et en avant. Cette *fosse recto-pelvienne* est occupée souvent par les anses intestinales grêles, l'appendice vermiculaire ou le cœcum à droite, le colon pelvien à gauche, et, chez la femme, par l'ovaire et la trompe. Quand le rectum se distend et se rapproche des flancs du bassin, la fosse diminue de largeur, sa cavité devient virtuelle, mais elle augmente de profondeur, et se transforme en un simple sillon. Sur sa paroi externe, et appliqué à la séreuse, chemine l'uretère. Sur son fond vient s'insérer de chaque côté, par ses bords, la gouttière fibreuse périrectale ; celle-ci maintient la séreuse en place, fixe le fond de la gouttière, et l'empêche de s'étaler quand le rectum se distend.

En se réfléchissant de la paroi rectale antérieure sur la vessie chez l'homme, sur le canal utéro-vaginal chez la femme, le péritoine forme un cul-de-sac ou poche : *fosse recto-vésicale* ou *recto-vagino-utérine, cavité de Douglas*. Celle-ci, dans quelques cas (1 fois sur 5), se continue directement de chaque côté avec la fosse recto-pelvienne ; plus souvent (4 fois sur 5), elle en est séparée par les extrémités d'un repli séreux qui la limite en haut et de chaque côté : le *repli semi-lunaire de Douglas*. — Ce repli est horizontal ou légèrement oblique en haut et en arrière. Haut de 1 à 2 cm., à peine marqué dans quelques cas, il présente à considérer deux bords, deux faces et deux extrémités. — Son bord antérieur, convexe, adhérent, s'insère en avant sur la vessie chez l'homme, sur la face postérieure de l'utérus ou du vagin chez la femme. De chaque côté, il s'insère, chez la femme, sur la face postérieure du ligament large ; il contient dans son épaisseur les fibres musculaires et aponévrotiques décrites sous le nom de ligaments utéro-sacrés, utéro-rectaux, rétracteurs de l'utérus ou sacro-recto-génitaux

(Pierre Delbet, Des suppurations pelviennes, etc. Paris, 1891). — Chez l'homme, il est longé par le canal déférent. — Son bord postérieur, concave, libre, mince et tranchant, embrasse la paroi antérieure et les flancs de l'ampoule rectale, d'autant plus intimement que celle-ci est plus distendue. — Ses deux extrémités ou cornes se perdent sur les flancs de l'ampoule rectale; exceptionnellement elles s'étendent jusqu'au sacrum, au niveau de la quatrième vertèbre. — De ses deux faces, l'une regarde en haut; entre elle et la paroi vésicale ou la paroi utéro-vaginale, il existe, quelquefois, un petit sillon transversal peu profond, cul-de-sac péritonéal rétro-vésical, rétro-utérin ou rétro-vaginal; Paul Delbet (loc. cit.) propose de l'appeler, chez l'homme, cul-de-sac génito-vésical; — l'autre regarde en bas, et, quand le rectum est distendu, elle s'applique sur sa paroi antérieure; elle ferme alors la cavité de Douglas. — Le repli de Douglas est formé de deux feuillets qui s'écartent au niveau de son bord convexe. Là ils se réfléchissent : sur la ligne médiane : en haut et en bas sur la vessie chez l'homme, sur l'utérus ou sur le vagin, suivant les cas, chez la femme; latéralement, le feuillet supérieur se continue avec le péritoine pelvien, et avec le feuillet postérieur du lig. large chez la femme; le feuillet inférieur se porte sur les flancs de l'ampoule rectale. — Ce repli, ainsi disposé, sépare donc l'espace ou entonnoir recto-vésical chez l'homme, recto-utéro-vaginal chez la femme, en deux loges superposées, l'une supérieure largement ouverte et communiquant librement avec le reste de la cavité pelvienne ; l'autre inférieure, simple fente à parois presque accolées et que seuls les épanchements sanguins ou autres peuvent déplisser et agrandir (Ziegenspeck, Arch. f. Gynaekol., XXXI; Otto Zukerkandl) : c'est la véritable cavité de Douglas. Celle-ci doit être étudiée chez la femme et chez l'homme.

La fossette de Douglas. — Chez *la femme*, la cavité de Douglas s'insinue entre l'utérus et le vagin en avant, l'ampoule rectale en arrière. Son orifice, limité en avant et de chaque côté par le repli que nous venons de décrire, en arrière par l'ampoule rectale, est tourné en haut; ovalaire, il mesure 5 à 6 cm. de diamètre (Courty); quand le rectum est vide, il devient une simple fente semi-lunaire, concave en arrière quand l'intestin se distend. — La fossette est profonde de 4 à 5 cm. (4 à 6 Vallin, 5 à 9 Courty); son point infime n'est pas médian; de chaque côté du milieu, le péritoine se déprime encore en forme de petites poches (Otto Zukerkandl). D'après Robert Barns, elle serait plus profonde à gauche qu'à droite. Sa partie la plus superficielle est située derrière le lig. large droit; elle descend plus bas derrière le lig. gauche (Vallin). Cette disposition est due au siège du rectum à droite de la ligne médiane, en ce point; ce qui explique aussi la dextro-version de l'utérus, dont le fond est incliné à droite, tandis que le col est repoussé à gauche. — Le fond de la fossette descend à 2 ou 3 cm. au-dessous de la limite supérieure de la paroi vaginale postérieure (12 à 15 mm., Sappey). Il descend à une distance variable, au-dessus de l'anus : à six pouces (16 cm.) d'après Lisfranc, 6 cm. d'après Sappey. Je l'ai trouvé le plus souvent, tantôt à 4 tantôt à 5 cm. au-dessus de l'orifice anal; et, contrairement à l'avis de Sappey, je puis affirmer que les variations individuelles sont nombreuses.

O. J. Kauffmann (Journ. of. Anat., XXVII, p. 557, 1893) décrit deux cas où la cavité de Douglas était subdivisée en trois fossettes, dont la moyenne, conique, à base supérieure, était profonde de 1 pouce 1/2, large de 1 pouce 1/2 ; son sommet était situé à 1 pouce 1/2 au-dessous de l'orifice externe de l'utérus.

Chez *l'homme*, la fossette de Douglas s'insinue entre la paroi postéro-supérieure de la vessie en avant, l'ampoule rectale en arrière, et les vésicules séminales et les canaux déférents sur les côtés. Son orifice présente la même disposition que chez la femme. Son fond est tantôt médian, tantôt latéral, situé à gauche ou à droite. De chaque côté, le bord latéral de la fossette répond au bord interne de la vésicule séminale et au canal déférent qui le longe. Quelquefois, elle s'étend au delà ; elle s'insinue plus ou moins entre la vessie et l'uretère en avant, le canal déférent et la face antérieure de la vésicule en arrière. Le canal déférent et le bord interne de la vésicule font alors une légère saillie dans l'intérieur de la fossette. — Mais j'ajoute immédiatement que je n'ai jamais vu celle-ci s'enfoncer derrière le canal déférent et la vésicule, entre eux et la paroi rectale, contrairement à ce que disent beaucoup d'auteurs. Ces organes, en effet, sont toujours solidement et directement unis au rectum ; car, comme je l'ai déjà fait remarquer, ils sont enclavés dans la gaine fibreuse périrectale. — Sa profondeur varie entre 2 et 4 cm. Conique, elle est large à sa base, tournée en haut (diamètre transversal 3 cm. 1/2), et se rétrécit en bas, vers le sommet. — Celui-ci répond à un point variable de la paroi vésicale : le plus souvent il s'arrête à la limite postérieure ou base du trigone vésical, et se trouve à 2 ou 2 1/2 cm. au-dessus de la base de la prostate. Mais il n'est pas rare de le voir descendre bien plus bas, s'insinuer, par un étroit prolongement, entre les canaux déférents, et toucher même la base de la prostate, tantôt à gauche, tantôt, le plus souvent, à droite de la ligne médiane. — Il est distant de l'anus de 5 à 7 cm.

Barkow a trouvé le fond du cul-de-sac tantôt à 1/2 à 1 pouce (1 cm. 3 à 2 cm. 7) au-dessus du ligament interuretéral, tantôt à 2 lignes (4 mm. 4) seulement au-dessus de la base de la prostate. — Guthrie l'a vu descendre jusqu'à la base de la prostate, et Richet jusqu'au col de la vessie. — C'est à peu près aussi l'avis de Cruveilhier. — D'après Sappey, le fond du cul-de-sac péritonéal est toujours à 1 cm. 1/2 au moins de la base de la prostate ; quand il remonte il peut s'élever environ de 2 cm. 1/2. — Pour Quain, il se trouve à 1 pouce ou plus de la base de la prostate. — Deneffe et Vetter (de la ponction de la vessie. Bruxelles, 1874, p. 51) concluent que la distance entre la base de la prostate et le cul-de-sac péritonéal n'est guère que de 4 mm. — Paul Delbet (loc. cit., 1894-95) est du même avis. — Tous les auteurs prétendent que le cul-de-sac recto-vésical peut remonter de 1 à 2 cm. au moins quand la vessie est fortement distendue. — G. Garson a étudié l'influence de la distension du rectum sur le relèvement du cul-de-sac. Il conclut que celui-ci, ordinairement distant du plan du détroit supérieur de 84 mm. quand le rectum est vide, se réduit à 22 mm. quand le rectum est plein. — Je dois dire qu'après de nombreuses expériences, distension séparée de la vessie et du rectum, distension des deux organes à la fois, je suis arrivé à un résultat absolument négatif. Jamais le cul-de-sac ne remontait ; mais ses deux parois, antérieure et postérieure, s'appliquaient l'une sur l'autre, et la cavité de Douglas devenait virtuelle. J'ai cherché l'explication anatomique du fait ; je crois l'avoir trouvée dans la disposition de l'aponévrose prostato-péritonéale. Celle-ci, en effet, solide, résistante et peu élastique, s'insère sur la face profonde du sommet du cul-de-sac péritonéal. Elle fixe celui-ci à sa place et ne lui permet nullement l'ascension dont parlent les auteurs. — De tout ceci, il résulte qu'une portion de la paroi vésicale, appartenant au trigone, se met en rapport direct, sans interposition de la séreuse, avec la paroi antérieure de l'ampoule rectale. Triangulaire, à base supérieure, limité en bas par la base de la prostate, en haut par le fond ou sommet du cul-de-sac péritonéal, et latéralement par les canaux déférents et le sommet des vésicules séminales qui convergent en bas, cet espace peut avoir une hauteur de 2 cm. et une largeur de 1 cm. 1/2 à sa base ; mais il peut être réduit à zéro. De plus, la distension du rectum et de la vessie, ou des deux organes à la fois, ne l'augmente pas. — Or, à ce niveau l'aponévrose prostato-péritonéale sépare seule les deux viscères. Aussi a-t-on proposé de ponctionner la vessie par le rectum, en suivant la base de la prostate (méthode de Florent), et même de l'ouvrir par la même voie (taille recto-vésicale de Samson). Ce que nous venons de dire suffit pour prouver les dangers d'une pareille intervention, et légitime son abandon (Guthrie, Deneffe et Wetter, Guelliot, etc.).

Les auteurs ont cherché à préciser la distance qui sépare le cul-de-sac recto-vésical de la peau du périnée ou de l'anus. — Velpeau l'estime à 2 ou 3 pouces (5 cm., 4 à 8,1). — Lisfranc, Samson, Malgaigne, Richet à 4 pouces (10 cm.). D'après Legendre elle varie de 6, 7, à 8 cm., suivant l'état de vacuité ou de réplétion de la vessie. Pour Sappey elle serait de 6 cm. la vessie étant vide, de 8 quand elle est pleine. — J'ai déjà dit que ces variations, suivant l'état de la vessie ou du rectum, n'existent pas.

Otto Zukerkandl (Deutsch. Zeitsch. f. Chir., 1891, t. XXXI, p. 590) a étudié la disposition du cul-de-sac recto-vésical, chez l'embryon, chez l'enfant et chez l'adulte. Chez l'*embryon*, le cul-de-sac se prolonge très bas : chez l'embryon féminin au troisième mois, le péritoine descend sur les deux tiers de la paroi vaginale postérieure, ou sur sa moitié supérieure, ou même jusqu'au plancher pelvien (Breisky) ; chez l'embryon masculin, du même âge, toute la prostate est recouverte de péritoine, et le cul-de-sac descend jusqu'à la racine de la portion membraneuse de l'urèthre. — Chez le *nouveau-né*, le cul-de-sac descend moins bas ; il recouvre la moitié supérieure quelquefois, le tiers supérieur souvent, de la paroi vaginale postérieure ; il recouvre les vésicules séminales, dans toute leur hauteur, jusqu'à la partie supérieure de la prostate. — Chez l'*adulte*, le cul-de-sac descend plus bas chez la femme (Scarpa, Blandin, Vidal, etc.). Chez l'homme, il descend jusqu'aux extrémités supérieures des vésicules séminales ; mais, chez l'homme aussi bien que chez la femme, il existe, quant au niveau de ce cul-de-sac, de nombreuses variétés. Son point infime n'est pas médian ; de chaque côté du milieu, le péritoine se déprime encore en forme de fossette, et là, sur une largeur de un centimètre environ, il est réticulé, feutré, et présente une véritable *lame criblée*, dont les travées sont élastiques et qui épaissit et renforce la séreuse. — De ces faits, déjà entrevus par Kœlliker, si l'on ne peut conclure encore qu'à une certaine période le cul-de-sac de Douglas se prolonge jusqu'au plancher pelvien, il ressort pourtant : 1° que chez le fœtus et le nouveau-né, le repli péritonéal est beaucoup plus long et s'étend plus bas que chez l'adulte ; 2° que l'on retrouve une série d'intermédiaires entre ces deux termes. En un mot, le développement est ici très analogue à celui du canal péritonéo-vaginal, et, comme lui, le *canal de Douglas* peut persister dans sa forme et ses dimensions primitives : c'est un *canal préparé* pour les hernies. Le long cul-de-sac persistant a été constaté et figuré. Pirogoff l'a représenté s'étendant jusqu'à l'anus. Ziegenspeck l'a vu aussi ayant la même longueur. Il signale même, au fond du cul-de-sac, un étroit orifice, comme fistuleux, qu'il a rencontré plusieurs fois, et qui serait le reste et le témoin d'une oblitération incomplète.

Le péritoine rectal est ordinairement assez résistant, et peut être facilement détaché de l'intestin ; quelquefois au contraire, il est mince et adhérent, et se déchire quand on veut l'en décoller. Inutile d'insister sur l'importance pratique de ce fait. Il prouve, en effet, qu'il n'est pas toujours facile de séparer le rectum de sa couverture séreuse, et d'en reséquer une grande portion, sans ouvrir la cavité péritonéale.

Avant de terminer avec le péritoine rectal, je dois relever une erreur que je trouve dans un travail récent. Quénu (Bull. soc. Anat., Paris, 1893, p. 409, note) dit que chez l'enfant toute la portion pelvienne du rectum est dépourvue de mésentère, le péritoine forme sur le rectum un cul-de-sac qui descend « à peine à quelques mm. du promontoire ». Or, comme l'auteur parle de méso-rectum, il suit qu'il accepte la description des classiques, et que la phrase que je viens de reproduire s'applique à notre rectum pelvien et à la portion terminale de notre colon pelvien (1re portion du rectum classique). Je puis affirmer, pour l'avoir étudié sur plus de cent nouveau-nés, et sur une vingtaine d'enfants, que l'affirmation de Quénu n'est pas exacte. Jamais, en effet, je n'ai trouvé cette disposition aussi bien sur les enfants que sur les nouveau-nés. A cet âge, comme chez l'adulte, le méso-colon pelvien descend jusqu'à la 3e ou même la 4e v. sacrée ; le rectum pelvien seul est dépourvu de mésentère (voir colon pelvien chez l'embryon et chez le nouveau-né, 1892, fig. 44 à 60 et planche V, VI et VII).

Moyens de fixité. — Le rectum est maintenu dans sa situation : — 1° par sa gaine fibro-séreuse ; — 2° par les vaisseaux hémorrhoïdaux moyens et inférieurs, qui, entourés d'expansions fibreuses fortes et résistantes, émanées des aponévroses pelvienne et obturatrice, abordent les flancs de l'intestin, et limitent ses déplacements latéraux surtout ; — 3° par le plancher pelvien musculaire, qui entoure l'intestin étroitement, et envoie même de nombreuses fibres dans l'épaisseur de la paroi rectale, tandis que des fibres musculaires émanées de cette dernière se perdent dans l'épaisseur du plancher pelvien.

Gaine fibro-séreuse du rectum. — Épaisse et résistante, elle entoure étroitement tout le rectum pelvien ; pour bien la voir, il faut l'étudier par le procédé suivant. Pratiquer une large brèche sacrée, comme pour l'extirpation du rectum par la voie sacrée, et mettre à nu la paroi postérieure du rectum. Celle-ci est recouverte par un plan fibreux, ordinairement épais de 2 à 3 mm., quelquefois plus mince, mais toujours résistant. En l'incisant sur la ligne médiane, on tombe sur la paroi propre du rectum recouverte par les vaisseaux hémorrhoïdaux supérieurs et leurs branches, qui cheminent entre le plan fibreux et la paroi rectale musculaire, intimement unis à cette dernière. — Ayant ainsi pénétré dans l'intérieur de la gaine fibro-séreuse du rectum, on peut assez facilement décoller l'intestin de son enveloppe ; après avoir sectionné le rectum en haut et en bas, ainsi que les vaisseaux hémorrhoïdaux moyens, on peut l'enlever entièrement, sans détruire son enveloppe fibreuse et séreuse qu'on laisse en place. Quelquefois pourtant, comme je l'ai déjà fait remarquer, ce décollement peut amener la déchirure de la portion séreuse de cette enveloppe. — On se trouve alors dans la cavité de la gaine rectale, dont on a enlevé ou énucléé le contenu, le rectum. — Cette gaine est formée de la façon suivante : l'aponévrose pelvienne qui double la face supérieure du plancher pelvien, arrivée autour de l'extrémité inférieure de l'ampoule rectale, se réfléchit et monte sur ses parois : en avant, en arrière et latéralement. En arrière et latéralement, elle poursuit son chemin jusqu'à l'extrémité supérieure de l'ampoule rectale, c'est-à-dire jusqu'au niveau de la 3e ou 4e pièce sacrée, où elle cesse ; en avant, elle s'arrête plus bas, au niveau du fond de la fossette de Douglas, où elle se fixe sur le péritone (aponévrose prostato-péritonéale de Denonvilliers). Sur le reste de la paroi antérieure du rectum (1/2 ou 2/3 supérieurs), la gaine est complétée par le péritoine. — En somme, la gaine périrectale est constituée par un cylindre fibreux ou fibro-musculaire, sur la moitié ou le 1/3 inférieur du rectum pelvien ; par un cylindre fibreux et séreux sur la moitié ou les 2/3 supérieurs. — Ce dernier est ainsi formé de deux portions : d'une gouttière fibreuse et aponévrotique à concavité antérieure et d'une coque séreuse à concavité postérieure. La gouttière fibreuse s'insère par ses bords, à droite et à gauche, sur la coque séreuse avec laquelle elle se continue. — Les vésicules séminales et la portion des canaux déférents qui longe leur bord interne, sont contenues dans l'épaisseur de la gaine rectale. Aussi elles restent dans la paroi de la gaine, quand on a enlevé le rectum par le procédé que je viens d'indiquer. — La gaine fibro-séreuse du rectum est rattachée de chaque côté aux flancs du bassin par deux expansions ou ailes latérales. Celles-ci, fibreuses et résistantes, sont formées par des expansions de l'aponévrose pelvienne qui entourent les vaisseaux hémorrhoïdaux moyens, depuis leur origine sur les vaisseaux hypogastriques jusqu'aux flancs du rectum pelvien : c'est la gaine cellulo-aponévrotique des vaisseaux hémorrhoïdaux moyens, qu'on pourrait appeler *ligaments latéraux du rectum pelvien*, car ils fixent et immobilisent le rectum sur la ligne médiane.

Ainsi formée, la gaine fibro-séreuse du rectum est constante, épaisse et résistante, souvent infiltrée de graisse en dehors de tout état pathologique. — Elle isole le rectum des organes voisins et du reste de la cavité pelvienne, en même temps qu'elle le fixe. — Quoique résistante, la paroi de la gaine est assez élastique. Aussi le rectum, quand il se remplit, se développe dans l'intérieur de sa loge, dont il distend les parois. — Entre le contenu de la loge, le rectum, et le contenant, la paroi fibro-séreuse, il existe un tissu cellulaire lâche, qui permet, dans la plupart des cas, le décollement facile du rectum, qu'on peut décortiquer, pour ainsi dire, de sa coque fibreuse. Quelquefois pourtant, comme je l'ai déjà indiqué, la portion séreuse de la loge, mince et intimement unie à la paroi rectale antérieure, rend ce décollement difficile. Mais ordinairement la séreuse rectale, plus épaisse et doublée d'une lame fibreuse, adhère moins intimement au rectum ; aussi celui-ci peut être enlevé, dans la grande majorité des cas, en conservant intacte sa loge fibro-séreuse. — Après cela on peut se rendre facilement compte de l'importance pratique de la loge ou gaine que nous venons de décrire ; car, grâce à elle, on peut enlever le rectum pelvien, par la voie sacrée, sans ouvrir le reste de la cavité pelvienne, et sans risquer d'atteindre les autres organes contenus dans cette cavité.

Malgré sa constance, les auteurs ne décrivent pas, du moins à ma connaissance, la loge rectale. — Rogie (Journ. des sc. méd., Lille, 1890, p. 290) et son élève Drappier (thèse de Paris, 1893) ont bien vu la réflexion de l'aponévrose pelvienne sur l'ampoule rectale. Mais ils ne mentionnent que la paroi antérieure, formée par l'aponévrose prostato-péritonéale, et les parois latérales de la loge rectale ; car « le rectum étant appliqué directement contre le squelette en arrière, on comprend qu'à ce niveau les deux extrémités postérieures des branches de la gouttière fibreuse (paroi latérale de notre loge) ne se réunissent pas comme en avant » (Rogie). De plus, ces auteurs n'ont pas vu comment la partie latérale de la loge fibreuse se fixait à la séreuse au niveau de la moitié supérieure du rectum. Enfin, ils ont tort d'avancer que l'aponévrose pelvienne se réfléchit aussi en bas, entre le rectum d'une part, et le bord interne du releveur anal d'autre part, pour s'engager plus loin entre le sphincter externe et interne de l'anus. Cette réflexion n'existe pas; car, comme nous le verrons plus loin, il y a entre le rectum et le diaphragme pelvien un échange de fibres musculaires, ce qui ne pourrait se faire si un étui fibreux enserrait le rectum, et séparait les deux organes. — Denonvilliers (thèse de Paris, 1837) et la plupart des auteurs qui s'en sont inspirés, décrivent sous le nom d'*aponévroses latérales de la prostate* ou *pubio-rectales*, un plan fibreux irrégulièrement quadrilatère, tendu du pubis au rectum, sur lequel il se perd. — L'aponévrose prostato-péritonéale, du même auteur, serait tendue transversalement entre ces deux aponév. pubio-rectales, en passant entre la vessie et le rectum. — Jarjavay (thèse de Paris, 1846) décrit, chez la femme, sous le nom d'*aponévrose postérieure du ligament* large, une lame qui s'insère : sur le sacrum jusqu'au coccyx, d'une part, sur le rectum, la cloison recto-vaginale et le vagin, et d'autre part, sur une bride aponévrotique étendue de la 4e à la 5e v. sacrée jusque tout près du rectum. — Pierre Delbet, loc. cit., 1891, l'appelle *aponév. sacro-recto-génitale*. Ses fibres nées du sacrum se portent les unes sur le rectum, d'autres sur l'utérus et le vagin. Elle existerait dans les deux sexes, et cheminerait dans l'épaisseur des parties latérales des replis de Douglas : c'est le lig. utéro-sacré de la plupart des auteurs. — J'ai vainement cherché ces aponévroses. — En somme, les auteurs ont bien vu l'existence d'un tissu fibreux péri-rectal, mais aucun ne décrit la coque fibro-séreuse du rectum, sans insertions ni sur le sacrum en arrière, ni sur le pubis en avant. — Ils ne décrivent pas non plus les ligaments latéraux dont nous avons parlé. Car ce que signalent Ellis, Quain, sous ce nom, ne serait que l'aponévrose pelvienne qui se réfléchit sur le rectum en haut.

Configuration interne. — Lorsque le rectum est vide et rétracté, sa muqueuse se plisse et forme une série de plis longitudinaux ; sur une coupe perpendiculaire à l'axe du rectum la section de ces plis prend une forme étoilée. Mais ces plis ont peu d'importance car ils disparaissent dès qu'on distend l'intestin. — Quand on examine le rectum moyennement distendu, ou même quand on incise sa paroi postérieure et qu'on l'étale, on voit que la cavité rectale présente une série de plis transversaux. Ceux-ci sont constants et permanents, et ne disparaissent jamais, ni par la distension du rectum, si exagérée qu'on la suppose, ni par les tractions exercées dans tous les sens sur la paroi rectale étalée. Il est difficile de comprendre comment des auteurs (Cruveilhier, Sappey, Henle, Delens, Testut, etc.) ont pu avancer que tous ces plis transversaux, ou la plupart d'entre eux, disparaissaient par la distension du rectum, alors qu'au contraire celle-ci les rend plus saillants. Il est difficile de les faire disparaître même après la section des fibres musculaires longitudinales du rectum. — Ces plis permanents constituent de véritables valvules : les *valvules rectales*. Leur *disposition* est variable. Ordinairement, elles sont placées alternativement à droite et à gauche de la cavité rectale et empiètent sur les parois antérieure et postérieure ; elles décrivent alors dans leur ensemble un tour de spire. Quelquefois elles occupent la paroi rectale antérieure en empiétant sur les parois latérales. Exceptionnellement enfin, on en trouve d'absolument circulaires. — Leur *siège* est assez variable. Le plus souvent, j'ai trouvé dans l'ampoule rectale deux valvules : l'une inférieure, occupant la paroi rectale gauche, l'autre supérieure sur la paroi droite. La première était à 7 à 8 cm. de la marge de l'anus, la seconde à 9 cm. 1/2 ou 10 1/2, c'est-à-dire à 2 cm. 1/2 au-dessus de la précédente. Plus rarement, le siège respectif des deux valvules était renversé : la v. inférieure était à droite, tandis que la supérieure occupait la paroi gauche. Quand il n'y avait qu'une seule valvule, occupant la paroi rectale antérieure, elle était située à 6 cm. 1/2 de l'anus.

Au niveau du passage du rectum dans le colon pelvien, j'ai souvent vu une valvule, située d'ordinaire à droite, rarement à gauche. — Leur *nombre* est donc variable : dans la grande majorité des cas on en trouve deux, une sur chaque paroi latérale de l'ampoule; exceptionnellement, il n'en existe qu'une occupant toute l'étendue de la paroi antérieure et une partie des parois latérales.

Leur *dimension* est variable. La *longueur* varie entre 5 cm. (valvule latérale) et 10 cm. (valvule antérieure). La *hauteur* varie entre 2 cm. (v. latérale) et 7 mm. (v. antérieure). — Leur *forme* est semilunaire. Chaque valvule présente à considérer : deux bords : l'un externe, convexe, adhérent, qui s'insère sur la paroi rectale, sur la moitié ou les 2/3 de sa circonférence; l'autre, interne, concave, libre, tourné vers la cavité rectale; — deux extrémités effilées qui se perdent sur la paroi rectale; — et deux faces : l'une supérieure, souvent excavée en poche ou sinus à concavité dirigée en haut ; l'autre inférieure, convexe ou plane. — Très rarement, j'ai vu des valvules rectales réduites à un pli mince et peu saillant, ou à un bourrelet assez épais mais faisant une faible saillie sur la paroi rectale. — Leur *constitution* est variable. En général, elles répondent aux sillons transversaux que nous avons décrits sur la face externe du rectum (*valvules avec sillons*, Charpy, Gally, thèse, Toulouse, 1893, p. 47). Il n'est pas rare pourtant de voir des ampoules rectales absolument lisses et unies extérieurement, présenter sur leur paroi interne une ou deux valvules bien développées (*valvules sans sillons*, Charpy). Dans ces cas je n'ai vu, d'ordinaire, qu'une seule valvule, elle occupait la paroi antérieure de l'ampoule. — Les v. sont formées par l'adossement de la paroi rectale formée par la muqueuse et la sous-muqueuse, et par une charpente ou éperon musculaire, formée par les fibres circulaires du rectum, épaissies à ce niveau. Les fibres musculaires longitudinales du rectum passent au contraire directement sur le bord adhérent de la valvule, sans se replier et sans prendre part à sa constitution. La section de ces dernières fibres, ou ponts musculaires, ne suffit pas pour obtenir la réduction des valvules rectales. On n'y arrive qu'en sectionnant aussi la charpente musculaire de la valvule formée par les fibres circulaires épaissies. Les valvules rectales, qui ressemblent en bien des points aux plis du colon, en diffèrent par le fait qu'elles ne sont pas dues uniquement à la disposition des fibres musculaires longitudinales de l'intestin ; enfin entre les valvules, la paroi rectale se déprime ; ce sont les *loges* ou *poches rectales*.

Les valvules rectales présentent un grand intérêt pratique ; ce qui explique les nombreuses recherches dont elles ont été l'objet. — Morgagni cite deux cas, mais il les rattache à des malformations congénitales. — Houston (Dublin, Hosp. Rep., vol. V, p. 158, 1830) donna la première description importante. Il décrit trois ou quatre plis ou valvules : la première à l'extrémité inférieure du rectum, sur la paroi droite de l'intestin; la deuxième ou intermédiaire, sur la paroi gauche ; la troisième, la plus large et la plus régulière, située à environ trois pouces de l'anus (7 cm 1/2) en face la base de la vessie (v. *recto-vésicale*), fait saillie sur la paroi antérieure; la quatrième, inconstante, *anale* ou inférieure, est sur la paroi gauche et postérieure, à un pouce (25 mm) au-dessus de la marge de l'anus. — Les espaces intermédiaires entre ces replis valvulaires sont occupés par d'autres plis plus petits et moins réguliers comme situation. — La situation alternante de ces plis constitue une sorte de spirale dans le rectum. Celui-ci se rapproche ainsi du gros intestin des animaux inférieurs ou de la valvule spirale du serpent et du chien de mer. — Le rôle de ces valvules serait de résister au poids du contenu intestinal, et de l'empêcher de presser sur l'ouverture anale. — Von Kohlrausch (Zur Anat. und Phys. der Beckenorgane, Leipzig, 1864, p. 9) décrit sous le nom de *pli transversal du rectum*, un pli permanent de la paroi rectale situé à 6 cm. au-dessus de l'anus ; large de 1 cm 1/2, il s'étend sur la paroi droite et sur l'antérieure. — Rosswinkler (Wiener Wochenschr. 1852. p. 435) signale 2 plis : le supérieur occupe la paroi intestinale droite, l'inférieur la paroi gauche. — C. Krause, Hyrtl admettent aussi deux plis, supérieur (postérieur, Krause) et inférieur (antérieur Krause, droit Hyrtl). — Sappey a trouvé, trois fois sur trente cas, un pli situé à 6 à 9 cm. au-dessus de l'anus, tantôt sur la face antérieure, tantôt sur la postérieure, tantôt sur la face latérale du rectum. — H. Baur (Inaug. Dissert. Giessen, 1861) admet que le pli de Kohlrausch est constant (21 cas) ; dans la plupart des cas il l'a trouvé double : un pli droit et un pli gauche réunis, celui-ci situé plus bas : au-dessus et au-dessous de ces plis il a vu des valvules en nombre variable. — Henle, Langer, Holstein, Rüdinger, Luschka ne décrivent que le pli de Kohlrausch. — E. Laimer (Mediz. Jahrb., 1883, p. 75) admet le plus souvent trois plis ou valvules : la moyenne (pli transversal de Kohlrausch), la plus développée (1 à 1 1/2 cm. hauteur), siège dans la majorité des cas à droite, à peu près à la hauteur du repli de Douglas (6 à 9 cm de l'anus) : les deux autres se trouvent sur la paroi opposée (gauche), à 3 ou 4 cm. au-dessus et au-dessous de celle-ci Quelquefois le pli inférieur manque. Enfin, on peut trouver quatre et même cinq valvules, alternantes. L. a vu et figuré des cas où le pli moyen était réuni aux plis supérieur et inférieur par un dédoublement muqueux ; les trois plis réunis décrivaient un S. Le pli décrit par Houston et admis par certains auteurs (Engel, Hyrtl) au niveau du passage du rectum dans l'S iliaque, est loin d'être constant, contrairement à l'avis de ces auteurs. — Walter Otis (Anat. unterz. am menslich. rectum, Leipzig, 1887) trouve deux plis constants : un à droite à 6 cm. 5 de la marge de l'anus, l'autre à gauche à 2 cm. 5 plus haut ; et un pli inconstant, à gauche, plus près de l'anus. — Gally (thèse de Toulouse, 1893) décrit des valvules de la portion supérieure du rectum (portion terminale de notre colon pelvien), et des valvules de la portion ampullaire. Celles-ci sont au nombre de trois : une inférieure, à gauche, un peu au-dessus de l'anus (21 fois sur 37, v. anale de Houston) ; une moyenne, à droite, à 6 ou 7 cm. de l'anus (27 fois, v. recto-vésicale de Houston) ; et une supérieure, à gauche, à 9 cm. de l'anus (10 fois). Celle-ci est souvent circulaire. Les valvules rectales se montrent dès le sixième mois de la vie fœtale (Charpy), avant les plis du colon ; à la naissance elles sont très apparentes ; avec l'âge elles augmentent d'importance. Chez les vieillards, ou elles sont très développées (hypertrophie de la tunique musculaire), ou elles disparaissent presque. Les valvules sont des productions endogènes avec transformation des tuniques, et non un simple plissement des couches (Charpy). Pour examiner, sur le vivant, les dispositions valvulaires, il faut distendre le rectum ou bien l'examiner par le procédé d'Otis (éclairage de la cavité rectale).

Colonnes de Morgagni. — Sur la partie inférieure du rectum, à 1 cm. 5 environ au-dessus de l'orifice anal, la muqueuse présente une série de plis verticaux et parallèles permanents : les *colonnes rectales de Morgagni*. Leur *nombre* est variable, le plus souvent on en trouve 5 à 8 (Henle), quelquefois j'ai pu en compter 11 et même 14. — Leur *hauteur* est variable aussi. On en trouve sur le même rectum qui n'ont que 5 mm., d'autres 7, d'autres enfin atteignent 15 mm. (7 à 14 mm. Henle). Mais, à côté de ces plis relativement petits, j'ai souvent trouvé une colonne rectale bien plus développée, haute de 4 cm., occupant la ligne médiane de la paroi rectale antérieure, en forme de bourrelet épais. Prismatique, ce bourrelet ou *colonne rectale médiane* est large à son extrémité inférieure ou base (3 mm.), et effilée à son extrémité supérieure ou sommet. — La *forme* des colonnes rectales est variable ; les unes sont de simples bourrelets, légèrement saillants ; d'autres, plus nombreuses, s'élèvent par un bord mince et tranchant à 1, 2 et même 3 mm. au-dessus du niveau de la muqueuse (1 à 2 mm. Henle). Les colonnes saillantes sont triangulaires. Leur base dirigée en bas se recourbe de chaque côté, pour se continuer dans le bord libre d'une valvule de Morgagni. Leur sommet effilé se perd en haut dans la muqueuse rectale. Leur côté postérieur adhère à la paroi rectale, l'antérieur est libre. Les colonnes en forme de bourrelets sont situées entre les plis saillants. Toutes ces colonnes sont constituées par un pli de la muqueuse rectale et par une charpente musculaire, située dans l'épaisseur du pli ou du bourrelet. Celle-ci est formée par des fibres longitudinales de la musculaire muqueuse qui se terminent en haut, et en bas par des petits tendons élastiques (Treitz, 1853).

Valvules de Morgagni. — Entre les bases des colonnes rectales, et les réunissant les unes aux autres, on trouve une série de plis transversaux : les *valvules anales de Morgagni*. Comparables aux valvules sigmoïdes des orifices aortique et pulmonaire du cœur, les valvules anales sont semi-lunaires. Leur nombre est variable : 4, 7, 10 et même 13. Les unes sont bien développées, les autres rudimentaires. Leur longueur, diamètre transversal, varie de 3 à 8 mm., leur hauteur de 1 à 3 mm. — Chaque valvule présente à considérer : un bord convexe adhérent, qui s'insère sur l'intestin ; un bord concave, libre, dirigé en haut ; deux extrémités ou cornes qui se perdent de chaque côté sur la base d'une colonne de Morgagni ; et deux faces : une interne, centrale, convexe, tournée vers la cavité de l'intestin ; l'autre externe, périphérique, concave, qui regarde la paroi du rectum. — Quand on promène de haut en bas l'extrémité

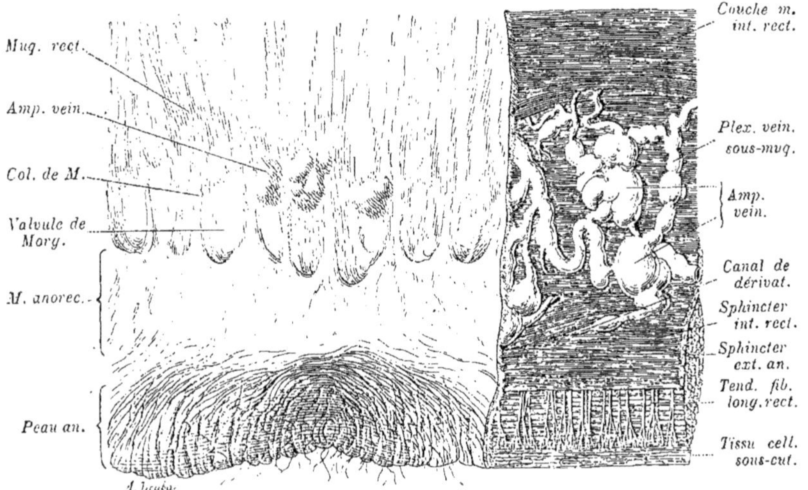

Fig. 152. — Paroi interne de l'extrémité inférieure du rectum et de l'anus.

A droite, la muqueuse a été enlevée pour montrer la disposition des veines sous-muqueuses à ce niveau (d'ap. Luschka, très modifiée).

d'un instrument mousse, entre deux colonnes de Morgagni, en suivant la paroi rectale, on arrive dans un cul-de-sac ou nid de pigeon, limité par la face supéro-externe d'une valvule anale et la muqueuse rectale d'une part, et par deux colonnes rectales latéralement. Ces petites poches présentent des dimensions variables suivant le degré de développement des valvules. — Le bord libre des valvules anales, réunies par les colonnes rectales, est dans son ensemble festonné (*plica annularis*) ; sur chaque feston vient se perdre, par sa base, une colonne rectale. — Enfin, assez souvent, surtout chez l'adulte, on voit sur la paroi externe du nid de pigeon ou poche rectale, entre deux colonnes, une légère saillie, un tubercule, formé par une ampoule veineuse développée, qui soulève la muqueuse rectale à ce niveau. — Les valvules anales, comme les colonnes rectales, sont des replis de la muqueuse rectale permanents et constants.

Structure. — La paroi du rectum, plus épaisse en bas qu'en haut, est formée par les tuniques du gros intestin, légèrement modifiées au niveau du rectum.

Tunique musculaire. — La tunique musculaire du rectum est très épaisse (2 mm. 2, Kœlliker), et s'hypertrophie chez le vieillard (Mercier). Sa coloration est rouge comme celle des muscles striés. Elle donne au rectum son aspect charnu si particulier. Elle est formée de deux plans de fibres lisses : un superficiel à fibres longitudinales, un profond à fibres circulaires.

Les fibres longitudinales forment sur le rectum une couche continue. A l'extrémité supérieure de l'ampoule, et quelquefois jusque près de son extrémité terminale, on trouve deux faisceaux à fibres longitudinales, un sur chaque paroi, antérieure et postérieure. Ces faisceaux ou bandes sont formés par la réunion de la bande antérieure et de la bande externe du colon pelvien en une seule bande : la bande antérieure, et par le prolongement sur le rectum de la bande postérieure du colon, bande postérieure du rectum. — Des deux faisceaux ou bandes, l'antérieure m'a semblé toujours plus nette, plus large et plus épaisse. Les deux s'épanouissent, vers le tiers, quelquefois vers la moitié inférieure de l'ampoule rectale en éventails musculaires. Les fibres de ces éventails s'étalent; les antérieures contournent la partie inférieure de l'ampoule, se portent en dehors et en arrière, tandis que les postérieures se portent en dehors et en avant; les fibres des deux bandelettes s'entrecroisent ainsi sur les côtés du rectum et forment des arcades à concavité supérieure (Laimer, Gally). — Quelquefois, les fibres des deux bandelettes ne se recourbent pas sur les parois latérales du rectum, elles descendent uniquement sur les parois antérieure et postérieure. — Quoi qu'il en soit, on trouve toujours sur les parois latérales du rectum une assez grande quantité de fibres musculaires longitudinales, et cela d'autant plus qu'on se rapproche de l'extrémité inférieure de l'ampoule. Il est incontestable que ces dernières doivent être des fibres longitudinales surajoutées, qui naissent sur la paroi rectale même ; car elles ne peuvent pas être la continuation des rares fibres longitudinales qu'on trouve entre les bandes sur le colon. — J'ajouterai enfin, que, dans quelques cas rares, les bandes sont bien moins nettes sur toute l'étendue du rectum; celui-ci paraît alors entouré d'une couche uniforme de fibres longitudinales, sans renforcements ou épaississements locaux. Ceci explique la divergence des auteurs sur ce sujet. Les uns parlent en effet d'une disposition uniforme de la musculature longitudinale du rectum (Hyrtl, Langer, Rüdinger, etc.), tandis que la plupart admettent l'existence des deux bandes dont nous avons parlé (Henle, Luschka, Sappey, Chadwick, Laimer, Gally).

E. Laimer (Mediz. Jahrb., 1884, p. 49) décrit avec soin l'origine et le mode d'insertion des fibres musculaires longitudinales sur la paroi rectale. — Une grande quantité de ces fibres naissent du rectum, au niveau des sillons ou étranglements de l'intestin. — Les fibres longitudinales les plus profondes ne passent pas par dessus ces sillons comme des ponts, mais se dirigent au contraire vers le fond de ces étranglements, pour s'y insérer entre les faisceaux de la couche m. circulaire. Donc, toutes les fibres du colon pelvien n'arrivent pas à l'extrémité du gros intestin, une partie se terminant avant dans la profondeur des étranglements. — Mais à ce même point où les fibres longitudinales se terminent, naissent d'autres fibres longitudinales très fines. Celles-ci sortent, pour la plupart, entre les faisceaux de la couche m. circulaire ; en petit nombre, elles naissent de cette couche même, et représentent par conséquent des fibres circulaires qui abandonnent leur direction pour prendre celle des fibres longitudinales. Ce dernier groupe de fibres circulaires se trouve surtout vers les deux extrémités du sillon ou étranglement. On y observe aussi des fibres longitudinales qui changent leur trajet et rentrent dans les fibres circulaires. Par conséquent, on constate sur le rectum un passage de fibres circulaires dans les fibres longitudinales et vice versa. — Cette disposition est bien marquée au niveau du *pli transversal* (notre valvule rectale inférieure). Là, les fibres longitud. se terminent au fond du sillon, sur un tissu fibro-élastique, brillant et blanchâtre. Les fibres qui en naissent sont plus nombreuses que celles qui s'y terminent, car la couche de fibres longitudinales est plus épaisse au-dessous qu'au dessus du pli. — Quelquefois les fibres longit. sont interrompues par un petit tendon, ce qui leur donne un aspect digastrique. — Les fibres longitudinales naissent aussi dans le tissu conjonctif qui soude le plan muscul. longit. au plan circulaire, entre les fibres circulaires, ou de ces fibres mêmes. — En somme, les couches m. du rectum ne sont pas bien séparées ; on peut voir par places le passage des fibres d'une couche dans l'autre, comme sur l'œsophage.

Laimer (Ibid., 1883, p. 75) décrit aussi des faisceaux musculaires qui naissent du tissu cellulaire épais qui recouvre les vésicules séminales en arrière et les tient réunies (aponévrose prostato-péritonéale). Ces faisceaux passent sur la paroi antérieure du rectum et renforcent sa musculature longitudinale.

Connexion de la musculature longitudinale du rectum avec le plancher pelvien.— Le plancher pelvien est formé, comme nous l'avons vu, par une portion osseuse, le coccyx, et par une portion molle musculaire et aponévrotique. Cette dernière est constituée par le diaphragme pelvien ou rectal recouvert sur sa face interne par l'aponévrose pelvienne, (m. releveur anal) et par le diaphragme génito-urinaire ou accessoire (aponév. moyenne du périnée et m. transverse profond du périnée). Le premier est traversé par le rectum, le second par l'appareil génito-urinaire (urèthre chez l'homme, vagin et urèthre chez la femme). — Le rectum adhère intimement aux bords de l'orifice qu'il traverse ; il y a même un échange de fibres musculaires entre le rectum et les parois du canal musculo-aponévrotique. Celui-ci est complété par un muscle qui entoure la portion terminale ou anale du rectum, le sphincter externe de l'anus, intimement uni au diaphragme pelvien. — En somme le rectum s'engage dans un entonnoir aponévrotique et musculaire formé par l'aponévrose pelvienne, par le diaphragme pelvien (releveur anal) et par le sphincter externe de l'anus. — On a cherché à préciser la façon dont se comportent les fibres musculaires longitudinales du rectum alors que celui-ci s'engage dans l'épaisseur du plancher pelvien. — Theile (1844) croit que ces fibres se perdent en partie entre les fibres du releveur, et plus bas entre les fibres du sphincter externe de l'anus. — A. Mercier (Gaz. médicale, 1845, p. 147 et Gaz. hebd., 1857, p. 214) décrit à la face antérieure du rectum une intersection aponévrotique en forme de V ; sa pointe correspond à la portion membraneuse de l'urèthre, ses branches aux bords latéro-postérieurs de la prostate, et leur écartement à la face postérieure de cette glande, qui est unie au rectum par un tissu cellulaire mince dans lequel il ne s'accumule jamais de graisse. Les fibres longitudinales supérieures du rectum viennent s'y rendre, et les inférieures, moins nombreuses, en partent pour gagner l'anus. Cette intersection existe aussi chez la femme entre le rectum et le vagin. — Elle est le nœud central du bassin. Car, sur elle s'insèrent : les plans aponévrotiques du périnée (aponévrose latérale de la prostate de Denonvilliers, aponévrose moyenne et aponévrose superficielle du périnée), des fibres internes de la portion inférieure du muscle pelvien (releveur anal), des fibres du m. transverse profond du périnée (m. de Guthrie et m. de Wilson), et des fibres du transverse superficiel du périnée. Ce V maintient donc fixe et presque immobile, non seulement la prostate et la région membraneuse de l'urèthre, mais encore la paroi antérieure du rectum, qui ne peut se rapprocher de la postérieure. De là vient que la cavité du rectum forme constamment une ampoule inférieurement. — Donc, par l'intermédiaire des aponévroses et des faisceaux musculaires qui se rendent au V aponévrotique, les fibres longitudinales du rectum prennent un point fixe sur tout le pourtour de l'arcade pubienne.

Treitz (Prager Viertel., 1853) admet qu'une partie des fibres longitudinales du rectum se perd dans l'épaisseur du releveur anal, tandis que de nombreuses fibres naissent de l'aponévrose pelvienne et du releveur même et passent, les unes dans le plan longitudinal, les autres dans le plan circulaire de la musculature rectale, pour y constituer surtout le sphincter interne. — Parmi les fibres muscul. qui naissent du plancher pelvien et arrivent au rectum, T. signale un tractus pâle tendu du coccyx à la paroi postérieure du rectum : le *muscle recto-coccygien* ou *retractor ani*. Il naît du périoste du coccyx et des muscles coccygiens. Entre le coccyx et le rectum il est intimement uni au point de croisement, derrière le rectum, des deux releveurs. Sur le rectum, ses fibres vont, les unes à la couche longitudinale, les autres à la couche circulaire en renforçant le sphincter interne de l'anus. Il est formé de fibres lisses. Vu sa situation, et son insertion sur l'angle rentrant que forme la paroi postérieure du rectum, quand elle passe du rectum pelvien dans le rectum périnéal (coude périnéal), ce muscle est destiné à fixer cette paroi du rectum au détroit inférieur du bassin. — Les fibres longitudinales du R. avec les fibres qui s'y sont ajoutées, rencontrent au-dessous du releveur (diaphragme pelvien) le sphincter externe de l'anus. Là, ces faisceaux se transforment en des tendons élastiques et traversent verticalement le sphincter externe pour arriver dans le tissu cellulaire sous-cutané de la région anale. Au moment où les fibres longitudinales du rectum traversent le sphincter externe, elles se séparent en plusieurs couches (6 à 10) ; les tendons de chaque couche se réunissent ensemble en forme de petites membranes, qui constituent des gaines cylindriques

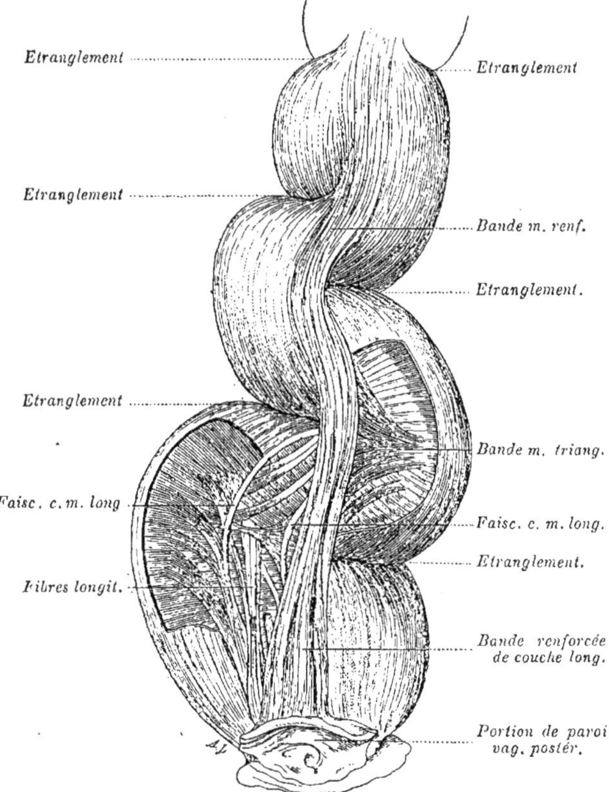

Fig. 153. — Vue antérieure d'un rectum de femme.

La couche musculaire longitudinale est enlevée par places pour permettre la vue de la couche musculaire circulaire (d'ap. Laimer).

membraneuses, concentriques les unes aux autres. Entre ces cloisons ou gaines se trouve compris le sphincter externe, séparé de cette façon en autant de parties. Après que les tendons élastiques ont dépassé le sphincter, ils s'entremêlent avec le tissu cellulaire sous-cutané et fixent ainsi la peau autour de l'anus. La couche la plus interne de ces tendons se retourne autour du bord interne du sphincter externe et du bord inférieur du sphincter interne, où elle est unie aux fibres élastiques des colonnes musculaires qui forment la charpente des colonnes de Morgagni.

Sappey et Leroux divisent le plan musculaire longitudinal, au point de vue de sa terminaison, en trois couches, une superficielle, une moyenne et une profonde, dont chacune se termine par des insertions spéciales. Les fibres du *plan superficiel* forment en arrière un faisceau réfléchi de bas en haut, qui se fixe au sommet du sacrum par deux digitations (m. recto-coccygien de Treitz). De sa convexité se détachent quelques fibres qui vont s'insérer sur la face antérieure du coccyx et sur l'intersection fibreuse des deux muscles ischio-coccygiens. Sur les parties latérales, les fibres superficielles se fixent à la face supérieure de l'aponévrose pelvienne. — Le *plan moyen* s'insère sur une intersection aponévrotique (aponévrose latérale de la prostate de Denonvilliers, et ses prolongements sur le rectum) qui donne attache, par sa face opposée, aux fibres du releveur anal. Les fibres longitudinales insérées sur cette intersection aponévrotique peuvent être considérées comme continuées par les fibres du releveur jusqu'au pourtour du bassin, où ces dernières vont se fixer, de telle sorte que l'ensemble de ces fibres forme des arcades à concavité supérieure, appliquées par une de leurs extrémités sur la paroi rectale et, par l'autre, attachées aux parois de l'excavation pelvienne. — Les fibres du *plan profond* s'insèrent à la face profonde de la peau qui avoisine l'anus par des petits tendons qui traversent le sphincter externe ou cheminent entre ce dernier et le sphincter interne.

D'après Holl (Arch. f. Anat., 1881) il existerait au centre du périnée un rendez-vous de toute la musculature profonde du périnée, des deux diaphragmes (pelvien ou rectal et génito-urinaire ou accessoire) et de la couche musculaire longitudinale du rectum. Il décrit autour de cet organe un appareil musculaire à fibres lisses ainsi formé : en arrière, il naît de la face antérieure de la deuxième ou troisième v. coccygienne, s'accole aux parois laté-

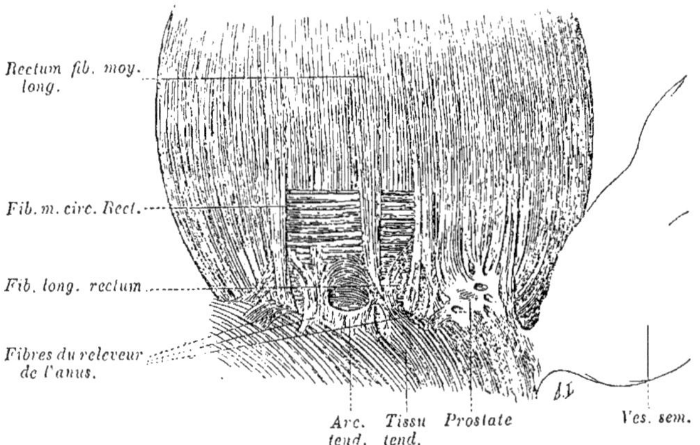

Fig. 154. — Disposition des fibres musculaires longitudinales et circulaires au niveau de l'extrémité inférieure du rectum, et leurs rapports avec les fibres du muscle releveur de l'anus (d'ap. Laimer).

rales du rectum, s'unit intimement aux fibres longitudinales de celui-ci qu'il entoure comme un sphincter et s'insère sur l'aponévrose supérieure du diaphragme accessoire (feuillet supérieur de l'aponévrose moyenne). En avant, les fibres naissent dans l'épaisseur du diaphragme accessoire, du m. transverse profond du périnée, forment un muscle plat qui se dirige vers la paroi antérieure du rectum, où il se continue avec les fibres longitudinales antérieures de celui-ci. Une partie de ces fibres montent sur le rectum, d'autres descendent ; celles-ci s'unissent avec les extrémités inférieures des fibres longitudinales du rectum et avec la couche profonde du releveur, au centre du périnée. — Sur les côtés du rectum, l'appareil musculaire est formé par l'union des fibres émanant des deux portions antérieure et postérieure que nous venons de décrire. Cet appareil musculaire organique, déjà décrit en partie par Treitz (m. recto-coccygien) et par Henle (m. prérectal), constitue un *sustentator recti*.

E. Laimer (loc. cit., 1884) a donné une excellente description des connexions des fibres longitudinales et du releveur anal (diaphragme pelvien). Mes recherches m'ont prouvé l'exactitude des faits avancés par cet auteur, du moins en grande partie. Aussi vais-je en donner un résumé complet. — Cette connexion s'établit de deux manières : 1° à l'aide d'un tissu tendineux (fibro-élastique), interposé au rectum et au releveur ; 2° par des fibres musculaires qui mettent en relation directe le releveur avec le tube musculaire du rectum. — Le *tissu tendineux* tendu entre la paroi rectale et le bord interne du releveur, est formé en partie par l'extrémité tendineuse des fibres longitudinales superficielles du rectum ; en partie, il sort entre les fibres longitudinales et émane du tissu conjonctif qui réunit la couche des fibres circulaires à la couche des fibres longitudinales ; en bas, il pénètre dans le tissu conjonctif qui réunit entre eux les faisceaux du releveur. Son développement est variable, mais il ne manque jamais. Il se montre sous deux formes : *lame tendineuse* intercalée entre le rectum et le bord interne du releveur ; on la rencontre surtout en avant, des deux côtés de la prostate, où elle est percée de deux à trois orifices pour le passage des vaisseaux de la fosse ischio-rectale dans la cavité pelvienne ; — *arcs tendineux* sur les côtés du rectum, à concavité tournée vers la paroi rectale. Ces arcs sont tendus comme un pont au-dessus d'un groupe étroit de fibres longitudinales qui passent en dessous ; leurs extrémités sont en connexion avec la paroi rectale, leur bord convexe avec le releveur. — Quoi qu'il en soit, le tissu tendineux est en connexion avec les fibres musculaires. Il leur sert de point d'origine ou de point d'insertion. Sur lui s'insèrent les fibres longitudinales du rectum et les faisceaux superficiels du releveur, situés immédiatement au-dessus de l'aponévrose pelvienne. Les fibres musculaires qui naissent du tissu tendineux se dirigent d'une part vers le releveur, d'autre part vers le rectum. Les premières se perdent bientôt dans le tissu conjonctif intermusculaire du releveur ; les secondes montent sur la paroi rectale pour se terminer en partie par des tendons très fins, entre les faisceaux longitudinaux du rectum, en partie dans la couche des fibres circulaires après avoir perforé la couche musculaire longitudinale du rectum. Le tissu tendineux est surtout bien marqué sur les sujets bien musclés. — La connexion entre le releveur et le rectum est faite aussi par des fibres allant directement du releveur à la paroi rectale. — Quelques fibres contournent le bord interne du releveur, en s'incurvant en bas, pour se relier aux faisceaux longitudinaux du rectum. — Enfin, derrière la prostate, les fibres musculaires ont une disposition particulière. On trouve au-dessous du tissu tendineux situé sur le côté de la prostate, un groupe de fibres musculaires, les unes venant directement du releveur, d'autres naissant en partie entre les faisceaux du releveur, et en partie du tissu tendineux. Ce groupe de fibres se divise immédiatement après son origine en deux parties dont l'une s'intercale entre la prostate et la couche musculaire longitudinale du rectum, tandis que l'autre traverse cette dernière et s'incorpore aux fibres circulaires du rectum. Les deux parties se réunissent sous la ligne médiane de la paroi rectale antérieure avec les fibres analogues du côté opposé. La couche antérieure, accolée à la prostate, constitue la portion prostatique du releveur ; la couche postérieure qui pénètre dans le plan musculaire circulaire du rectum correspond au *m. prérectal* de Henle. Celui-ci naîtrait, d'après Henle, du diaphragme uro-génital, c'est-à-dire du m. transverse profond du périnée. — Laimer conclut que le sphincter interne de l'anus, que nous décrirons plus loin, est formé par : des fibres circulaires du rectum, des fibres du m. recto-coccygien de Treitz, des fibres qui naissent de l'aponévrose pelvienne (Treitz), des fibres qui viennent d'entre les faisceaux du releveur, des fibres qui naissent du tissu tendineux intercalé entre le releveur et le rectum, et des fibres qui représentent la continuation directe du releveur.

C. Roux (Arch. f. Mikrosk. Anat., 1881, t. XIX, p. 721) a étudié la musculature du segment terminal du rectum à l'aide de coupes microscopiques. Les fibres longitudinales arrivées dans la région des sphincters de l'anus (interne et externe) prennent une disposition spéciale. En pénétrant entre les sphincters les fibres divergent en pinceau et traversent les deux muscles pour se terminer en partie dans leur région et en partie au delà dans la peau. Les couches les plus profondes du système musculaire longitudinal arrivent à la muqueuse à travers les faisceaux supérieurs du sphincter interne, s'y réunissent en une couche assez considérable qui avance jusqu'à la musculaire muqueuse et se confond avec celle-ci. Quelques fibres y restent, mais la plupart, réparties de nouveau en groupes, s'incurvent en dehors entre les faisceaux inférieurs du m. circulaire, qu'elles entourent de bas en haut et se perdent finalement vers la couche longitudinale sans limites déterminées. — En s'incurvant pour entourer les faisceaux inférieurs du sphincter interne, les fibres forment des anses concaves en haut ; la dernière de ces anses contient le faisceau marginal inférieur du sphincter interne. Ces fibres, situées en dedans de la tunique circulaire du rectum, ont été à tort confondues avec celles de la musculaire muqueuse (m. *dilateur interne* de Rüdinger). — La portion du système longitudinal qui se tourne vers le sphincter externe est plus considérable. Elle se divise en un certain nombre de couches concentriques dont la plus interne passe entre les deux sphincters, tandis que les suivantes perforent le corps musculaire du sphincter externe. Seule la plus interne de ces couches est continue, les autres se divisent en nombreuses bandes, qui glissent entre les mailles du réseau formé par le sphincter externe et se terminent dans les couches les plus profondes du derme cutané. — Sur la ligne médiane antérieure, les fibres longitudinales présentent une disposition un peu différente. Là, elles se séparent en deux faisceaux divergents, qui entourent les parties constituantes du sphincter externe de même que quelques éléments du releveur qui s'y mêlent, puis les faisceaux pénètrent dans la peau, que seuls quelques faisceaux très minces traversent. — Quant à la connexion des fibres longitudinales avec le diaphragme pelvien (releveur anal), Roux la décrit de la façon suivante : les fibres de la couche profonde ou interne du releveur (levator ani proprius de Lesshaft) qui occupe toute la portion marginale du muscle, convergent des deux côtés vers la fente anale (rectale) et pénètrent entre les sphincters interne et externe, pour s'unir en grande partie au système longitudinal lisse de la paroi rectale et arriver avec celui-ci jusqu'au derme cutané. Les fibres striées disparaissent progressivement de sorte qu'on ne peut pas indiquer leur terminaison exacte. Elles se perdent tout simplement dans les traînées des fibres longitudinales. En avant, les faisceaux de la couche interne du releveur, unis en une seule masse avec le sphincter externe, dépassent la ligne médiane pour s'unir

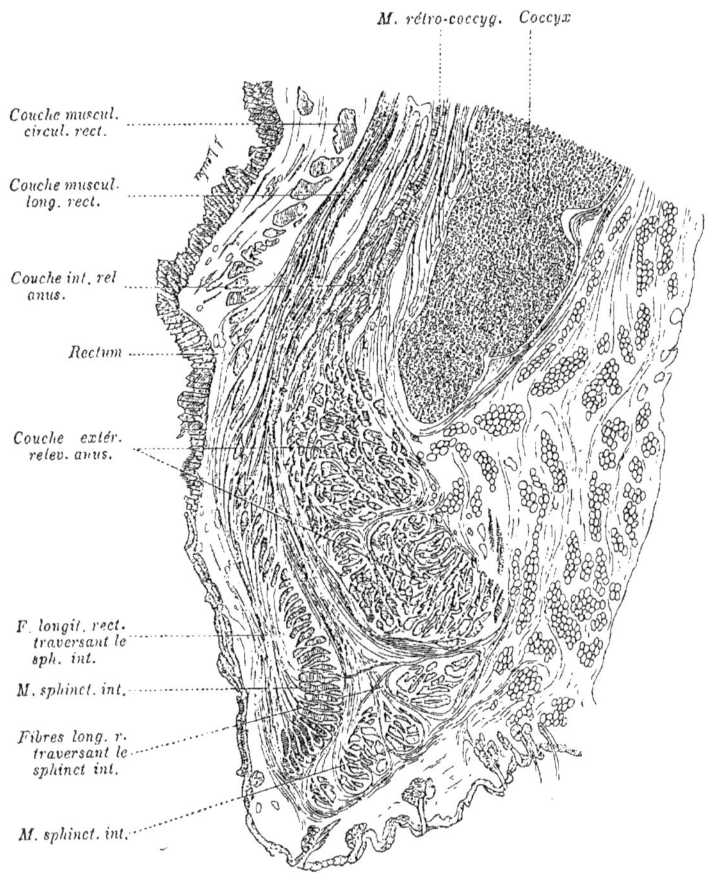

Fig. 155. — Coupe sagittale du rectum. Moitié postérieure de la coupe (d'après Roux).

aux fibres longitudinales du côté opposé. En arrière, les faisceaux de la même couche du releveur se réunissent au-dessus des fibres de la couche externe du releveur, en un réseau irrégulier qui se termine à la face antérieure des vertèbres coccygiennes.

Enfin Roux décrit sous le nom de *musculature secondaire de la fente anale* (rectale), une couche formée de fibres lisses mêlées à des fibres striées. Elle répond aux m. recto-coccygiens de Treitz et m. prérectal de Henle (m. sustentator recti de Holl). Kohlrausch prétend qu'elle ne contient que des fibres striées. Luschka, Henle, n'y voient que des fibres lisses. Les deux opinions sont erronées. Le m. recto-coccygien (tensor fasciæ latæ de Kohlrausch, suspenseur du rectum de Béraud, fasciculum sacro-coccygeum ou adjutorium internum de Lesshaft) naît à la face antérieure du coccyx par deux bandelettes étroites situées latéralement et dépassant à peine la largeur de l'os, puis il s'unit aux fibres longitudinales lisses. Quelques fibres, au lieu d'accompagner les fibres longitudinales vers la peau, perforent les couches longitudinales pour se terminer entre les faisceaux du sphincter interne (Krause). — Chez l'homme, la musculature rectale reçoit d'autres renforcements qui manquent chez la femme; ils viennent de la couche longitudinale de l'urèthre, s'entrecroisent irrégulièrement entre eux et avec les fibres longitudinales du rectum auxquelles ils donnent quelques faisceaux étroits, et se terminent pour la plupart entre les faisceaux du sphincter interne : c'est le *muscle recto-uréthral*.

J'ai contrôlé sur un certain nombre de pièces les descriptions que je viens de résumer et je suis arrivé aux résultats suivants : — 1° Les connexions entre la musculature longitudinale du rectum et le diaphragme pelvien (releveur) s'établissent : *a)* par l'intermédiaire du tissu fibreux entrevu par Mercier et bien décrit par Laimer ; *b)* par le passage direct des fibres rectales dans l'épaisseur du diaphragme, et des fibres du plan profond de celui-ci dans la paroi rectale, où elles se continuent en partie avec les fibres longitudinales, en partie avec les fibres circulaires (Treitz, Laimer). On trouve des fibres lisses d'origine rectale, dans l'épaisseur du diaphragme pelvien, et des fibres striées, nées de celui-ci, dans la paroi rectale. — 2° Les fibres longitudinales du rectum, renforcées par celles qui naissent soit de l'appareil fibreux, soit directement du diaphragme pelvien, passent les unes entre le sphincter interne et l'externe, d'autres à travers celui-ci, pour aboutir à la peau de l'anus. Mais une partie des fibres longitudinales s'arrête au niveau du plancher pelvien sur l'intersection fibreuse ou pénètrent dans l'épaisseur du diaphragme pelvien. — 3° Le muscle recto-coccygien de Treitz est indépendant des fibres longitudinales du rectum et du diaphragme pelvien. Il est composé de fibres striées d'abord, qui naissent sur le coccyx et se perdent dans la musculature rectale où leur striation disparaît bientôt ; elles s'y mêlent aux fibres longitudinales et aux fibres circulaires (Roux). — 4° Le m. prérectal de Henle et le m. recto-uréthral de Roux sont identiques. Mais ni l'un ni l'autre de ces auteurs n'ont vu ce muscle dans son entier. En effet, du diaphragme génito-urinaire (aponévrose moyenne du périnée et m. transverse profond), et de la musculature de l'urèthre naissent des fibres auxquelles viennent s'ajouter d'autres fibres qui paraissent venir de la prostate même, et qui doivent être considérées comme des émanations du diaphragme pelvien. Toutes ces fibres se portent sur la paroi rectale antérieure. Là, les unes montent au-devant du rectum, se perdent dans l'épaisseur de l'aponévrose prostato-péritonéale, et se terminent en partie sur le fond du cul-de-sac de Douglas; les autres, plus nombreuses, pénètrent dans la paroi rectale, en avant et sur les côtés.

Ces dernières, les unes ascendantes, les autres descendantes, se continuent avec les fibres musculaires des deux plans, longitudinal et circulaire, et certaines d'entre elles descendent jusqu'à la peau de l'anus. — Enfin, je n'ai pas vu des fibres longitudinales s'insérer sur l'aponévrose pelvienne (Sappey, Henle), ni au ligament sacro-coccygien antérieur, par l'intermédiaire d'un tendon élastique, comme le prétend Luschka.

Plan circulaire. — Les fibres musculaires circulaires du rectum forment un plan continu, épais, et renforcé par places. Ce plan, intimement adhérent à la couche des fibres longitudinales, est séparé de la muqueuse par un tissu cellulaire lâche, sauf à l'extrémité inférieure du rectum, où, d'après Roux, les fibres longitudinales traversent le plan circulaire pour se porter sur la muqueuse. — Pour l'étudier il faut retourner comme un doigt de gant le rectum et enlever sa muqueuse. Alors on constate que les fibres circulaires forment des anneaux complets. Ces anneaux sont renforcés au niveau des valvules rectales, qui présentent une épaisse charpente musculaire, formée en grande partie par les fibres circulaires. Cette charpente, plus ou moins épaisse, existe au niveau de chaque valvule (Laimer), contrairement à l'avis de certains auteurs (Henle, Hyrtl, Rüdinger), d'après lesquels les fibres circulaires ne s'amassent qu'au niveau du plica transversalis (valvule inférieure). Donc aucune valvule rectale n'est formée uniquement par un simple pli muqueux, comme on le prétend (Kohlrausch, Luschka).

Assez souvent j'ai vu, au niveau du passage du colon pelvien dans le rectum, un amas de fibres circulaires formant quelquefois un véritable sphincter annulaire. Enfin, à l'extrémité inférieure du rectum les fibres circulaires forment une couche épaisse de 5, 6 et même 8 mm., haute de 3 à 4 cm. : c'est le *sphincter interne* de l'anus. Celui-ci est plus épais à la partie inférieure, qu'en haut où il s'amincit. Son bord inférieur est nettement séparé du sphincter externe, et descend sur la peau qui l'embrasse sur une étendue variant de 6 à 12 mm. (Gally). Ses faisceaux sont aplatis, séparés les uns des autres par de minces couches de tissu cellulaire contenant des artères et des veines, et aussi, d'après Roux, par les fibres profondes de la tunique musculaire longitudinale du rectum. — D'après E. Laimer (1883) les fibres longitudinales pénètrent dans la couche circulaire, forment des faisceaux de 2 à 3 mm. de largeur, et contribuent à la constitution de cette dernière couche.

O' Beirne (On defecation, Dublin, 1833; résumé in : Journ. hebd., XIII, 125; et Arch. génér. de méd., 1833) à la suite d'expériences sur le vivant est arrivé à conclure : que le rectum, comparable à l'œsophage, n'était qu'un lieu de passage pour les matières fécales; celles-ci ne séjourneraient jamais dans cette portion du gros intestin, mais bien dans l'S iliaque (colon pelvien) Le rectum serait, en dehors du moment de la défécation, vide et contracté. Cet état s'expliquerait par la puissance de la musculature circulaire de la portion supérieure du rectum; celle-ci constituerait un très haut et très puissant sphincter qui s'oppose à la descente des matières fécales. Comme on le voit, O'Beirne ne décrit pas de sphincter spécial. Ce qui n'empêche pas les auteurs de parler du sphincter de O' Beirne, qu'ils placent tantôt au niveau de l'extrémité supérieure de l'ampoule, tantôt à l'union de la première portion classique du rectum avec l'S iliaque (colon pelvien). — Nélaton, le premier, parla d'un sphincter spécial qui fut admis ensuite par certains auteurs (Velpeau, Anat. Chir., I, 39; Hyrtl, Topogr. anat., II, 94; Malgaigne, Lisfranc, Baur) : c'est le *sphincter supérieur* ou *sphincter de Nélaton (sphincter tertius*, Hyrtl). Situé à 4 pouces (12 cm.) environ au-dessus de l'anus, haut de 4 à 7 lignes en avant et d'un pouce en arrière, mince en avant, épais en arrière; c'est à lui que seraient dues les particularités signalées par O'Beirne, car il ferme en haut le rectum. Velpeau, Hyrtl (dans un cas) ont constaté que ce sphincter s'insérait par quelques fibres sur le sacrum. — Kohlrausch, Luschka disent qu'il est très rare. Treitz (1853) nie son existence. — A. Mercier (1857) admet qu'il puisse y avoir quelquefois une agglomération de fibres un peu plus grande que dans les parties voisines, mais il n'y a pas de véritable sphincter. — Pétrequin (Anat. top., p. 414) l'a vu formé par des fibres irrégulières, transversales et généralement faibles, plus prononcé sur la paroi antérieure que sur la postérieure. — Sappey le considère comme un muscle de renforcement situé à 6 à 7 cm. au-dessus de l'anus, n'entourant jamais plus que la moitié ou les 2/3 de la périphérie du rectum et se trouvant irrégulièrement tantôt à la face antérieure ou postérieure, tantôt à la paroi latérale, et ayant l'apparence d'être formé par le groupement d'un certain nombre de fibres circulaires. — Henle est du même avis. — D'après J.-B. Chadwick (1877) dans le point indiqué par Nélaton et Hyrtl, il existe une constriction demi circulaire sur la paroi antérieure du rectum, et à 2 ou 3 cm. plus haut, on trouve une seconde constriction semblable sur la paroi postérieure. Le sphincter supérieur présente ainsi la forme d'une S. Au niveau de chacune de ces constrictions, il existe une bande musculaire formée par la réunion des fibres circulaires du rectum, qui se relâchent devant les matières fécales et se contractent derrière elles, pour favoriser leur expulsion *(detrusor fœcium superior)*. — E. Laimer (loc. cit., 1883), Walter, Otis (1887) ne voient dans le sphincter supérieur que l'agglomération locale des fibres circulaires, au niveau des valvules rectales, dont la plus importante et la plus régulière répond au pli transversal de Kohlrausch (notre valv. rectale inférieure). Cette opinion est absolument exacte. En somme, il n'y a pas de véritable sphincter supérieur, mais des épaississements locaux des fibres circulaires, limités à une des parois, et répondant à la charpente musculaire des valvules rectales dont nous avons précisé le siège.

Tunique celluleuse. — Parcourue par des ramifications artérielles, et par de nombreuses veines, cette tunique présente une grande laxité immédiatement au-dessus de l'anus, ce qui explique le prolapsus si fréquent chez les enfants, de la muqueuse rectale (Delens). Elle est traversée aussi par des faisceaux musculaires longitudinaux qui proviennent de la tunique musculaire et vont s'insérer sur la muqueuse rectale (Roux).

Tunique muqueuse. — Blanc-grisâtre, lisse et unie, elle adhère assez intimement à la couche des fibres circulaires en haut, tandis qu'elle s'en détache facilement vers l'extrémité inférieure du rectum. — L'aspect de sa face interne nous est connu. — Au point de vue de sa structure nous avons à lui considérer : une couche musculaire, la musculaire muqueuse, un chorion avec des glandes et un appareil lymphoïde, et un épithélium.

La *musculaire muqueuse,* épaisse de 0,002 mm., est formée surtout par des fibres longitudinales qui séparent les tubes glandulaires de la tunique celluleuse.

Treitz (1853) décrit sur la face interne du sphincter interne, tout autour de l'orifice anal, des colonnettes musculaires triangulaires, hautes de 1/2 pouce, se rencontrant par leurs bases larges sur le bord interne du sphincter externe et dont les sommets sont dirigés en haut. Elles dépendraient du sphincter interne et formeraient la charpente des colonnes de Morgagni. Elles passent en haut et en bas sur des fibres élastiques, dont les unes se plissent entre les fibres circulaires du sphincter interne, tandis que les autres s'insèrent en partie à la muqueuse de l'orifice anal, en partie s'unissent à des tendons de la couche musculaire longitudinale la plus interne. Ces colonnes musculaires fixent la muqueuse anale et empêchent son prolapsus pendant la contraction des sphincters. — Kohlrausch (1854) décrit entre la muqueuse et le sphincter interne une couche très mince de fibres longitudinales qu'il désigne sous le nom de *sustentator tunicæ mucosæ* (corrugator cutis ani de Ellis, 1865) ; elles ne seraient, d'après Henle et d'après Rudinger (dilatateur interne), que des fibres longitudinales de la musculaire muqueuse. — Roux (1881), comme nous l'avons vu, y voit des fibres émanées de la couche longitudinale de la tunique musculaire du rectum.

Le *chorion* est identique à celui du reste du gros intestin, il contient du tissu lymphoïde diffus et des *follicules lymphatiques solitaires.* — Les *glandes* en tube, très nombreuses, diffèrent de celles du reste du gros intestin par leur dimension supérieure : longueur 0,6 — 0,7 mm. (Verson), 0,524 — 0,632 mm. (J. Schaffer, rectum de supplicié) ; largeur 0,07 (Verson), 0,069 — 0,079 (J. Schaffer). Leur forme, leur membrane limitante et leur épithélium, abondant en cellules caliciformes, ne diffèrent pas notablement de ceux des glandes du gros intestin.

L'*épithélium* est formé de *cellules cylindriques* qui présentent, d'après J. Schaffer (1891) un liseré cuticulaire bien développé et strié qui serait plus haut que celui de l'épithélium des villosités (jusqu'à 3, 6 μ). Le protoplasma qui se trouve entre le noyau et le liseré cuticulaire paraît rempli d'une goutte de sécrétion, ovale, présentant la structure du contenu des cellules caliciformes (Patzelt, J. Schaffer). Les *cellules caliciformes* sont peu nombreuses (Schaffer).

G. Hermann (thèse, Paris, 1880) a décrit les caractères de la muqueuse rectale au niveau de son passage dans la zone cutanée lisse de l'anus. La muqueuse de l'extrémité inférieure du rectum ne se continue pas directement avec le segment externe, mais il existe, au-dessus des valvules semi-lunaires de Morgagni, une zone circulaire, haute de 6 à 12 mm., répondant aux saillies musculaires de Morgagni (colonnes de Morgagni) et qui représente une partie persistante du cloaque de l'embryon ; sa limite inférieure, ou *ligne ano-cutanée,* est une ligne festonnée, très nette, dessinée sur le bord libre des valvules semi-lunaires ; sa limite supérieure ou *ligne ano-rectale* est moins marquée et se reconnait seulement à la loupe par le fait que l'aspect criblé (ouvertures glandulaires) de la muqueuse rectale cesse brusquement lorsque commence cette muqueuse de transition. — Immédiatement au-dessus de la ligne ano-rectale, la muqueuse rectale se modifie légèrement : les glandes en tube, simples ou bifurquées s'écartent l'une de l'autre ; elles sont séparées par le chorion formé de fibres conjonctives, accompagnées de capillaires, de fibres élastiques fines et de substance fondamentale amorphe infiltrée de cellules (lymphatiques). — Le chorion s'étend en une lame mince entre la musculaire muqueuse et le fond des glandes ; cette lame contient les arborisations terminales des artérioles et des veinules de la muqueuse, des petits troncs nerveux et un chevelu de fibres élastiques déliées. Au niveau de la ligne ano-rectale il se continue brusquement avec la couche élastique du chorion dermoïde de la muqueuse anale. — L'épithélium polyédrique de la muqueuse anale se termine brusquement par un bord tranchant pour faire place à la rangée de cellules cylindriques à plateau du gros intestin. — L'épithélium des glandes est formé d'une seule rangée de cellules caliciformes en forme de barillet. — La muqueuse, comprise entre les deux lignes, *muqueuse anale* de Hermann, est soulevée de distance en distance par les colonnes de Morgagni, de manière à présenter alternativement des saillies et des dépressions ; sur les parties saillantes son *épithélium* est polyédrique stratifié, avec cellules superficielles aplaties : dans les dépressions il présente, au contraire, le type prismatique stratifié à cellules superficielles allongées et transparentes. Le *chorion* a la structure du derme cutané, il présente deux couches : *a*) une sous-épithéliale formée de larges nappes de faisceaux conjonctifs serrés et parallèles à la surface ; le corps papillaire n'existe qu'en quelques points correspondant à l'épithélium polyédrique — Je ferai remarquer que, d'après Henle, on trouve à ce niveau des papilles considérables, hautes de 0. 2 mm., larges de 0,05 mm. — ; *b*) un réseau de fibres élastiques longitudinales qui se continue profondément avec la tunique celluleuse sous-muqueuse. — Cette région présente aussi : vers sa partie moyenne, de petites *glandes en grappe;* soit des simples sinus ou cryptes muqueux tortueux, tapissés d'épithélium polyédrique et cubique, soit des glandes acineuses, analogues à celles des animaux, tapissées d'un épithélium spécial cylindrique transparent ; — vers sa limite supérieure quelques *glandes en tube* simples, semblables à celles de la muqueuse rectale (gl. erratiques du rectum) — Henle nie leur présence ici — et des cellules caliciformes isolées ; — enfin, dans toute son étendue, il existe des follicules clos d'un petit volume. Mais le fait caractéristique, c'est qu'au fond des sinus ou poches, limités par les valvules semi-lunaires, l'épithélium se prolonge dans des sortes de canaux irréguliers qui s'étendent vers le sphincter interne, au contact duquel ils s'élargissent fréquemment en excavations anfractueuses ; de ces derniers, on voit partir un ou plusieurs conduits tapissés par le même épithélium et assez semblables à des tubes glandulaires ; ces conduits suivent un trajet sinueux dans les cloisons du tissu cellulaire qui séparent les faisceaux musculaires, traversent ainsi le sphincter dans toute son épaisseur, pour arriver dans le tissu conjonctif extérieur au muscle, et là ils forment plusieurs ramifications courtes, terminées en culs-de-sac *(sinus intra-musculaires).* Chez le chien, on trouve cette sorte d'appareil glandulaire bien développé. On peut donc considérer les tubes épithéliaux ramifiés de l'homme comme des organes rudimentaires, répondant aux glandes vraies de la muqueuse cloacale des animaux. Du reste l'embryologie montre que ces tubes se développent chez l'homme comme de véritables glandes, c'est-à-dire par des bourgeons épithéliaux qui traversent le sphincter au quatrième ou cinquième mois de la vie fœtale. — Cette région de la muqueuse du rectum, muqueuse anale, présente en somme des caractères de la zone cutanée de l'anus et de la muqueuse rectale proprement dite. Sur les colonnes de Morgagni elle paraît être ectodermique, et dans les enfoncements inter-colonnaires elle revêt l'aspect entodermique, — Aussi pourrait-on l'appeler plutôt *muqueuse ano-rectale.* C'est pourquoi je l'ai décrite avec le rectum et non avec l'anus.

ANUS

L'anus est l'orifice inférieur du tube digestif. Sa limite supérieure, c'est-à-dire la séparation entre le rectum et l'anus, est marquée par les valvules semi-lunaires de Morgagni, la ligne ano-cutanée de Hermann. Sa limite inférieure répond au point où son revêtement cutané se continue avec la peau des fesses et du périnée. Ainsi limité l'anus constitue un canal cylindrique, haut de 12 à 15 mm. à peine.

Les auteurs sont loin de s'entendre sur la hauteur de l'anus, et sur sa limite supérieure. Certains lui donnent 3 même 4 cm. de haut, et décrivent, comme appartenant à cet organe, les valvules de Morgagni et les colonnes rectales. — Ceci est inexact. — Charpy (Midi médical, 1893) s'élève à juste titre contre cette manière de voir. Pour lui, la zone lisse située entre la zone des colonnes et la peau, correspond probablement à l'ancienne cloison du cloaque qui séparait chez l'embryon l'intestin de la peau extérieure, l'entoderme de l'ectoderme. C'est à cette zone, enroulée en un ruban de 1 cm. de largeur, que l'on devrait strictement réserver le nom d'anus, terme qui, dans la pratique, comprend toute la portion étroite de l'entrée du rectum, soit la peau et les deux zones qui lui font suite. Mais Charpy va trop loin quand il fait aller le rectum jusqu'à la peau, c'est-à-dire jusqu'au bord inférieur du sphincter interne. La zone lisse en effet appartient à l'anus.

Situation. — L'anus est situé au niveau de la ligne biischiatique, à 2 1/2 ou 3 cm. en avant du sommet du coccyx. Il est plus antérieur chez la femme que chez l'homme. Compris entre les ischions et les fesses latéralement, le coccyx en arrière, l'orifice anal est enfoncé profondément entre les trois saillies, mais moins chez la femme que chez l'homme. L'axe du canal anal, dirigé en bas et en arrière, s'éloigne un peu moins de la verticale chez la femme que chez l'homme (Sappey). — Entouré par une épaisse couche musculaire, le canal anal est en rapport : latéralement et en arrière avec les fosses ischio-rectales ; en avant, il répond au vagin chez la femme, à l'urèthre chez l'homme, séparé de ces organes par toute l'épaisseur du périnée antérieur.

Configuration. — L'orifice anal, circulaire quand il est dilaté, est complètement fermé et réduit à un simple point quand il est à l'état de repos, c'est-à-dire en dehors de l'acte de la défécation. La peau qui l'entoure est recouverte de poils, plus ou moins abondants chez l'homme et qui manquent chez la femme. Il présente sur toute sa circonférence des plis verticaux, rayonnés, les *plis radiés de l'anus,* qui disparaissent par la dilatation de l'orifice anal. Au-dessus de la marge de l'anus, le canal est recouvert intérieurement, par une zone cutanée, d'aspect cicatriciel, lisse : la *zone cutanée* lisse de Robin et Cadiat. Celle-ci est séparée de la muqueuse ano-rectale par une ligne, la *ligne ano-cutanée* de Hermann, qui répond aux valvules semi-lunaires de Morgagni.

Structure. — Le canal anal est formé par une charpente musculaire doublée en dedans par la peau, normale ou modifiée (zone lisse).

Musculature de l'anus. — Elle est formée par des faisceaux musculaires annulaires striés (sphincter externe et couche externe du releveur anal) et lisses (sphincter interne), et par des fibres longitudinales lisses (fibres longitudinales du rectum) et striés (couche interne du releveur).

Le *sphincter interne,* prolongement du sphincter interne du rectum, nous est connu. Au niveau du canal anal il est épais ; ses fibres se disposent en faisceaux, entre lesquels pénètrent des faisceaux longitudinaux (Roux). — Dans sa totalité on pourrait l'appeler *sphincter recto-anal interne ou involontaire.* — Le *sphincter externe* est composé de 10 à 12 faisceaux concentriques formant un anneau allongé entourant l'extrémité inférieure du rectum et le canal anal. Dans son ensemble le sphincter présente une disposition caractéristique que Roux a comparée à une barque, relevée à ses deux extrémités, et dont le fond percé supporte la partie latérale du rectum et du canal anal. Les extrémités de la barque s'appliquent assez intimement à l'intestin, tandis que ses bords latéraux s'en écartent pour laisser passer les fibres longitudinales du rectum et une partie des fibres du releveur. Les faisceaux du sphincter s'envoient des anastomoses formant des mailles fusiformes pour le passage des fibres longitudinales. Latéralement le muscle n'a aucune connexion avec les organes voisins ; en avant et en arrière ses connexions varient pour ses diverses fibres. Roux (loc. cit. 1881) distingue trois groupes fibrillaires : *a)* les *fibres superficielles* vont à la peau, contrairement à l'opinion de Robin et Cadiat, et la plupart y vont après s'être entrecroisées sur la ligne médiane (m. peaucier de Luschka, sphincter superficiel de Cruveilhier) ; elles sont plus nombreuses derrière l'anus que devant où, chez l'homme, on peut les poursuivre assez loin le long du raphé ano-scrotal, tandis que chez la femme elles se terminent avant. *b)* Les *fibres moyennes* (2e groupe) sont beaucoup plus nombreuses (sphincter profond de Cruveilhier). Après s'être entrecroisées sur la ligne médiane elles s'insèrent sur la face dorsale et au sommet du coccyx (*lig. s. m. ano-coccygeus* de Kohlrausch). En avant les unes se terminent du même côté sur l'aponévrose moyenne du périnée (diaphragme uro-génital), d'autres passent dans l'épaisseur des muscles du côté opposé (Henle). *c)* Les *fibres profondes* (3e groupe) entourent le canal anal et le rectum en anneaux fermés et ne possèdent ni en avant ni en arrière des points d'insertion spéciaux. — Le *releveur anal* (diaphragme pelvien ou rectal) prend une large part dans la constitution de la musculature de l'anus. Il est formé de deux couches : une interne ou profonde, l'autre externe ou superficielle (Henle, Rüdinger. Gegenbaur, Schwalbe, Roux, Holl, Lesshaft, Drappier).

Les fibres de la couche externe ou f. superficielles entourent le canal recto-anal *(sphincter ani externus*, Lesshaft) et vont s'insérer en arrière sur le coccyx (Roux); les plus inférieures entrent en connexion avec le sphincter externe de l'anus, dont elles ne sont séparées que par une très mince couche de tissu conjonctif traversée par quelques fibres longitudinales lisses. Aussi la séparation des fibres appartenant aux deux muscles est-elle difficile. — Le sphincter externe de l'anus, sphincter recto-anal serait mieux, est donc bien plus haut qu'on ne le dit, car il est formé de deux portions : une inférieure, c'est le sphincter externe des auteurs : l'autre supérieure formée par les fibres de la couche superficielle ou externe du diaphragme pelvien, dont les faisceaux entourent, sans y adhérer, le canal recto-anal, à la manière des faisceaux du sphincter externe classique. — En somme le rectum périnéal et le canal anal traversent un entonnoir musculaire, large en haut, étroit en bas, formé par la couche externe du diaphragme pelvien d'une part, par le sphincter externe de l'anus d'autre part. Cet entonnoir constitue un puissant sphincter volontaire, très haut, qu'on pourrait appeler ; *sphincter recto-anal externe* ou *volontaire*. — Les fibres de la couche interne ou profonde du releveur *(Levator ani proprius* de Lesshaft), qui forme la portion marginale du muscle, convergent des deux côtés vers le rectum et l'anus, et pénètrent entre les sphincters externe et interne, pour s'unir en grande partie au système des fibres longitudinales lisses de la paroi rectale. Elles arrivent avec celles-ci jusqu'à la peau de l'anus. Les éléments striés disparaissent progressivement; ils se perdent dans les traînées des fibres longitudinales rectales. Les *fibres longitudinales rectales*, lisses, nous sont connues. Elles passent soit entre le sphincter interne et externe, soit à travers les faisceaux des deux sphincters (Roux), pour aboutir au derme de la peau de l'anus.

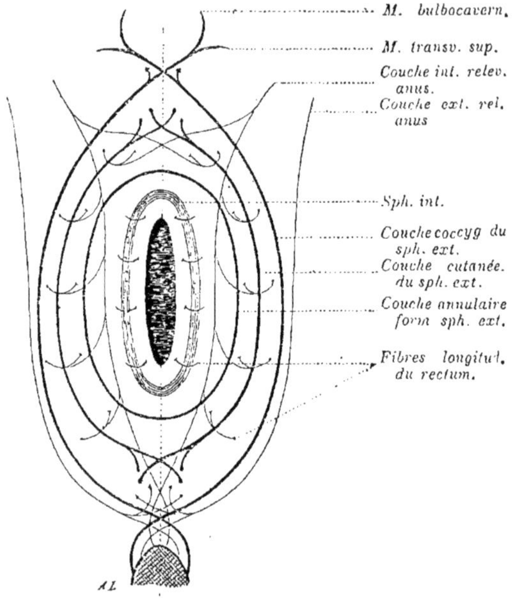

Fig. 156. — Schéma représentant le trajet des fibres de la musculature de l'anus (d'ap. Roux).
Les insertions à la peau sont représentées.

Si nous résumons dans une vue d'ensemble la musculature du canal anal et du rectum périnéal, telle que nous venons de la décrire, nous voyons que le canal recto-anal est entouré de deux sphincters annulaires : un externe, volontaire, à fibres striées, formé par la couche externe ou superficielle du diaphragme pelvien ou rectal d'une part, par le sphincter externe de l'anus d'autre part ; c'est le *sphincter recto-anal externe* ou *volontaire;* l'autre interne, involontaire, à fibres, lisses, formé par la couche circulaire de la tunique musculaire du rectum et de l'anus : c'est le *sphincter recto-anal interne* ou *involontaire*. Un système de fibres longitudinales passe entre les deux sphincters ou à travers leurs faisceaux : ce sont les fibres longitudinales lisses de la tunique musculaire du rectum et de l'anus, et les fibres longitudinales aussi, mais striées, de la couche interne ou profonde du diaphragme pelvien.

Le canal recto-anal présente donc un système constricteur complexe. Trois muscles le composent : le sphincter interne, le sphincter externe et le releveur. Le rôle des deux premiers est communément admis. Mais il n'en est pas de même pour le troisième. Certains anatomistes pourtant avaient déjà avancé que le releveur (diaphragme pelvien) constituait un constricteur profond du canal recto-anal, tandis que le sphincter externe formait un constricteur superficiel (Faget, Treitz, Cruveilhier, Richet, Malgaigne, Henle). Mais, c'est à Budge (Berlin, Klin. Wochensch, 1875) que revient le mérite d'avoir prouvé, le premier, que le releveur était un sphincter du canal rectal. Il apporta trois ordres de preuves : 1) la disposition des fibres du releveur ; 2) l'anatomie comparée : chez les oiseaux, les reptiles et les amphibiens, il existe un double sphincter cloacal ; Cuvier rattache le releveur de ces animaux aux sphincters ; 3) L'expérimentation physiologique. Chez le chien, où le m. est très développé et conserve son excitabilité longtemps après la mort, B. a pu voir que le releveur faisait fonction de sphincter recto-anal et qu'il pouvait remplacer efficacement le sphincter externe de l'anus. — Depuis, à part quelques rares auteurs (Debierre, Testut) qui considèrent encore le releveur comme dilatateur de l'anus, la plupart lui accordent le rôle de constricteur (Holl, Roux, Lesshaft Harrisson, Cripps, Drappier). La couche externe de ce muscle agit sur le rectum à la manière d'une boutonnière, dont on tendrait les deux extrémités ; alors les bords se rapprochent l'un de l'autre et aplatissent latéralement le tube rectal. — Tout dernièrement enfin, H. Morestin (thèse de Paris, 1894, p. 133) a repris les expériences de Budge sur des chiens, et, en les modifiant et les complétant, il est arrivé aux mêmes conclusions. Les deux constricteurs (releveur et sphincter externe) sont à peu près de même force et agissent synergiquement. — En somme, la couche externe du releveur forme un constricteur supérieur ou profond, volontaire, du canal recto-anal, tandis que sa couche interne seule constitue un muscle élévateur de l'anus.

Enveloppe cutanée. — Le bord inférieur et la face interne de la charpente musculaire du canal anal sont recouverts par la peau plus ou moins modifiée. Elle est séparée de la muqueuse rectale, au niveau du bord libre des valvules de Morgagni, par la ligne ano-cutanée de Hermann. Entre cette dernière et la peau de la marge de l'anus, il existe une zone de peau sensiblement modifiée : la zone cutanée lisse de Robin et Cadiat. Au niveau de la ligne ano-cutanée, la transition de la muqueuse rectale (ano-rectale) avec la peau est insensible. Au niveau de la base des colonnes de Morgagni, et sur le bord libre des valvules semi-lunaires, l'épithélium est recouvert d'une couche de cellules cornées, c'est le seul indice du passage de la muqueuse ano-rectale à la zone cutanée lisse de Robin et Cadiat.

La *zone cutanée lisse* diffère légèrement de la *peau de la marge de l'anus*. La transition entre les deux régions se fait progressivement. A 12 ou 13 mm. du bord libre des valvules semi-lunaires, les *papilles dermiques* commencent à avoir leur longueur normale ; la *couche basilaire* du corps muqueux de Malpighi devient plus nette et se charge de pigment. A 2 ou 3 mm. plus loin, apparaissent les premières glandes : des *follicules sébacés* volumineux, s'ouvrant dans des *follicules pileux* très petits, et bientôt des *glandes sudoripares* volumineuses, analogues aux glandes axillaires : *gl. circumanales* de Gay (1871).

VAISSEAUX ET NERFS DU RECTUM ET DE L'ANUS. — Les **Artères** du canal recto-anal viennent de deux sources : de l'aorte abdominale, par l'artère hémorrhoïdale supérieure, branche terminale de la mésentérique inférieure et par l'artère sacrée moyenne ; de l'artère hypogastrique ou d'une de ses branches, par les artères hémorrhoïdales moyennes et inférieures.

a) **L'artère hémorrhoïdale supérieure ou interne**, impaire, est la plus volumineuse et la plus longue des artères du rectum ; elle peut être considérée comme le prolongement de l'a. més. inférieure. Elle chemine d'abord dans l'épaisseur de la racine lombo-sacrée du méso-colon pelvien ; puis, au niveau de l'extrémité supérieure du rectum, elle se place sur sa paroi postérieure, entre la gaine aponévrotique et la paroi rectale musculaire, à laquelle elle est immédiatement accolée. Large de 3 à 4 mm. à son origine, elle se rétrécit progressivement, de façon qu'au niveau de la bifurcation son diamètre est encore de 2 1/2 à 3 mm. (Konstantinowitch, Saint-Pétersb., Mediz. Zeitsch., t. III, p. 529, 1872-1873). — La bifurcation de l'artère se fait tantôt au-dessus du rectum, c'est-à-dire dans l'épaisseur du méso-colon pelvien, tantôt, le plus souvent, au niveau de l'extrémité supérieure de l'ampoule. Ordinairement elle s'y divise en deux branches : *a. hémorrhoïdales supérieures droite et gauche* (*branches primaires*). — Konstantinowitch, sur 50 cas l'a vu se diviser : en deux branches (41/50), trois (6/50) ou en un faisceau de 7 à 8 branches (3/50), dont les unes descendaient le long de la paroi rectale postérieure, les autres le long des parois antérieure et postérieure. — Immédiatement après leur naissance, les deux branches de bifurcation descendent en divergeant. *L'a. hém. sup. droite*, plus volumineuse, est souvent la continuation du tronc de l'a. hém. sup.; elle passe obliquement sur la paroi rectale postérieure, puis sur la paroi droite, pour descendre sur celle-ci ou même sur la paroi antérieure. *L'a. hém. sup. gauche*, plus grêle, peut être considérée, souvent, comme une puissante branche collatérale du tronc commun des hémorrhoïdales supérieures, ou même de l'a. hém. sup. droite ; elle se dirige presque transversalement à gauche, passe sur la paroi rectale de ce côté, puis descend sur la paroi antérieure. — Des deux artères partent des *branches collatérales* (*b. secondaires*, Konstantinowitch) en nombre variable (6 Ellis, 7 Quain, 5 à 11 Konstantinowitch), qui

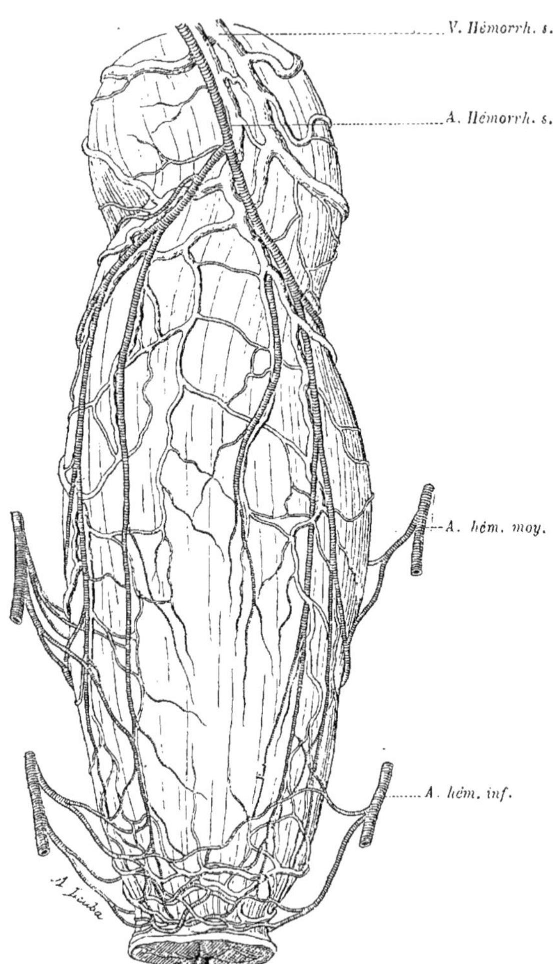

Fig. 157. — Artères et veines du Rectum et de l'Anus. Leur disposition sur la périphérie de la paroi postérieure.

descendent sur les parois postérieure, latérales et antérieure, et s'anastomosent fréquemment, avant de traverser les parois du rectum. Leur distribution est irrégulière. Mais l'a. hém. g. et ses branches ont surtout une distribution antéro-latérale, tandis que la droite a une distribution postéro-latérale (Quénu, Bull. soc. Anat., 1893, p. 706).

Konstantinowitch signale sur la paroi postérieure plusieurs troncs latéraux et une *branche médiane impaire,* plus volumineuse qui descend le long de cette paroi (Quénu l'appelle *branche dorsale du rectum*), et vient tantôt directement de la terminaison de la mésentérique inférieure (tronc de l'hémorrh. sup.) alors trifurquée, tantôt et plus souvent de l'hémorrh. droite. Enfin, elle est quelquefois double, celle du côté gauche étant alors ordinairement plus grêle. — Cette artère m'a paru constante.

Certains auteurs ont cherché à déterminer la hauteur à laquelle ces artères pénètrent dans les parois rectales : Ellis la place à trois pouces au-dessus de l'anus. — Quain dit que l'a. hém. sup. se subdivise en plusieurs branches primaires à cinq pouces au-dessus de l'anus, et que ces dernières traversent les parois rectales après un trajet de deux pouces. — D'après Konstantinowitch, elles perforeraient les parois rectales au niveau du sphincter de Nélaton, ou de l'articulation sacro-coccygienne. Là quelques-unes de ces branches se dirigent d'abord transversalement, sur un certain parcours, pour revenir ensuite à leur trajet vertical.

J'ajouterai que toutes les branches collatérales des a. hémorrh. sup. ne se perdent pas dans le rectum. — Quelques-unes sont destinées au vagin chez la femme (Haller), à la prostate chez l'homme. Ces branches prostatiques ou vaginales directes ne proviennent chez un même sujet que d'une des hémorrhoïdales, elles sont unilatérales (Quénu). — Elles fournissent enfin une branche très importante qui va s'anastomoser avec l'hémorhoïdale moyenne.

Après avoir traversé la paroi rectale musculaire, les branches collatérales aussi bien que les branches terminales des a. hém. supérieures droite et gauche, pénètrent dans la tunique sous-muqueuse où elles se divisent en *rameaux terminaux* (branches *tertiaires,* Konstantinowitch). Ceux-ci, au nombre de 5 à 6, accompagnent les veines dites terminales et peuvent être suivis jusqu'au niveau des valvules semilunaires.

Ils forment sous la muqueuse un réseau anastomotique serré qui s'anastomose avec les rameaux terminaux des artères hémorrhoïdales moyenne et inférieure. Quelques branches collatérales ne pénètrent pas jusque sous la muqueuse. Elles s'arrêtent dans l'épaisseur de la tunique musculaire, où elles se divisent immédiatement en ramuscules stellaires très fins et communiquant entre eux (Konstantinowitch).

Henle prétend que les rameaux terminaux de l'a. hém. sup. décrivent sous la muqueuse, au niveau du sphincter interne, des arcades. D'après Konstantinowitch, on y trouverait plutôt un réseau artériel.

b) **L'artère hémorrhoïdale moyenne**, paire, présente une origine très variable. Ordinairement, elle naît du tronc de l'hypogastrique et très souvent d'une de ses branches : honteuse interne, a. vésicale inférieure, sciatique, hémorrhoïdale externe, etc. — Large de 1 à 1 1/2 mm. d'ordinaire, quelquefois de 2 1/2 mm. (Konstantinowitch), l'artère hémorrhoïdale moyenne se dirige en bas, en avant et en dedans vers l'extrémité inférieure de l'ampoule rectale. Elle chemine dans l'étage pelvien inférieur, dans l'épaisseur d'une gaine cellulo-fibreuse, formée par une expansion de l'aponévrose pelvienne ; cette gaine se confond avec la gaine fibreuse du rectum (lig. latéraux du rectum). — *Chez l'homme,* l'artère longe le bord externe de la vésicule séminale et se dirige vers la vessie et la prostate. Elle se comporte d'une façon variable. Ordinairement, elle donne des rameaux (2 à 3) à la vessie, à la prostate et à la vésicule correspondante (Hyrtl, Sappey, Hoffmann, Holden, etc.) d'une part (*rameaux génito-urinaires*), et au rectum d'autre part. Aussi on peut l'appeler dans ces cas a. *recto-génito-urinaire* (a. *recto-prostatique*, a. *vésico-hémorrhoïdale*, Konstantinowitch). Les *rameaux rectaux*, au nombre de 4 à 5 (6 à 8 et même 13, Konstantinowitch), naissent le plus souvent par un tronc commun, qui est la continuation du tronc de l'a. hém. moyenne. Ils abordent d'abord les parois latérales de l'extrémité inférieure du rectum pelvien, puis ils descendent sur la même paroi du rectum périnéal, pour arriver enfin sur sa paroi antérieure. Ils pénètrent dans la tunique musculaire à 2 ou 5 cm. au-dessus de l'anus. Quelques rameaux s'y épuisent, d'autres pénètrent dans la tunique sous-muqueuse, où quelques-uns se terminent en un réseau très fin, tandis que d'autres descendent parallèlement à l'axe longitudinal du rectum, et s'anastomosent avec les rameaux terminaux de l'artère hémorrhoïdale inférieure. — Quelquefois l'a. hém. moyenne d'un côté ne donne que des rameaux rectaux, tandis que celle du côté opposé se distribue au rectum, à la vessie, à la prostate et à la vésicule séminale. D'autres fois, l'une se distribue au rectum, l'autre à la prostate seulement. Enfin l'artère peut manquer d'un côté (Konstantinowitch), ou même des deux côtés à la fois (Murray). — *Chez la femme*, l'a. hém. moyenne se divise ordinairement en deux branches d'inégal volume, dont l'une se ramifie dans la paroi rectale, l'autre dans le vagin (a. *vaginale*). Quelquefois ces deux branches naissent directement et séparément de l'hypogastrique. Il existe alors deux artères : l'une rectale, l'autre vaginale.

Les a. hém. moyennes s'anastomosent avec des a. hém. supérieures. Certains auteurs (Cruveilhier) ne signalent que des anastomoses qui se font dans l'épaisseur de la paroi rectale, sous la muqueuse. — Konstantinowitch (1872-73) mentionne celles qui se font sur la face externe du rectum.

Quénu (1893) a trouvé ces dernières anastomoses douze fois sur treize cas. Une fois elle était bilatérale, onze fois unilatérale (sept fois à gauche, quatre fois à droite). La situation de l'anse anastomotique est variable : d'ordinaire, elle siège à 5 ou 6 cm. de l'anus, elle peut s'élever jusqu'à 8 et 9 cm. de cet orifice. L'anastomose est tantôt simple : une seule anse, tantôt double : deux anses superposées ; dans tous les cas, elle a lieu par des branches importantes, gardant un calibre encore considérable. De la convexité de l'anse se détachent des rameaux dont les uns se rendent dans les parois du rectum, jusqu'à la tunique celluleuse, les autres vont au vagin ou à la prostate. — Contrairement à l'avis de Quénu, j'ai trouvé ces anastomoses le plus souvent bilatérales. Au lieu des anses que décrit cet auteur, et qui supposeraient une anastomose à plein canal, j'ai trouvé que la branche de l'a. hém. moyenne venait se brancher sur une grosse collatérale descendante d'une des a. hém. sup. droite ou gauche. C'est cette collatérale, qui en continuant son trajet, au-dessous du branchement, perfore plus bas la paroi rectale ; elle représente le rameau descendant de l'anse, dont parle Quénu.

c) **Les artères hémorrhoïdales inférieures ou externes** naissent de l'a. honteuse interne à des hauteurs variables. A 27 mm. derrière le m. transverse superficiel du périnée (Pétrequin) ; de l'épine sciatique jusqu'à la branche ischio-pubienne (Sappey) ; le long de la face interne de la tubérosité ischiatique (Theile, Gray) ; au niveau du bord externe de la fosse ischio-rectale (Quain et Morton) ; avant le passage de l'a. hont. int. dans la petite échancrure sciatique : les inférieures à 20 ou 30 mm., les supérieures à 40 ou 60 mm. au-dessus de l'anus (Konstantinowitch). — Leur nombre est variable. On en trouve ordinairement 3, quelquefois 2, rarement 4 de chaque côté. — Le diamètre de chacune de ces branches est généralement très petit et ne dépasse guère 1 à 1 mm. 1/2 — Elles se dirigent en dedans et en bas à travers la cavité ischio-rectale accompagnées d'une gaine cellulo-fibreuse, formée par des expansions de l'aponévrose obturatrice. — Arrivées à la paroi du canal recto-anal, ces artères se divisent en deux ordres de branches : les unes, *musculaires*, se perdent dans l'épaisseur du sphincter externe recto-anal ; c'est-à-dire dans la couche externe du diaphragme pelvien (releveur) et dans le sphincter externe de l'anus. D'autres *intestinales*, plus nombreuses et plus longues, traversent le sphincter recto-anal externe, puis le sphincter interne, arrivent dans la tunique sous-muqueuse du rectum périnéal et dans le tissu conjonctif sous-dermique de la peau de l'anus, et s'y subdivisent en un certain nombre de rameaux terminaux. Ceux-ci se réunissent en un *réseau artériel* serré qui sert d'intermédiaire pour les anastomoses entre les extrémités terminales des artères hémorrhoïdales moyennes et supérieures d'une part, et les inférieures d'autre part.

d) **L'artère sacrée moyenne**, impaire, donne à la paroi postérieure du rectum, tantôt une seule petite branche, tantôt plusieurs (Konstantinowitch). Quénu décrit trois petits rameaux grêles qui se détachent successivement, au niveau de l'avant-dernier trou sacré, du dernier trou sacré et enfin un peu au-dessous de la base du coccyx. — Ces ramuscules s'épuisent dans les parois musculaires du rectum d'après Quénu, ils arrivent jusqu'au réseau artériel sous-muqueux d'après Konstantinowitch. — Les auteurs ne parlent pas de la participation de l'artère sacrée moyenne à la vascularisation du rectum. Pourtant elle est constante. — Ellis prétend que dans les cas où cette artère envoie une branche au rectum, elle remplace l'a. hémorrhoïdale moyenne. Ceci n'est pas exact. Car, comme l'a bien prouvé Konstantinowitch, on trouve ordinairement l'une et l'autre bien développées, et, dans les cas où l'a. hém. moyenne manquait, l'a. sacrée moyenne n'était pas plus volumineuse que d'habitude.

De la description que nous venons de donner des artères du canal recto-anal, il résulte que : 1° l'a. hém. sup. s'anastomose largement avec l'a. hém. moy., par des gros rameaux à la surface externe de l'intestin, et par des rameaux plus fins sous la muqueuse ; 2° que les artères hém. sup. et moy. s'anastomosent avec les rameaux terminaux de l'a. sacrée moyenne et des artères hém. inf., par le réseau sous-muqueux. — Donc, les artères du rectum se suppléent ; en cas d'oblitération de la mésentérique inférieure, la circulation rectale n'est pas troublée. Ceci explique pourquoi, à la suite de la section de l'a. hém. sup., qu'on est obligé de sacrifier dans la résection par la voie sacrée, pour abaisser l'intestin, le segment inférieur de l'organe continue à être largement irrigué et ne subit aucune modification. — Morestin (loc. cit., 1894, p. 142) a prouvé le fait expérimentalement. Sur cinq chiens, il a pratiqué la ligature de l'a. mésent. inférieure. Il n'a observé chez eux qu'un *abaissement temporaire* (pendant les premières heures qui ont suivi l'opération) *de la température* du rectum. Ayant sacrifié ces chiens au bout de quelques semaines, M. a constaté que la circulation s'était facilement rétablie par les anastomoses dans l'épaisseur de la tunique intestinale. La mésentérique était oblitérée seulement sur une étendue de 15 à 20 mm. ; elle était restée perméable dans tout le reste de son étendue. Les a. hém. infér. étaient aussi un peu plus développées qu'à l'état normal. — De plus, Quénu a vu qu'une injection poussée par la mésentérique inférieure, préalablement détachée de l'aorte et isolée, passe facilement dans la fémorale et se retrouve jusque dans l'aorte. Par suite, en cas d'oblitération de l'a. iliaque primitive, la mésentérique inférieure serait une voie très importante pour le rétablissement de la circulation collatérale.

D'après Konstantinowitch, l'a. hém. sup. seule serait une véritable artère rectale, tandis que les a. hém. moy., sacrée moy., et jusqu'à un certain point les a. hém. inf. n'appartiendraient au rectum qu'en partie, car ces artères se distribuent surtout à la paroi pelvienne et à sa musculature et aussi à d'autres organes pelviens. — Dans la portion ampullaire et sus-ampullaire, les branches de l'a. hém. sup. vont à toutes les tuniques du rectum, tandis que dans la portion périnéale, ces branches ne se rendent qu'à la muqueuse. — Les a. hém. moy. et inf., de même que la sacrée moyenne, sont destinées spécialement à l'appareil musculaire du rectum et de l'anus. Leur disposition est telle que les deux a. hém. moy. fournissent spécialement la paroi antérieure; les a. hém. inf. fournissent les parois latérales, tandis que l'a. sacrée moy. n'irrigue qu'une zone peu étendue de la paroi postérieure.

Les **veines recto-anales** ont donné lieu à un certain nombre de travaux, dont les plus importants sont ceux de A. Dubreuil et P. Richard (Arch. de Phys., 1868), Konstantinowitch (loc. cit., 1872-73), H. Duret (Arch. génér. de Méd., 1879), Quénu (Bull. soc. anat., Paris, 1893, p. 601 et Etudes sur le système circul., Paris, 1894, p. 100), Mariau (thèse de Lyon, 1893) et A. Charpy (Midi Méd., 1893).

Origines. — Les veines du rectum et de l'anus peuvent être divisées en deux groupes : les veines des tuniques propres du canal recto-anal et les veines de l'appareil musculaire péri recto-anal (sphincter recto-anal externe ou strié). Les premières se résument en un vaste plexus sous-muqueux et sous-cutané, le plexus ano-rectal interne, tributaire des deux systèmes veineux porte et cave ; les secondes sont tributaires du système veineux cave seulement.

a) **Le plexus ano-rectal interne ou sous-cutanéo-muqueux** (*plexus hémorrhoïdal interne*) résume les veines de la tunique cutanéo-muqueuse et de la tunique musculaire lisse, du canal recto-anal. Situé dans l'épaisseur de la tunique celluleuse, il est très riche sur la partie inférieure de l'ampoule et sur le canal anal, tandis qu'il est presque nul sur le reste de l'ampoule, où il est formé par des troncs volumineux mais peu nombreux. Il naît au niveau de la marge de l'anus, par de fins rameaux longitudinaux, les veinules anales, qui se réunissent en petits faisceaux, ceux-ci passent au niveau des valvules semi-lunaires,dans les colonnes de Morgagni. Là, ils forment en convergeant et en se réunissant par groupes des troncules plus volumineux. Ceux-ci montent, les uns dans l'épaisseur de ces colonnes, d'autres convergent entre elles et se réunissent à leur tour, pour former des troncs plus volumineux. Ces troncs enfin (v. terminales), après un trajet plus ou moins long sous la muqueuse rectale, et souvent après s'être réunis une dernière fois avec des troncs voisins, pour en former de plus volumineux, traversent la tunique musculaire du rectum, sur les parois latérales et sur la postérieure surtout, à des hauteurs variables (8 à 10 cm. au-dessus de l'anus), et, arrivés sur la face externe de l'intestin se jettent dans deux gros troncs collecteurs que nous décrirons plus loin (les v. hém. sup. droite et gauche). Ces plexus avec leurs troncs collecteurs, droit et gauche, forment dans leur ensemble deux grands éventails, à sommets supérieurs, dont la base s'étale au niveau de la marge de l'anus. Les deux éventails s'envoient de nombreux rameaux anastomotiques. Ses rameaux d'origine, les veinules anales, sont en nombre variable, les troncules qui leur font suite, dix en moyenne, se réunissent en 5 ou 6 troncs volumineux qui perforent, comme nous l'avons vu, les parois rectales. — A l'extrémité inférieure du plexus, sous la peau de la marge de l'anus, au niveau du bord inférieur du sphincter externe, on trouve tantôt un anneau veineux circulaire, *veine marginale de l'anus* (Konstantinowitch), qui réunit les veinules anales, tantôt un petit réseau à mailles transversales (*système sous-sphinctérien* de Duret). — Sur les veines du plexus ano-rectal, immédiatement au-dessus des valvules semi-lunaires, et entre les colonnes de Morgagni, on trouve toujours, chez l'adulte du moins, de petites dilatations veineuses, *ampoules ovalaires,* dont la grosseur varie d'un grain de blé à celle d'un petit pois (Duret). Ces petits lacs sanguins forment sur le pourtour de l'extrémité terminale du rectum une rangée circulaire, disposée sur un plan horizontal passant par la partie moyenne entre les piliers des valvules de Morgagni. (Voir Fig. 152).

Pour Duret, ces ampoules sont constantes et normales, elles constituent l'origine des veines rectales sous-muqueuses (*système rectal* de Duret), et se continuent en bas avec de petites veinules qui passent à travers le sphincter interne, vers le bord supérieur du sphincter externe, pour se jeter dans un rameau d'origine des veines hémorrhoïdales externes. — Ces veinules mettraient en communication les ampoules rectales et par conséquent les veines hémorrhoïdales internes, avec les veines hémorrhoïdales externes; elles traversent les sphincters interne et externe : ce sont les *canaux de dérivation* de Duret, sur lesquels nous reviendrons. — D'après Quénu, Mariau, ces ampoules ne seraient que des dilatations pathologiques, de petites varices échelonnées sur les ramuscules d'origine des veines hémorrhoïdales supérieures. Contrairement à l'avis de Duret et de Sappey, ces ampoules manquent chez le nouveau-né et chez l'enfant, on ne les trouve que chez l'adulte où elles sont presque constantes : ce sont des débuts d'hémorrhoïdes. D'après Quénu, ces ampoules manquent chez les animaux (lapin, chien, cheval) ; ce qui serait dû, d'après Charpy, à la station quadrupède, condition défavorable à la formation des varices, soit des membres soit rectales.

Veines afférentes du plexus ano-rectal. — Le plexus ano-rectal interne ainsi formé reçoit deux ordres de veinules : les unes viennent de la muqueuse et de la peau du canal ano-rectal, *veines cutanéo-muqueuses,* d'autres de la tunique musculaire. Sur la partie supérieure de l'ampoule rectale, les veinules de la muqueuse naissent par de petites étoiles à 5 ou 6 rayons, analogues aux *étoiles* de Verheyen du rein ; chaque étoile se résume en un petit troncule qui se jette dans le plexus sous-muqueux. Les *veines musculaires,* très nombreuses et relativement volumineuses au niveau du sphincter interne, passent entre les anneaux du muscle sur toute sa hauteur ; sur sa face interne, elles débouchent dans la sous-muqueuse et s'anastomosent largement avec le plexus ano-rectal ; sur sa face externe, elles donnent naissance à des branches longitudinales qui remontent jusqu'au bord supérieur du sphincter, et là perforent de dehors en dedans les tuniques du rectum (Dubreuil et Richard, Charpy), pour aboutir aux troncs collecteurs sous-muqueux. Il résulte de cet arrangement que le sphincter interne est doublé sur chaque face d'un réseau veineux longitudinal, dont l'interne est beaucoup plus important ; ces deux réseaux étant unis par une série de branches transversales intra-musculaires, une coupe verticale de la région présente une disposition vasculaire en échelle (Charpy).

Veines efférentes du plexus ano-rectal. — On peut les diviser en trois groupes. Le *groupe supérieur* est formé par les troncs ascendants et convergeants, au nombre de 5, qui perforent les parois rectales à 8 ou 10 cm. au-dessus de l'anus, et par un certain nombre de troncs moins volumineux qui perforent celles-ci plus bas à 5 ou 6 cm. au-dessus de l'anus (*système rectal* de Duret). — Le *groupe moyen* est formé par des veinules, souvent assez volumineuses, qui traversent le sphincter interne d'abord, le sphincter externe ensuite, et après avoir ainsi cheminé dans des boutonnières musculaires (Dubreuil et Richard, Konstantinowitch, Duret, etc.) vont se jeter dans le plexus veineux péri-sphinctérien (*système péri-sphinctérien* de Duret) : ce sont les *canaux de dérivation* de Duret. (Voir Fig. 152). — Le *groupe inférieur* est constitué par les veinules anales, qui descendent verticalement jusqu'au niveau du bord inférieur du sphincter externe, *veines sous-sphinctériennes*, et aboutissent dans le tissu cellulaire sous-cutané, tantôt à un petit plexus horizontal, tantôt à un tronc veineux circulaire, la *veine marginale de l'anus* de Konstantinowitch.

D'après Duret, les veinules de ce dernier groupe sont en grande partie indépendantes du vaste plexus ano-rectal ; elles naissent de la peau de l'anus et ne communiquent pas avec les veines rectales sous-muqueuses ; elles représentent son *système sous-sphinctérien* ou *sous-cutané*. Quelques-unes seulement, très petites, iraient, d'après cet auteur, jusqu'aux ampoules rectales et établiraient ainsi une communication, de peu d'importance, entre les veines rectales proprement dites et les veines anales. Sappey admet au contraire que ces veines hémorrhoïdales inférieures s'anastomosent sur le bord libre du sphincter interne avec les hémorrhoïdales supérieures. Quénu et Mariau ont prouvé la continuation de la circulation sous-muqueuse avec la circulation sous-cutanée.

Je dois ajouter que bien avant ces auteurs, Konstantinowitch, en 1872, avait bien démontré que les troncs veineux sous-muqueux communiquent avec les veines péri-rectales et péri-anales par deux voies : la plupart traversent le sphincter externe pour s'unir au plexus hémorrhoïdal externe, tandis que les autres se réunissent en un vaisseau marginal de l'anus, qui contourne le sphincter externe et passe directement dans le plexus hémorrhoïdal externe et de là dans les v. hémorrh. inférieures ou dans les v. sacrées. — En somme, d'après certains auteurs (Luschka, Führer, Duret) le plexus rectal sous-muqueux serait indépendant du plexus anal sous-cutané : le premier ne communiquerait en bas, avec le plexus hémorrhoïdal externe, que par les veines trans-sphinctériennes : tandis que d'après d'autres (Konstantinowitch, Quénu, Mariau) les deux plexus (rectal et anal) s'anastomosent largement et n'en forment qu'un seul sous-cutanéo-muqueux. Les v. sous-sphinctériennes constituent une anastomose entre les systèmes porte et cave, bien plus importante, car elle est moins sujette à variations, que celle qui s'établit par les v. trans-sphinctériennes.

b) **Les veines du sphincter externe ano-rectal.** — Le sphincter externe ano-rectal (sphincter externe de l'anus et couche externe du releveur) présente deux ordres de veines. Les unes ne font que le traverser de part en part, elles viennent de la paroi propre du canal ano-rectal ; d'autres naissent dans l'épaisseur même du muscle : ce sont les veines propres du muscle. Celles-ci, difficiles à injecter, se rendent dans un plexus périsphinctérien, et de là dans les veines hémorrhoïdales inférieures et moyenne, et quelques-unes, directement, dans la veine honteuse interne.

Troncs collecteurs des veines du rectum et de l'anus. — Emanées de ces différentes sources, les veines arrivent, après avoir traversé les parois ano-rectales, à la surface externe de l'intestin. Là, elles constituent un plexus formé de gros troncs, étendu sur toute la circonférence du canal ano-rectal : c'est le plexus *ano-rectal externe* ou *hémorrhoïdal externe*. Celui-ci peut être divisé en deux parties : l'une située au-dessus du plancher pelvien, entoure le rectum pelvien : *plexus péri-ampullaire ;* l'autre, situé dans l'épaisseur du périnée, entoure le rectum périnéal et le canal anal, sur la surface externe du sphincter externe ano-rectal : c'est le *plexus péri-sphinctérien*, situé en partie sous le bord inférieur du sphincter externe (*plexus sous-sphinctérien*). Ces deux plexus s'anastomosent entre eux, mais moins que les portions rectale et anale du plexus sous-cutanéo-muqueux. De plus le plexus hémorrhoïdal externe s'anastomose, comme nous allons le voir avec les veines des parois pelviennes d'une part, et avec celles des organes voisins d'autre part. Les veines de ce plexus sont collectées par plusieurs troncs qui suivent, en grande partie du moins, le trajet des artères.

Les veines du plexus péri-ampullaire se rendent dans les v. hémorrhoïdales supérieure et moyenne et dans les v. sacrées moyennes ; celles du plexus périsphinctérien sont collectées en grande partie par les v. hém. inférieures, tandis que quelques-unes (émanées du plexus sous-sphinctérien) vont dans d'autres troncs

a) **La veine hémorrhoïdale supérieure,** impaire, résume la plus grande partie des veines du plexus sous cutanéo-muqueux. Les 5 ou 6 troncs (v. *terminales* qui convergent vers les parois latérale et postérieure de l'ampoule rectale, et les traversent ensuite, se réunissent sur la face externe de celle-ci, en deux gros troncs : l'un gauche, l'autre droit. Ceux-ci, situés d'abord sur les parois latérales, forment les deux *veines hémorrhoïdales supérieures,* répondant aux deux artères du même nom qu'elles accompagnent. Elles contournent les parois latérales, montent sur la paroi postérieure, et au niveau de l'extrémité supérieure de l'ampoule, se réunissent ensemble pour former un tronc unique : la veine hémorrhoïdale supérieure. Celle-ci, large de 4 à 5 mm., accompagne l'artère du même nom, et s'engage dans l'épaisseur du méso-colon pelvien. Là, elle reçoit quelques veines émanées du colon pelvien, puis elle s'unit au tronc veineux qui résume les veines de ce dernier, et forme alors la v. mésentérique inférieure. Le trajet de cette dernière nous est connu ; elle se jette directement, ou par l'intermédiaire d'une autre veine, dans la veine porte.

b) La **veine hémorrhoïdale moyenne**, paire, naît sur la paroi latérale du rectum, près de l'extrémité inférieure de l'ampoule, au-dessus du plancher pelvien, par la réunion de deux ou quatre petites veines qui traversent à ce niveau la paroi rectale. A part ces veines, la v. hém. moy. reçoit un certain nombre de veines qui viennent : chez *l'homme,* de la vessie, de la prostate et de la vésicule séminale correspondante. De cette façon les rameaux d'origine de la v. hém. moy. s'anastomosent largement avec les plexus veineux périprostatiques, spermatiques et le plexus de Santorini qui constituent un vaste plancher veineux (Gillette, 1869). Chez la *femme,* cette veine reçoit des rameaux venus de l'utérus et du vagin et s'anastomose largement avec le riche plexus utéro-vaginal. Enfin elle reçoit aussi, dans les deux sexes, quelques veinules émanées du plancher pelvien, c'est-à-dire du releveur de l'anus (diaphragme pelvien). — En somme les branches d'origine de cette veine peuvent être divisées en trois groupes : groupe *rectal* ou postérieur, groupe *génito-urinaire* ou antérieur et groupe *musculaire* ou moyen. Les veinules de chacun de ces groupes se réunissent d'habitude en un tronc unique avant de se jeter dans le tronc de la v. hém. moy. Ces trois veines hém. moy. restent quelquefois indépendantes, et vont se jeter isolément, sans se réunir en un seul tronc, dans la v. hypogastrique ou dans une de ses branches.—Lenhossek décrit deux à trois veines hémorrh. moy. qui s'anastomosent entre elles, et aussi avec le plexus honteux interne et avec le plexus fessier commun, situés à l'entrée de la grande échancrure sciatique. — Quoi qu'il en soit, là où les veines hém. moy. accompagnent l'artère du même nom, et, comme cette dernière, elles se jettent, tantôt dans la v. hypogastrique, tantôt, le plus souvent, dans une de ses branches, quelquefois dans l'ischiatique. — Ajoutons enfin que les rameaux d'origine de la veine hém. moy. s'anastomosent largement, sur la surface externe de l'ampoule rectale, avec ceux de la v. hém. supérieure.

c) Les **veines sacrées moyennes** complètent les troncs collecteurs des veines du rectum pelvien. Au nombre de deux, ces veines présentent quelques rameaux d'origine venus de la paroi postérieure du rectum. Très fines, ces veinules sont assez constantes. Elles ne sont signalées que par Konstantinowitch. Les v. sacrées moyennes accompagnent l'artère du même nom, et vont se jeter dans les v. iliaques primitives.

d) Les **veines hémorrhoïdales inférieures**, en nombre variable, résument une partie de la circulation veineuse du rectum périnéal et du canal anal. En effet, une grande partie des veines de ce segment du canal ano-rectal se rendent, comme nous l'avons vu, dans les branches d'origine des veines hémorrhoïdales supérieure et moyenne ; quelques-unes seulement traversent le sphincter externe ou passent sous son bord inférieur, pour se rendre dans les branches d'origine des v. hémorrh. infér. Celles-ci naissent des plexus péri-sphinctérien et sous-sphinctérien ; accompagnées des artères du même nom, elle traversent le creux ischio-rectal, et vont se jeter dans la v. honteuse interne. Dans ce trajet, elles sont contenues dans la gaine fibreuse qui leur est commune avec les artères hém. inf. et le nerf hémorrhoïdal.

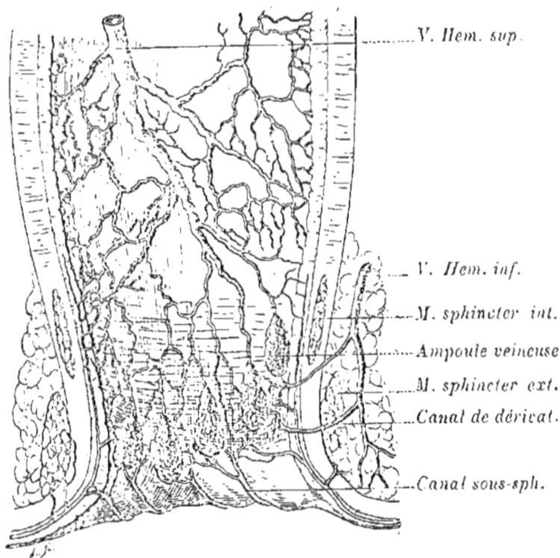

Fig. 158.— Schéma des Veines de l'extrémité inférieure du Rectum et de l'Anus (d'ap. DURET et MARIAU).

Les veines de la marge de l'anus qui se réunissent pour former un réseau, le réseau sous-sphinctérien, ou un canal circulaire, le vaisseau marginal de l'anus n'aboutissent pas toutes dans la veine honteuse interne. De ce réseau ou canal partent des branches qu'on peut partager en trois groupes : un groupe postérieur peu important qui se continue avec les veines sous-cutanées de la région coccygienne ; un groupe latéral composé de branches qui traversent la fosse ischio-rectale et vont se jeter dans la veine honteuse interne ; enfin, un groupe antérieur qui établit une communication entre les veines anales et les veines sous-cutanées du scrotum et de la face interne de la cuisse. Parmi ces dernières, Quénu signale une branche assez constante qui croise l'ischion à sa partie antérieure, puis devient profonde et tantôt plonge à travers le m. demi-tendineux pour gagner une perforante fémorale, tantôt longe ce muscle et va se jeter dans le plexus veineux du périoste qui recouvre la brancheischio-pubienne. — Chez la *femme*, les veines du groupe antérieur vont s'anastomoser avec les ramuscules honteux externes émanés de la commissure postérieure de la vulve; quelques-unes se dirigent vers les veines sous-muqueuses du vagin. — En somme, les v. hémorrh. inférieures aboutissent en fin de compte à la saphène interne, par les veines honteuses externes, et à l'hypogastrique par les honteuses internes.

En résumé, les veines du rectum pelvien, et une partie des veines du rectum périnéal et du canal anal se rendent dans les veines hémorrhoïdales supérieure et moyenne, et dans les v. sacrées moyennes. Une partie des veines du rectum périnéal et du canal anal vont dans les v. hémor. inférieures. La v. hém. supérieure est tributaire du système porte, tandis que toutes les autres sont des affluents du système cave inférieur.

Anastomoses des veines du rectum et de l'anus. — Les troncs collecteurs des veines du rectum et de l'anus s'anastomosent largement ensemble : 1° dans l'épaisseur des parois de l'intestin, par l'intermédiaire du plexus sous-cutanéo-muqueux ; — 2° sur la surface externe de l'organe, par les veines du plexus hémorrhoïdal externe ; — 3° enfin le plexus sous-cutanéo-muqueux s'anastomose avec le plexus hémorrhoïdal externe : *a*) par les branches d'origine des v. hémorrh. sup. et moyenne qui traversent les parois de l'ampoule : *b)* par les veines trans-sphinctériennes, qui traversent le sphincter externe (canaux de dérivation de Duret) ; *c*) par les veines sous-sphinctériennes, qui se continuent avec le plexus sous-cutanéo-muqueux, d'une part, avec les origines des veines hémorrh. inf. d'autre part, en passant sous le bord inférieur du sphincter externe. — Duret avait avancé que la v. hém. sup., tributaire du système porte, ne s'anastomosait avec les origines des v. hém. inf., tributaires du système cave, que par les veines trans-sphinctériennes. Celles-ci devant traverser des boutonnières musculaires, la contraction de ces dernières, au moment de l'effort, devait intercepter toute communication entre les deux systèmes veineux, d'où difficulté de la circulation en retour, stase du sang veineux dans les veines sous-cutanéo-muqueuses et production d'hémorrhoïdes. Cette théorie n'est pas absolument exacte ; car, comme nous venons de le voir, la v. hém. sup. s'anastomose largement avec les v. hém. moy. et inf., toutes deux tributaires du système cave, par l'intermédiaire de branches qui ne traversent pas le sphincter externe. — En somme, il existe de cette façon au niveau du rectum et de l'anus une large voie anastomotique entre les deux systèmes veineux de l'économie, porte et cave.

Le système veineux ano-rectal, tributaire du système porte, communique encore avec les veines tributaires du système cave par les voies suivantes : 1° les veines des organes génito-urinaires : veines de la vessie, de la prostate et des vésicules séminales chez l'homme, veines du vagin et de l'utérus chez la femme, qui s'anastomosent avec la v. hém. moyenne ; — 2° les veines superficielles du périnée : les veines coccygiennes ou les veines scrotales vulvaires, qui se rendent dans les veines saphènes externes ; elles s'anastomosent avec les v. hémorrhoïdales inférieures ; — 3° les veines capsulaires, les rénales, les spermatiques, les urétériques, s'anostomosent avec la veine hémorrhoïdale supérieure, par l'intermédiaire du plexus occupant le péritoine qui revêt le petit bassin, les reins, les capsules, les cordons spermatiques, les uretères (système de Retzius).

L'importance de ces voies anastomotiques est prouvée par le fait qu'une injection poussée par la v. mésentérique inférieure passe dans tout le système veineux ano-rectal et dans les veines avec lesquelles il communique. De plus, on peut injecter ces dernières, aussi bien que les veines du rectum et de l'anus, et la veine mésentérique supérieure elle-même, par une des veines tributaires de la veine cave inférieure : la veine dorsale de la verge, la veine saphène interne, la veine fémorale, etc.

La multiplicité de toutes ces voies anastomotiques et leur importance réelle permettent d'admettre qu'en cas de gêne circulatoire limitée au système porte, en cas d'une gêne intra-abdominale, par exemple, les voies d'échappement ne manquent pas au sang des hémorrhoïdales supérieures.

Les **Lymphatiques** du rectum, très nombreux, forment, comme ceux des autres parties du tube intestinal, deux couches : une couche interne, qui naît de la muqueuse, et une couche externe, qui tire son origine de la tunique musculeuse. La première forme un réseau à larges mailles, se continuant au niveau de l'anus avec les lymphatiques cutanés. — La seconde affecte une disposition analogue (Sappey). — Les lymphatiques de l'anus viennent d'être bien étudiés par E. Quénu (Bull. soc. Anat., Paris, 1893, p. 399). Tout le pourtour de l'orifice anal est entouré d'un réseau extrêmement riche, superficiellement situé dans le derme. Ce réseau se continue avec un autre situé au niveau de la zone cutanée lisse de Robin et Cadiat. L'union des deux territoires lymphatiques, rectal et anal, s'opère par l'intermédiaire de rameaux lymphatiques occupant les colonnes de Morgagni et y formant de véritables grappes. Les plus gros vaisseaux lymphatiques se trouvent disposés sur les parties latérales. Comme les veines, les lymphatiques sont disposés à ce niveau en deux groupes latéraux principaux, et sont presque complètement absents dans l'intervalle des colonnes de Morgagni, au niveau des valvules.

Les troncs lymphatiques ano-rectaux nés de ces plexus et réseaux peuvent être divisés en trois groupes : supérieur, moyen et inférieur. — Les *lymphatiques supérieurs* accompagnent les branches d'origine et le tronc de la veine hémorrhoïdale supérieure ; ils vont aux ganglions échelonnés le long de cette veine, dans l'épaisseur du mésocolon pelvien, aux ganglions sacro-coccygiens médians et aux sacrés latéraux (Sappey). — Les *lymphatiques moyens*, sus-jacents au diaphragme pelvien (releveur), latéralement situés, accompagnent la v. hémorrhoïdale moyenne, et aboutissent aux ganglions hypogastriques, tantôt au niveau de la division de la veine hypogastrique en son bouquet de branches, tantôt plus bas au niveau de l'échancrure sciatique. — Les *lymphatiques inférieurs* partent du réseau de la marge de l'anus par des nombreux troncules qui convergent de chaque côté en formant de larges mailles d'où émergent enfin 3 à 4 troncs lymphatiques. — Ceux-ci cheminent dans le tissu cellulo-graisseux, assez rapprochés de la face profonde du derme, et remontent vers le pli de l'aine pour se jeter dans les ganglions inguinaux. Dans ce trajet, les uns rampent à la face interne de la cuisse, les autres appartiennent plutôt au périnée, d'autres enfin occupent parfois le pli cruro-périnéal. Leur direction n'est pas rectiligne ; ils décrivent des flexuosités, parfois de véritables crochets : quelques-uns se bifurquent en deux branches allant converger un peu plus loin. Parfois les troncs s'envoient des anastomoses avant d'aboutir aux ganglions (Quénu). — Ils se rendent, d'après la plupart des auteurs, aux ganglions inguinaux, supérieurs et internes, d'après Sappey aux inguinaux inférieurs et internes. — Quénu, sur 16 préparations, a trouvé comme aboutissants des lymphatiques de l'anus : dans 7 cas, le groupe supérieur ; dans 5, le groupe inférieur ; dans 4, les deux groupes à la fois. Chez la grande majorité des sujets, les lymphatiques se rendent aux ganglions les plus internes de chacun des groupes ; exceptionnellement (1/16), ils aboutissent à la fois aux ganglions internes et à des ganglions externes, c'est-à-dire franchement situés en dehors de la ligne de la saphène interne. — Il est donc impossible, d'après le siège et la direction d'un ganglion malade, d'en inférer que son altération répond ou non à une lésion de l'anus.

Morgagni parle des lymphatiques de l'anus qui se rendent dans les ganglions pelviens. — Henle dit que les ganglions hypogastriques sont traversés par des lymphatiques accompagnant les veines honteuses internes et provenant en partie de l'anus. Quénu n'a pas vu de lymphatiques venus de l'anus et côtoyant les vaisseaux honteux internes.

Les **nerfs** du rectum et de l'anus viennent de deux sources : du grand sympathique et du plexus sacré ; ils accompagnent les artères, ou en sont indépendants. Les premiers forment deux plexus : le *plexus hémorrhoïdal supérieur*, continuation du plexus mésentérique inférieur, accompagne l'artère du même nom ; il est formé par le sympathique lombo-aortique ; ses rameaux pénètrent dans les parois rectales autour des branches artérielles ; quelques-uns se rendent dans les plexus hypogastriques droit et gauche. — Le *plexus hémorrhoïdal moyen* naît du *plexus hypogastrique*. Celui-ci est formé par des nerfs venus du plexus lombo-aortique, par les branches antérieures du grand sympathique sacré et par les rameaux des branches antérieures des nerfs sacrés (3e, 4e et 5e paires sacrées). Ces nerfs se mêlent les uns aux autres pour former un riche et inextricable réseau ; aux points d'entrecroisement on trouve de petits ganglions. Ainsi formés, les deux plexus hypogastriques droit et gauche contournent de chaque côté la portion sous-péritonéale du rectum pelvien, surtout son extrémité inférieure, et présentent une face interne concave, une externe convexe tournée sur la paroi pelvienne. La face externe répond à l'aponévrose pelvienne, la face interne à la gaine aponévrotique du rectum (aponévrose sacro-rectale, Morestin). Les filets destinés au rectum l'abordent par ses parties latérales. Ils sont très fins et très nombreux. Leur ensemble constitue le plexus hémorrhoïdal moyen ; ils accompagnent les branches rectales de l'a. hém. moyenne. Ce fait est contesté, à tort, par certains auteurs (Sappey, Morestin, loc. cit., 1894, p. 104).—Les *nerfs directs* du canal ano-rectal naissent des paires sacrées ; ils peuvent être divisés en deux groupes, suivant qu'ils vont au rectum pelvien ou au canal anal, au sphincter externe ano-rectal. — Les *nerfs directs du rectum pelvien* viennent des deuxième, troisième et quatrième paires sacrées. Ces filets, au nombre de deux ou trois de chaque côté, se détachent des nerfs sacrés, tout près de leur convergence, traversent immédiatement l'aponévrose pelvienne, cheminent dans l'épaisseur de la gaine fibreuse périrectale et abordent le rectum par ses parois latérales. Ils pénètrent dans l'épaisseur des tuniques rectales, en même temps que les branches des hémorrhoïdales supérieures, et vont finalement aboutir à la muqueuse de l'ampoule rectale. — Quelquefois des filets directs destinés au rectum partent aussi du cinquième nerf sacré, c'est-à-dire du plexus sacro-coccygien.

Le *nerf anal* ou *hémorrhoïdal* n'est le plus souvent qu'une branche du nerf honteux ; il s'en détache au niveau de l'épine sciatique, traverse la fosse ischio-rectale et se porte en dedans et en avant vers la partie antérieure de l'anus. Il accompagne les artères et les v. hémorrh. inférieures, et chemine avec elles dans une gaine qui dépend de l'aponévrose de l'obturateur interne. Au voisinage de l'anus, le nerf se divise en plusieurs filets, dont les uns se rendent dans la peau de l'anus, les autres dans le sphincter externe. Quelquefois le nerf anal naît directement du plexus sacré, par deux racines de la troisième et de la quatrième sacrées. De là, il accompagne le nerf honteux, contourne l'épine sciatique, et s'en sépare au-dessous de cette épine pour suivre son trajet accoutumé.

Sous le nom de *nerf sphinctérien accessoire*, Morestin décrit un petit filet qui se détache de la branche antérieure du quatrième nerf sacré, immédiatement après sa sortie du trou sacré ; très grêle, filiforme, il se dirige en bas et en dedans, appliqué contre la face antérieure de la dernière pièce du sacrum, puis contre l'articulation sacro-coccygienne, puis sur les bords du coccyx. Dans ce trajet il perfore le releveur. Il est accompagné par une petite artériole et une veinule. Au niveau de la pointe du coccyx, ce petit paquet vasculo-nerveux s'applique à l'attache postérieure du sphincter externe, et se dirige en avant en s'appliquant à la face profonde du sphincter. Le nerf s'épuise entre les faisceaux de ce muscle.

Le *nerf du releveur de l'anus* se distribue à la partie supérieure du sphincter externe ano-rectal. Il se détache de la face antérieure du plexus sacré, non loin du bord antérieur de la grande échancrure sciatique. Il provient surtout du troisième nerf sacré, et emprunte quelques fibres au deuxième, d'autres au quatrième. Il descend verticalement en dedans de l'ischio-coccygien, puis se divise en deux ou trois filets qui rampent sur la face supérieure du releveur et disparaissent dans les interstices musculaires. Quelquefois le nerf est double, le deuxième rameau, moins important que le premier, provient du troisième ou du quatrième n. sacrés (Morestin).

Le mode de terminaison des nerfs dans les parois rectales n'a rien de particulier. Les nerfs du rectum se terminent dans les tuniques muqueuses et musculeuses par des plexus analogues au plexus d'Auerbach et de Meissner du reste du tube intestinal.

Pilliet (Bull. Soc. Anat., Paris, 1892, p. 315) a trouvé des *corpuscules* nerveux de *Pacini* dans la muqueuse ano-rectale. Ils sont situés au-dessous du derme, dans le tissu cellulaire lâche qui le double. Ils sont entourés par les faisceaux éparpillés du sphincter interne lisse. Sur certaines coupes, on rencontre un bouquet de trois corpuscules de Pacini, situé juste à la limite des deux sphincters, entre les fibres lisses et les fibres striées. Sur d'autres coupes, on rencontre des corpuscules isolés. Ils sont volumineux, et toujours situés dans le tissu cellulaire lâche qui englobe les différents plans des fibres musculaires lisses. Ils répondent bien à la muqueuse anale (muqueuse ano-rectale) et non à la peau, si à la muqueuse rectale proprement dite. Autour de ces corpuscules se voient des filets nerveux; ils accompagnent les artérioles. Ils sont très abondants, chacun d'eux est fort large et contient une grande proportion de fibres sans myéline.

Fellner (Wien. med. Jahrb., 1883) a étudié expérimentalement la distribution et le rôle des nerfs dans la tunique musculaire lisse du rectum. Il a trouvé deux ordres de nerfs : des nerfs *érecteurs* et des nerfs d'*arrêt*; les premiers contractent la tunique musculaire, les seconds la relâchent. Ces nerfs viennent de source différente pour chacun des plans musculaires : les nerfs qui viennent du plexus sacré sont érecteurs pour les fibres longitudinales et nerfs d'arrêt pour les fibres circulaires. Les filets nerveux qui émanent du ganglion mésentérique postérieur suivent le plexus hémorrhoïdal supérieur; ils donnent des nerfs d'arrêt pour les fibres longitudinales, et les nerfs érecteurs des fibres circulaires. Il y a un antagonisme entre les filets d'un même système. L'excitation des nerfs érecteurs des fibres longitudinales par exemple, amène un arrêt, c'est-à-dire le relâchement des fibres circulaires et inversement. — Les nerfs d'arrêt suppriment le tonus musculaire, ils produisent la dilatation ou allongement du rectum. Les nerfs érecteurs rétrécissent ou raccourcissent le rectum. L'excitation d'un nerf d'arrêt supprime l'action du nerf érecteur correspondant. Enfin, le système musculaire lisse du rectum ne se contracte jamais simultanément; la contraction des fibres longitudinales coïncide avec le relâchement des circulaires et inversement.

DIJON, IMPRIMERIE DARANTIERE, 65, RUE CHABOT-CHARNY

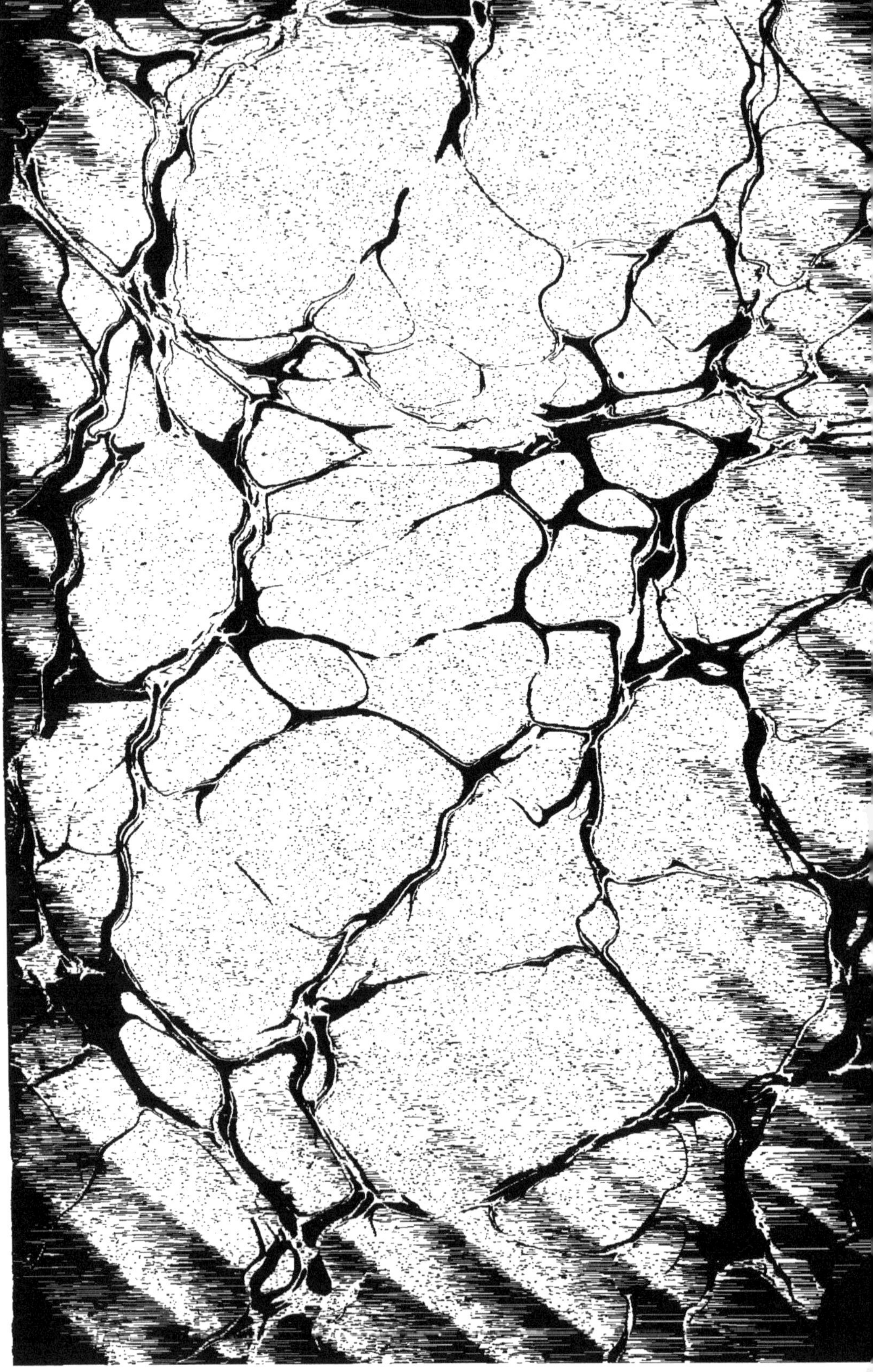

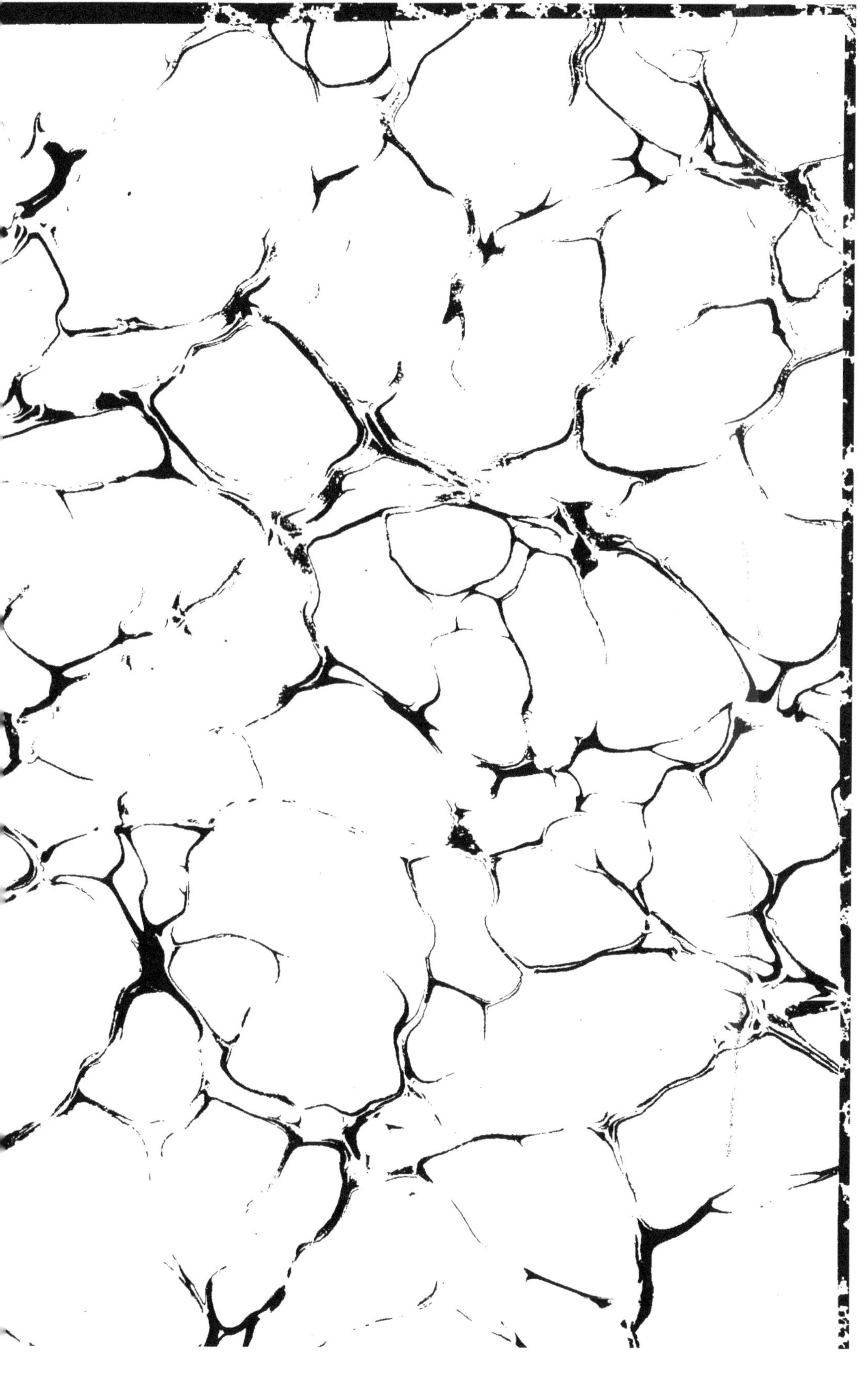

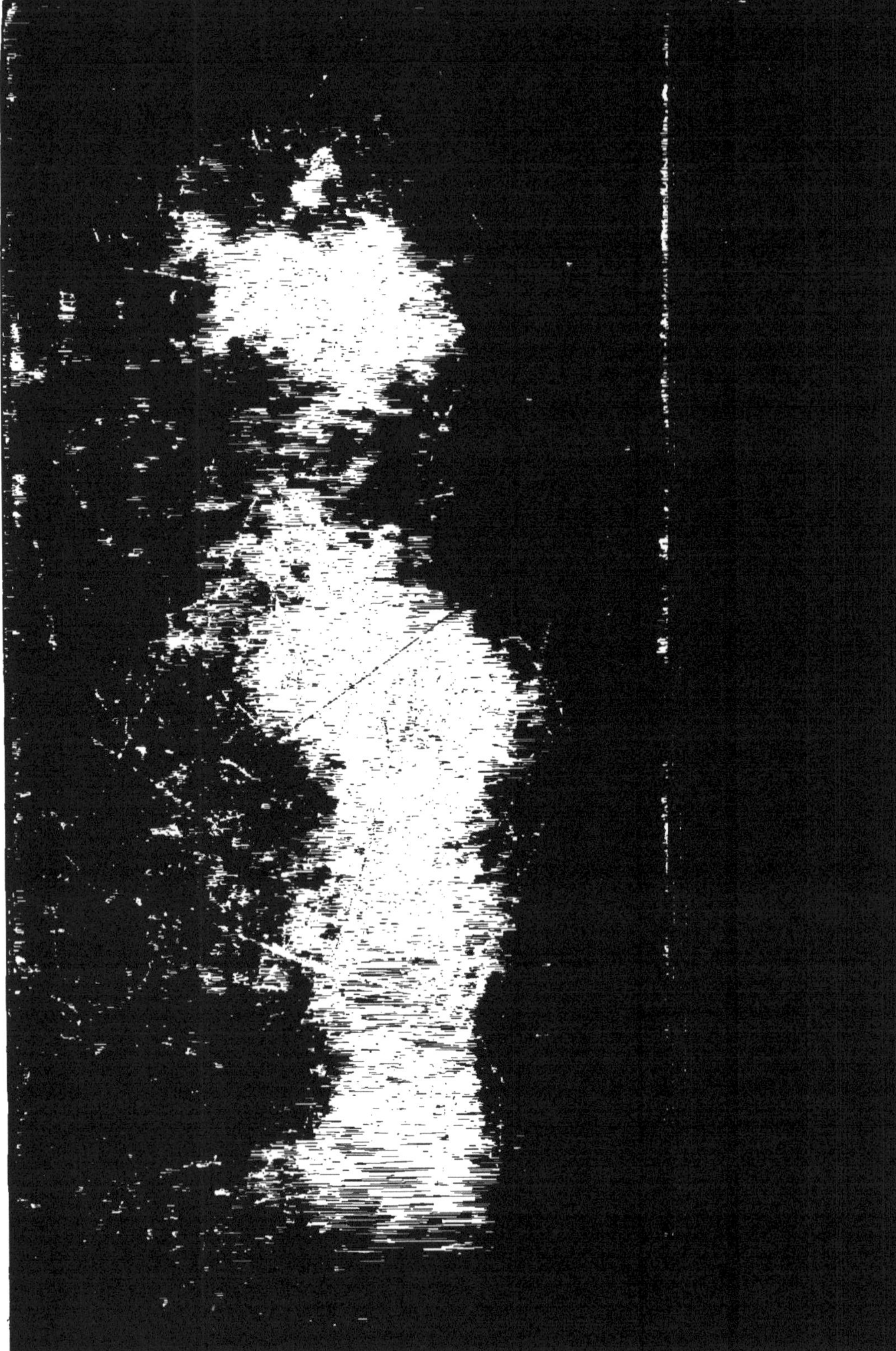

www.ingramcontent.com/pod-product-compliance
Ingram Content Group UK Ltd.
Pitfield, Milton Keynes, MK11 3LW, UK
UKHW020318200726
13857UKWH00001B/208